Mellany Galla
Markus Walther

Arthroskopie an Sprunggelenk und Fuß

Arthroskopie an Sprunggelenk und Fuß

Das Praxisbuch der Techniken und Indikationen

Herausgegeben von

Mellany Galla und Markus Walther

Mit Beiträgen von

Boris Adamietz
Moez Ballal
Christoph Becher
James D. F. Calder
Peter A. J. de Leeuw
Florian Dreyer
Manfred Eppel
Mellany Galla
Christoph Lampert
Sabina Malhotra
Christian Plaaß
Martin Röpke
Amol Saxena
Hajo Thermann
C. Niek van Dijk
Markus Walther
Imke Weyers
Ruben Zwiers

Mit einem Geleitwort von C. Niek van Dijk

Mit 400 Abbildungen und 9 Tabellen

Schattauer

Ihre Meinung zu diesem Werk ist uns wichtig!
Wir freuen uns auf Ihr Feedback unter www.schattauer.de/feedback
oder direkt über QR-Code.

Bibliografische Information der Deutschen Nationalbibliothek
Die Deutsche Nationalbibliothek verzeichnet diese Publikation in der Deutschen Nationalbibliografie; detaillierte bibliografische Daten sind im Internet über http://dnb.d-nb.de abrufbar.

Besonderer Hinweis:
Die Medizin unterliegt einem fortwährenden Entwicklungsprozess, sodass alle Angaben, insbesondere zu diagnostischen und therapeutischen Verfahren, immer nur dem Wissensstand zum Zeitpunkt der Drucklegung des Buches entsprechen können. Hinsichtlich der angegebenen Empfehlungen zur Therapie und der Auswahl sowie Dosierung von Medikamenten wurde die größtmögliche Sorgfalt beachtet. Gleichwohl werden die Benutzer aufgefordert, die Beipackzettel und Fachinformationen der Hersteller zur Kontrolle heranzuziehen und im Zweifelsfall einen Spezialisten zu konsultieren. Fragliche Unstimmigkeiten sollten bitte im allgemeinen Interesse dem Verlag mitgeteilt werden. Der Benutzer selbst bleibt verantwortlich für jede diagnostische oder therapeutische Applikation, Medikation und Dosierung.
In diesem Buch sind eingetragene Warenzeichen (geschützte Warennamen) nicht besonders kenntlich gemacht. Es kann also aus dem Fehlen eines entsprechenden Hinweises nicht geschlossen werden, dass es sich um einen freien Warennamen handelt.

E-Mail: info@schattauer.de
Internet: www.schattauer.de
Printed in Germany

Projektleitung: Dipl.-Biol. Sabine Poppe, Alina Piasny
Lektorat: Dipl.-Biol. Martina Kunze, Ehringshausen
Illustrationen: Hans Jörg Schütze, Köln (www.schuetze-illustration.de)
Satz: Fotosatz Buck, Kumhausen
Druck und Einband: Mayr Miesbach GmbH, Druck · Medien · Verlag, Miesbach

Auch als E-Book erhältlich:
ISBN 978-3-7945-6790-4

ISBN 978-3-7945-2967-4

Foreword

Arthroscopy has become increasingly important in foot and ankle surgery. Formerly used merely for diagnostics, it has developed into an important tool for treating a variety of pathologies of the foot and ankle. Besides the treatment of the ankle joint and the subtalar joint, arthroscopy has become feasible to address small joints of the middle and forefoot and extraarticular compartments such as tendon sheaths and the Kager's Triangle.

An international group of authors has contributed their experience to cover the subject of arthroscopic treatment concepts in foot and ankle surgery. This comprehensive text book comprises anatomy, imaging and physical examination for preoperative diagnosis as well as indications and contraindications for the different procedures. Illustrated step-by-step instructions help surgeons to perform the surgical procedures. In each chapter, pearls and pitfalls of each technique are highlighted. Beyond common indications for ankle arthroscopy, this book likewise addresses operative methods such as tendoscopy, metatarsophalangeal arthroscopy and open techniques for treatment of osteochondral lesions and chronic instability of the ankle joint.

This excellent and richly illustrated text book by Mellany Galla and Markus Walther finally fills a gap in German orthopedic literature. I can recommend it to all orthopedic surgeons dealing with foot and ankle, orthopedic sports medicine and traumatology.

Amsterdam, June 2016

Prof. Dr. C. Niek van Dijk

Vorwort

„Das obere Sprunggelenk ist aufgrund der straffen knöchernen und ligamentären Führung des Talus in der Malleolengabel und der hohen Gelenkkongruenz zweifellos arthroskopisch nicht zugänglich“, berichtete Michael S. Burman 1931 nach experimentellen Kadaveruntersuchungen.
Doch bereits 1939 beschrieb Kenji Tagaki erstmals eine systematische Zugangsweise und Untersuchungsmöglichkeit des Gelenkraums.
Zunächst fand diese Technik in Ermangelung eines geeigneten Instrumentariums am Sprunggelenk wenig Beachtung. Erst in den 1970er-Jahren konnte sich das Verfahren stärker durchsetzen. Das stetig steigende Interesse an minimal-invasiven Operationsverfahren in den letzten Jahren hat vor dem Hintergrund der rasanten Entwicklung technischer Möglichkeiten in der arthroskopischen Chirurgie dazu geführt, dass die Sprunggelenksarthroskopie aktuell zu den dritthäufigsten arthroskopischen Eingriffen neben der Knie- und Schulterarthroskopie gehört und aus dem Portfolio der Fuß- und Sprunggelenkchirurgie nicht mehr wegzudenken ist.
Nach anfänglicher Anwendung am ventralen oberen Sprunggelenk gelten heute die dorsale Arthroskopie des Sprunggelenks sowie die Arthroskopie des unteren Sprunggelenks als etablierte Verfahren. Darüber hinaus werden seit Beginn der 1990er-Jahre die arthroskopischen Techniken nicht mehr ausschließlich für die Behandlung intraartikulärer Läsionen angewendet. Der Einsatz des Arthroskops im extraartikulären Bereich des Rückfußes ermöglicht die minimal-invasive Therapie von Pathologien am Sprunggelenk und Fuß, welche sich außerhalb des Gelenkkavums befinden.
Wunsch der Herausgeber und Autoren war es, eine umfassende deutschsprachige, praxisorientierte Übersicht der Arthroskopie am Fuß und Sprunggelenk zu schaffen. Das Buch richtet sich an Ärzte, welche die Basistechniken erlernen möchten, ebenso wie an erfahrene Operateure, die ihre Kenntnisse insbesondere bei seltenen Indikationen vertiefen wollen. Neben den grundlegenden arthroskopischen OP-Techniken am oberen und unteren Sprunggelenk sowie am Rückfuß werden die Behandlungsmöglichkeiten typischer Krankheitsbilder dargestellt.
Unser Dank gilt allen Autoren, die dazu beigetragen haben, dieses Buch über die Arthroskopie am Sprunggelenk und Fuß zu verwirklichen, sowie Herrn Hans Jörg Schütze für die Erstellung der ausgezeichneten Illustrationen. Den Mitarbeiterinnen des Schattauer Verlages Frau Sabine Poppe, Frau Alina Piasny sowie Frau Martina Kunze danken wir für die hervorragende Betreuung des Projekts.

Hildesheim und München, im Juni 2016

Mellany Galla
Markus Walther

Anschriften

Herausgeber

Dr. med. Mellany Galla
Chirurgie im Medicinum
Goslarsche Landstraße 19
31135 Hildesheim
info@dr-galla.com

Prof. Dr. med. Dr. med. habil. Markus Walther
Schön Klinik München Harlaching
Zentrum für Fuß- und Sprunggelenk-chirurgie
Harlachinger Straße 51
81547 München
mwalther@schoen-kliniken.de

Autoren

PD Dr. med. Boris Adamietz
Radiologie am Herkomerplatz
Oberföhringer Straße 2
81679 München
boris-adamietz@t-online.de

Dr. Moez Ballal, MD, FRCS
Consultant Trauma & Orthopaedic Surgeon
University Hospital South Manchester
Southmoor Road
Wythenshawe Manchester M23 9LT
UK
dr_moez@yahoo.co.uk

PD Dr. med. Christoph Becher
HKF – Internationales Zentrum für Hüft-, Knie- und Fußchirurgie
ATOS-Klinik Heidelberg
Bismarckstraße 9–15
69115 Heidelberg
becher@atos.de

Dr. James D. F. Calder, MD, FRCS
Consultant Orthopaedic Surgeon
Fortius Clinic London
17 Fitzhardinge Street
London W1H 6EQ
UK
James.Calder@fortiusclinic.com

Dr. Peter A. J. de Leeuw
Department of Orthopaedic Surgery
Academic Medical Center
University of Amsterdam
P.O. Box 22700
1100 DE Amsterdam
Niederlande
p.a.deleeuw@amc.uva.nl

Dr. med. Florian Dreyer
Schön Klinik München Harlaching
Zentrum für Fuß- und Sprunggelenk-chirurgie
Harlachinger Straße 51
81547 München
fdreyer@schoen-kliniken.de

Dr. Manfred Eppel
Universitätsklinik für Unfallchirurgie und Sporttraumatologie
Paracelsus Medizinische Privatuniversität
Salzburger Landeskliniken
Müllner Hauptstraße 48
5020 Salzburg
Österreich
maneppel@gmail.com

Dr. med. Mellany Galla
Chirurgie im Medicinum
Goslarsche Landstraße 19
31135 Hildesheim
info@dr-galla.com

Dr. med. Christoph Lampert
Orthopädie Rosenberg
Rorschacher Strasse 150
9000 St. Gallen
Schweiz
christoph.lampert@orh.ch

Dr. Sabina Malhotra, DPM, AACFAS
Arthritis and Sports Orthopedics
21475 Ridgetop Circle
Suite 150
Sterling, VA 20166
USA
smalhotra@arthritisandsports.com

Dr. med. Christian Plaaß
Orthopädische Klinik der Medizinischen Hochschule Hannover (MHH)
Diakovere Annastift
Anna-von-Borries-Straße 1–7
30625 Hannover
Christian.Plaass@diakovere.de

Dr. med. Martin Röpke
Universitätsklinikum Magdeburg A. ö. R.
Orthopädische Universitätsklinik
Leipziger Straße 44
39120 Magdeburg
martin.roepke@med.ovgu.de

Dr. Amol Saxena, DPM
Palo Alto Foundation Medical Group (PAFMG)
Dept. of Sports Medicine
795 El Camino Real
Palo Alto, CA 94301
USA
heysax@aol.com

Prof. Dr. med. Hajo Thermann
HKF – Internationales Zentrum für Hüft-, Knie- und Fußchirurgie
ATOS-Klinik Heidelberg
Bismarckstraße 9–15
69115 Heidelberg
thermann@atos.de

Prof. Dr. C. Niek van Dijk, MD, PhD
Department of Orthopaedic Surgery
Academic Medical Center
University of Amsterdam
P.O. Box 22660
1100 DD Amsterdam
Niederlande
c.n.vandijk@amc.uva.nl

Prof. Dr. med. Dr. med. habil. Markus Walther
Schön Klinik München Harlaching
Zentrum für Fuß- und Sprunggelenkchirurgie
Harlachinger Straße 51
81547 München
mwalther@schoen-kliniken.de

Dr. med. Imke Weyers
Institut für Anatomie
Universität zu Lübeck
Ratzeburger Allee 160, Geb. 63
23362 Lübeck
weyers@anat.uni-luebeck.de

Ruben Zwiers
Department of Orthopaedic Surgery
Academic Medical Center
University of Amsterdam
P.O. Box 22660
1100 DD Amsterdam
Niederlande
r.zwiers@amc.uva.nl

Abkürzungsverzeichnis

A.	Arteria
AMIC	autologe matrixinduzierte Chondrogenese
AOFAS	American Orthopaedic Foot and Ankle Society
a.-p.	anterior-posterior
BMI	Body-Mass-Index
BV	Bildverstärker
CPM	Continuous Passive Motion
CRPS	Complex regional pain syndrome
CT	Computertomografie
DEGUM	Deutsche Gesellschaft für Ultraschall in der Medizin e. V.
dGEMRIC	delayed Gadolinium-Enhanced Magnetic Resonance Imaging of Cartilage
d.-p.	dorsoplantar
ESSR	European Society of Skeletal Radiology
FFI	Foot Function Index
FHL	Flexor hallucis longus
FOV	Field of View
FS	fat saturated
HDTV	High Definition Television
HF	Hochfrequenz
HU	Hounsfield Units
ICRS	International Cartilage Repair Society
ISAKOS-FIMS	Conference of the International Society of Arthroscopy, Knee Surgery and Orthopaedic Sports Medicine and International Federation of Sports Medicine
i. v.	intravenös
KM	Kontrastmittel
LCF	Ligamentum calcaneofibulare
LFC	Ligamentum fibulocalcaneare
LFTA	Ligamentum fibulotalare anterius
LFTP	Ligamentum fibulotalare posterius
Lig.	Ligamentum
LTFA	Ligamentum talofibulare anterius
LTFP	Ligamentum talofibulare posterius
M.	Morbus
M.	Musculus
MACT	matrixassoziierte Knorpelzelltransplantation
mm.	musculorum
MRT	Magnetresonanztomografie
N.	Nervus
NSAR	nichtsteroidale orale Antiphlogistika
OATS	osteochondrale autologe Transplantation
OCL	osteochondrale Läsionen
OP	Operation
OSG	oberes Sprunggelenk
p.-a.	posterior-anterior
PD	Protonendichte
PDS	Polydioxanon
PRP	platelet-rich plasma, thrombozytenreiches Plasma

R. Ramus
Rr. Rami

SE Spin-Echo
SPECT Single Photon Emission
SPECT-CT Single Photon Emission Computed Tomography
STIR Short Tau Inversion Recovery
SYSADOA symptomatic slow acting drugs in osteoarthritis

TEP Totalendoprothese

USG unteres Sprunggelenk
USP United States Pharmacopeia

V. Vena
V. a. Verdacht auf
VAS visuelle Analogskala

Z. n. Zustand nach

Inhalt

1 Anatomie

Imke Weyers

1.1 Oberes Sprunggelenk

1.1.1 Knöcherne Strukturen

Das obere Sprunggelenk (Articulatio talocruralis, OSG) entsteht aus der Verbindung der Unterschenkelknochen, Tibia und Fibula, mit dem Talus. Die Tibia und die Fibula umschließen dabei den Talus als Malleolengabel. Die größte Artikulationsfläche bildet die Facies inferior der Tibia zusammen mit der Trochlea tali. Die Fibula liegt einer wesentlich kleineren lateralen Artikulationsfläche an, die als Facies malleolaris lateralis bezeichnet wird. Die Facies malleolaris medialis stellt die Verbindung zum Malleolus medialis der Tibia dar. Das OSG ist im Wesentlichen ein **Scharniergelenk**, als Bewegungen sind Dorsalextension und Plantarflexion möglich. Da die Talusrolle vorne breiter ist als hinten, sind Tibia, Fibula und Talus bei Dorsalflexion wesentlich fester miteinander verzahnt als in Plantarflexion. In geringen Graden lässt das Gelenk auch Rotationsbewegungen des Talus in der Malleolengabel zu.

Die knöchernen Strukturen sind bei der klinischen Untersuchung einfach zu identifizieren, da sie gut tastbar sind. Es ist wichtig zu wissen, dass die Malleolen auf unterschiedlicher Höhe liegen. Die Spitze des lateralen Malleolus befindet sich ca. 1 cm tiefer (distal) und ca. 2 cm hinter (posterior) der Spitze des medialen Malleolus. Die vordere Gelenklinie kann gut getastet werden, wenn man den Fuß passiv dorsalflektiert. Die hintere Gelenklinie wird durch die dichte Schicht aus Sehnen (Achilles- und Flexorensehnen) und Fettgewebe bedeckt und kann daher nicht direkt palpiert werden.

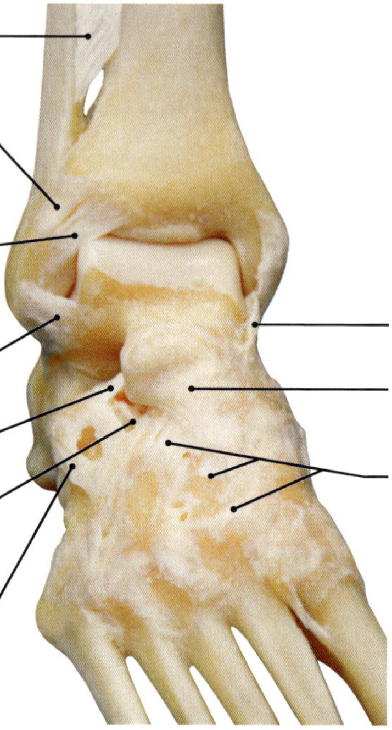

Abb. 1-1 Knochen und Bänder des Sprunggelenks und des Dorsum pedis
a Darstellung am anatomischen Präparat

1.1.2 Ligamentäre Strukturen

Die ligamentäre Stabilisierung des OSG erfolgt proximal zunächst über die **Membrana interossea**, welche die Tibia und die Fibula miteinander verbindet. Ihren Verlauf direkt um das Gelenk fortsetzend, bilden die **Syndesmosenbänder**, die Ligg. tibiofibulare anterius und posterius, jeweils eine vordere und eine hintere Verstärkung (► Abb. 1-1a, b u. 1-2a, b). Da der distale Anteil der vorderen Syndesmose intraartikulär verläuft, ist dieser arthroskopisch beurteilbar. Auch der distale Anteil des hinteren Syndesmosenbandes lässt sich arthroskopisch beurteilen und wird klinisch als **Lig. tibiofibulare transversum** bezeichnet.

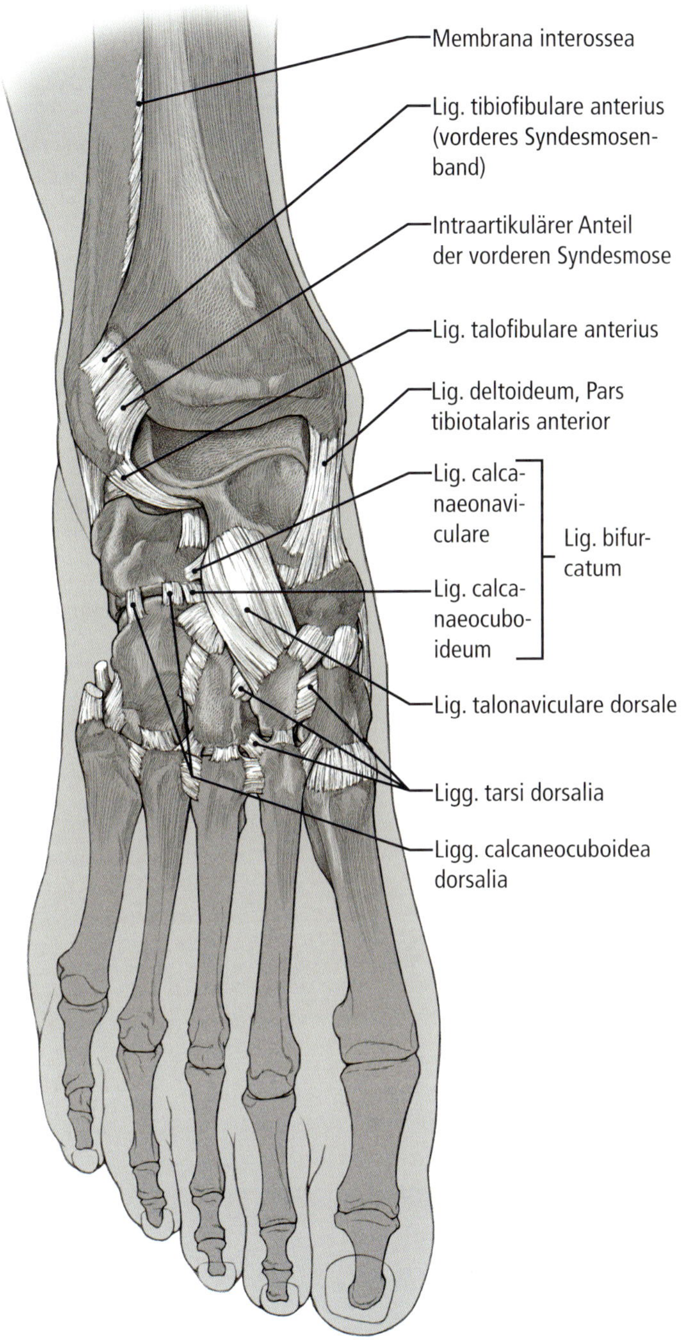

Abb. 1-1 (Fortsetzung)
b schematische Darstellung

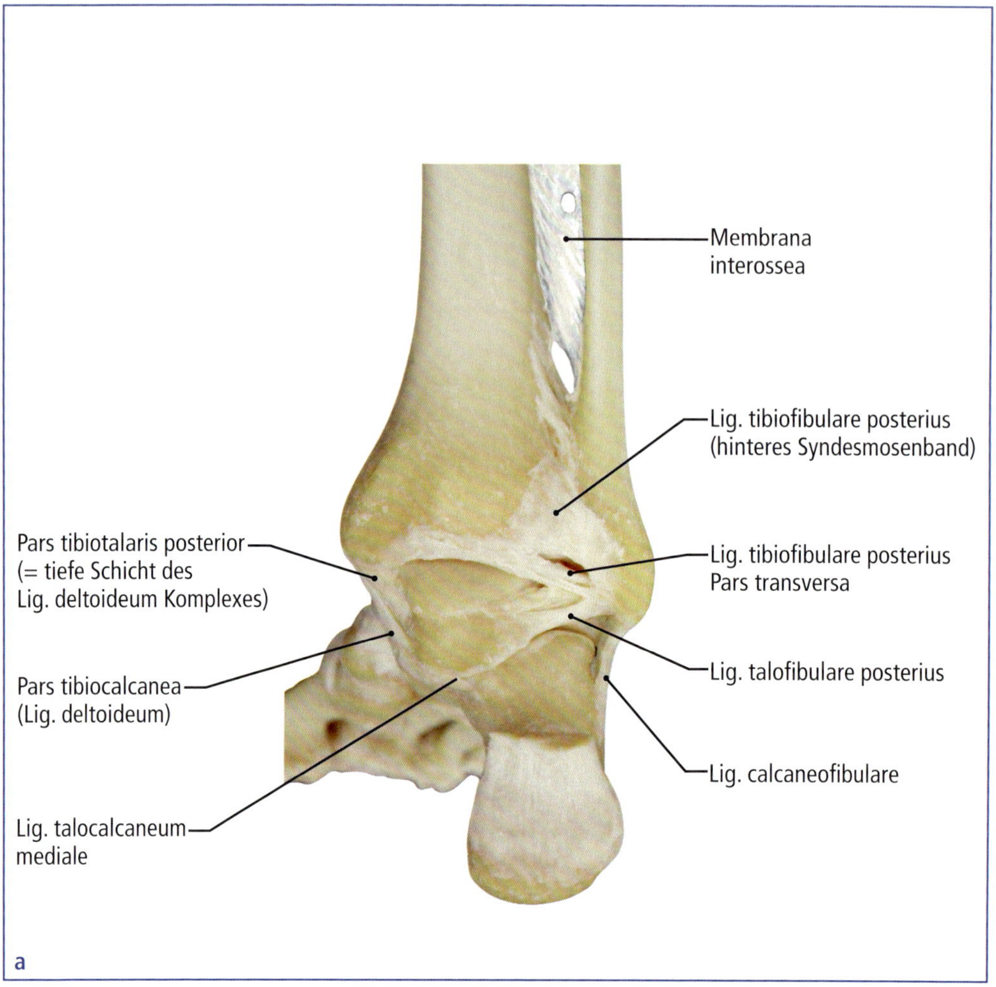

Abb. 1-2 Knochen und Bänder des Sprunggelenks von dorsal
a Darstellung am anatomischen Präparat

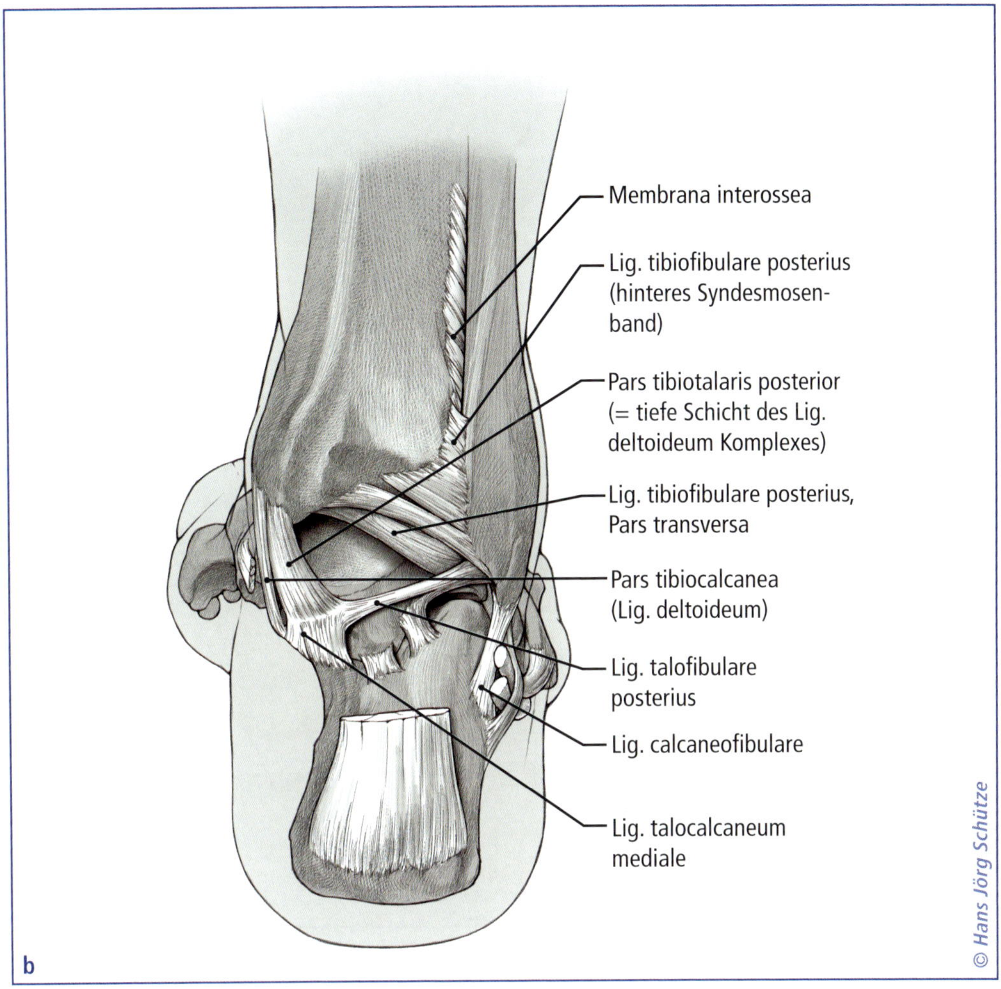

Abb. 1-2 (Fortsetzung)
b schematische Darstellung

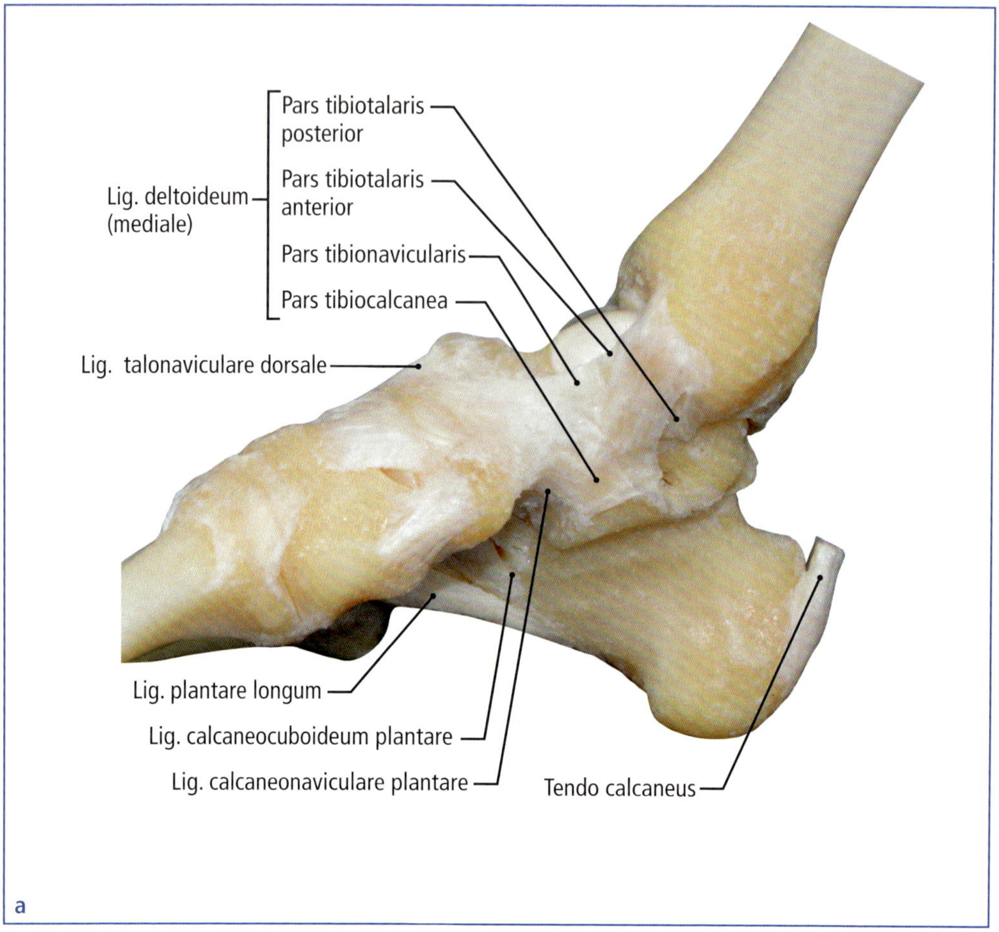

Abb. 1-3 Knochen und Bänder des Sprunggelenks von medial
a Darstellung am anatomischen Präparat

Die seitliche Stabilisierung erfolgt medial über das **Lig. deltoideum**. Unterschieden werden ein oberflächlicher und ein tiefer Anteil. Der oberflächliche Anteil weist einen nahezu dreieckigen Verlauf auf und zieht vom medialen Malleolus zum Os naviculare (► Abb. 1-3a, b). Hierzu gehören folgende vier Anteile:

- Pars tibiotalaris anterior
- Pars tibionavicularis
- Pars tibiocalcanea
- Pars tibiotalaris posterior

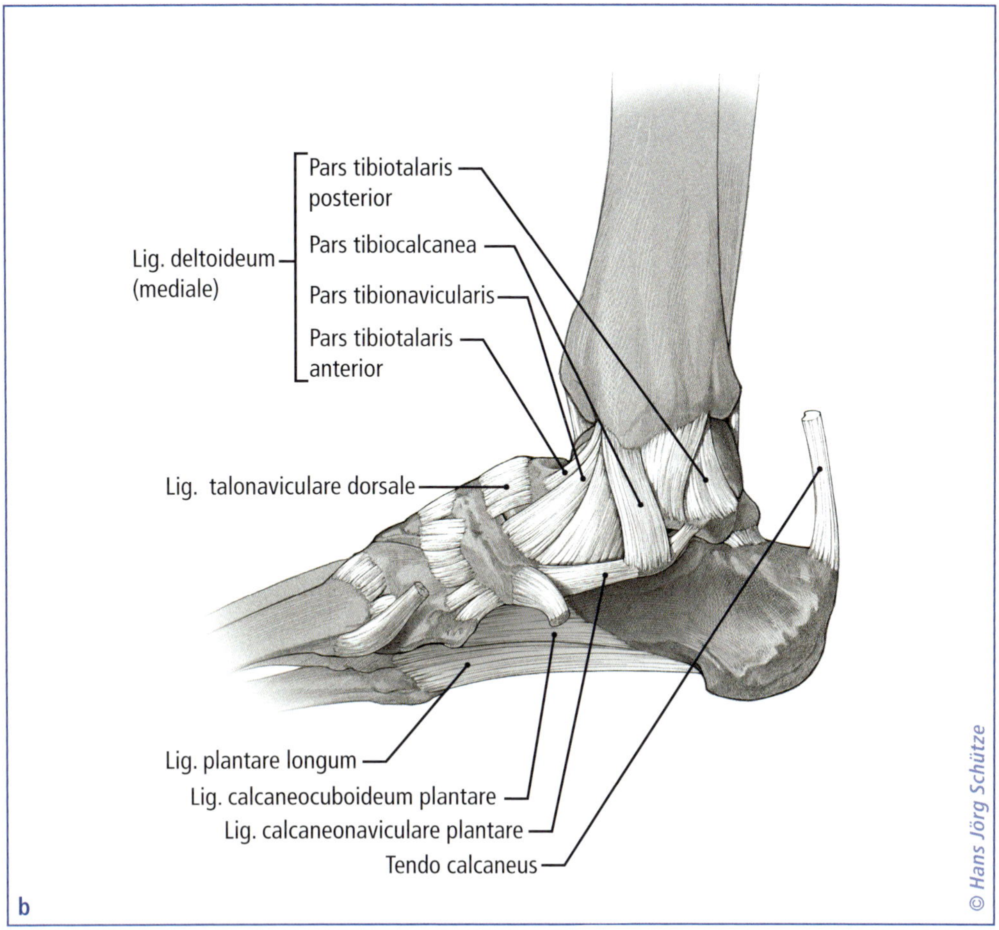

Abb. 1-3 (Fortsetzung)
b schematische Darstellung

Zusätzlich ziehen noch einige Fasern zum Talushals (Collum tali). Einige Fasern strahlen in das Lig. calcaneonaviculare ein. Die tiefe Komponente setzt sich lediglich aus zwei Anteilen zusammen, der Pars tibiotalaris anterior und der Pars tibiotalaris posterior (stärkste Komponente des tiefen Bandanteils).

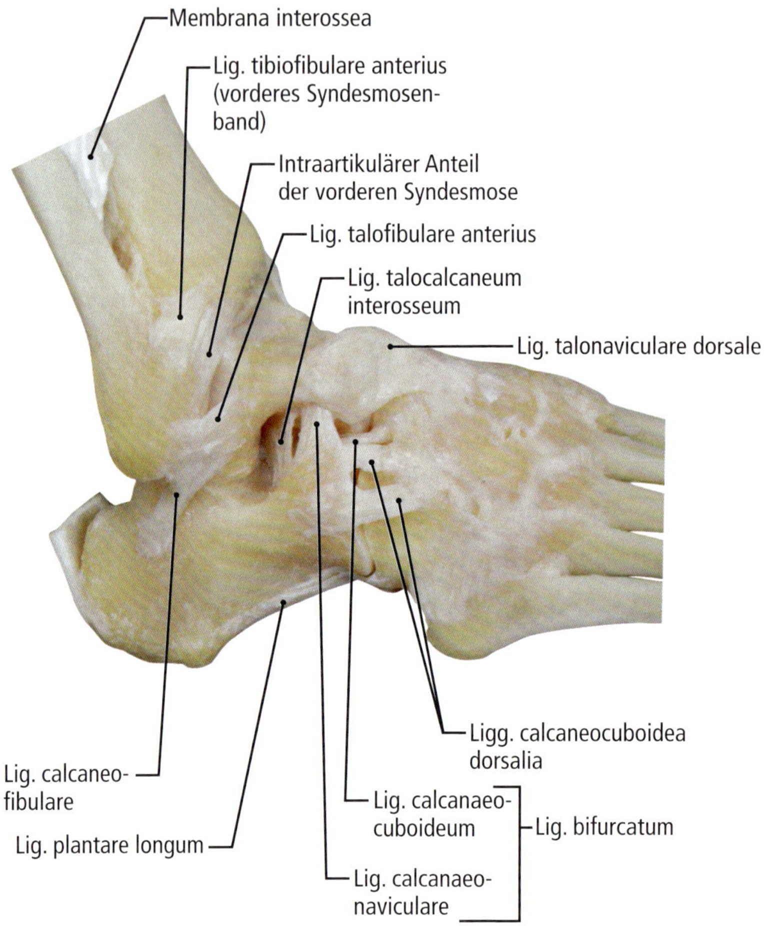

Abb. 1-4 Knochen und Bänder des Sprunggelenks von lateral
a Darstellung am anatomischen Präparat

Der **Außenbandapparat** lässt sich in drei Anteile gliedern, von denen jeweils ein Anteil vorne und hinten am Talus ansetzt und ein dritter Anteil abwärts zum Kalkaneus verläuft:

- Lig. talofibulare anterius (LTFA)
- Lig. talofibulare posterius (LTFP)
- Lig. calcaneofibulare (LCF)

Die Ligg. talofibularia verlaufen dabei annähernd horizontal zwischen Talus und Fibula, während das Lig. calcaneofibulare schräg vom Kalkaneus zur ventralen distalen Fibulakante zieht, wobei die Fasern in die Insertion des Lig. talofibulare einstrahlen (► Abb. 1-4a, b).

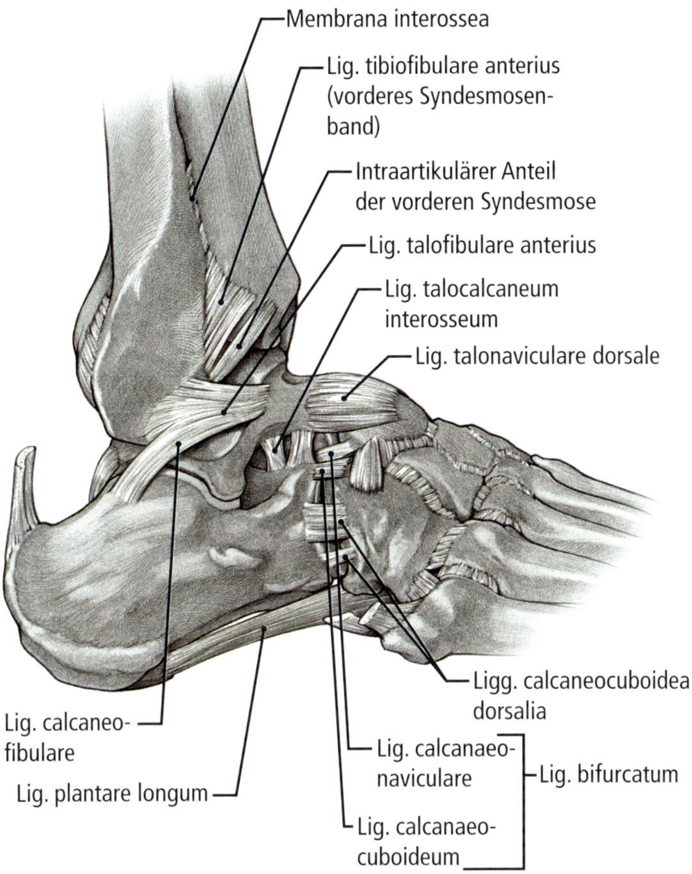

Abb. 1-4 (Fortsetzung)
b schematische Darstellung

> **Praxistipp** Anstelle der o. g. Nomina anatomica werden im klinischen Gebrauch häufig folgende Bezeichnungen und Abkürzungen verwendet:
>
> - Lig. fibulotalare anterius (LFTA)
> - Lig. fibulotalare posterius (LFTP)
> - Lig. fibulocalcaneare (LFC)

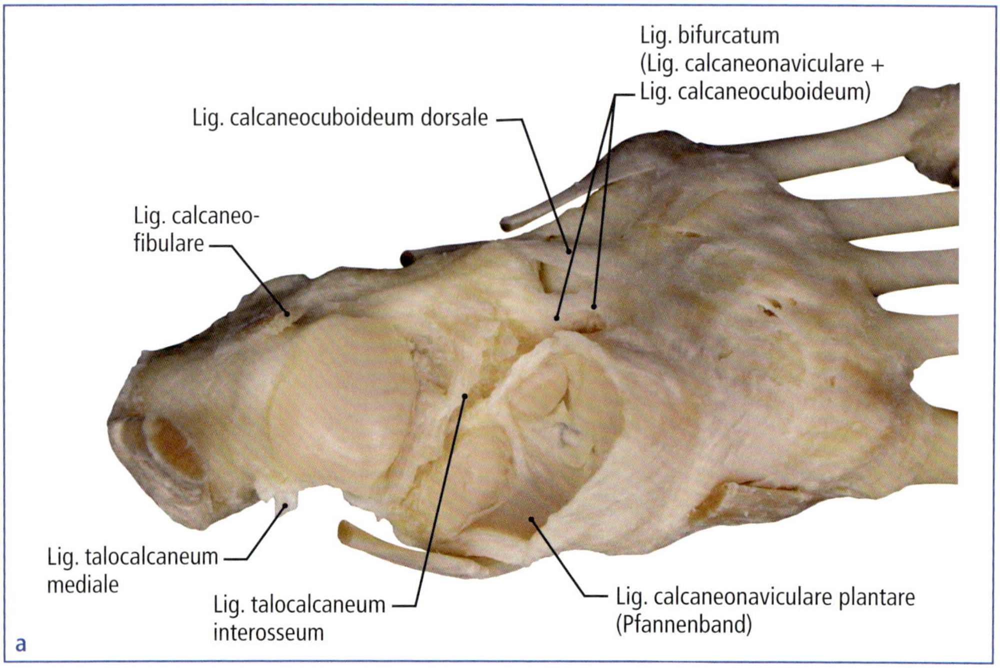

Abb. 1-5 Einblick in das untere Sprunggelenk mit vorderer und hinterer Kammer
a Darstellung am anatomischen Präparat

1.2 Unteres Sprunggelenk

Im Gegensatz zum OSG besteht das untere Sprunggelenk (USG) aus zwei Kammern, die durch den Sinus tarsi und das Lig. talocalcaneum interosseum getrennt werden. Das USG ist eine Articulatio cylindrica, ein **Zapfengelenk**, das Drehbewegungen des Fußes nach innen und außen ermöglicht (Eversion/Inversion für den Rückfuß, Pronation und Supination für den gesamten Fuß bei fixiertem Unterschenkel).

1.2.1 Articulatio talocalcaneonavicularis (vorderes Gelenk, vordere Kammer)

Knöcherne Strukturen

Der Taluskopf stellt das Zentrum dieses Gelenks dar, dessen Pfanne von mehreren knöchernen Gelenkflächen gebildet wird: Der Kalkaneus bildet die Facies articularis talaris posterior und medial, das Os naviculare bildet eine ovaläre Gelenkfläche, die das Gelenk nach ventral abschließt.

Ligamentäre Strukturen

Eine ligamentäre Fixierung der knöchernen Verbindung erfolgt nach plantar durch das **Lig. calcaneonaviculare plantare** (Pfannenband, „spring ligament“) (► Abb. 1-3a, b u. 1-5a, b). Zur Gelenkfläche hin ist die-

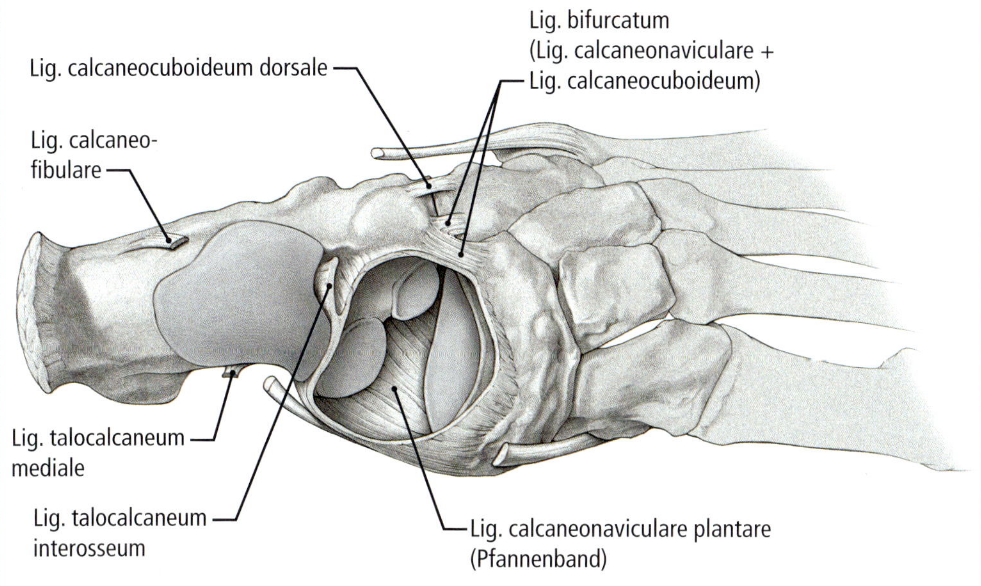

Abb. 1-5 (Fortsetzung)
b schematische Darstellung

ses Band oft verknorpelt. Es sorgt für eine stabile Verbindung zwischen Os naviculare und Kalkaneus und wirkt einem Tiefertreten des Taluskopfes entgegen. Darüber hinaus ist das Pfannenband ein wichtiger Faktor im Rahmen der Verspannung der tibialseitigen Längswölbung. Die Kapsel der vorderen Kammer setzt unmittelbar an der Knorpel-Knochen-Grenze an und zieht bis zum Lig. calcaneonaviculare plantare. Zur Stabilisierung des Gelenks trägt das **Lig. bifurcatum** (► Abb. 1-4a, b u. 1-5a, b) bei, das Kalkaneus, Os naviculare und Os cuboideum aneinander fixiert.

1.2.2 Articulatio subtalaris (hinteres Gelenk, hintere Kammer)

Knöcherne Strukturen

In der Articulatio subtalaris artikulieren die nur wenig konvexen hinteren Flächen des Talus mit der posterioren Facette des Kalkaneus.

Ligamentäre Strukturen

Die Kapsel, die die Articulatio subtalaris umgibt, ist relativ schlaff und dünn. Sie wird durch die Ligg. talocalcanea mediale und laterale verstärkt. Das Lig. talocalcaneum interosseum dient als Trennwand zwischen vorderer und hinterer Kammer (► Abb. 1-5a, b). Es verläuft im knöchernen Tarsalkanal (Sinus tarsi), der vom Sulcus calcanei und Sulcus tali gebildet wird.

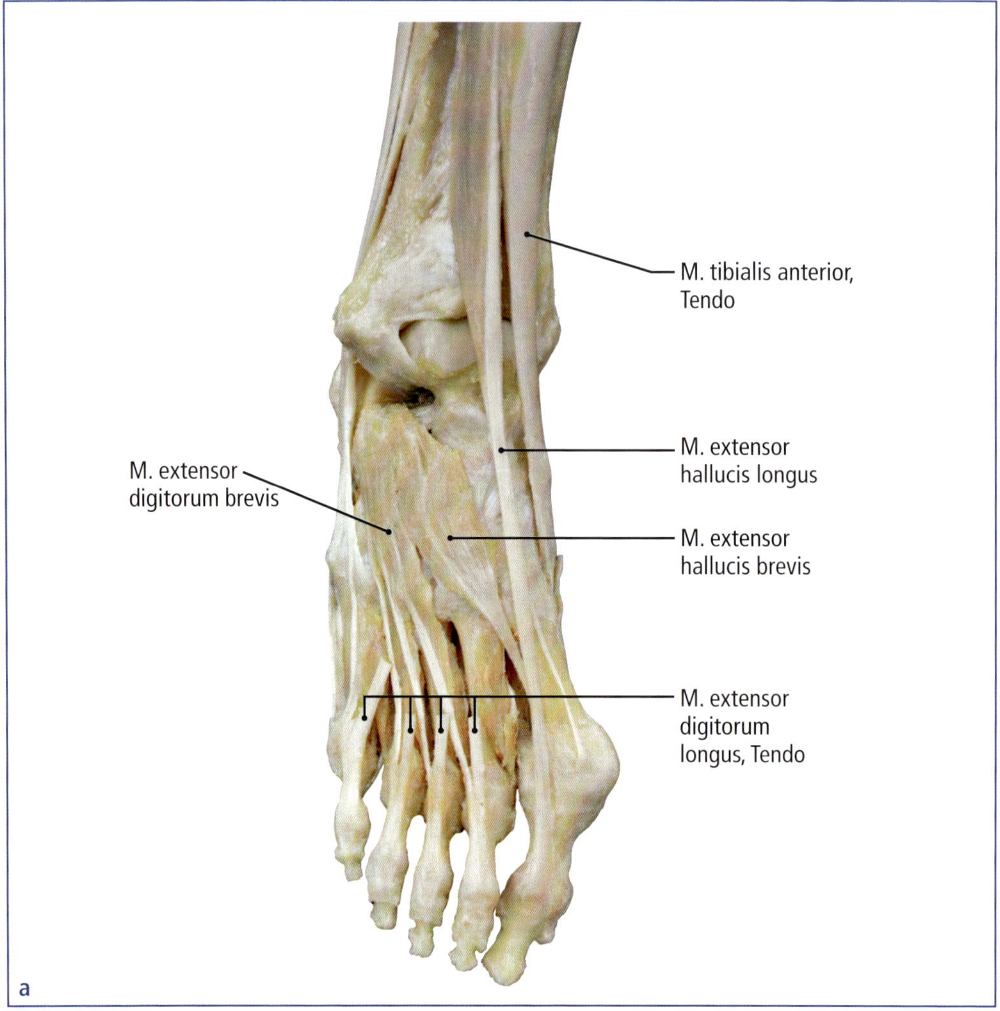

Abb. 1-6 Dorsum pedis mit Extensorensehnen
a Darstellung am anatomischen Präparat

1.3 Muskuläre und tendinöse Strukturen

Am Unterschenkel werden drei Muskelgruppen unterschieden, deren Sehnen über das OSG verlaufen. Jede Muskelgruppe wird durch Septen, die von der Unterschenkelfaszie ausgehen, in Kompartimente geteilt, in denen auch die entsprechenden Leitungsbahnen (► Kap. 1.4) verlaufen. Damit die Sehnen auch bei der Kontraktion nahe am Knochen bleiben, existieren für jede Muskelgruppe sogenannte Retinacula (Haltebänder).

1.3.1 Extensorengruppe

Folgende Muskeln bilden die Extensoren (► Abb. 1-6a, b):

- M. tibialis anterior
- M. extensor digitorum longus
- M. extensor hallucis longus

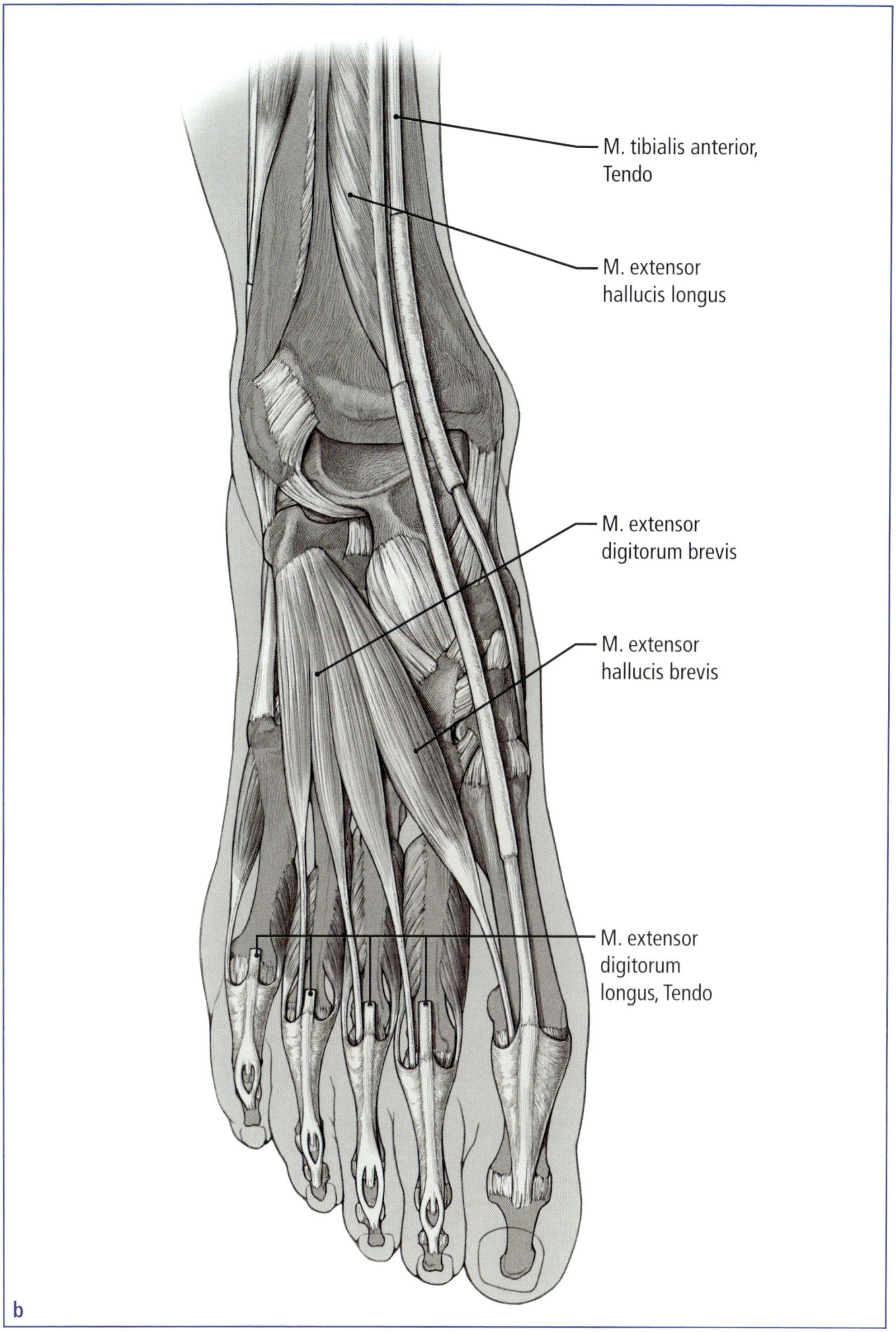

Abb. 1-6 (Fortsetzung)
b schematische Darstellung

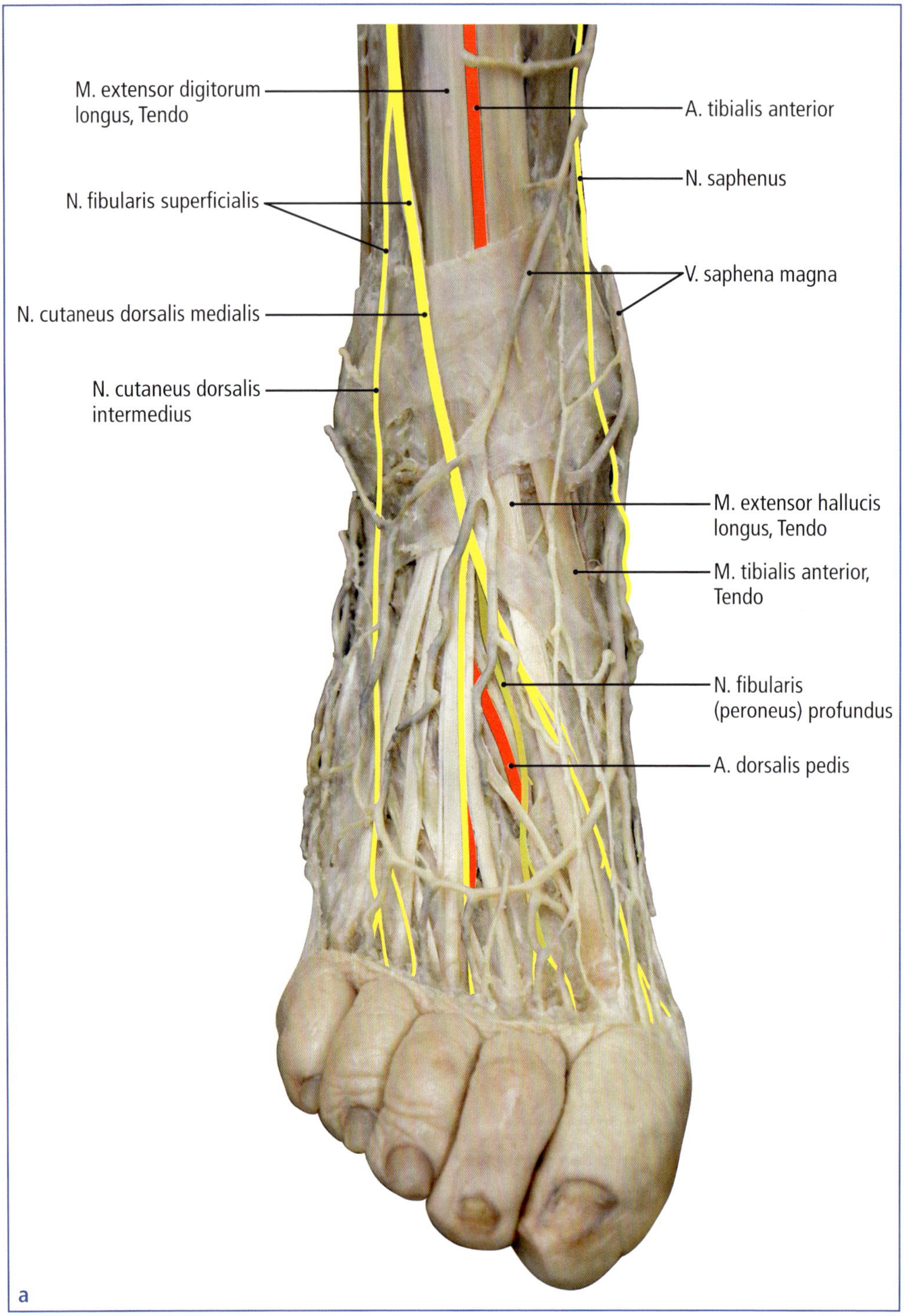

Abb. 1-7 Dorsum pedis mit Extensorensehnen und Leitungsbahnen
a Darstellung am anatomischen Präparat

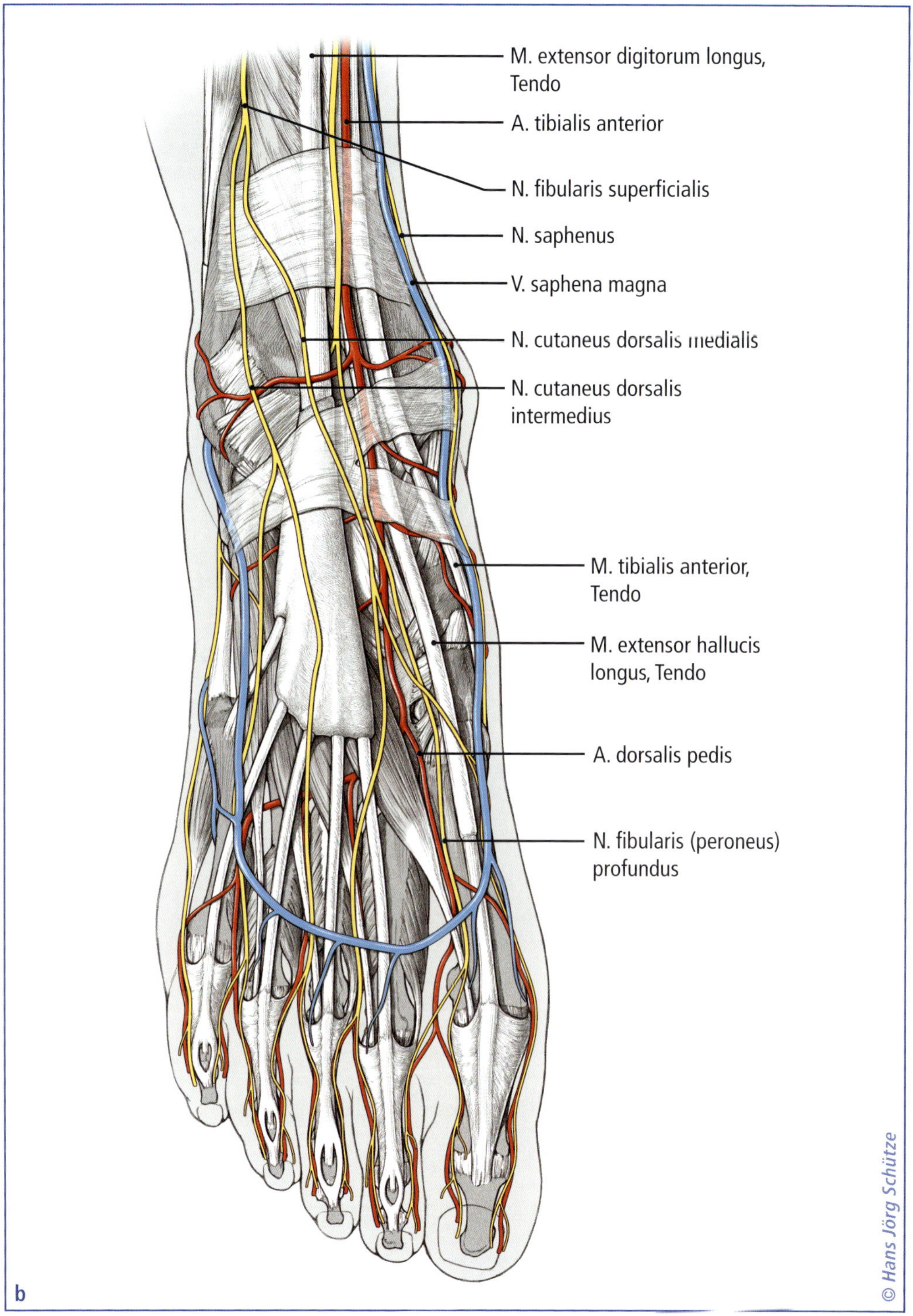

Abb. 1-7 (Fortsetzung)
b schematische Darstellung

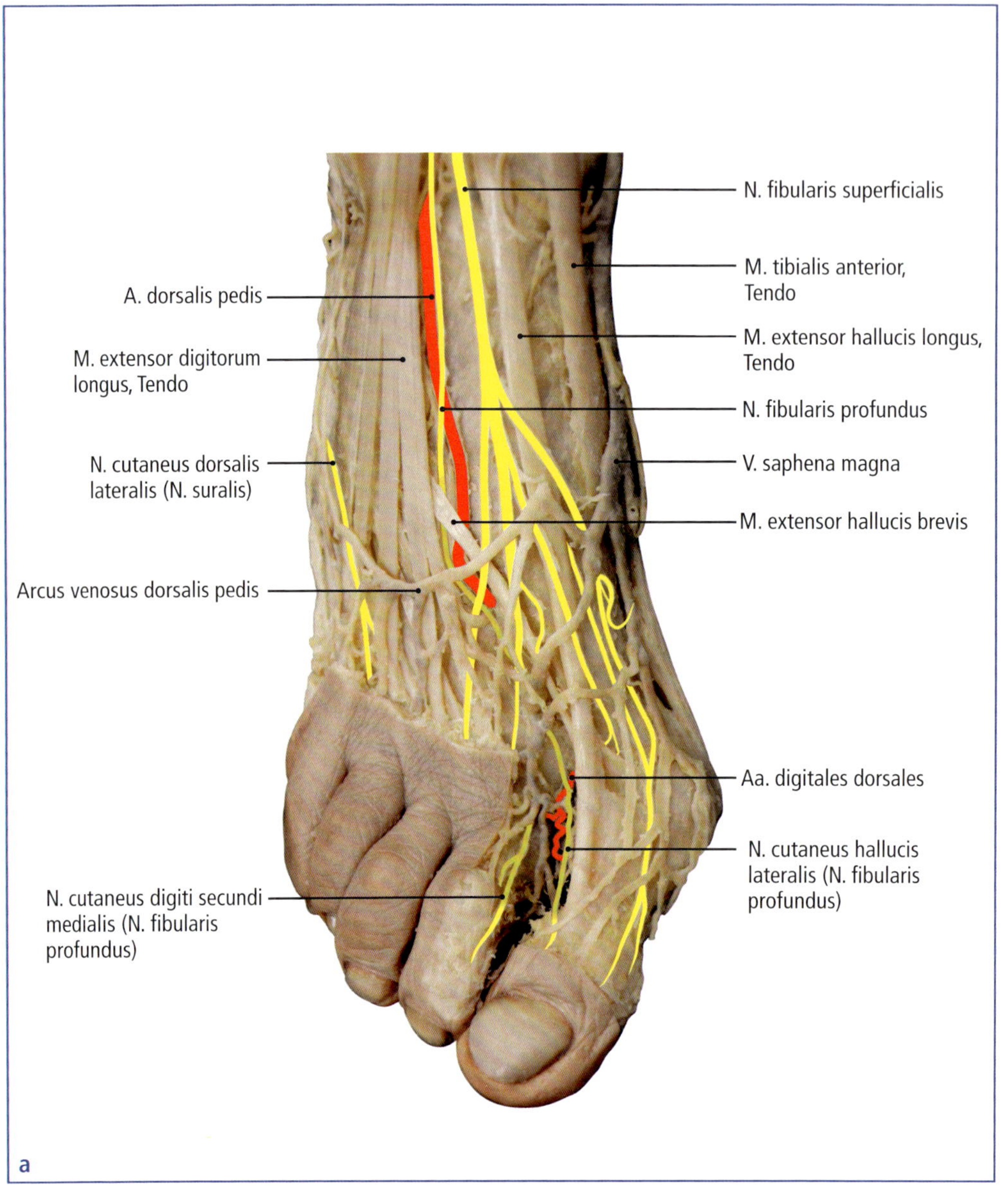

Abb. 1-8 Dorsum pedis und Großzehe mit Extensorensehnen und Leitungsbahnen
a Darstellung am anatomischen Präparat

- Funktion: Dorsalextension, Supination (durch M. tibialis anterior)
- Innervation: N. fibularis (peroneus) profundus

Die prominenteste Sehne der Extensorengruppe und somit auch die Leitstruktur für die ventrale OSG-Arthroskopie ist die Sehne des **M. tibialis anterior**. Der M. tibialis anterior hat einen großflächigen Ursprung von der Facies lateralis tibiae, der Membrana interossea und der Fascia cruris. Bei Dorsalextension des Fußes kann man den Muskelbauch an der ventralen Tibia erkennen. Die

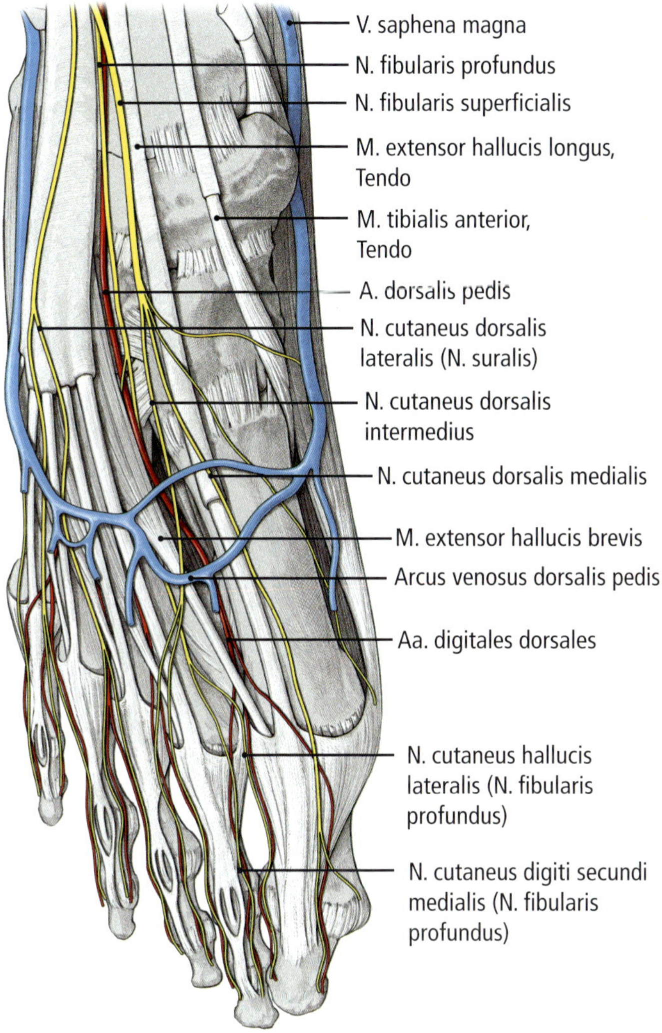

Abb. 1-8 (Fortsetzung)
b schematische Darstellung

Tibialis-anterior-Sehne setzt an den plantaren Flächen von Os cuneiforme mediale und Os metatarsale I an (► Abb. 1-6 bis 1-8) und kann daher, neben der Dorsalextension (Funktion aller Extensoren), auch eine Supination (Hebung des medialen Fußrandes) durchführen.

Der **M. extensor digitorum longus** entspringt breitflächig vom Condylus lateralis tibiae, Caput und von der Margo anterior fibulae sowie der Membrana interossea. Auf Höhe der Knöchelgabel teilt sich seine Sehne in vier Teilsehnen, welche zu den Dorsalaponeurosen der II.–V. Zehe ziehen (► Abb. 1-6a, b).

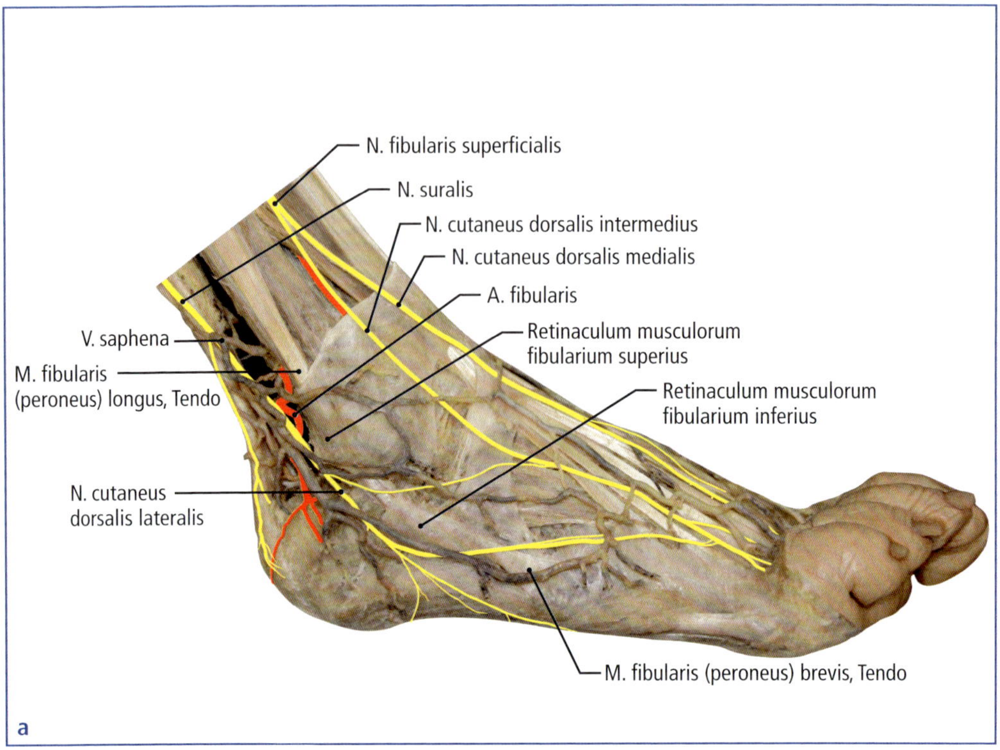

Abb. 1-9 Laterale Ansicht mit Sehnen der Fibularisgruppe und Leitungsbahnen
a Darstellung am anatomischen Präparat

Der **M. extensor hallucis longus** liegt mit seinem Ursprung an der Membrana interossea und an der Facies medialis fibulae zwischen den beiden genannten Muskeln. Seine Sehne zieht zur Dorsalaponeurose der I. Zehe und inseriert an ihrer Endphalanx (► Abb. 1-6a, b u. 1-8a, b).

1.3.2 Fibularisgruppe (Peroneusgruppe)

- M. fibularis (peroneus) longus
- M. fibularis (peroneus) brevis
- Funktion: Plantarflexion, Pronation
- Innervation: N. fibularis (peroneus) superficialis

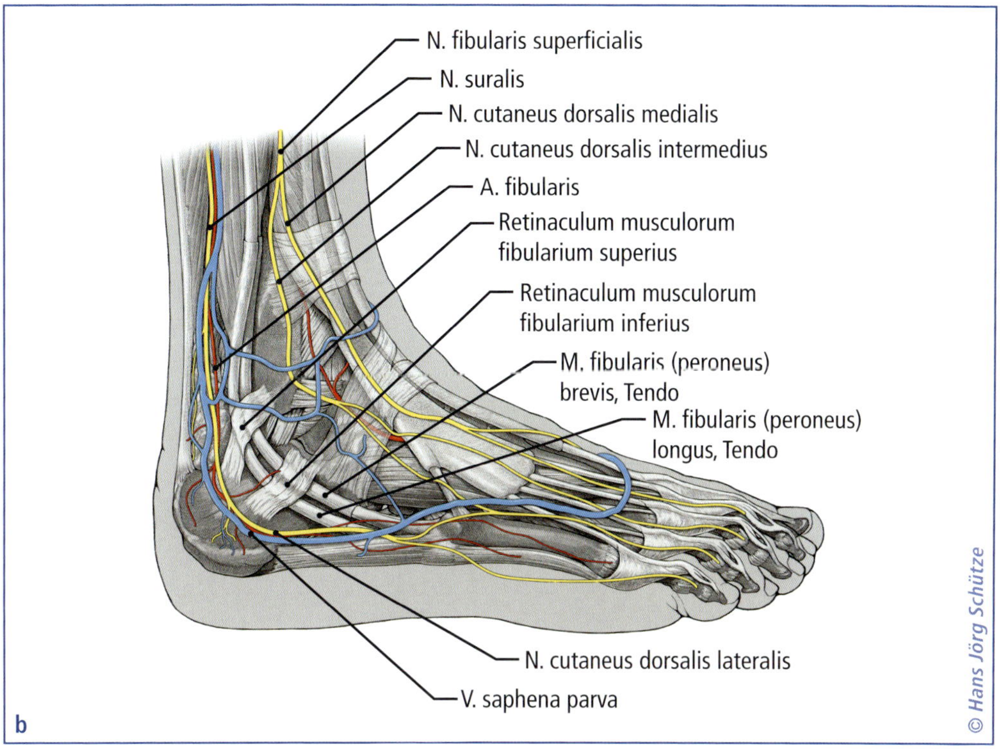

Abb. 1-9 (Fortsetzung)
b schematische Darstellung

Der **M. fibularis (peroneus) longus** entspringt oberhalb des M. fibularis (peroneus) brevis (▸ Abb. 1-9a, b) und zieht vom Fibulakopf und dem proximalen Anteil der Fibula hinter dem Außenknöchel nach plantar zum Os metatarsale I und zum Os cuneiforme mediale. Bedingt durch diesen transversen Verlauf an der Planta pedis, kommt ihm eine wichtige Funktion bei der Verspannung der Querwölbung der Fußsohle zu. Der **M. fibularis (peroneus) brevis** entspringt ebenfalls von der Fibula, allerdings weiter distal und zieht zur Basis des Os metatarsale V (▸ Abb. 1-10a, b).

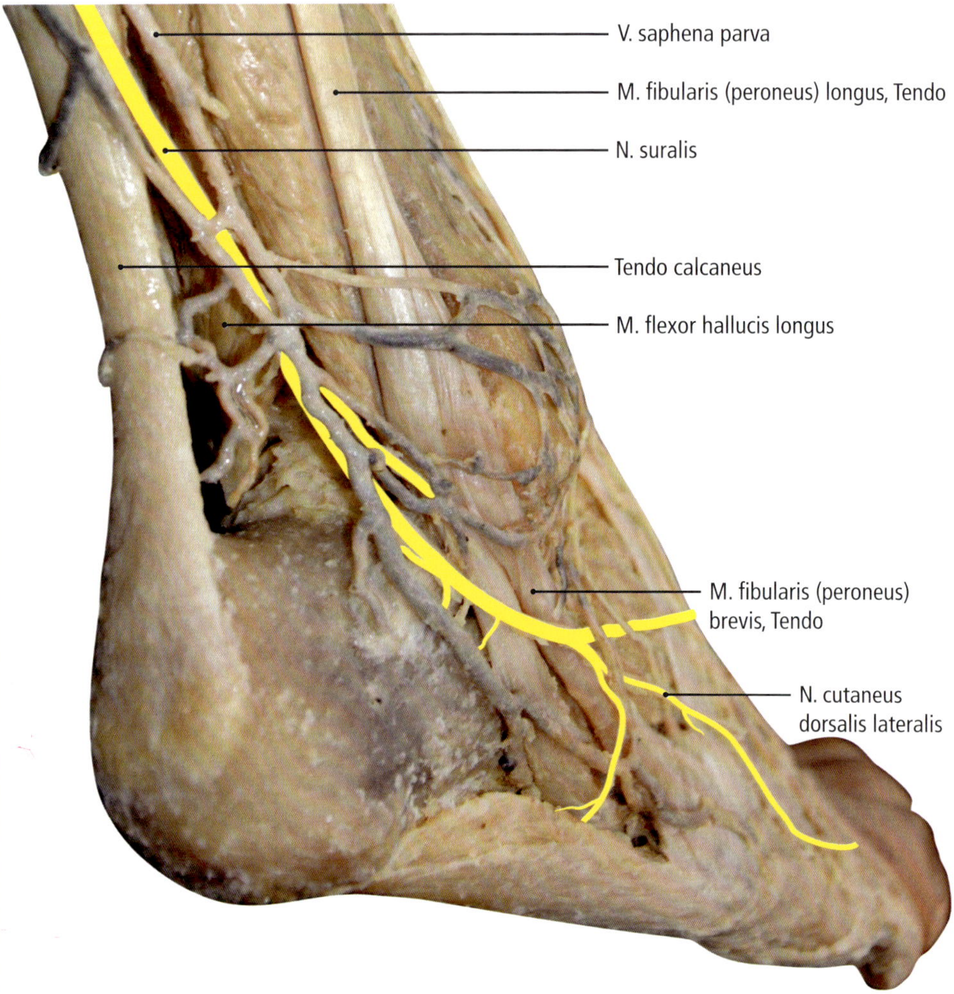

Abb. 1-10 Dorsolaterale Ansicht mit Sehnen der Fibularisgruppe und Leitungsbahnen
a Darstellung am anatomischen Präparat

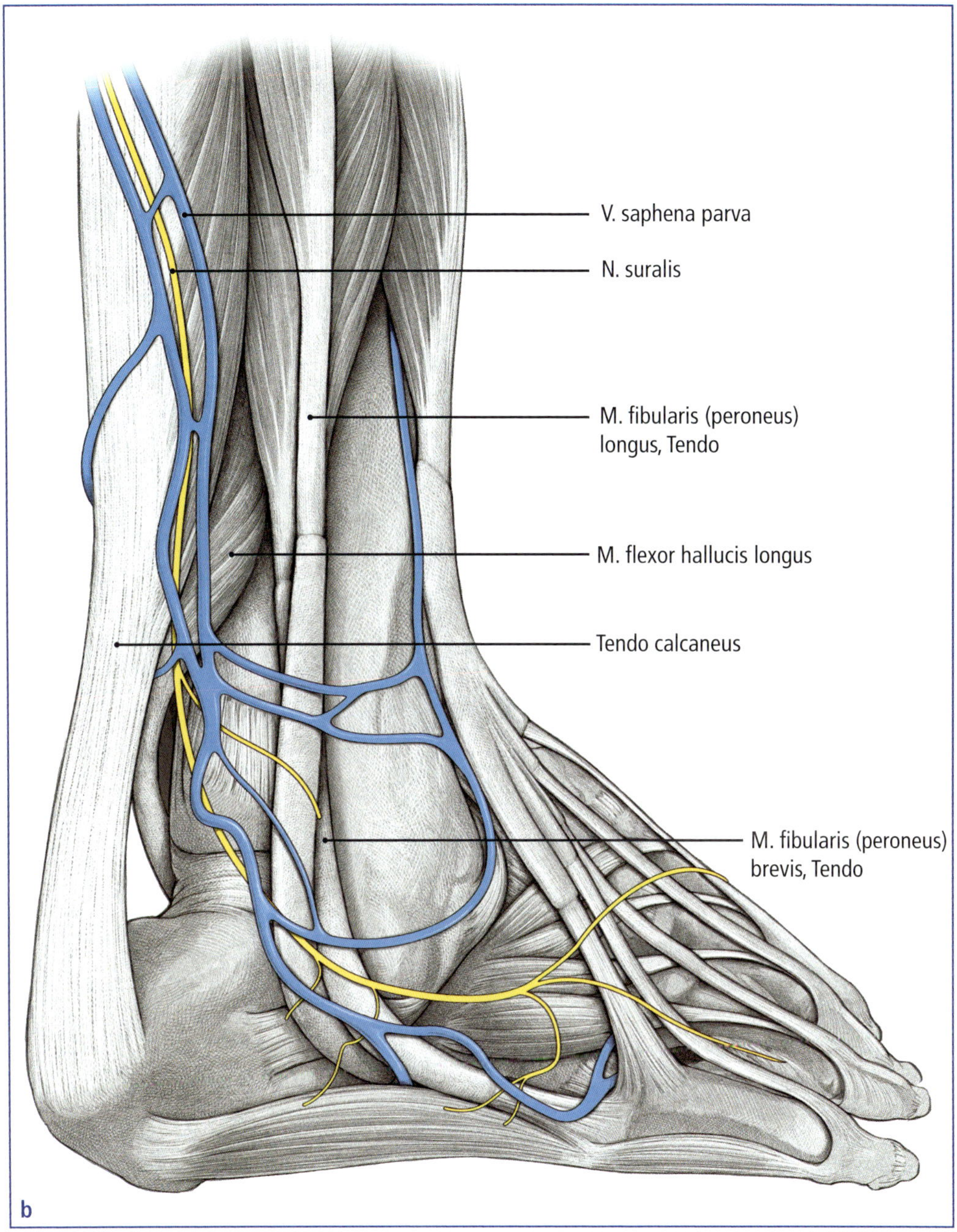

Abb. 1-10 (Fortsetzung)
b schematische Darstellung

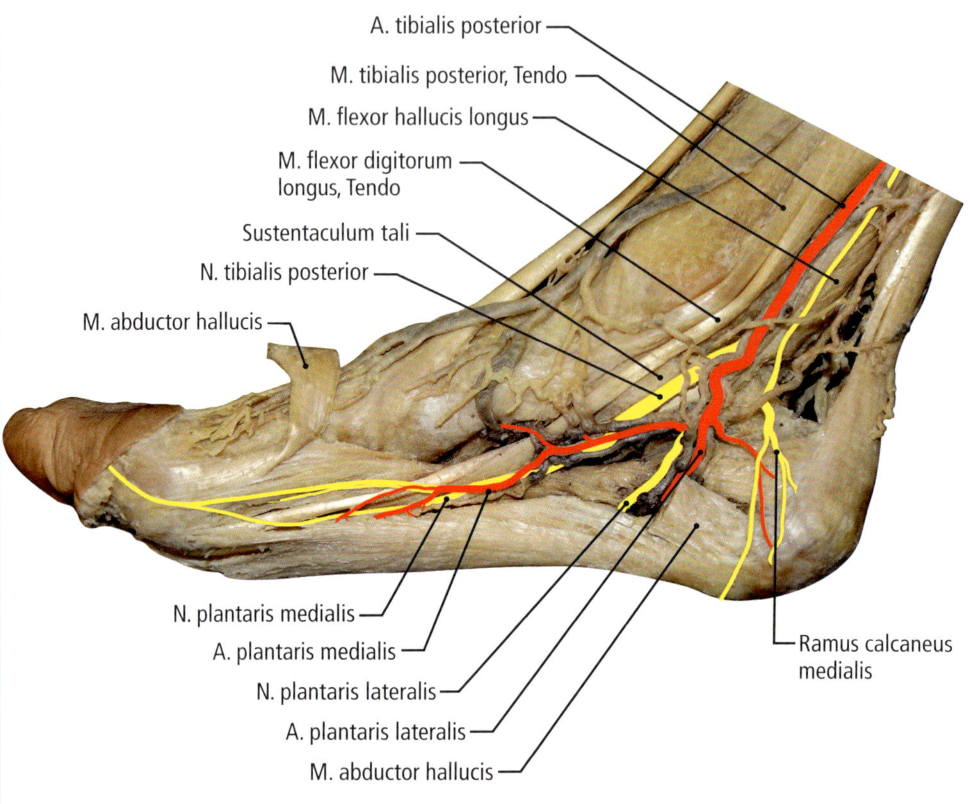

Abb. 1-11 Mediale Ansicht mit Sehnen der tiefen Flexorengruppe und Leitungsbahnen
a Darstellung am anatomischen Präparat

1.3.3 Flexorengruppe

Die **oberflächliche Gruppe** (M. triceps surae) besteht aus:

- M. soleus
- M. gastrocnemius
- M. plantaris

Die **tiefe Gruppe** setzt sich zusammen aus:

- M. tibialis posterior
- M. flexor digitorum longus
- M. flexor hallucis longus
- Funktion: Plantarflexion, Supination und Adduktion
- Innervation: N. tibialis

Die **oberflächliche Flexorengruppe** wird in ihrer Gesamtheit als **M. triceps surae** bezeichnet. Die Muskeln haben einen gemeinsamen Ansatz über die Achillessehne (Tendo calcaneus) am Tuber calcanei. Während der M. gastrocnemius zweibäuchig ist und jeweils medial und lateral von den Femurkondylen entspringt, hat der M. soleus einen breiten Ursprung mit einem einzelnen Mus-

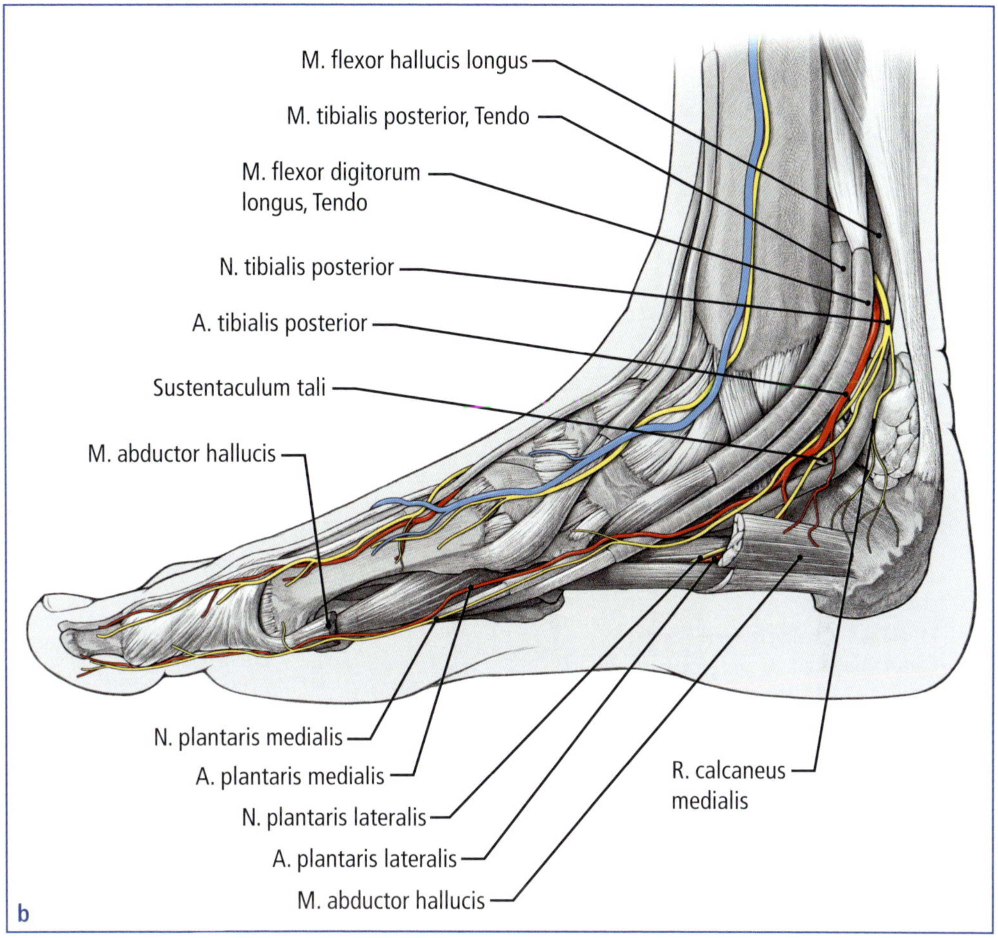

Abb. 1-11 (Fortsetzung)
b schematische Darstellung

kelbauch, der lateral vom Fibulakopf und proximalen Fibuladrittel nach medial an die Tibia zieht (Linia m. solei tibiae). Beide Muskeln sind für eine kräftige Plantarflexion verantwortlich. Der M. gastrocnemius bewirkt aufgrund seines Ansatzes an den Femurkondylen zusätzlich eine Beugung im Kniegelenk. Der M. triceps surae ist außerdem der stärkste Supinator im USG. Der M. plantaris ist ein sehr zierlicher Muskel mit einer langen, dünnen Endsehne. Sein Ursprung liegt proximal des lateralen Femurkondylus und medial vom Ursprung des Caput laterale des M. gastrocnemius. Seine Sehne zieht zwischen M. gastrocnemius und M. soleus entlang und setzt medial der Achillessehne am Kalkaneus an. In 5–10 % der Fälle ist der M. plantaris nicht angelegt. Seine Wirkung auf die Plantarflexion ist allenfalls unterstützend.

Die **tiefe Flexorengruppe** besteht aus den beiden langen Beugern, Mm. flexor digitorum und hallucis longus, sowie aus dem M. tibialis posterior. Die Mm. flexor digitorum longus und tibialis posterior entspringen von der Rückfläche der Tibia, der

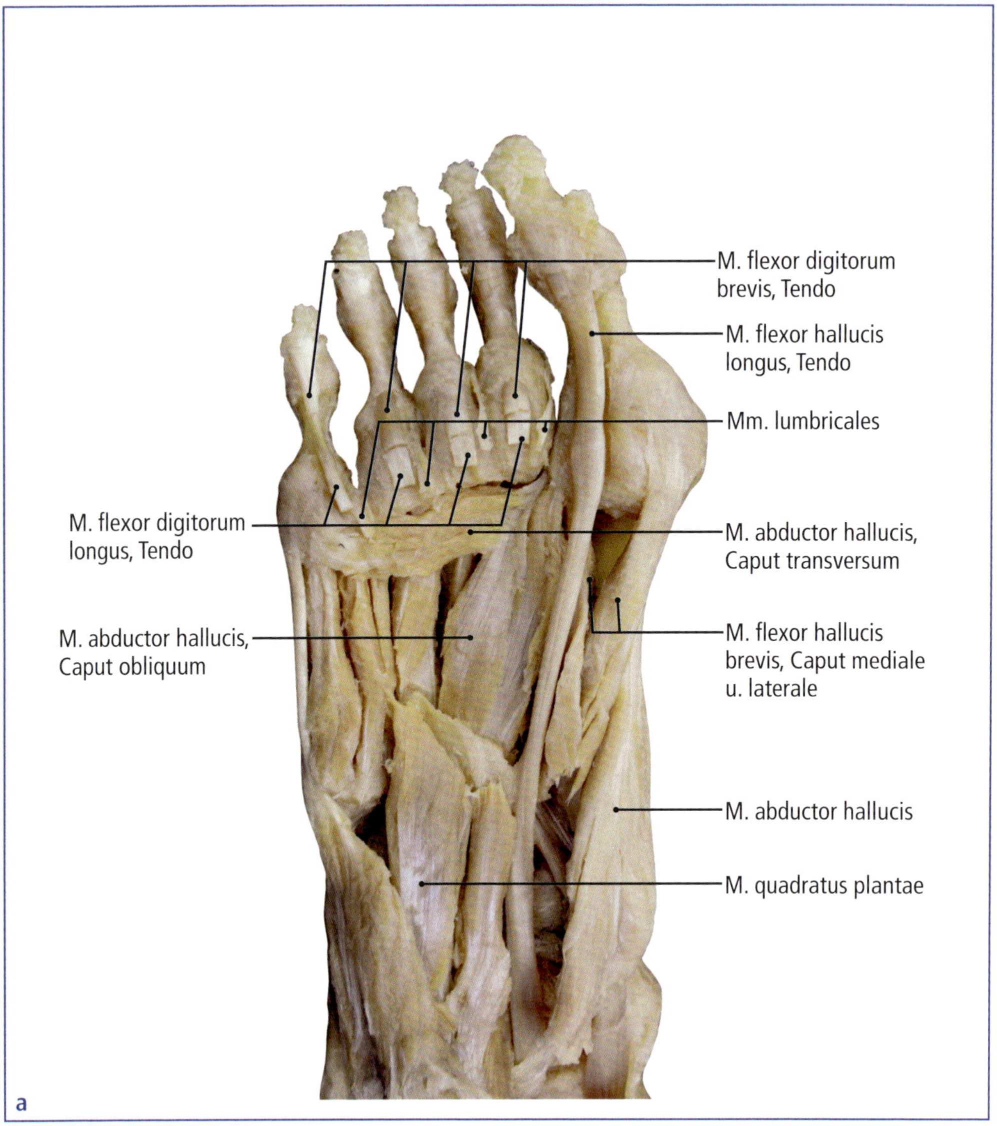

Abb. 1-12 Planta pedis mit Flexorensehnen
a Darstellung am anatomischen Präparat

M. tibialis posterior greift hierbei noch auf die Membrana interossea über. Der Ursprung des M. flexor hallucis longus liegt an der Dorsalfläche der Fibula. Alle Sehnen verlaufen in unmittelbarer Nachbarschaft zum dorsomedialen Talus nach distal zu ihren Ansatzpunkten (► Abb. 1-11a, b). Die langen Zehenbeuger setzen an den Endphalangen an (► Abb. 1-12a, b). Beim M. tibialis posterior teilt sich die Sehne in zwei Stränge auf. Der mediale, stärkere Strang zieht zur Tuberositas ossis navicularis. Der schwächere, laterale Strang inseriert an den Ossa cuneiformia und an der Basis der Metatarsalia II–IV.

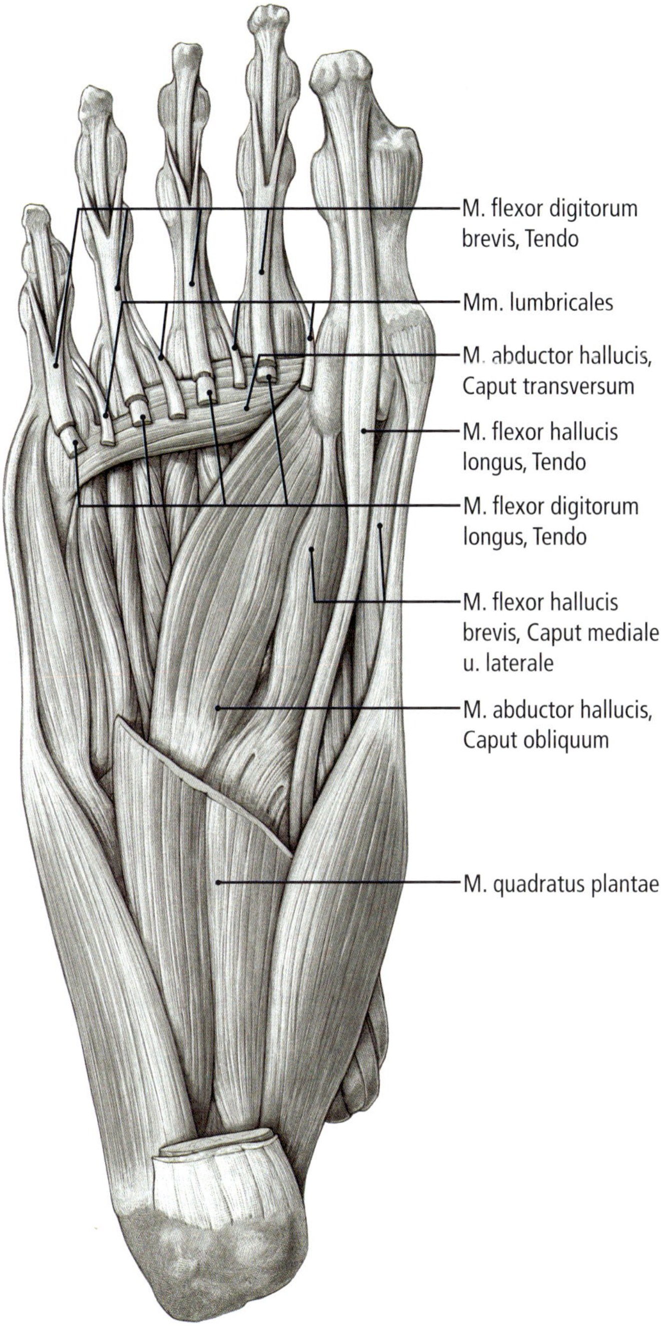

Abb. 1-12 (Fortsetzung)
b schematische Darstellung

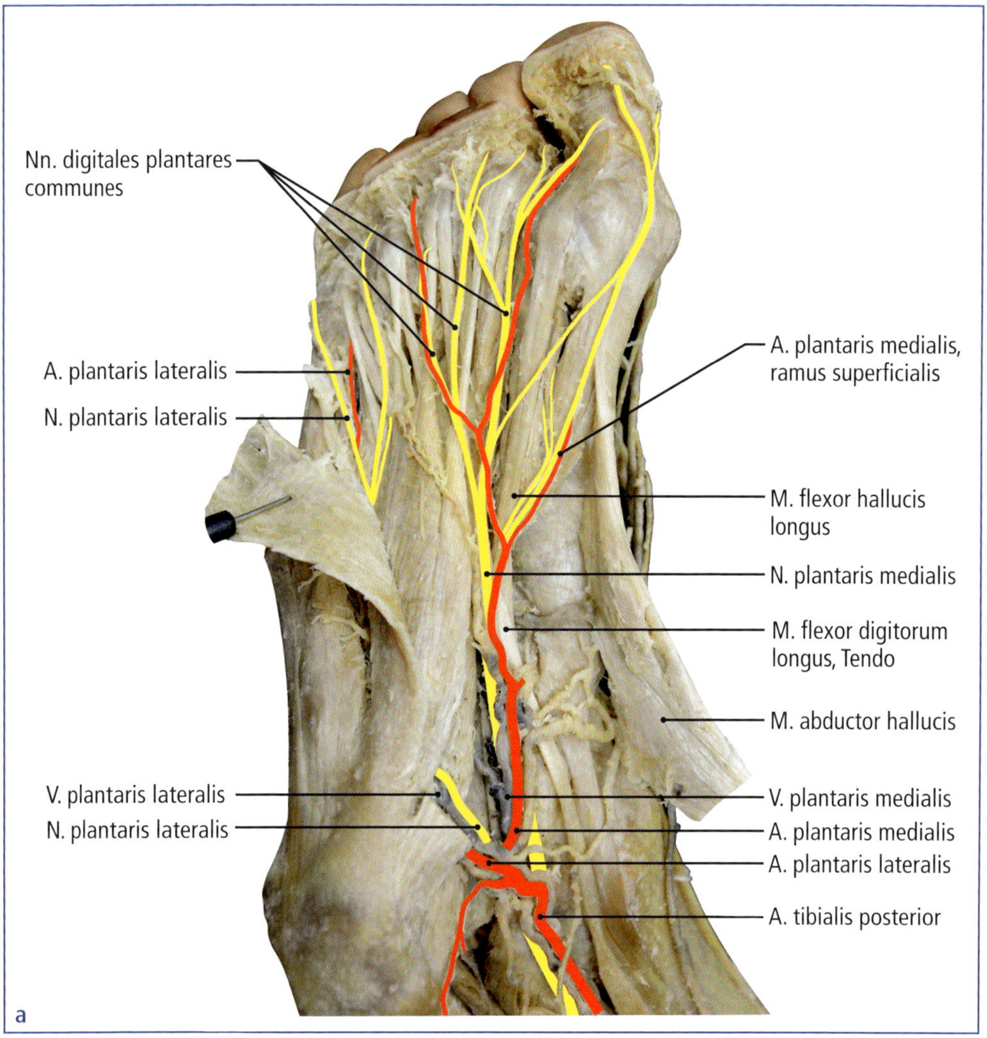

Abb. 1-13 Planta pedis mit Flexorensehnen und Leitungsbahnen
a Darstellung am anatomischen Präparat

1.4 Neurovaskuläre Strukturen

1.4.1 Arterien

- A. tibialis anterior (A. dorsalis pedis)
- A. tibialis posterior
- A. fibularis (peronea)

Nach dem Durchtritt durch die Kniekehle teilt sich die **A. poplitea** in drei Äste auf. Als erster Abgang zieht die **A. tibialis anterior** durch den oberen Anteil der Membrana interossea von dorsal nach ventral. Sie verläuft in der Extensorenloge nach caudal und endet als **A. dorsalis pedis** im ersten Zehenzwischenraum (► Abb. 1-7a, b u. 1-8a, b). Da die A. dorsalis pedis bei den meisten

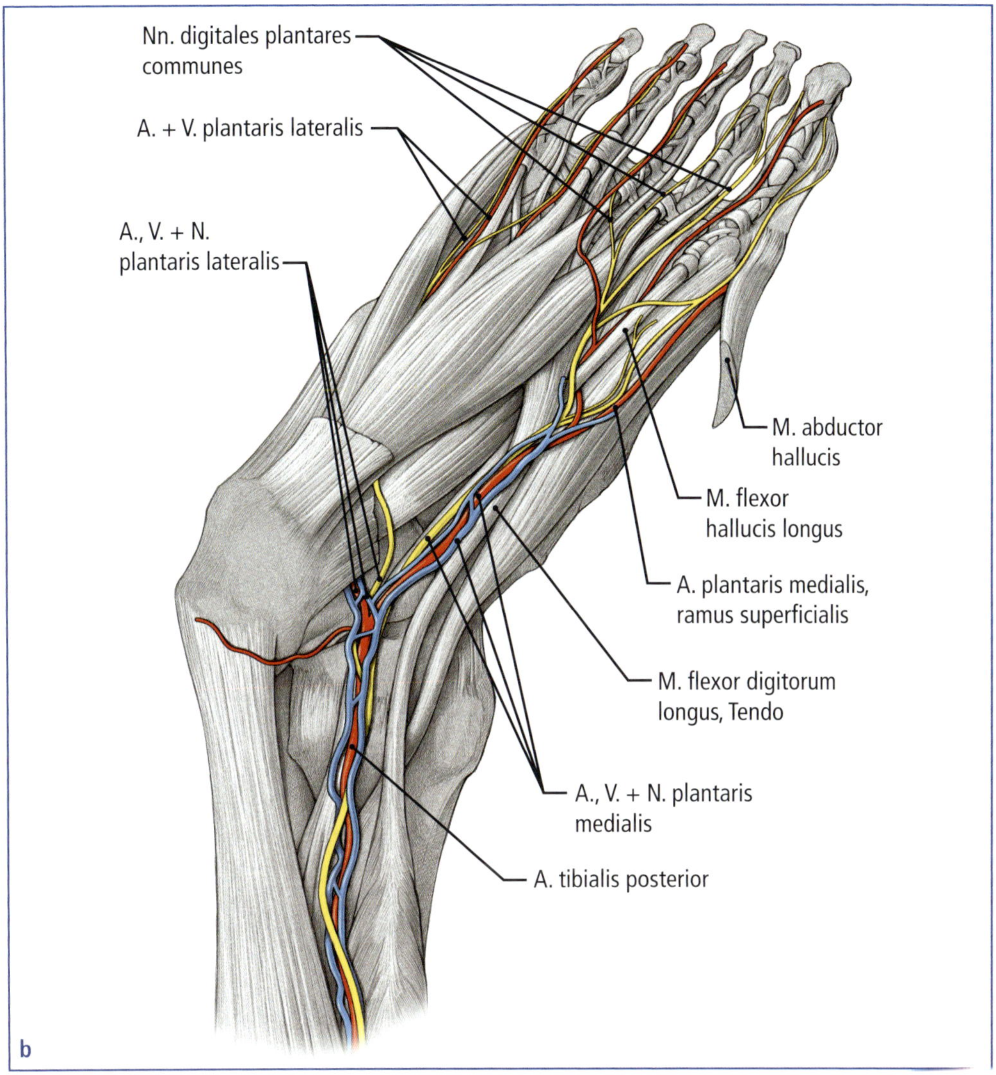

Abb. 1-13 (Fortsetzung)
b schematische Darstellung

Patienten gut tastbar ist, dient sie als zuverlässige Struktur zur Orientierung.
Der verbleibende Arterienstamm zweigt sich in die **A. tibialis posterior** und **A. fibularis (peronea)** auf. Im Regelfall zieht die A. tibialis posterior an der Hinterfläche der Tibia nach caudal, wo sie in die Regio retromalleolaris medialis eintritt und sich auf Höhe des medialen bzw. medioplantaren Kalkaneus in die Aa. plantares aufzweigt (► Abb. 1-13a, b). Die A. tibialis posterior kann dorsal des Malleolus medalis gut palpiert werden. Die A. fibularis (peronea) verläuft nahe der Fibula nach caudal, gibt einen R. perforans ab, der durch die Membrana interossea zieht, und endet dann im Bereich des Malleolus lateralis (► Abb. 1-9a, b).

1.4.2 Venen

- V. saphena magna
- V. saphena parva

Die Venen des Unterschenkels sind anatomisch insofern bedeutsam, da sie zusammen mit den wichtigen sensiblen Nerven verlaufen und ihre Struktur in der Regel auch sehr gut durch die Haut zu erkennen ist. Die lateral gelegene V. saphena parva wird vom N. cutaneus dorsalis lateralis begleitet (▸ Abb. 1-9a, b u. 1-10a, b) und zieht nach cranial in die Fossa poplitea. Die V. saphena magna verläuft medial in unmittelbarer Nachbarschaft zu dem N. saphenus (▸ Abb. 1-7a, b u. 1-8a, b). Beide Stromgebiete werden durch zahlreiche Anastomosen miteinander verbunden. Zusätzlich existieren Perforans-Venen als Verbindung von oberflächlichem und tiefem Stromgebiet.

1.4.3 Nerven

- N. fibularis (peroneus) superficialis
- N. suralis
- N. saphenus

Der **N. fibularis (peroneus) superficialis** entsteht aus der Aufzweigung des N. fibularis (peroneus) communis in einen oberflächlichen und tiefen (N. fibularis [peroneus] profundus) Ast, meist wenige Zentimeter distal des Fibulaköpfchens. Der Verlauf des N. fibularis (peroneus) superficialis ist sehr variabel. In der Mehrzahl der Fälle tritt er durch die Fascia cruris etwa 7 cm cranial der Spitze des Malleolus lateralis. Er zieht dann zwischen den Mm. fibulares und dem M. extensor digitorum longus durch das Retinaculum mm. flexorum und spaltet sich distal davon auf dem Dorsum pedis in einen medial verlaufenden N. cutaneus dorsalis medialis und einen eher lateral verlaufenden N. cutaneus dorsalis intermedius (▸ Abb. 1-7 bis 1-9). Auch die Austrittsstelle durch die Fascia cruris ist sehr variabel. Diese kann zwischen 3–18 cm cranial des lateralen Malleolus variieren.

Der **N. suralis** entsteht aus der Vereinigung vom N. cutaneus surae medialis aus dem N. tibialis und dem N. cutaneus surae lateralis aus dem N. fibularis (peroneus) communis. Er verläuft zusammen mit der V. saphena parva zunächst am lateralen Rand der Achillessehne. Im weiteren Verlauf nach caudal liegt der N. suralis direkt hinter dem Malleolus lateralis und vor der V. saphena parva. Zuvor gibt er die Rr. calcanei laterales für die Haut lateral am Kalkaneus ab und zieht distal des Malleolus lateralis als N. cutaneus dorsalis lateralis zum seitlichen Fußrücken (▸ Abb. 1-9a, b u. 1-10a, b).

Der **N. saphenus** zieht gemeinsam mit der V. saphena magna direkt hinter dem Malleolus medialis zum Fußrücken und versorgt die Innenseite des Knöchels (▸ Abb. 1-7a, b).

1.5 Großzehengrundgelenk

1.5.1 Knöcherner Aufbau, Bänder und Sehnen

Die **Großzehe (Hallux)** besitzt nur zwei Phalangen und hat im Vergleich zu den anderen Zehen den kürzesten und kräftigsten Metatarsalknochen. Plantarseitig am Caput des Metatarsale I befinden sich zwei kleine Furchen, in denen das mediale und laterale Sesambein liegen.

Das Großzehengrundgelenk ist formal ein **Kugelgelenk** mit Gelenkkopf und Gelenkpfanne, dessen Bewegungsausmaß jedoch durch Kollateralbänder im Wesentlichen auf die Funktion eines Scharniergelenks reduziert ist.

Die Sehne des **M. extensor hallucis longus** zieht über das Os metatarsale I zur Dorsalaponeurose und setzt an der Endphalanx der Großzehe an (▸ Abb. 1-6a, b). Nicht selten kommt es vor, dass sich ein **M. extensor hallucis accessorius** abspaltet, dessen Sehne sich medial der Hauptsehne findet. Der **M. extensor hallucis brevis** entspringt gemeinsam mit den kurzen Extensoren der Zehen vom Kalkaneus und zieht ebenfalls zur Dorsalaponeurose der Großzehe.

Plantarseitig befinden sich die Flexoren. Der **M. flexor hallucis longus** zieht zwischen dem medialen und lateralen Sesambein zur Basis der Endphalanx der I. Zehe (▸ Abb. 1-12a, b). Neben der Wirkung auf die Großzehe hat er auch eine wichtige Funktion bei der Verspannung des medialen Längsgewölbes. Der **M. flexor hallucis brevis**, der überwiegend vom Os cuneiforme mediale entspringt, ist zweiköpfig und setzt jeweils medial und lateral an der Grundphalanx an, wobei die Sehne jedes Kopfes jeweils ein Sesambein umschließt.

1.5.2 Neurovaskuläre Strukturen

Im 1. Zehenzwischenraum verläuft dorsal die **A. dorsalis pedis**, der Endast der A. tibialis anterior. Regelmäßig kann man hier auch ihren Puls tasten. Parallel dazu verläuft hier ebenfalls der Endast des **N. fibularis (peroneus) profundus**. Lateral davon zieht der Endast des **N. fibularis (peroneus) superficialis** zu seinem Versorgungsgebiet (▸ Abb. 1-8a, b). Beide Nervenäste können miteinander anastomosieren. Plantarseitig wird die Großzehenregion von der A. plantaris medialis und aus Ästen des N. plantaris medialis versorgt (▸ Abb. 1-13a, b).

Literatur

Benninghoff A, Drenckhan D. Anatomie. Bd. 1. München: Elsevier Urban & Fischer 2008.

Guhl JG, Parisien JS, Boynton MD. Foot and ankle arthroscopy. Heidelberg: Springer 2003.

Platzer W. Taschenatlas Anatomie. Bd. 1: Bewegungsapparat. Stuttgart: Thieme 2013.

Schünke M, Schulte E, Schumacher U et al. Prometheus. Bd. 1: Allgemeine Anatomie und Bewegungssystem. Stuttgart: Thieme 2014.

2 Klinische Untersuchung von Fuß und Sprunggelenk

Manfred Eppel

Aufgrund ihrer Komplexität erfordert die Beurteilung von Fuß- und Sprunggelenkproblemen eine sorgfältige Untersuchung, um die Interaktion der zahlreichen Gelenke mit ihrer komplexen Biomechanik zu erfassen. Wegen der hohen statischen und dynamischen Belastung der unteren Extremität können bereits geringe Fehlstellungen große Probleme verursachen. Zusätzlich führen äußere Einwirkungen, wie z. B. inadäquates Schuhwerk oder eine hohe sportliche Belastung, zu weiteren Störungen. Akute Beschwerden müssen von chronischen Verläufen differenziert werden.

2.1 Anamnese

Zu Beginn jeder Untersuchung steht eine strukturierte Anamneseerhebung. Richtungsweisend können Informationen über vorangegangene Verletzungen oder Belastungen sein sowie in zeitlichem Zusammenhang stehende systemische Beschwerden. Der Unfallhergang und -mechanismus sowie die Häufigkeit von Verletzungen sind genau zu hinterfragen, ebenso wie Schmerzintensität und -qualität. Hilfreich sind auch Informationen zu Bewegungen oder Belastungen, welche den Schmerz provozieren. Etwaige Geräuschphänomene wie Schnappen oder Klicken geben Hinweise auf Sehnenluxationen oder Risse von Bandstrukturen, sind aber nicht beweisend für eine Pathologie. Darüber hinaus sind Informationen zu bisherigen Behandlungen von wesentlicher Bedeutung.

Es sollten sowohl das sportliche Aktivitätsniveau als auch Belastungen am Arbeitsplatz erfragt werden. Bei der Therapieplanung müssen die beruflichen und privaten Anforderungen des Patienten einbezogen werden. Vor allem bei ambitionierten Sportlern liefern die Häufigkeit und die Art des Trainings und der Wettkämpfe, das verwendete Schuhwerk und der Trainingsuntergrund wichtige Informationen. Inadäquates Schuhwerk kann zu Problemen am gesamten Bewegungsapparat führen. Abnutzungszeichen am Schuh, insbesondere im Vergleich zur Gegenseite, weisen auf mögliche Fehlbelastungen hin.

Neurologische Erkrankungen sowie Erkrankungen des Gefäßsystems müssen erhoben werden. Infektionen im Fußbereich können entweder die Weichteile, Knochen und Gelenke betreffen und ein Indikator für eine Stoffwechselerkrankung (z. B. Diabetes mellitus oder Hyperurikämie) sein. Die Erhebung von Entzündungsparametern ist bei einem Verdacht auf einen chronisch-entzündlichen Prozess unerlässlich.

Ferner müssen Bindegewebserkrankungen, endokrinologische und rheumatische Erkrankungen sowie Infektionskrankheiten (z. B. Chlamydien- oder Borrelieninfektionen) bedacht werden. Bei persistierenden Raumforderungen oder Schwellungen sind auch Tumoren unterschiedlicher Malignitätsgrade (z. B. pigmentierte villonoduläre Synovialitis) in die differenzialdiagnostischen Überlegungen einzubeziehen.

Neben der Medikamenteneinnahme sind auch zurückliegende lokale Infiltrationen zu erfragen. Diese können Zusammenhänge zu Sehnenrupturen (z. B. Einnahme von Chinolonen oder Statinen) oder Neuropathien (z. B. nach Behandlung mit Chemotherapeutika oder Tuberkulostatika) klären.

2.2 Klinische Untersuchung

Die Untersuchung sollte nach einem standardisierten Ablauf unter Berücksichtigung der Anatomie und Funktion erfolgen und folgende Aspekte umfassen: Inspektion, Palpation, Messung von Bewegungsumfängen, Prüfung der Gelenkstabilität und der Kraft sowie Erhebung des neurovaskulären Status und des Gefäßstatus.
Bewährt hat sich dabei, der funktionellen Einheit aus Rück-, Mittel- und Vorfuß Rechnung zu tragen und systematisch vorzugehen. Die funktionelle Untersuchung erfolgt sowohl unter Belastung als auch unter unbelasteten Bedingungen. Die erhobenen Befunde ermöglichen die Indikationsstellung weiterer diagnostischer Maßnahmen, wie z. B. Ganganalyse, Pedografie, Pedobarografie oder spezieller bildgebender Untersuchungen.

2.2.1 Inspektion

Die Inspektion beginnt, wenn der Patient den Untersuchungsraum betritt, mit der Beobachtung des Gangbildes. Gegebenenfalls sollte das Gangbild auch außerhalb des Untersuchungsraums begutachtet werden, um so eine längere Schrittabfolge beurteilen zu können und so ein pathologisches Gangbild sicher ausschließen zu können. Der normale Gang ist ein abwechselnd rhythmisches Vorschwingen und Aufsetzen der Füße. Der Schrittzyklus ist für jede Seite in eine Standphase (61 %) und Schwungphase (39 %) unterteilt (Braune u. Fischer 1895). Die **Schwungphase** ist definiert als Phase zwischen dem Ablösen und dem Aufsetzen des Fußes. Wichtig ist die Beurteilung der einzelnen Abschnitte des Gangzyklus wie das Abrollen, Abstoßen und Aufsetzen der Ferse sowie die Achsstellung im Sinne einer Varus- oder Valgusdeformität.

Die Achsenbeurteilung erfolgt von ventral, von dorsal und von der Seite. Die Untersuchung im Stehen erfasst die unteren Extremitäten im Seitenvergleich. Analysiert werden die muskuläre Ausprägung, die Beinachsen, das Knie- und Hüftgelenk und der Beckenstand. Die Beurteilung der Wirbelsäulenachse ist mit einzubeziehen. Bei der Betrachtung des Patienten von dorsal lassen sich eine pathologische Prominenz des Innenknöchels bei einer Valgusfehlstellung oder des Außenknöchels bei einer Varusdeformität feststellen. Der Winkel zwischen der Achse des Tuber calcanei und dem senkrechten Lot wird mit einem Goniometer gemessen und beträgt physiologischerweise 0–6° (► Abb. 2-1a). Bei einem Winkel von mehr als 6° liegt definitionsgemäß ein **Pes valgus** (► Abb. 2-1b) vor. Ist der Winkel kleiner als 0° handelt es sich um einen **Pes varus**. Bei einer normalen Rückfußstellung sind bei der Ansicht von dorsal die V. und teilweise die IV. Zehe lateral der Unterschenkelachse zu erkennen. Sind mehr als zwei Zehen sichtbar (**„too-many-toes-sign“**), besteht das Bild eines **Pes abductus**. Weicht die Großzehe vermehrt nach medial ab, liegt ein **Pes adductus** vor.
Die Beurteilung der Längs- und Querwölbung des Fußes erfolgt von dorsal, medial und lateral. Ein gesunder Fuß verfügt über eine klar erkennbare mediale Längswölbung (► Abb. 2-2a). Die Querwölbung ist am Mittelfuß am stärksten ausgeprägt und flacht nach ventral ab. Bei einem abgesenkten medialen Längsgewölbe liegt ein **Plattfuß** (► Abb. 2-2b) vor, in Kombination mit einem vermehrten Rückfußvalgus spricht man von einem **Knick-Senkfuß**. Bei einem **Hohlfuß** (► Abb. 2-2c) hingegen findet sich eine vermehrte medialseitige Längswölbung.
Die Form des Mittelfußes und die Stellung der Zehen werden von ventral beurteilt. Ein

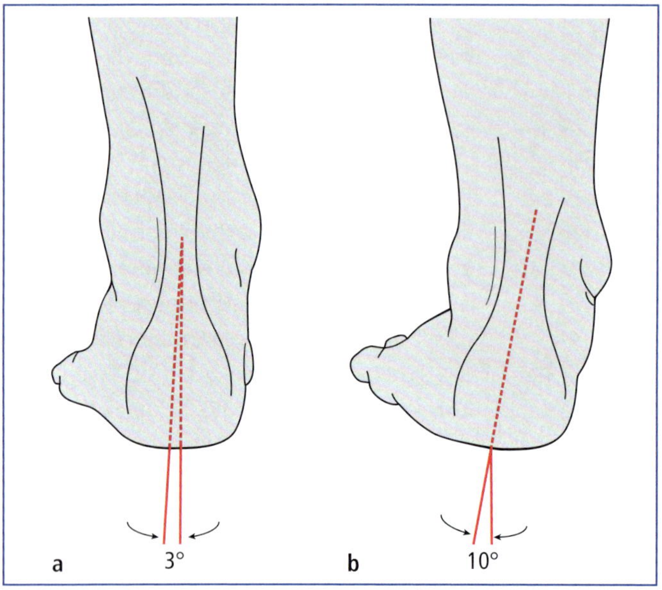

Abb. 2-1 Beurteilung der Rückfußachse von dorsal. Der Winkel zwischen der Achse des Tuber calcanei und dem senkrechten Lot beträgt normalerweise 0–6°. **a** physiologische Winkelverhältnisse **b** Pes planovalgus mit einem Winkel >6°

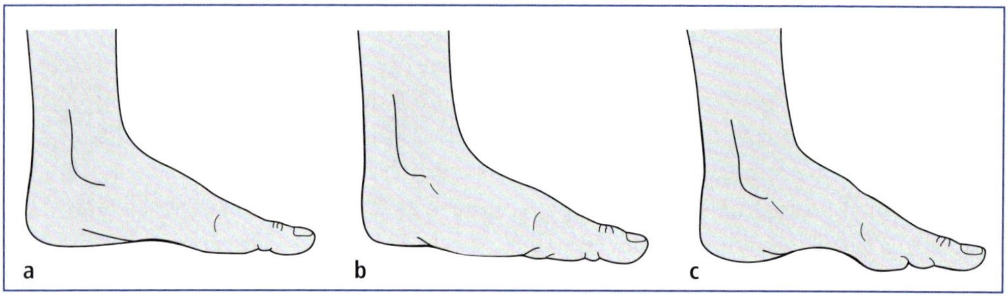

Abb. 2-2 Beurteilung des Längsgewölbes **a** Normalbefund **b** Plattfuß **c** Hohlfuß

Auseinanderweichen der Mittelfußknochen, kombiniert mit einer pathologischen Mehrbelastung der zentralen Metatarsalia (erkennbar an der Schwielenbildung unter den Metatarsaleköpfchen II–IV), entspricht dem Bild eines **Spreizfußes/Pes transversus**.

Die Beurteilung der Zehen erfolgt in zwei Ebenen: In der Frontalebene können varische oder valgische Abweichungen (wie z. B. beim Hallux valgus) und in der Sagittalebene Beuge- und Streckstellung der Zehengelenke (z. B. Hammer-, Krallen-, Klauenzehen) abgeschätzt werden. Zur Differenzierung wird der Bodenkontakt der Endglieder der Zehen kontrolliert.

Anschließend wird am sitzenden Patienten der unbelastete Fuß untersucht. Dazu sollte der Unterschenkel frei hängen. Die Untersuchung von Hautturgor, Umfang, Kolorit, Gefäßzeichnung, Druckstellen, Schwielen und Entzündungszeichen wird immer im Vergleich zur Gegenseite durchgeführt. Die Inspektion der Zehen umfasst Befunde wie Pilzbefall, Nagelwachstumsstörungen, lokale Infektionen, Druckulcera usw. und kann indirekt Auskunft geben z. B. über eine Immunschwäche, Neuropathien oder Schuhkonflikte.

> **Praxistipp** Abnutzungen am Schuhwerk können auf chronische Störungen des Gangbildes und Fehlbelastungen hinweisen.

2.2.2 Palpation

Die sitzende Haltung des Patienten mit frei hängenden Füßen ermöglicht den besten Zugang zur manuellen Untersuchung des gesamten Fußes (▸ Abb. 2-3). Alternativ ist die Untersuchung im Liegen durchführbar. Die Untersuchung der Achillessehne und ihrer angrenzenden Strukturen erfolgt in Bauchlage.

Eingegrenzt durch die Anamnese wird der Fuß im Vergleich zur Gegenseite systematisch palpiert. Temperaturdifferenzen können Hinweise auf Verletzungen, Entzündungen oder aktivierte Arthrosen liefern. Schmerzen auf Druck oder bei Bewegungen sind die wichtigsten Indikatoren, um das Krankheitsbild näher einzugrenzen. Am Fuß und am Sprunggelenk lassen sich die meisten anatomischen Strukturen fast millimetergenau tasten. Daher ist eine entsprechend exakte anatomische Zuordnung der Schmerzlokalisation möglich (▸ Tab. 2-1).

Palpation am Rückfuß

Am Rückfuß sind die Bandansätze und Knochenstrukturen gut zu palpieren, um z. B. Bandläsionen oder knöcherne Verletzungen einzugrenzen. Bei kindlichen Verletzungen müssen die Wachstumsfugen genau untersucht werden. Hier findet sich der Druckschmerz oft genau über der distalen Fibula in Höhe der Wachstumsfuge. Nach Distorsionstraumen ist die gesamte Supinationskette abzutasten, beginnend vom Wadenbeinköpfchen über die Fibula und die Peronealsehnen bis zum Ansatz der Peroneus-brevis-Sehne an der Basis des Os metatarsale V. Eine Syndesmosenverletzung ist meist durch einen Druckschmerz anterolateral am oberen Sprunggelenk (OSG) gekennzeichnet. Für einen Palpationsschmerz am posterolateralen OSG im Verlauf der Peronealsehnen können Synovialitiden, Partial- oder Komplettrupturen sowie Luxa-

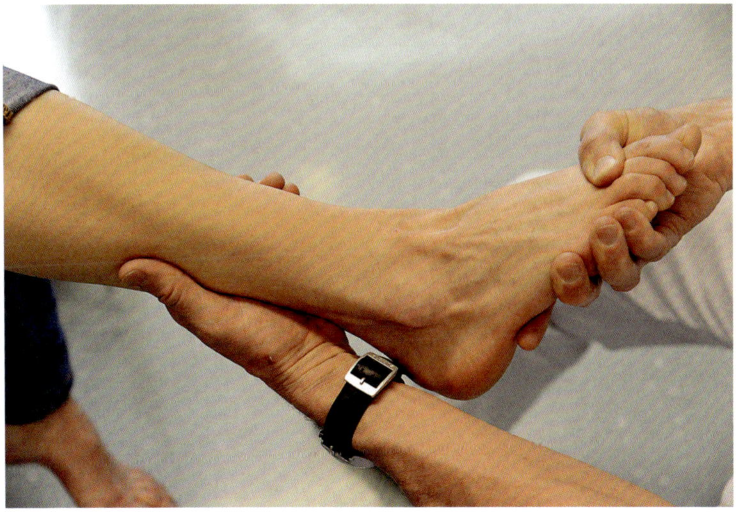

Abb. 2-3 Untersuchung der Peronealsehnen durch Eversion des Fußes gegen Widerstand

Tab. 2-1 Übersicht wichtiger Palpationsbefunde am oberen Sprunggelenk und Fuß

Region	Schmerzregion	Differenzialdiagnosen
Rückfuß lateral	Fibulaspitze	• knöcherner Bandausriss • distale Fibulafraktur • Epiphyseolyse
	ventrale Fibulaspitze	• Kapsel-Band-Verletzung
	ventrale Fibula – Höhe Gelenkspalt	• Syndesmosenverletzung
	ventrolateraler Gelenkspalt	• ventrolaterales Impingement
	Fibula	• Fibulafraktur
	dorsale Fibula	• Peronealsehnenverletzung • Peronealsehnenluxation • Tendosynovialitis • Fibulafraktur
	Sinus tarsi	• Sinus-tarsi-Syndrom • subfibulares Impingement • Fraktur des Processus lateralis tali • Subtalargelenksarthrose
Rückfuß medial	Innenknöchelspitze	• Deltabandverletzung
	distal der Innenknöchelspitze	• Coalitio der medialen Facette des Subtalargelenks • Verletzung des Sustentaculum tali • Subtalargelenksarthrose
	ventraler Innenknöchelspitze	• Deltabandverletzung
	ventromedialer Gelenkspalt – Höhe Gelenkspalt	• ventromediales Impingement
	Innenknöchel	• Innenknöchelfraktur
	dorsaler Innenknöchel	• Tendinitis der Tibialis-posterior-Sehne • Tarsaltunnelsyndrom
Mittelfuß lateral	Basis des Metatarsale V	• aktivierter akzessorischer Knochen (Os vesaleum) • Fraktur der Basis des Metatarsale V • Fraktur des Os peroneale
Mittelfuß medial	Basis des Tarsometatarsalgelenk I	• Verletzung des Lisfranc-Ligaments • Arthrose Tarsometatarsalgelenk I • Ansatztendinose der Tibialis-anterior-Sehne
Mittelfuß plantar		• M. Ledderhose • Plantarfasziitis

Tab. 2-1 (Fortsetzung)

Region	Schmerzregion	Differenzialdiagnosen
Vorfuß	Köpfchen des plantaren Metatarsale I	• Sesambeinnekrose • Sesambeinfraktur, Turf-Toe-Verletzung
	Köpfchen der plantaren Metatarsalia II–IV	• chronische Überlastung
	dorsales Zehengrundgelenk	• Osteonekrose • rheumatoide Arthritis
	Intermetatarsalraum	• Morton-Neuralgie

tionen der Peronealsehnen ursächlich sein. Durch ein aktives Anspannen der Sehnen bei forcierter Eversion des Fußes gegen Widerstand können Schmerzen oder eine Sehnenluxation provoziert werden (► Abb. 2-3). Eine Schmerzauslösung über dem anterolateralen Sprunggelenk findet sich typischerweise beim anterolateralen Impingementsyndrom sowie nach Läsionen des Lig. fibulotalare anterius. Etwaige Osteophyten an der ventralen distalen Tibia können gelegentlich in maximaler Plantarflexion getastet werden. Schmerzen im Bereich des anteromedialen Gelenkkompartiments können durch osteochondrale Läsionen verursacht sein. Ein anteromediales Impingement durch osteophytäre Ausziehungen oder Weichteileinklemmungen ist auszuschließen. Durch Palpation des Innenknöchels lässt sich dieser vom Talus abgrenzen. Schmerzhafte Druckpunkte geben Hinweise auf Frakturen, Epiphysen- und Bandverletzungen. Im Verlauf der Tibialis-posterior-Sehne direkt an der Hinterkante des Innenknöchels lassen sich typische Druckschmerzen bei Affektionen der Sehne auslösen. Das Engpasssyndrom des N. tibialis löst das typische **Hoffmann-Tinel-Zeichen** beim Beklopfen unmittelbar hinter der dorsalen Innenknöchelkante aus. Das posteriomediale Impingement lässt sich klinisch durch Druckschmerz medial der Achillessehne diagnostizieren. Weitere schmerzauslösende Pathologien in dieser Region sind Frakturen des Processus posterior tali oder ein symptomatisches Os trigonum.

Eine Haglundexostose und eine Bursitis subachillea verursachen Schmerzen bei Palpation am proximalen Tuber calcanei. Auszuschließen sind knöcherne Verletzungen des Fersenbeines nach Traumen. Durch passive Dorsalextension wird der zumeist am medialen Ansatz auftretende Schmerz der retrokalkanearen Bursitis verstärkt (**Murphy-Zeichen**). Schwellungen und Sehnenverdickungen im Faserverlauf der Achillessehne geben Hinweise auf Tendinopathien. Eine unterbrochene Sehnenkontinuität mit einer tastbaren Delle im Sehnenverlauf ist das typische Indiz für eine Ruptur.

Routinemäßig bietet sich an, die Untersuchung am Fußrücken fortzusetzen. Von medial nach lateral folgend sind die Sehnen zu palpieren und auf Veränderungen zu untersuchen: die Sehne des M. tibials anterior, die Sehne des M. extensor hallucis longus und die Sehnen des M. extensor digitorum longus. Positive Tastbefunde ergeben sich bei Synovialitiden, Partialrupturen und Komplettrupturen.

Die Palpation der Fußsohle ist eher schwierig. Die dicke, gekammerte Fettschicht reduziert die exakte Beurteilbarkeit. Der N. abductor digiti quinti, auch **„Baxter Nerv"** genannt, kann im Sinne eines Kompressionssyndroms betroffen sein. Sportliche Überbelastung, Fehlstellungen der Ferse und Fettleibigkeit sind prädisponierende Faktoren. Differenzialdiagnostisch muss ein plantarer Fersensporn oder eine Plantarfasziitis ausgeschlossen werden. Durch Extension der Zehen wird die Plantarfaszie angespannt, wodurch der Schmerz am Faszienansatz verstärkt wird. Ausrissverletzungen der Plantaraponeurose sind selten, führen aber zu starken Schmerzen bei Palpation. Bei kompletter Ruptur kann im Seitenvergleich der Spannungsverlust der Plantarfaszie nachgewiesen werden.

Die Untersuchung des Chopart-Gelenks erfolgt von medial, lateral und dorsal. Einer plantaren Untersuchung ist dieses Gelenk nur sehr eingeschränkt zugänglich. Die Palpation des Kalkaneokuboidal- und Talonaviculargelenks geben Hinweise auf Arthritiden oder osteophytäre Veränderungen. Eine Prominenz der Tuberositas ossis navicularе zeigt sich beim Os naviculare cornutum oder dem akzessorischen Os tibiale externum. Durch die knöcherne Prominenz können Schuhkonflikte entstehen. Ansatznahe Tendinopathien und Avulsionsverletzungen der Tibialis-posterior-Sehne sind als weitere Differenzialdiagnosen zu nennen.

Die Ossa cuneiformia können ebenfalls gut palpiert werden. Arthrosebedingte Veränderungen führen oftmals zu druckschmerzhaften osteophytären Anbauten streckseitig am Gelenk. Distal der Ossa cuneiformia verläuft die Lisfranc'sche Gelenklinie. Schwellungen mit Hämatomverfärbung in dieser Region sind hochverdächtig auf Verletzungen der Lisfranc-Gelenkreihe.

Palpation am Mittel- und Vorfuß

Instabile Frakturen am Mittel- und Vorfuß sind oftmals aufgrund von Krepitationen feststellbar. Stressfrakturen hingegen entziehen sich zumeist der klinischen Untersuchung. Hier spielt die Anamneseerhebung eine wichtige Rolle. Basisfrakturen der Metatarsalia, Frakturen der Ossa cuneiformia und auch des Os cuboideum, Rupturen des Lisfranc-Ligament und Rupturen der Ligg. tarsometatarsalia treten meist als kombinierte Verletzungen auf. Da eine enge funktionelle Koppelung zwischen der distalen Fußwurzelreihe und den Basen der Metatarsalia besteht, ist eine exakte Zuordnung der Pathologie in diesem Bereich nur eingeschränkt möglich.

Schmerzen im Bereich des Großzehengrundglieds haben vielfältige Ursachen. Es finden sich schmerzhafte Schwellungen bei Synovialitiden oder schmerzhafte Bewegungseinschränkungen beim Hallux rigidus. Eine Weichteilschwellung medial über dem Großzehengrundgelenk mit lokalem Druckschmerz über dem Köpfchen des Metatarsale I ist typisch beim Hallux valgus. Entzündungen, Frakturen oder Nekrosen der Sesambeine sind plantarseitig des Köpfchens gut zu palpieren. Die zwischen den Sesambeinen verlaufende lange Großzehenbeugersehne kann durch passive und aktive Bewegungen der Großzehe auf Pathologien untersucht werden. Bewegung gegen Widerstand verstärken die Schmerzen bei einer Sehnenpathologie.

Die Ursachen für Schmerzen im Bereich der Mittelfußköpfchen können mechanische Störungen der plantaren Druckverteilung aufgrund einer Hypermobilität des I. Strahls, einer Längen- oder Höhendifferenz der Metatarsalia oder eines Hallux valgus sein. Beschwerden treten auch als Folge erworbener Deformitäten der Köpfchen auf, z. B. durch Infektionen, Arthritiden, Neoplasien, Osteonekrosen oder durch ein Trau-

ma. Besteht eine Schmerzsymptomatik bei einer normalen plantaren Druckverteilung, kann dies auf eine **Morton-Neuralgie**, entzündliche Gelenkerkrankungen oder eine Atrophie des plantaren Fettpolsters hinweisen. Die Morton-Neuralgie ist eine Affektion des N. interdigitalis communis und tritt am häufigsten im 3. Interdigitalraum auf.
Der sogenannte **Schneiderballen** verursacht am äußeren Fußrand auf Höhe des 5. Mittelfußköpfchens Schmerzen durch einen Schuhkonflikt. Sekundär resultiert oftmals eine Supraductusfehlstellung der V. Zehe.
Weitere Pathologen am Vorfuß sind flexible oder kontrakte Krallen-, Hammer- oder Klauenzehen. Diese sind gekennzeichnet durch Druckschmerzen mit einer konsekutiven Schwielenbildung streckseitig über den Zehengelenken und an der Zehenkuppe durch Druckbelastung.

2.2.3 Messung des Bewegungsumfangs

Als Messinstrument eignet sich ein Winkelmesser mit einer Gradeinteilung bis 360°. Je länger die Schenkellänge des Winkelmessers, desto genauer lässt sich die Winkelstellung ablesen. Die Untersuchung sowohl des aktiven als auch des passiven Bewegungsausmaßes erfolgt im Vergleich zur Gegenseite.

Oberes Sprunggelenk

Das obere Sprunggelenk (OSG) stellt im weiteren Sinne ein Scharniergelenk dar und wird gebildet durch die Sprunggelenkgabel aus Tibia und Fibula, die den Talus knöchern führt. Die Bewegungsachse für **Flexion und Extension** verläuft von der dorsolateralen Außenknöchelseite zur ventromedialen Seite des Innenknöchels. Zur genauen Messung der Extension im OSG sollte das Kniegelenk 90° gebeugt sein, um der Zugwirkung des M. gastrocnemius entgegenzuwirken. Beim gestreckten Kniegelenk kann eine Verkürzung des M. gastrocnemius eine mechanische Einschränkung der Dorsalextension vortäuschen (► Kap. 11.1). Die Messung erfolgt im Sitzen bei frei hängendem Fuß. Physiologischerweise betragen die Dorsalextension am gesunden OSG 20–30° und die Plantarflexion 40–50° (► Abb. 2-4).
Eine **Adduktion/Abduktion** des Talus, d. h. ein Bewegungsausmaß in der Horizontalebene, ist nur bei einer Plantarflexion im OSG möglich, da der Talus bei Dorsalextension stabil in der Malleolengabel „verriegelt" wird.

Tarsalgelenke

Die **Pro- und Supination** beschreibt eine Summationsbewegung des Subtalargelenks und des Mittelfußes(► Abb. 2-5a, b). Die Bewegungsachse verläuft dabei schräg durch das untere Sprunggelenk (USG). Die **Inversion und Eversion** bezeichnen ein komplexes Bewegungsmuster des Fußes (► Abb. 2-6a, b). Die Definitionen der verschiedenen Bewegungen sind in der Literatur uneinheitlich. Am häufigsten werden die Bewegungen im USG wie folgt beschrieben:

- Supination: Heben des *medialen* Fußrandes bei gleichzeitiger Senkung des lateralen Fußrandes in Relation zur Kalkaneusachse, Normwert bis 15°
- Pronation: Heben des *lateralen* Fußrandes bei gleichzeitiger Senkung des medialen Fußrandes in Relation zur Kalkaneusachse, Normwert bis 35°
- Inversion: kombinierte Supination und Plantarflexion und Adduktion, Normwert 20° in Relation zur Kalkaneusachse
- Eversion: kombinierte Pronation und Dorsalextension und Abduktion, Normwert 15° in Relation zur Kalkaneusachse

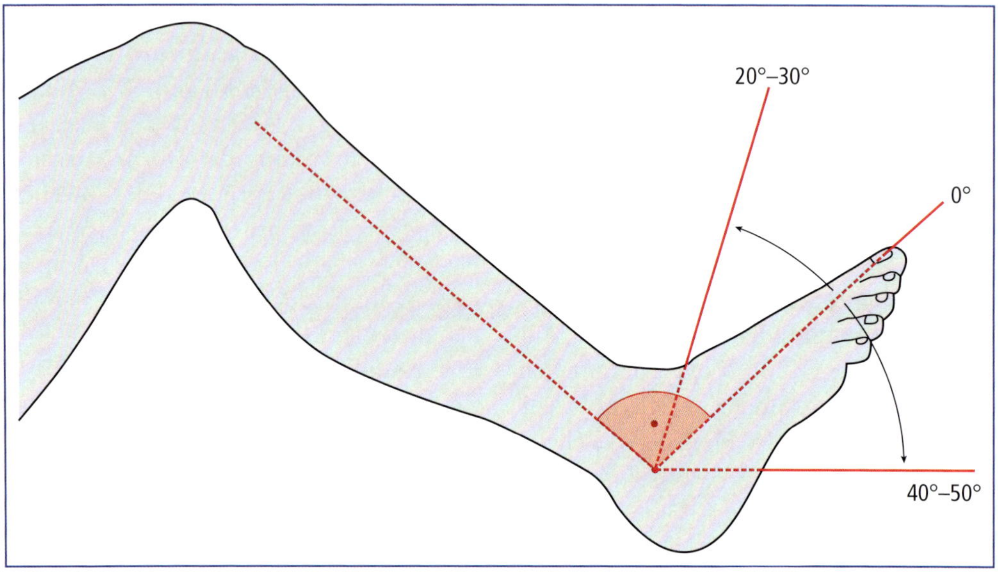

Abb. 2-4 Extensions- und Flexionsumfang des oberen Sprunggelenks

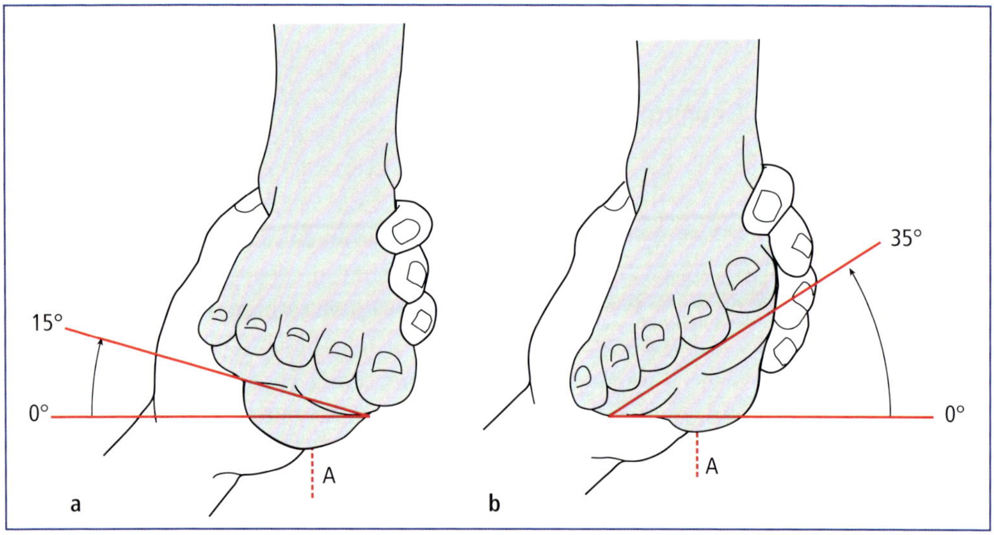

Abb. 2-5 Messung der Pronation und Supination

Chopart-Gelenk

Zur Untersuchung des Chopart-Gelenks fixiert eine Hand die Ferse mit dem Talus. Die andere Hand umfasst das Kahnbein, das Os cuneiforme mediale und den Mittelfuß von medial. Durch eine gegenläufige Rotationsbewegung wird das Gelenkspiel in der Chopart-Gelenkreihe überprüft, das normalerweise 10–20° beträgt. Die Flexions-/Extensionsfähigkeit des Chopart-Gelenks umfasst 10–15°.

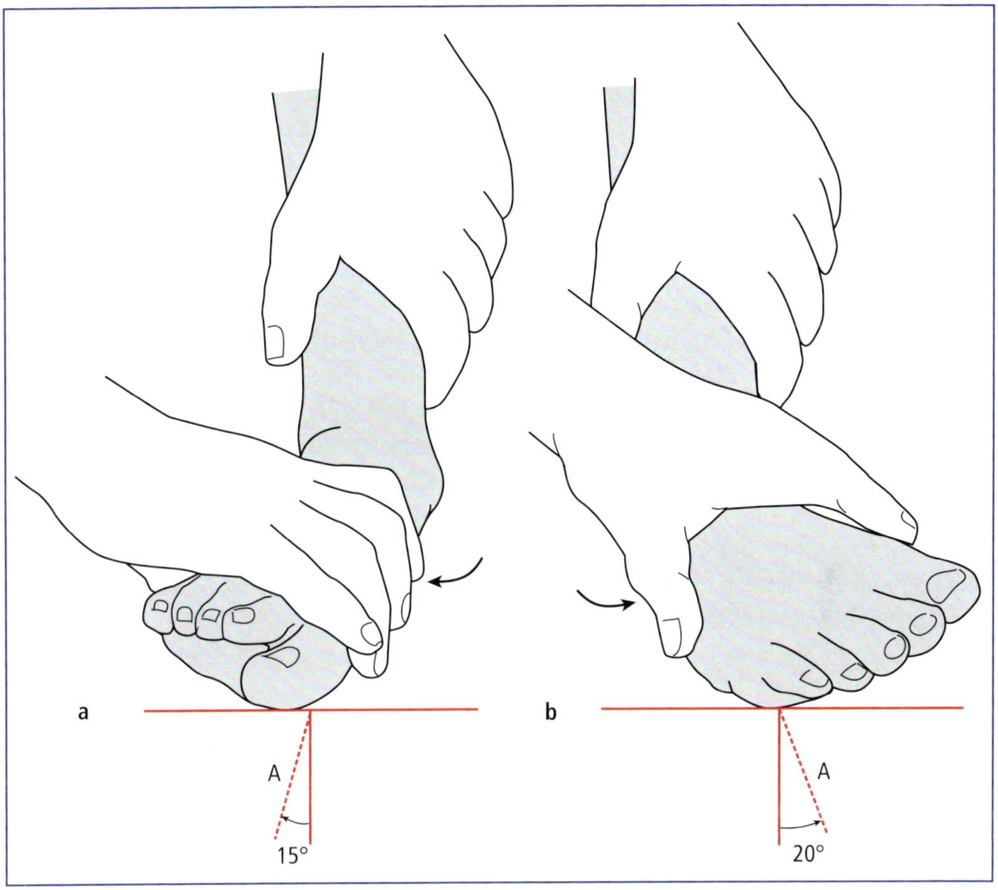

Abb. 2-6 Beurteilung der Eversion und Inversion

Lisfranc-Gelenk

Die isolierte Prüfung erfolgt durch Fixierung der Ossa cuneiformia und des Cuboids mit einer Hand und Fixierung der Mittelfußknochen mit der anderen Hand. Kontrolliert werden die Verwringung der Gelenkreihe sowie das Ausmaß der Flexion und Extension. Die Metatarsalia II und III bewegen sich passiv um 5–10°, die beiden lateralen Metatarsalia um ca. 15° und mehr.

Metatarsophalangealgelenke

Der Form nach als Kugelgelenke angelegt sind die Zehen im Metatarsophalangealgelenk in Extension/Flexion und Adduktion/Abduktion beweglich. Der Bewegungsumfang beträgt durchschnittlich beim Erwachsenen 30° Beugung und 40° Streckung. Die Seitwärtsbewegung (Zehenspreizen) ist meist nur wenige Grad möglich.

Interphalangealgelenke

Die Interphalangealgelenke sind Scharniergelenke. Sie ermöglichen eine Bewegung in

Sagittalebene als Extension/Flexion. Die proximalen Interphalangealgelenke können allerdings meist nur gebeugt werden.

2.2.4 Bandstabilität am oberen und unteren Sprunggelenk

Die Bandverletzungen des OSG zählen zu den häufigsten Sportverletzungen. Trotz adäquater Therapie werden in der Literatur bis zu 40 % residuale Instabilitäten angegeben (Frigg et al. 2006). Typisch sind bei der Akutverletzung Schmerzen und Schwellung, während bei chronischen Verläufen eher das Instabilitätsgefühl im Vordergrund steht. Die Schmerzpunkte werden entsprechend dem Verlauf der Bandstrukturen des OSG palpiert. Es muss bedacht werden, dass das USG bei Supinationsverletzungen oftmals mitbetroffen ist (Hellpapp 1963). Die Überprüfung der Bandstabilität ist im Falle einer akuten Ruptur unmittelbar nach dem Unfallereignis häufig erschwert und nicht immer valide. Die Untersuchung 4–5 Tage nach dem Ereignis führt zu einer deutlich präziseren Diagnosestellung (van Dijk 2014a).

Die Wertigkeit der radiologischen Stressaufnahmen wird seit der Arbeit von Frost und Amendola (1999) kontrovers diskutiert. Stressaufnahmen in einem Telosgerät nach Scheuba (Zwipp u. Rammelt 2014) oder eine dynamische Kontrolle mit dem Bildwandler sind in der Akutsituation fast nur unter adäquater Analgesie durchführbar und gehören inzwischen nicht mehr zur Standarddiagnostik bei einer akuten Sprunggelenksdistorsion. Gehaltene Aufnahmen bei chronischen Bandverletzungen des OSG können durchgeführt werden, um die Gelenkinstabilität zu quantifizieren.

> **!** **CAVE** Bei Supinations-/Inversionsverletzungen sind häufig auch ligamentäre Strukturen des unteren Sprunggelenks betroffen.

Lateraler Bandapparat

Der laterale Bandapparat am OSG besteht aus drei Anteilen (► Kap. 1.1.2, ► Abb. 1-4a, b): dem Lig. fibulotalare anterius (LFTA), dem Lig. fibulocalcaneare (LFC) und dem dorsal gelegenen Lig. fibulotalare posterius (LFTP). Das LFTA und LFTP stabilisieren das OSG. Eine Insuffizienz des LFC führt zur Instabilität des hinteren USG und ist mitverantwortlich für die Ausbildung einer kombinierten anterolateralen Rotationsinstabilität des OSG und hinteren USG (Zwipp u. Rammelt 2014). Durch Schubladentests wird die Stabilität des OSG nach ventral und dorsal überprüft. Die Untersuchung erfolgt immer im Seitenvergleich.

Vorderer Schubladentest

Der Test dient zur Evaluation der Stabilität des LFTA. Der Patient sitzt auf der Behandlungsliege, sein Fuß hängt entspannt in leichter Plantarflexionsstellung. Der Untersucher umfasst mit einer Hand die Ferse von plantar und mit der anderen Hand den Unterschenkel oberhalb des Sprunggelenks zur Stabilisierung. Der Fuß wird unter langsamen Zug nach ventral gezogen (► Abb. 2-7). Zur Dokumentation des Talusvorschubs ist eine Kontrolle unter Bildverstärker in seitlichem Strahlengang zweckmäßig. Der nach ventral gerichtete Schubladengriff führt bei intaktem Kapsel-Band-Apparat zu einer Translation zwischen Tibia und Talus von maximal 4 mm. Werte über 5 mm werden als mechanische Insuffizienz des LFTA interpretiert. Das Untersuchungsergebnis muss immer im Vergleich zur gesunden Gegenseite gewertet werden. Bei der Durchführung des vorderen Schubladentests kann im Gelenk ein Unterdruck mit einem Vakuumphänomen entstehen, wodurch sich auf Höhe des verletzten Ligaments eine leichte Einziehung bildet (van Dijk et al. 1996).

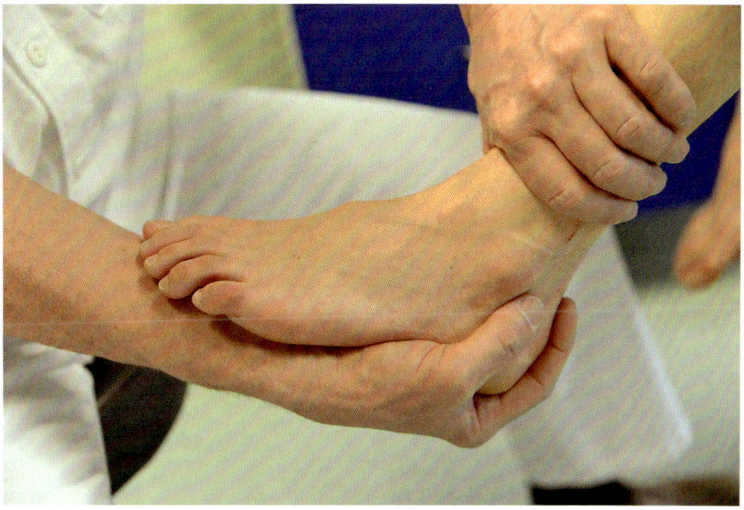

Abb. 2-7 Vorderer Schubladentest am oberen Sprunggelenk

Hinterer Schubladentest

Der plantarflektierte Vorfuß wird streckseitig mit einer Hand umfasst, während die andere Hand den distalen Unterschenkel von dorsal stabilisiert. Eine vermehrte Translation nach dorsal lässt sich bei einer Ruptur des LFTP provozieren. Die Prüfung der hinteren Schublade kann alternativ auch gut in Bauchlage bei gebeugtem Kniegelenk durchgeführt werden (► Abb. 2-8).

Lateraler Talar-Tilt-Test (Inversionsstress-Test)

Der Fuß wird in gleicher Weise umfasst wie beim vorderen Schubladentest. Mit der anderen Hand wird der distale Unterschenkel von medial stabilisiert (► Abb. 2-9). Durch eine leichte Innenrotation und lateral aufklappende Bewegungen wird die Stabilität des LFC geprüft. Hierbei muss unbedingt die subtalare Instabilität von der tibiotalaren Bandinsuffizienz differenziert werden. Der Test wird in Neutralstellung des Fußes sowie in verschiedenen Plantarflexionsgraden durchgeführt. In der Dorsalextensionsstellung wird der Talus in der Malleolengabel stabilisiert. Ist in dieser Position eine laterale Insuffizienz feststellbar, handelt es sich um eine USG-Instabilität.

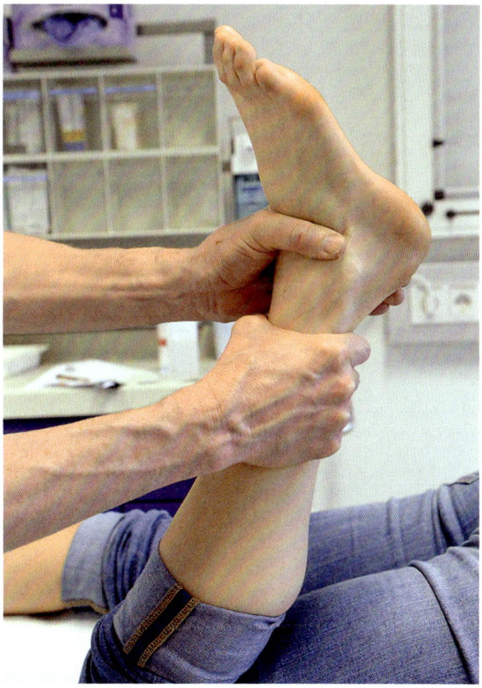

Abb. 2-8 Hinterer Schubladentest in Bauchlagerung des Patienten

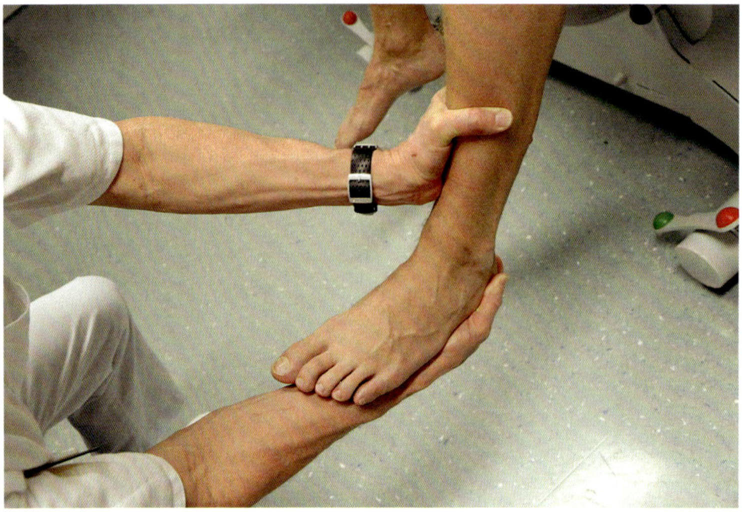

Abb. 2-9 Lateraler Talar-Tilt-Test

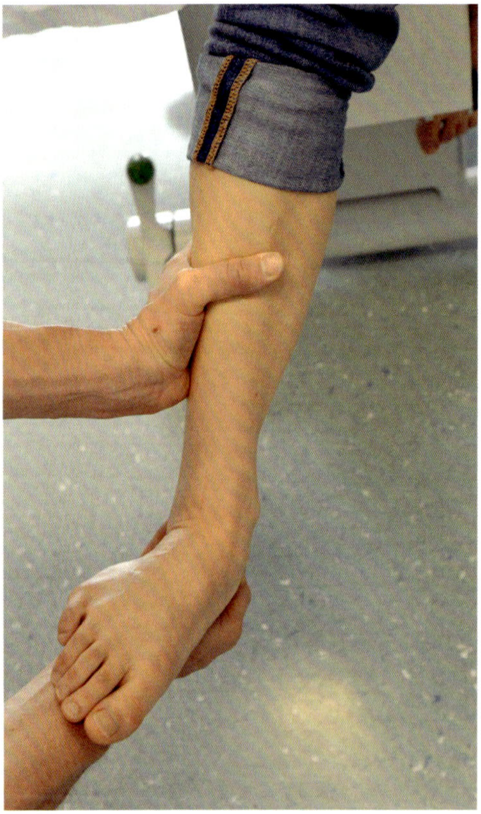

Abb. 2-10 Medialer Talar-Tilt-Test

Medialer Bandapparat

Das aus oberflächlichen und tiefen Anteilen bestehende Lig. deltoideum stabilisiert medial das obere und untere Sprunggelenk. Nach Pronations-/Eversionstraumen kann es auch hier zu einer mechanisch relevanten Instabilität kommen. Eine isolierte Ruptur des Lig. deltoideum ist allerdings äußerst selten. Meist findet sich die Verletzung des medialen Bandapparats in Kombination mit Sprunggelenkfrakturen oder Syndesmosenrupturen (Rammelt et al. 2011).

Medialer Talar-Tilt-Test (Eversionsstress-Test)

Dieser Test prüft die Stabilität des Innenbandkomplexes am OSG und kann sowohl im Liegen oder bei frei hängendem Unterschenkel durchgeführt werden. Eine Hand umfasst den Rückfuß, während die andere Hand den Unterschenkel von lateral fixiert. Durch mediales Aufklappen des Sprunggelenks in Neutralstellung erfolgt die Stabilitätskontrolle des Innenbandes (► Abb. 2-10).

Syndesmosenkomplex

Schwellung und Druckschmerz über dem Verlauf der vorderen Syndesmose sind hinweisend für eine Verletzung. Die klinische Überprüfung der mechanischen Stabilität der Syndesmose ist schwierig und wenig zuverlässig. Positive Tests sollten vor allem Anlass für gezielte bildgebende Verfahren geben.
Folgende Stresstests am liegenden oder sitzenden Patienten mit frei hängendem Unterschenkel dienen der klinischen Abklärung (Beumer et al. 2002, Sman et al. 2015):

Cotton-Test

Eine Hand hält den Unterschenkel proximal des Sprunggelenks von lateral. Die andere Hand umgreift die Ferse von plantar medial und schiebt den Fuß kräftig nach lateral (Cotton 1910) (► Abb. 2-11). Eine Schmerzauslösung und eine vermehrte Translation im Seitenvergleich (ggf. unter Durchleuchtungskontrolle) sind Indikatoren für eine mechanisch relevante Instabilität des Syndesmosenkomplexes.

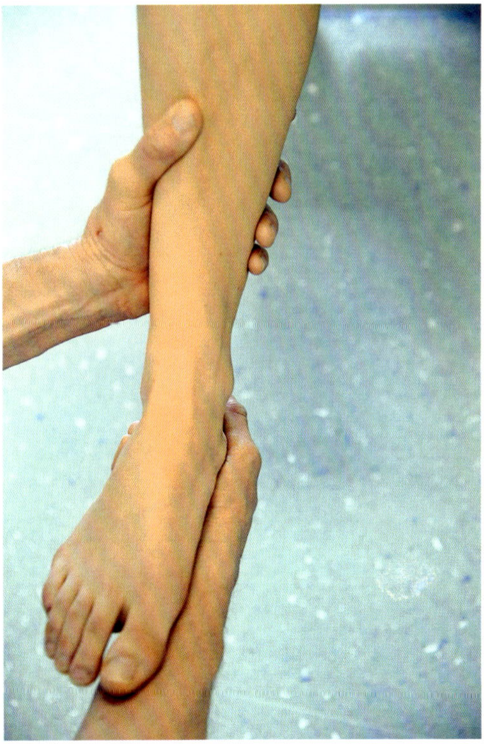

Abb. 2-11 Cotton-Test zur Stabilitätsprüfung des Syndesmosenkomplexes

Fricktest

Der frei hängende Fuß wird in Neutralstellung gegen den fixierten Unterschenkel nach außen rotiert. Bei einer Verletzung der Syndesmose löst diese Belastung Schmerzen aus.

Squeeze-Test

Durch Kompression des Unterschenkels im mittleren Drittel mit beiden Händen (► Abb. 2-12) weicht distal die Sprunggelenksgabel auseinander. Schmerzen werden im Fall einer Ruptur in Höhe der Syndesmose angegeben.

2.2.5 Impingementtests

Beim Impingementsyndrom am OSG treten die Beschwerden vor allem unter Belastung des Sprunggelenks auf. Insbesondere beim Weichteilimpingement kommt es hauptsächlich in der Bewegungs- und Belastungsphase zur Gewebeeinklemmung im Gelenk. In einigen Fällen kann aber auch ein lokaler Druckschmerz am Gelenk ausgelöst werden. Ist der Palpationsbefund negativ, schließt dies jedoch ein Impingementsyndrom nicht sicher aus. Die intraartikuläre Gewebeeinklemmung kann durch folgende Tests provoziert werden:

Synovialer Stresstest nach Molloy (Molloy et al. 2003)

Mit dem Daumen übt der Untersucher punktuellen Druck am Gelenk aus. Gleich-

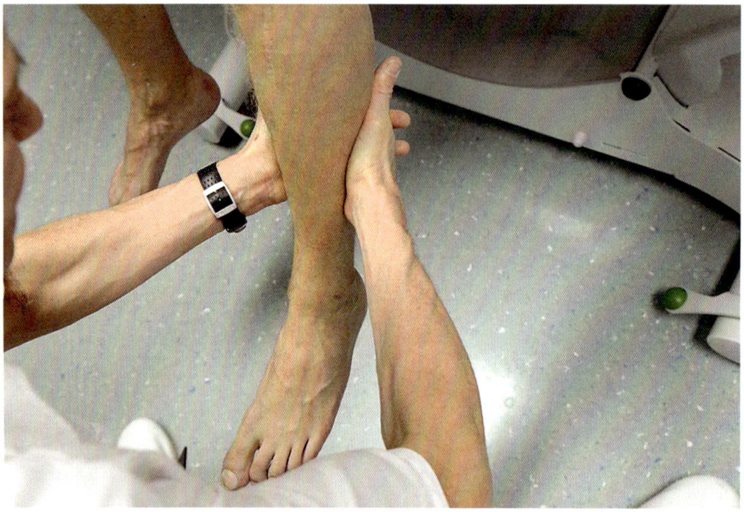

Abb. 2-12 Squeeze-Test zur Untersuchung des Syndesmosenkomplexes

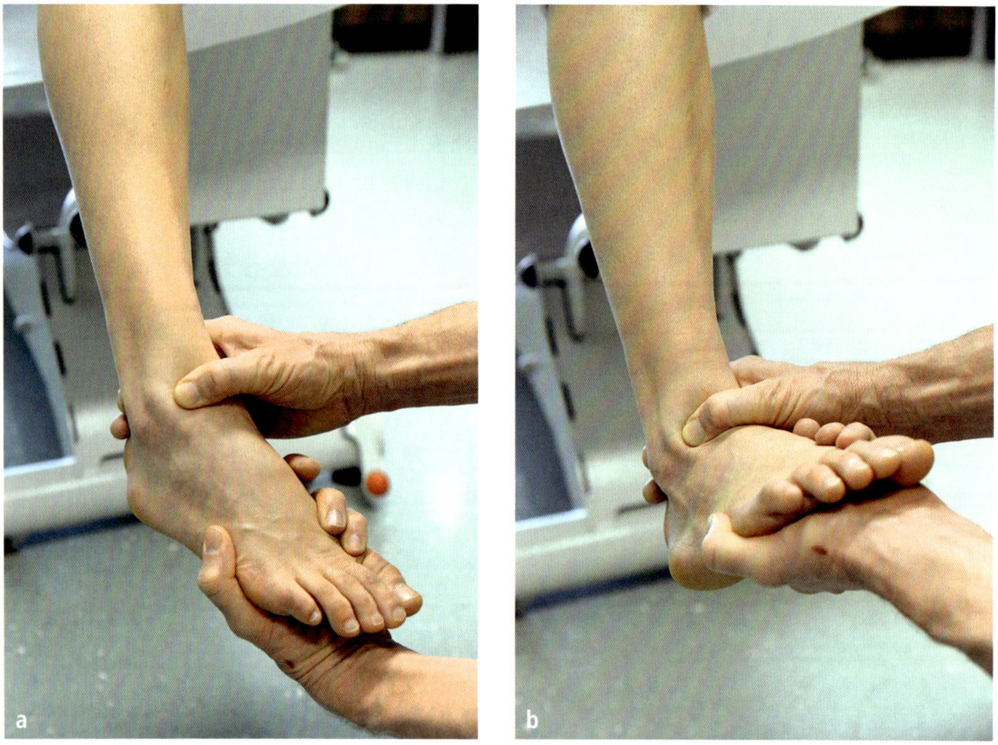

Abb. 2-13 Stresstest nach Molloy beim Weichteilimpingement am anterolateralen oberen Sprunggelenk
a in maximaler Plantarflexion
b in maximaler Dorsalextension

zeitig bewegt er mit der anderen Hand das Gelenk mehrfach passiv in maximaler Plantarflexion(► Abb. 2-13a) und Dorsalextension(► Abb. 2-13b). Hierdurch kann eine Gewebeeinklemmung provoziert werden, die während der Dorsalextension Schmerzen verursacht.

Einbeinsprünge

Durch mehrfaches Springen im Einbeinstand wird synoviales Gewebe in dem Gelenkspalt eingeklemmt und Schmerzen ausgelöst (► Abb. 2-14).

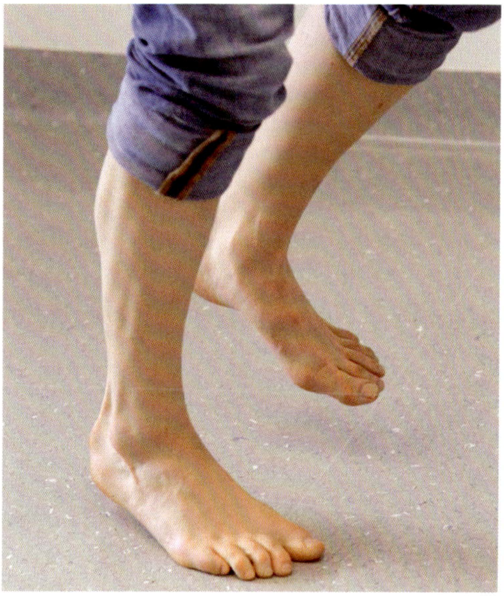

Abb. 2-14 Durch Einbeinsprünge kann ein synoviales Impingement provoziert werden.

Posteriorer Impingementtest

Es werden schnelle repetitive forcierte Plantarflexionsbewegungen am OSG ausgeführt (► Abb. 2-15). Schmerzen beim dorsalen Anschlag in maximaler Plantarflexionsstellung können auf ein posteriores Impingementsyndrom weisen. Der Test sollte in unterschiedlichen Außen- und Innenrotationgraden des Fußes durchgeführt werden (van Dijk 2014b).

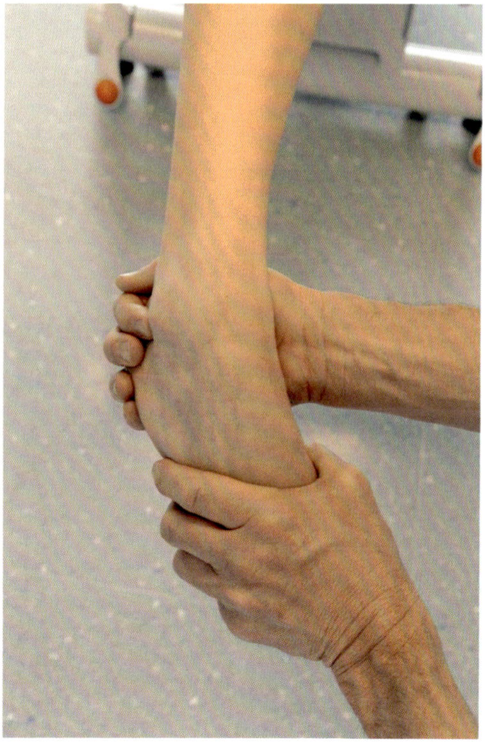

Abb. 2-15 Posteriorer Impingementtest am oberen Sprunggelenk durch Hyperplantarflexion

2.2.6 Gefäßstatus

Sowohl die arterielle als auch die venöse Gefäßsituation sind bei der Untersuchung zu beurteilen. Die Pulse der A. tibialis anterior lassen sich in Höhe des Sprunggelenks und am Fußrücken lateral der Sehne des M. extensor hallucis longus palpieren. Die A. tibialis posterior lässt sich direkt hinter dem Innenknöchel tasten. Die Durchblutung an den Zehen erfolgt durch Kontrolle der Rekapillarisationszeit.
Eine Varizenbildung oder eine Stauungsdermatitis geben Hinweis auf eine vorliegende Insuffizienz des Venensystems.

2.2.7 Neurologischer Status

Bei der Untersuchung der Sensibilität müssen sowohl die Versorgungsgebiete peripherer Nerven als auch die Dermatome des Rückenmarks berücksichtigt werden. Störungen des N. fibularis (peroneus) superficialis sind durch Sensibilitätsdefizite in seinem Versorgungsgebiet streckseitig am lateralen Unterschenkel bis zur I.–IV. Zehe gekennzeichnet. Die Funktion des N. fibularis (peroneus) profundus wird im 1. Interdigitalraum geprüft. Der N. tibialis teilt sich im Verlauf in den N. plantaris medialis und lateralis und versorgt die Ferse sowie die Fußsohle. Ein positives **Hoffmann-Tinel-Zeichen** lässt sich bei Nervenengpasssyndromen auslösen.

Zur exakten Sensibilitätsprüfung bei einer Polyneuropathie ist die Anwendung des Monofilaments nach Semmes-Weinstein sinnvoll (► Abb. 2-16). Vereinfacht kann die

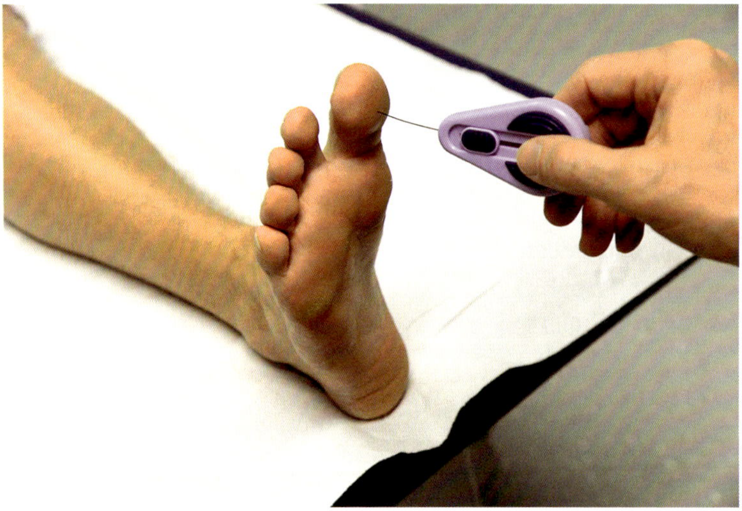

Abb. 2-16 Untersuchung des Diskriminationsvermögens mit einem Monofilament

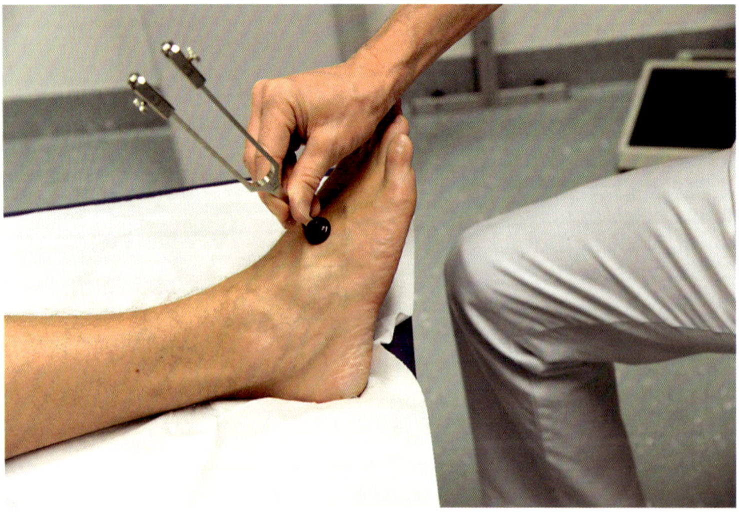

Abb. 2-17 Stimmgabeluntersuchung zur Überprüfung des Vibrationsempfindens und der Tiefensensibilität

2-Punkt-Diskrimination, z. B. mit einer Büroklammer, getestet werden. Der Stimmgabeltest gibt Auskunft über ein pathologisch verändertes Vibrationsempfinden und gehört zur Standarduntersuchung bei diabetischen Füßen (► Abb. 2-17). Der Ausfall des Vibrationsempfindens ist eines der ersten Symptome einer Polyneuropathie.

Literatur

Beumer A, Swietrstra BA, Mulder PGH. Clinical diagnosis of syndesmotic ankle instability: evaluation of stress tests behind the curtains. Acta Orthop Scand 2002; 73: 667–9.

Braune W, Fischer O (eds). Der Gang des Menschen. Berlin: Teubner 1895.

Cotton FJ (ed). Fractures and Joint Dislocations. Philadelphia: WB Saunders 1910.

Frigg A, Leumann A, Pagenstert G et al. Instabilität des oberen Sprunggelenks im Sport. FuSpr 2006; 4: 150–7.

Frost SC, Amendola A. Is stress radiography necessary in the diagnosis of acute or chronic ankle instability? Clin J Sport Med 1999; 9: 40–5.

Hellpapp W. Das vernachlässigte untere Sprunggelenk. Die „Frakturlinien" der Supination. Archiv für orthopädische und Unfall-Chirurgie 1963; 55: 289–300.

Molloy S, Solan MC, Bendall SP. Synovial impingement in the ankle a new physical sign. J Bone Joint Surg Br 2003; 85B: 330–3.

Rammelt S, Schneiders W, Grass R et al. Bandverletzungen am oberen Sprunggelenk. Z Orthop Unfall 2011; 149: 45–67.

Sman AD, Hiller CE, Rae K et al. Diagnostic accuracy of clinical tests for ankle syndesmosis injury. Br J Sports Med 2015; 49: 323–9.

van Dijk CN, Mol BW, Lim LS et al. Diagnosis of ligament rupture of the ankle joint. Physical examination, arthrography, stress radiography and sonography compared in 160 patients after inversion trauma. Acta Orthop Scand 1996; 67: 566–70.

van Dijk CN. Ankle Instability. In: van Dijk CN, Hrsg. Ankle Arthroscopy. Berlin, Heidelberg, New York: Springer 2014a.

van Dijk CN. Posterior Ankle Impingement. In: van Dijk CN (Hrsg). Ankle Arthroscopy. Berlin, Heidelberg, New York: Springer 2014b.

Zwipp H, Rammelt S (Hrsg). Tscherne Unfallchirurgie – Fuß. Berlin, Heidelberg, New York: Springer 2014.

3 Bildgebende Diagnostik

Boris Adamietz, Markus Walther

3.1 Konventionelle Röntgentechnik

Das nachfolgende Kapitel liefert einen Überblick über die wichtigsten Indikationen der Bildgebung sowie Hinweise zur technischen Durchführung und Interpretation der Bilder, insbesondere vor dem Hintergrund der arthroskopischen Therapieverfahren.

Die konventionelle Röntgenaufnahme stellt die Basisuntersuchung in der Diagnostik am Sprunggelenk und Fuß dar.

3.1.1 Untersuchungstechnik

Grundsätzlich kann zwischen Röntgenaufnahmen unter Belastung, Aufnahmen ohne Belastung und Stressaufnahmen unterschieden werden. Die Standardaufnahmen umfassen eine dorsoplantare (d.-p.) (► Abb. 3-1 u. 3-2) und eine seitliche Ebene des Fußes unter Belastung (► Abb. 3-3 u. 3-4). Diese können durch 45-Grad-Schrägaufnahmen

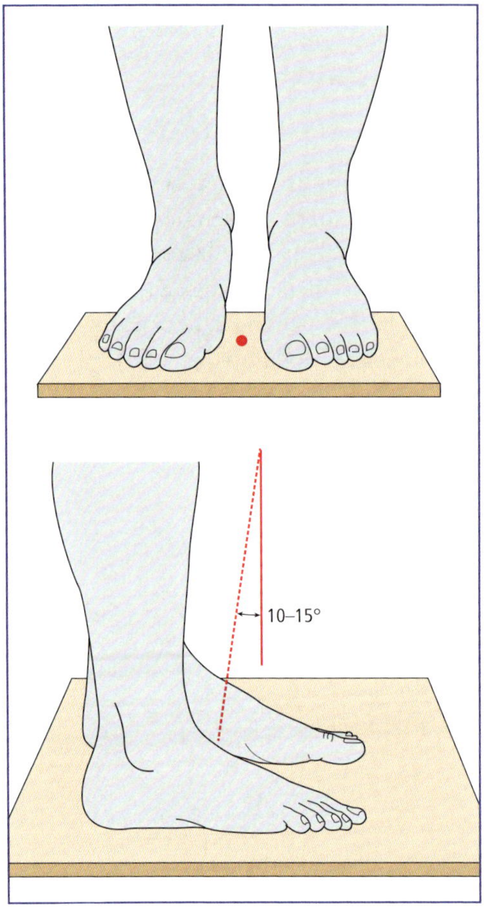

Abb. 3-1 Röntgeneinstelltechnik am Fuß dorsoplantar unter Belastung. Der Zentralstrahl ist um 10–15° gekippt (modifiziert nach Coughlin et al. 2014).

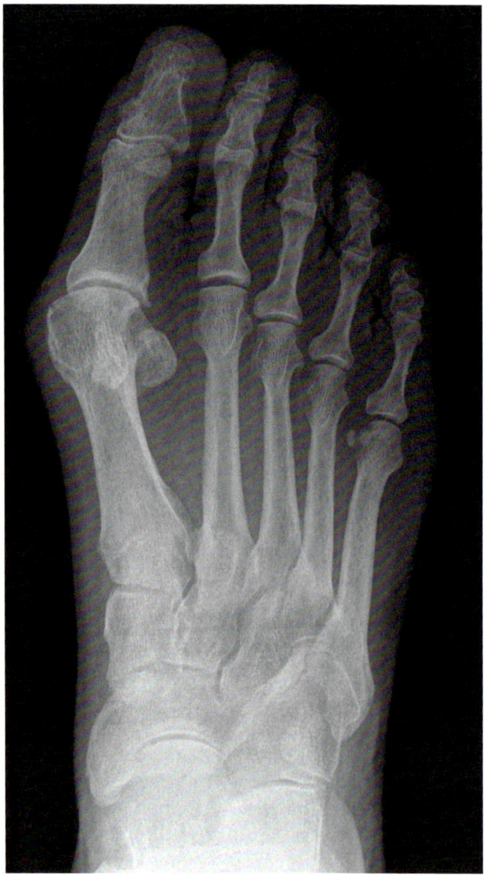

Abb. 3-2 Röntgenaufnahme des Fußes dorsoplantar unter Belastung bei einem Patienten mit Hallux-valgus-Fehlstellung und beginnender Arthrose am Großzehengrundgelenk

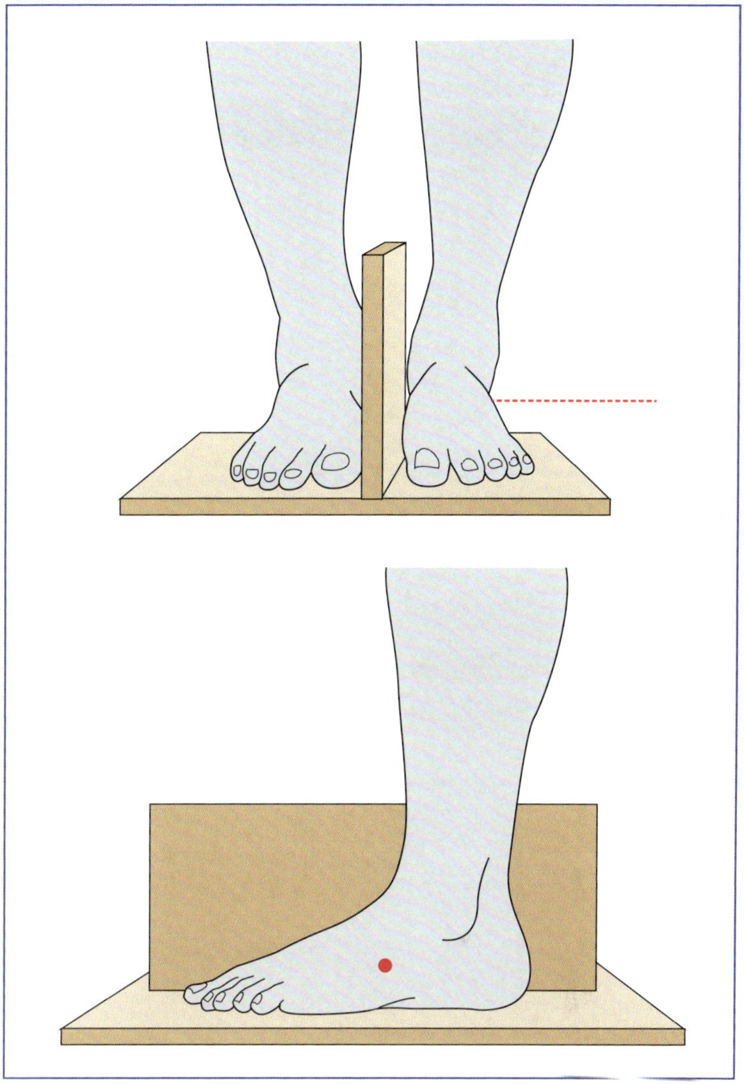

Abb. 3-3 Röntgeneinstelltechnik am Fuß seitlich unter Belastung. Der Zentralstrahl ist auf das Os cuboideum ausgerichtet (modifiziert nach Coughlin et al. 2014).

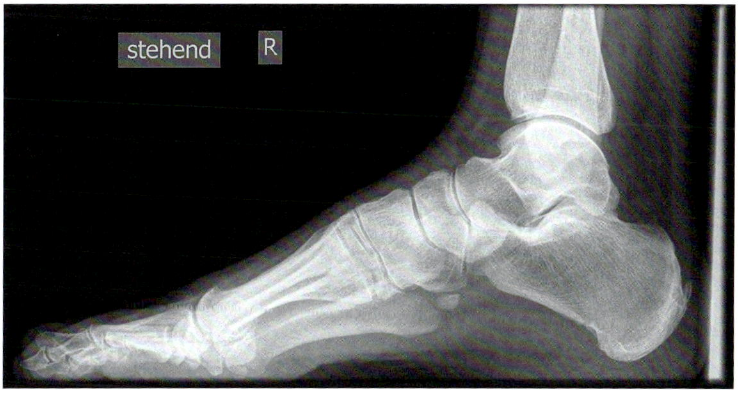

Abb. 3-4 Röntgenaufnahme des Fußes seitlich unter Belastung, gleicher Patient wie in Abbildung 3-2. Erkennbar sind der hohe Rist, der dorsale Osteophyt am Großzehengrundgelenk sowie Ossifikationen am Achillessehnenansatz. Plantar des Os cuboideum zeigt sich ein akzessorischer Knochen (Os peroneum).

von medial bzw. lateral ergänzt werden (► Abb. 3-5 u. 3-6). Bei speziellen Fragestellungen werden die Zehen (d.-p.-Projektion, schräge Projektion oder seitliche Aufnahme) und die Sesambeine (a.-p.- und p.-a.-Aufnahme, axiale Aufnahme) dargestellt (► Tab. 3-1).

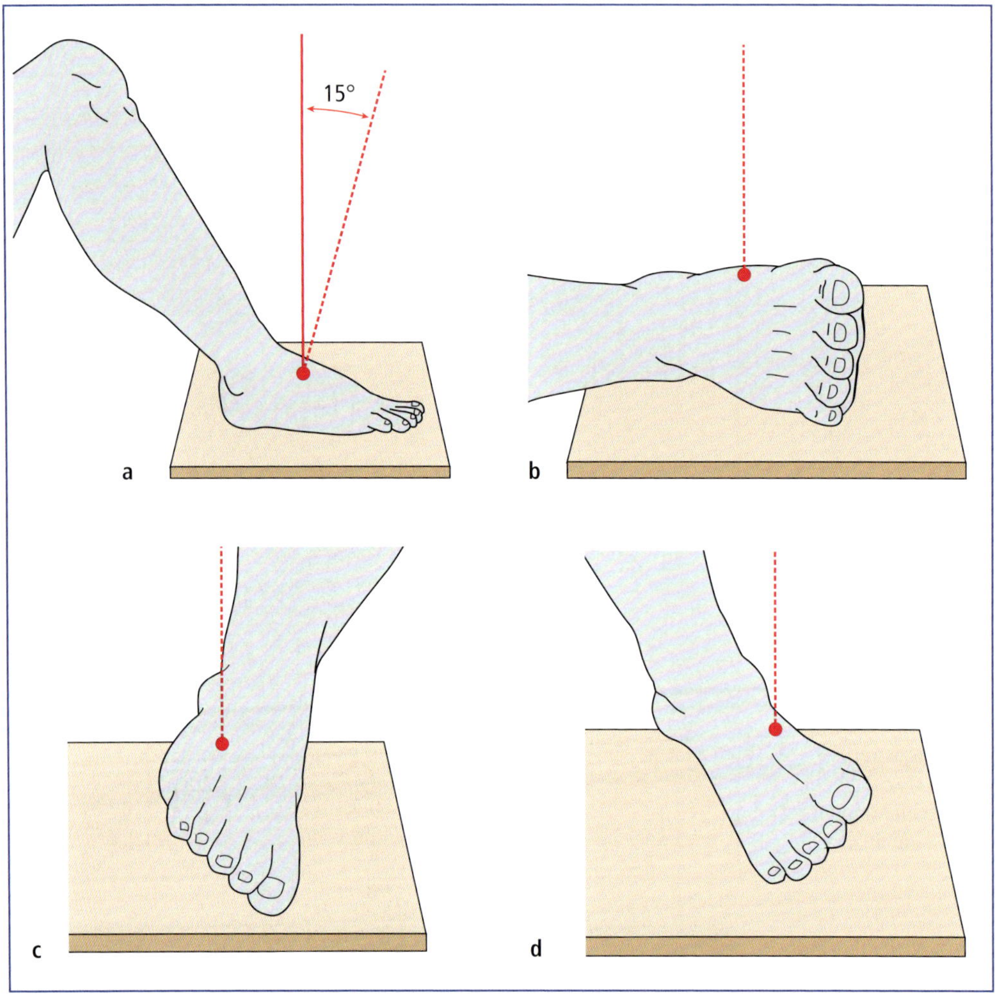

Abb. 3-5 Röntgeneinstelltechnik am Fuß ohne Belastung dorsoplantar (**a**), seitlich (**b**) sowie schräg von lateral (**c**) und medial (**d**) (modifiziert nach Coughlin et al. 2014)

Tab. 3-1 Standardröntgenaufnahmen am Vor- und Mittelfuß

Röntgenaufnahme	Darstellung	Beurteilungsschwerpunkte
Fuß d.-p. unter Belastung	Metatarsalknochen, Phalangen DI–DV, Fußwurzel, Tarsometatarsalgelenke, Talonaviculargelenk	Intermetatarsalwinkel, Hallux-valgus-Winkel, Interphalangealwinkel D1, Adductus-/Abductusdeformität
Fuß seitlich unter Belastung	Metatarsalknochen, Phalangen DI–DV	Talometatarsale-I-Achse, Fersenauftrittswinkel, dorsale Osteophyten Großzehengrundgelenk
Fuß 45° schräg lateral	Metatarsalknochen, Lisfranc-Gelenk, Chopart-Gelenk	Kongruenz des Lisfranc-Gelenks, Großzehengrundgelenk
Fuß 45° schräg medial	Metatarsalknochen, Tarsometatarsalgelenk I	Kongruenz des Tarsometatarsalgelenks I
Fuß d.-p. gehaltene Aufnahme	Metatarsalknochen, Chopart-Gelenk	laterale Aufklappbarkeit des kalkaneokuboidalen Gelenks
Zehen d.-p./seitlich/schräg	Phalangen DI–DV	Achsendeformitäten der Zehen
Sesambeine a.-p./p.-a./axial (Sprinteraufnahme)	Metatarsalköpfchen I–V, mediales und laterales Sesambein	Sesambeinfragmentation, Alignment der Metatarsalköpfchen

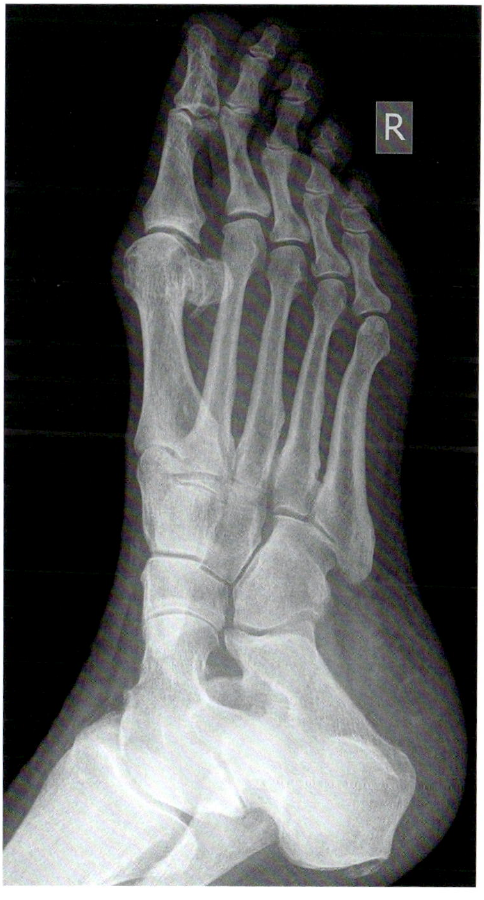

Abb. 3-6 Schrägaufnahme des Fußes von lateral, gleicher Patient wie in Abbildung 3-2. Diese Einstelltechnik erlaubt einen guten Einblick in die Tarsometatarsalgelenke IV und V sowie die Beurteilung der Fußwurzel. Auch Frakturen der Metatarsalia sind in der Schrägaufnahme aufgrund der fehlenden Überlagerungen oft besser zu erkennen als in der Seitaufnahme.

Pathologien des Rückfußes werden in der a.-p.-Projektion und der Mortise-Aufnahme mit 20° Innenrotation des Sprunggelenks in Kombination mit einer seitlichen Ebene unter Belastung dargestellt (► Abb. 3-7 bis 3-9) (► Tab. 3-2). Die **Mortise-Aufnahme** bietet den Vorteil, dass die Fibula nicht über der Tibia projiziert wird und der laterale Gelenkspalt des OSG frei einsehbar ist (► Abb. 3-8). Zur Detektion des ventralen OSG-Impingements können spezielle Schrägaufnahmen des Sprunggelenks im Liegen angefertigt werden. Hierzu verweisen die Autoren auf Kapitel 4.1.3.

Tab. 3-2 Standardröntgenaufnahmen am Rückfuß

Röntgenaufnahme	Darstellung	Beurteilungsschwerpunkt
Sprunggelenk a.-p./ Mortise-Aufnahme unter Belastung	Knöchelgabel, oberer Sprunggelenkspalt, Syndesmose	Knöchelgabelweite, Gelenkkongruenz/ Gelenkwinkel, „clear space"
Sprunggelenk seitlich unter Belastung	oberes und unteres Sprunggelenk	Gelenkkongruenz/Gelenkwinkel, Fibula
Sprunggelenk a.-p. gehaltene Aufnahme	oberes Sprunggelenk	laterale tibiotalare Aufklappbarkeit
Sprunggelenk seitlich gehaltene Aufnahme	oberes Sprunggelenk	Talusvorschub
Brodén I (Außenrotation), Brodén II (Innenrotation)	unteres Sprunggelenk • hintere mediale Gelenkfacette • vordere Gelenkfacette	Gelenkkongruenz
Saltzman-Aufnahme	Tibia, Kalkaneus	tibiokalkaneare Achse, Fersenbeinachse
Fersenbein seitlich/axial	Kalkaneus, unteres Sprunggelenk	Böhler-Winkel, Gelenkkongruenz

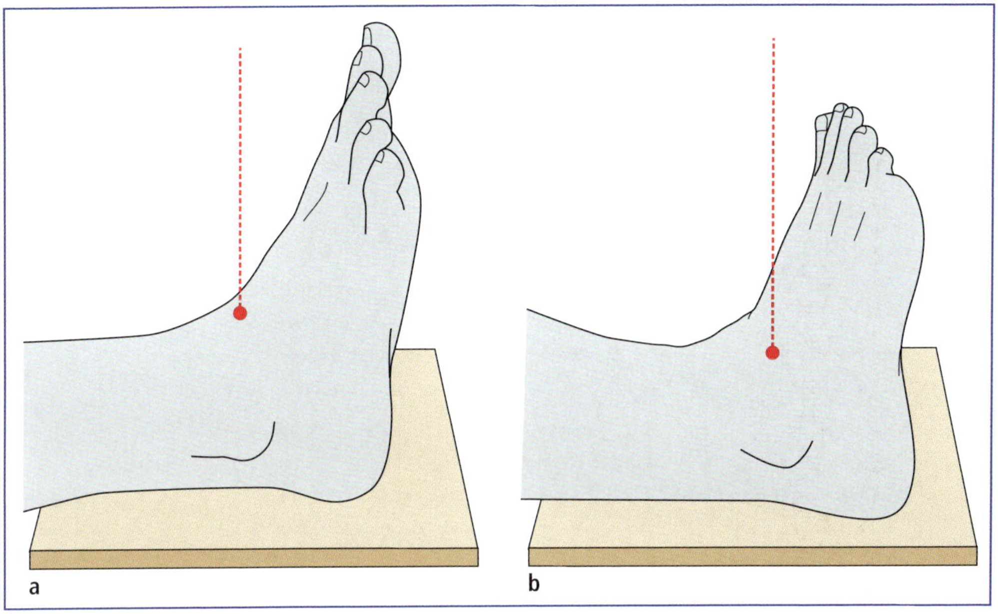

Abb. 3-7 Röntgeneinstelltechnik am OSG (**a**) a.-p. und Mortise view (**b**) (modifiziert nach Coughlin et al. 2014)
a Bei der a.-p.-Aufnahme des Sprunggelenks kommt es zu einer Überlagerung von Talus und Fibula.
b Durch eine Innenrotation des Fußes um ca. 20° kann die Malleolengabel überlagerungsfrei dargestellt werden.

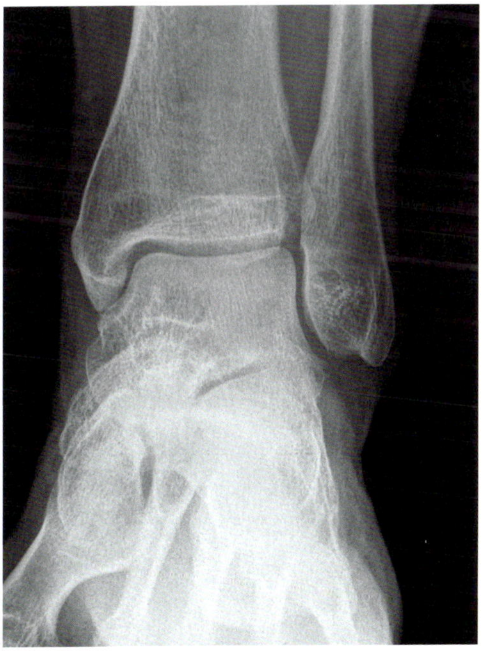

Abb. 3-8 Mortise-Aufnahme des Sprunggelenks unter Belastung. Die Malleolengabel und der Talus sind überlagerungsfrei erkennbar.

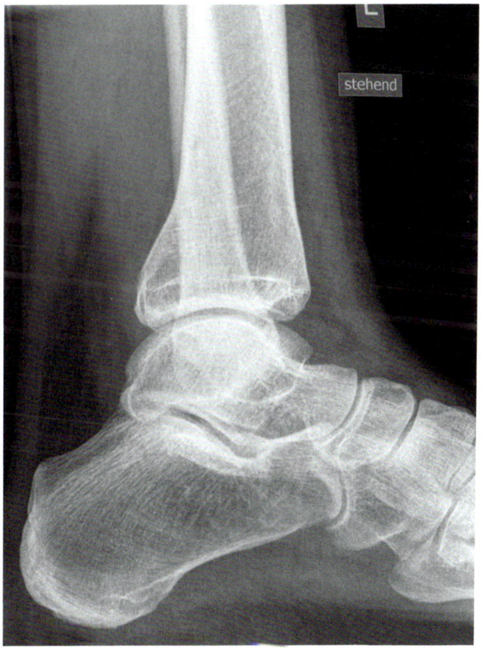

Abb. 3-9 Röntgenaufnahme des Sprunggelenks seitlich unter Belastung

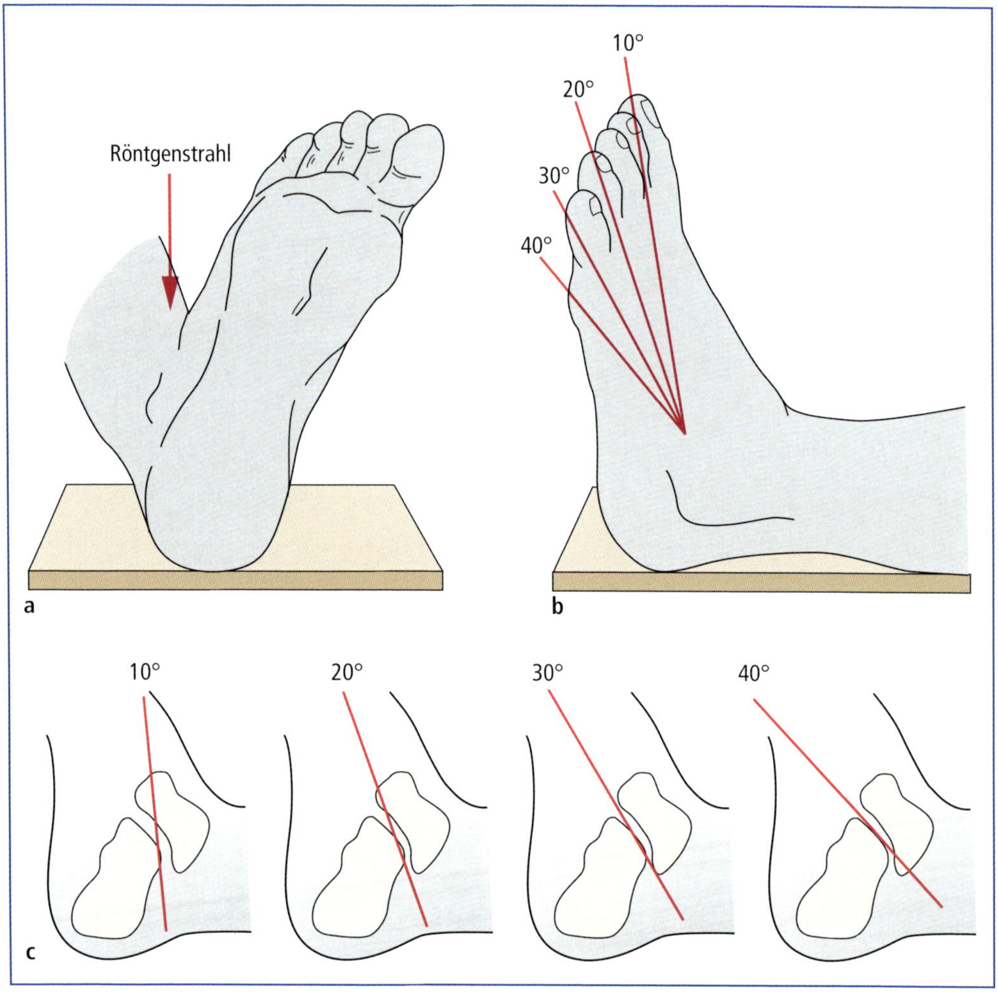

Abb. 3-10 Brodén-Aufnahme zur Darstellung des unteren Sprunggelenks. Um alle Bereiche der gekrümmten dorsalen subtalaren Gelenkfacette zu erfassen, sind mehrere Aufnahmen mit unterschiedlichen Rotationsgraden notwendig (modifiziert nach Coughlin et al. 2014).

Bei Verdacht auf eine Fraktur wird die Röntgenuntersuchung ohne Belastung, aber möglichst bei aufgestelltem Fuß durchgeführt. Aufnahmen am hängenden Fuß sind sehr schwer beurteilbar und ein häufiger Grund von Fehldiagnosen.

Mithilfe der **Brodén-Aufnahme** kann die dorsale Facette des Subtalargelenks eingesehen werden (► Abb. 3-10 u. 3-11).

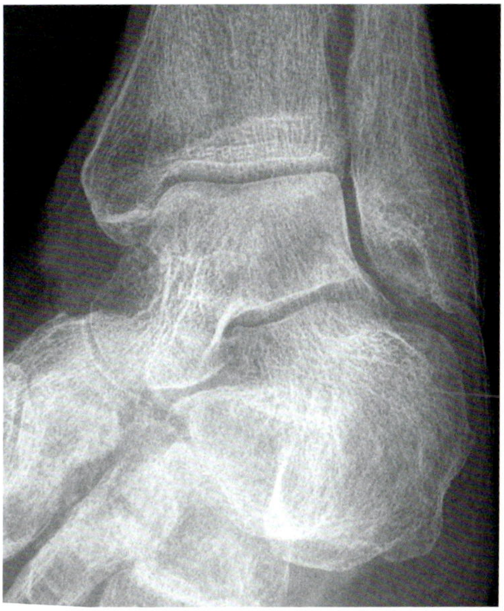

Abb. 3-11 Brodén-Aufnahme mit Darstellung des Subtalargelenks. Die posteriore subtalare Gelenkfacette ist gut einsehbar.

Schließlich kann das Fersenbein in zwei Ebenen (axiale und seitliche Ebene) (► Abb. 3-12 u. 3-13) sowie in einer **Saltzman-Aufnahme** (Alignment-Projektion) dargestellt werden.

Gehaltene Aufnahmen zur Beurteilung von chronischen Kapselbandinstabilitäten können manuell gehalten oder mit Hilfsgeräten, die eine Druckapplikation von 15 kp aufbringen, angefertigt werden (► Abb. 3-14 u. 3-15). Bei der akuten Ligamentruptur

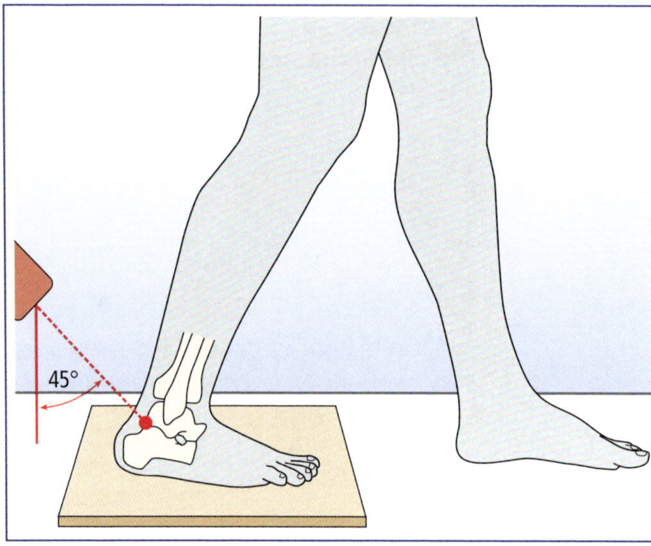

Abb. 3-12 Röntgeneinstelltechnik am Kalkaneus axial. Der Zentralstrahl ist um 45° gekippt (modifiziert nach Coughlin et al. 2014).

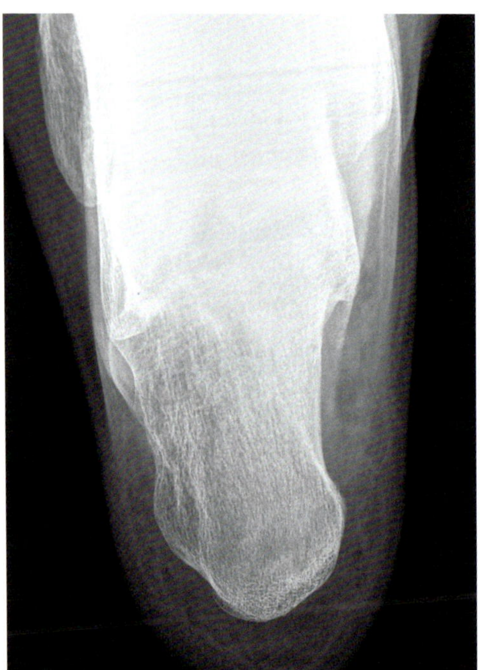

Abb. 3-13 Röntgenaufnahme des Kalkaneus axial

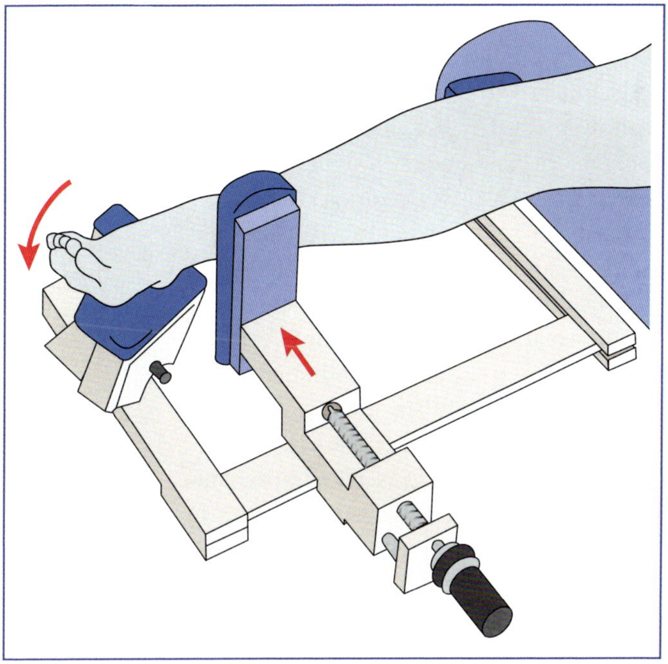

Abb. 3-14 Röntgeneinstelltechnik der gehaltenen a.-p.-Aufnahme am Sprunggelenk. Zur Abschätzung einer chronischen Instabilität wird ein Druck von 15 kp in Supination appliziert (modifiziert nach Coughlin et al. 2014).

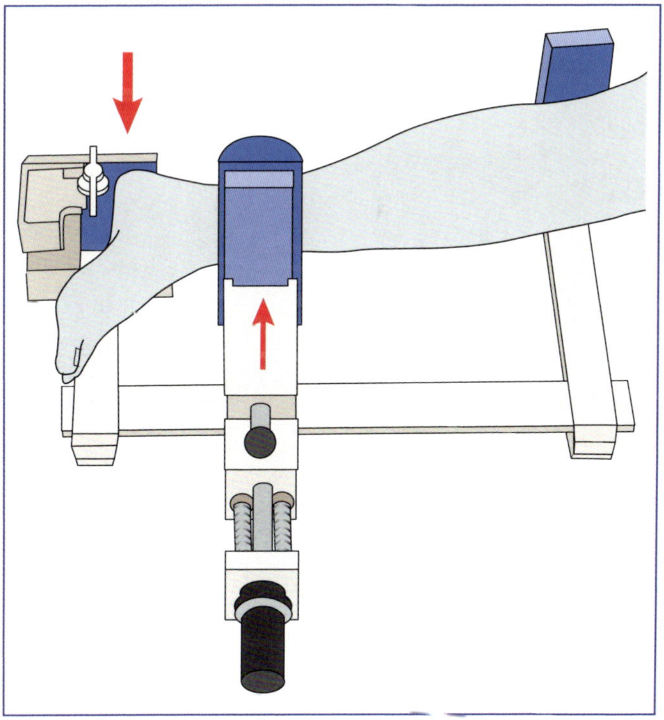

Abb. 3-15 Röntgeneinstelltechnik der gehaltenen seitlichen Aufnahme am Sprunggelenk. Zur Abschätzung einer chronischen Instabilität wird ein Druck von 15 kp nach ventral appliziert (modifiziert nach Coughlin et al. 2014).

hat die gehaltene Aufnahmetechnik ihre Bedeutung weitgehend verloren. Aufgrund der schmerzbedingten reflektorischen Anspannung werden Instabilitäten muskulär kompensiert und entgehen damit der Bildgebung. Bei akuten Verletzungen werden die relevanten Strukturen heute typischerweise mit der Magnetresonanztomografie (MRT) visualisiert. Wesentlich zuverlässiger sind die Informationen der gehaltenen Aufnahmen bei chronischen Instabilitäten. Hier können die Aufnahmen meist vollständig schmerzfrei durchgeführt werden und ermöglichen somit eine Einschätzung der Stabilität des Kapselbandapparates (▸ Abb. 3-16 bis 3-19). Neben dem OSG sind gehaltene Aufnahmen auch an anderen Gelenken möglich, wie z. B. dem Kalkaneokuboidalgelenk, dem Großzehengrundgelenk oder auch dem Subtalargelenk (Szeimies et al. 2014).

> Praxistipp

- Röntgenaufnahmen des Fußes und Sprunggelenks sollten möglichst im Stehen unter Belastung angefertigt werden.
- Mit der um 20° nach innenrotierten Mortise-Aufnahme kann das obere Sprunggelenk besser beurteilt werden als in der a.-p.-Aufnahme.
- Die Saltzman-Aufnahme ist hinsichtlich einer Fehlpositionierung des Fußes (Rotation) sehr empfindlich. Für eine zuverlässige Aussage hinsichtlich der Rückfußachse ist eine exakte Ausrichtung des Fußes zwingend erforderlich.

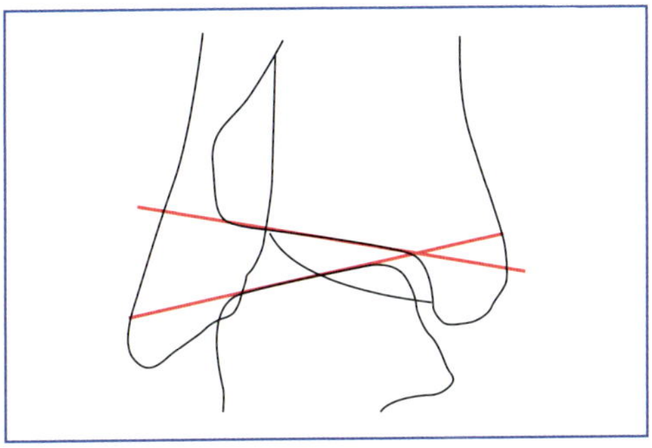

Abb. 3-16 Beurteilung der lateralen Aufklappbarkeit im oberen Sprunggelenk (ggf. im Seitenvergleich)

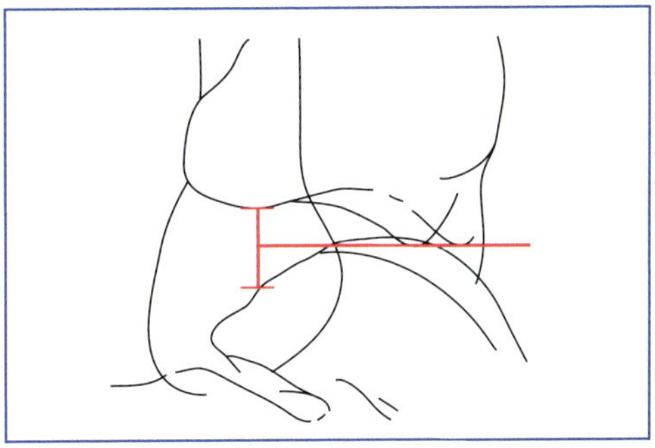

Abb. 3-17 Beurteilung des Talusvorschubs im oberen Sprunggelenk (ggf. im Seitenvergleich)

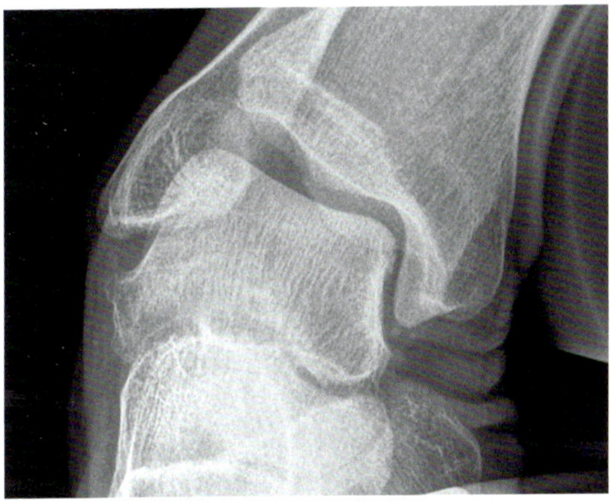

Abb. 3-18 Gehaltene Röntgenaufnahme des Sprunggelenks a.-p. mit vermehrter lateraler tibiotalarer Aufklappbarkeit. Die Aufklappbarkeit im a.-p.-Bild ist vor allem Folge einer Insuffizienz des Lig. fibulocalcaneare.

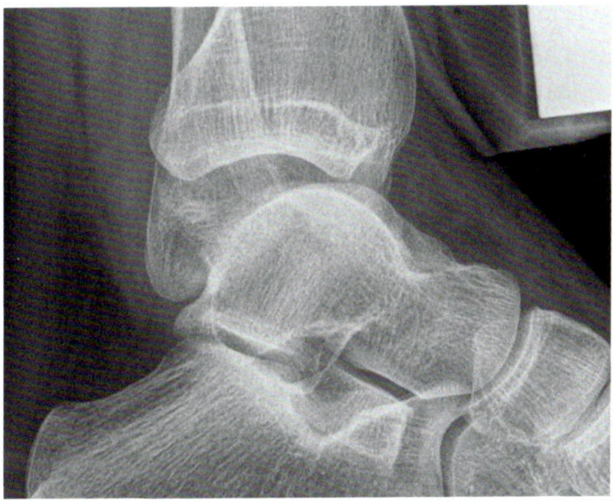

Abb. 3-19 Gehaltene seitliche Röntgenaufnahme des Sprunggelenks mit vermehrtem Talusvorschub. Dies ist ein Hinweis auf eine Insuffizienz des Lig. talofibulare anterius.

3.1.2 Indikationen

Bei den konventionellen Röntgenaufnahmen gibt es vier Hauptindikationen: die Beurteilung der Corticalis und Knochenmatrix (Frakturen, Entzündungen, Tumoren), die Beurteilung der Gelenk- und Knochenstellung (anatomische Achsen, Gelenkspaltweite), die Erfassung degenerativer Veränderungen und die postoperative Kontrolle. Da fast alle Schnittbildverfahren an der unbelasteten Extremität durchgeführt werden, können bei vielen Fragestellungen konventionelle Aufnahmen ergänzend durchgeführt werden, um eine Aussage über die Achsenverläufe unter Belastung zu erhalten.

Akute Verletzungen

Die konventionelle Röntgendiagnostik wird regelhaft bei einem Frakturverdacht durchgeführt. Direkte Frakturzeichen im Röntgenbild sind neben dem Frakturspalt (Aufhellungslinie) eine Kompression der Spongiosa (Verdichtung bei Stauchung von Knochenfragmenten) und eine Stufenbildung an der Corticalis (als Ausdruck einer Achsenabweichung). Teilweise finden sich eine Unterbrechung der Spongiosabälkchen sowie sichtbare Knochenfragmente. Indirekte Frakturzeichen umfassen die Periostreaktion, Verlagerung von Fettlamellen in der Umgebung einer Fraktur **(„Fettzeichen“)**, sowie die im Weichteilschatten erkennbare Schwellung oder das Frakturhämatom.
Besteht ein Missverhältnis zwischen den klinischen Beschwerden und dem Röntgenbefund, sollte bei akuten Verletzungen ein Schnittbildverfahren ergänzt werden. Je nach Verdachtsdiagnose fällt dann die Entscheidung zwischen Computertomografie (CT) und Magnetresonanztomografie (MRT). Die CT-Untersuchung gewährleistet eine bessere Darstellung des Knochens. Die Diagnose auch sehr kleiner Fissuren ist hiermit möglich. Das MRT hingegen ermöglicht die Darstellung der Kapselbandverbindungen, des Knorpels sowie über das Begleitödem die indirekte Darstellung von Knochenverletzungen.
Bei Frakturen des äußeren Sprunggelenks (Weber-A-, -B- und -C-Frakturen) wird auch die Röntgenaufnahme der proximalen Fibula zum Ausschluss einer Maisonneuve-Fraktur empfohlen. Die Mortise-Aufnahme und die seitliche Aufnahme des Sprunggelenks dienen der Beurteilung des Gelenkspalts bezüglich einer Syndesmosen- und Bandverletzung sowie einer knöchernen Verletzung. Dabei darf der Abstand zwischen distaler medialer Fibulakante und lateraler Tibiahinterkante in der a.-p.-Projektion ca. 1 cm oberhalb der tibialen Gelenkfläche **(„clear space“)** nicht mehr als 6 mm betragen.
Darüber hinaus ist auf Avulsionsverletzungen (knöcherne Band- und Kapselausrisse) zu achten. Die Differenzierung zu einem Os subfibulare an der distalen Fibula kann hier äußerst schwierig sein. Eine Klärung liefert häufig das CT. Frische Frakturen weisen in der Regel scharfe Kanten auf. Im MRT ist beim Os subfibulare die fibröse Gewebebrücke zur Fibula erkennbar.
Mit der Brodén-Aufnahme kann die hintere Gelenkfläche im subtalaren Gelenk eingesehen werden. Sie wird insbesondere zur Beurteilung von Abrissfrakturen des Processus lateralis tali **(„Snowboarder’s fracture“)** eingesetzt.

Entzündungen

Typische Befunde bei Entzündungen sind periartikuläre Entkalkungen. Weiterhin kommt es zu Unterbrechungen der Corticalis im Gelenkbereich bis hin zur vollständigen Gelenkdestruktion. Das Befallsmuster und die Art der Gelenkdestruktion erlauben

Rückschlüsse auf die zugrunde liegende Erkrankung.

Raumforderungen

Gerade bei bösartigen Tumoren lassen sich im Röntgenbild oftmals Unschärfen (Mottenfraß) an den Rändern der Läsion und der Corticalis erkennen. Ein scharfer Rand sowie eine reaktive Anpassung des Knochens an die Raumforderung sind Hinweise auf einen langsam wachsenden Prozess.

Achsenfehlstellungen

Röntgenaufnahmen im Stehen unter Belastung sind hilfreich, um das Alignment sowie die Gelenkspaltweite zu beurteilen. Coughlin et al. veröffentlichten eine inzwischen weitverbreitete Vorgehensweise, wie unter Berücksichtigung von Referenzpunkten die Knochenachse bestimmt werden kann (Coughlin et al. 2007). Dies ist vor allem für die präoperative Planung von Achsenkorrektur unerlässlich.

Die Stellung des OSG lässt sich anhand der belasteten Aufnahmen in beiden Ebenen beurteilen. Hierbei sollte die gesamte Beinachse in die Beurteilung einbezogen werden (► Abb. 3-20 u. 3-21). Fehlstellungen des Sprunggelenks können z. B. sekundär als Kompensation einer Achsenfehlstellung des Kniegelenks auftreten.

Mit der Saltzman-Aufnahme wird die Rückfußstellung erfasst (Saltzman u. El-Khourly 1995). So findet sich bei einer chronischen lateralen Instabilität des OSG häufig eine Varusstellung der Ferse, ebenso bei einem Pes cavus oder bei einer Insuffizienz der Peronealsehnen. Der vermehrte Fersenvalgus findet sich bei Coalitiones, bei der Tibialis-posterior-Sehneninsuffizienz, nach Traumen oder bei Einbrüchen des Fußlängsgewölbes bei einer Neuroarthropathie.

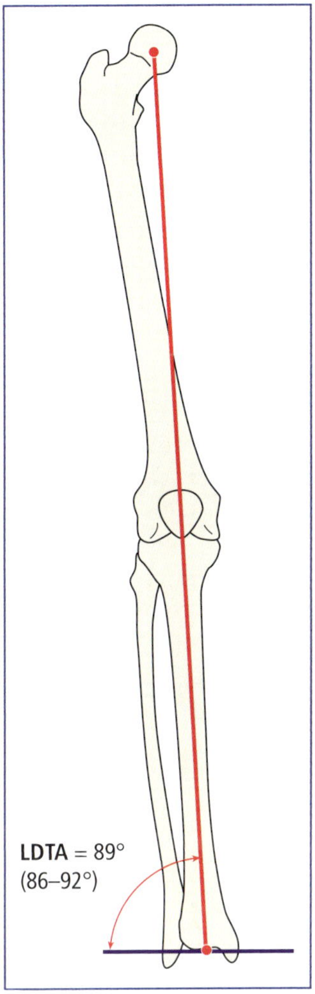

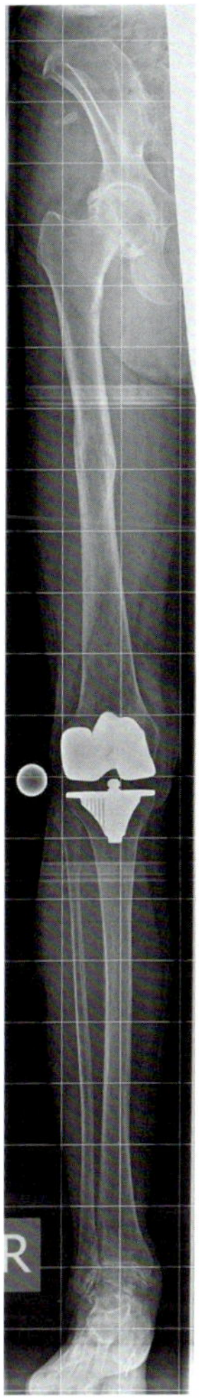

Abb. 3-20 (links) Beurteilung der Beinachse in der Einbeinstandaufnahme. Beurteilt wird der Verlauf der Mikulicz-Linie (mechanische Tragachse, rot) mit einem Verlauf vom Drehzentrum des Femurkopfes zur Mitte der Malleolengabel. Die Ebene des Sprunggelenks liegt nahezu im rechten Winkel 89° (86–92°) zur Tragachse (LDTA = lateral distal tibia angle) (modifiziert nach Coughlin et al. 2014).

Abb. 3-21 (rechts) Einbeinstandaufnahme eines Patienten mit Coxarthrose, Z. n. Knie-TEP, Z. n. Femurfraktur und Arthrose am Sprunggelenk. Die Beinachse verläuft korrekt. Die Aufnahme dient zur Planung einer Prothesenversorgung oder einer Arthrodese am oberen Sprunggelenk.

3.2 Sonografie

Der große Vorteil der Sonografie liegt in der dynamischen Untersuchung unter Realtime-Bedingungen. Neben dem Nachweis eines Hämarthros und der Beurteilung der Bandkontinuität kann sehr gut die Funktion des Bandapparates unter Sicht überprüft werden. Auch sind feine Unregelmäßigkeiten der corticalen Oberfläche durch die Sonografie gut darstellbar. Die Sonografie wird weiterhin zum Nachweis eines Impingements durch Narbenbildung oder Synovialproliferationen eingesetzt. Auch bei der Achillessehnenruptur (► Abb. 3-22 u. 3-23), Ansatztendinosen der Achillessehne, subachillären Bursitiden (► Abb. 3-24) sowie bei

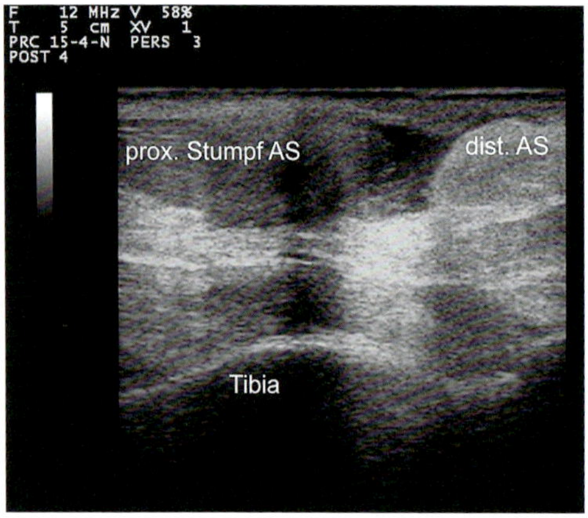

Abb. 3-22 Sonografie bei chronischer Ruptur der Achillessehne (AS) mit Unterbrechung der Sehne und echofreier Zone (Flüssigkeit) in der Defektzone

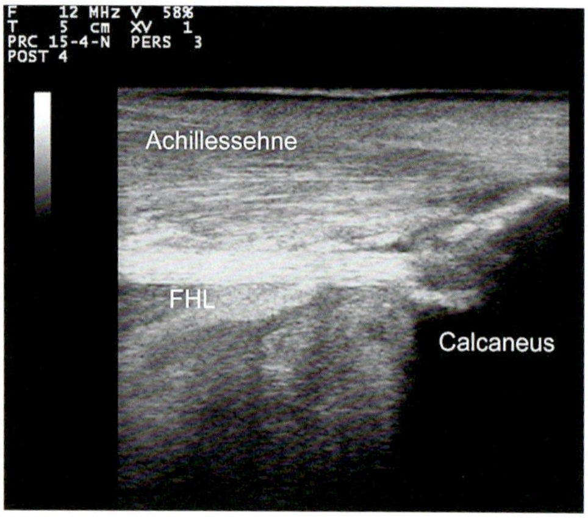

Abb. 3-23 Sonografie nach Transposition der Flexor-hallucis-longus-Sehne (FHL) zur Therapie einer veralteten Achillessehnenruptur

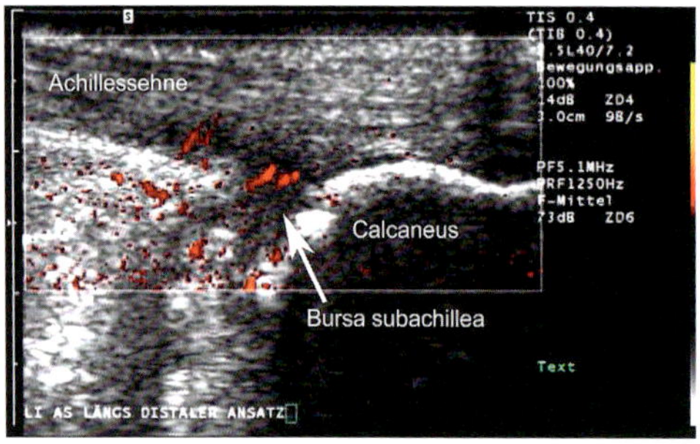

Abb. 3-24 Sonografie bei Haglundexostose. Im Powerdoppler ist das entzündete Gewebe der Bursa subachillea gut erkennbar.

der Plantarfasziitis gehört die Sonografie zur Standarduntersuchung. Von der Deutschen Gesellschaft für Ultraschall in der Medizin (DEGUM) und der European Society of Skeletal Radiology (ESSR) wurden Standardschnittebenen definiert, die den Untersuchungsablauf hilfreich strukturieren. Grundsätzlich ist darauf zu achten, dass jeder Befund in zwei Ebenen dargestellt wird. Zur Vermeidung von Fehlinterpretationen wird zusätzlich der Vergleich mit der kontralateralen (gesunden) Extremität empfohlen.

Darüber hinaus bietet die Ultraschalluntersuchung auch die Möglichkeit, bildgestützte Interventionen durchzuführen.

✘ **Merke** Auch bei der sonografischen Untersuchung muss der Befund in zwei Ebenen dargestellt werden.

3.2.1 Untersuchungstechnik

Um die oberflächlichen Strukturen gut darstellen zu können, werden Hochfrequenzschallköpfe benutzt, welche eine Sendefrequenz von 10 bis 18 MHz besitzen. Für die Untersuchung kleiner Gelenke finden auch Hockey-Stick-Schallköpfe mit einer Schallleistung von 15 bis 20 MHz Verwendung. Die hochfrequenten Schallköpfe bieten eine niedrige Eindringtiefe mit einer hohen örtlichen Auflösung.

> **Praxistipp** Bei einer unebenen Oberfläche, die eine flächige Auflage des Schallkopfes nicht erlaubt, kann die Ankopplung des Schallkopfes mit einer Vorlaufstrecke verbessert werden.

3.2.2 Indikationen

Mit der Darstellung des anterioren Gelenkrecessus gelingt der Nachweis von Flüssigkeit, welcher auf eine Kapselbandverletzung hinweisen kann (Gaulrapp 2014). In Transversalschnitten kann die vordere Syndesmose eingestellt werden. Am lateralen Sprunggelenk kann bei einer akuten Verletzung das Lig. talofibulare anterius eingeblutet sein. Da dieses Ligament mit der anterolateralen Gelenkkapsel verwachsen ist, kommt es bei der vollständigen Ruptur auch zu einem Flüssigkeitsnachweis im umgebenden Weichteilgewebe (Fessel et al. 1998). Bei einer Ruptur des Lig. calcaneofibulare findet sich ein Flüssigkeitsnachweis in der Peroneussehnenscheide. Die besondere Bedeutung der Sonografie liegt im Funktionstest der Bänder. Gerade im MRT kann die Beurteilung einer partiellen Ruptur schwierig sein. Hier ermöglicht die Sonografie, unter einer dynamischen Untersuchung die Stabilität eines Bandes zu überprüfen. Auch die Peroneussehnen können bei der Fragestellung einer Ruptur oder Luxation statisch und dynamisch evaluiert werden. Bei der chronischen OSG-Instabilität finden sich häufig Längsrisse in der kurzen Peroneussehne, die eine hufeisenförmige Konfiguration im Querschnitt einnehmen kann. Am medialen Sprunggelenk können die Anteile des Deltabandes eingesehen werden. Hier liegt bei der chronischen medialen Instabilität der Wert in der Beurteilung des Pfannenbandes (**„spring ligament“**) und des Lig. tibionaviculare.

Daneben gelingt auch der Nachweis von Frakturen am V. Metatarsalknochen sowie am Innen- und Außenknöchel mit einer Sensitivität bis zu 87,3 % (Atilla et al. 2014). Sichtbar sind das abgehobene Periost, das Frakturhämatom und ggf. eine Stufe der Corticalis.

Schließlich kann die Sonografie im Realtime-Verfahren für therapeutische Zwecke eingesetzt werden, z. B. wird die Behandlung des Morton'schen Neuroms mit Alkoholinjektionen unter sonografischer Kontrolle beschrieben (Pasquali et al. 2015).

3.3 Computertomografie

Die Computertomografie (CT) ist eine Röntgenuntersuchung, in der die Absorption der Röntgenstrahlen im Gewebe gemessen und in unterschiedlichen Graustufen dargestellt werden kann.

3.3.1 Technische Voraussetzungen

Bei der CT-Untersuchung bewegen sich die Röntgenröhre und der Detektor um das zu untersuchende Objekt. Die Bildmatrix beträgt bei aktuellen Geräten 512 × 512 Punkte. Das Field of View (FOV) soll an das Untersuchungsfeld angepasst werden. Da das menschliche Auge nur 40 bis 100 unterschiedliche Grauabstufungen unterscheiden kann, werden die bis zu 4000 unterschiedlichen Grauwerte in Fenstern dargestellt. Diese werden durch die Fensterbreite und den Level definiert (Weichteilfenster 400/40, Lungenfenster 1500/–650 und Knochenfenster 2000/400). Wasser hat eine definierte Dichte von 0, Luft von –1000 HU (Hounsfield Units). Die Schichtdicke ist abhängig vom Kollimator. Zur Beurteilung des Knochens ist eine hohe örtliche Auflösung wichtig, die mit einem zunehmenden Rauschen einhergeht. Beim Spiral-CT kommt es zu einer kontinuierlichen Abtastung des Zielobjekts mit Röntgenstrahlen bei definiertem Tischvorschub. Dabei drückt der Pitch-Faktor das Verhältnis Tischvorschub zur Kollimation aus und sollte zwischen 1,5 und 2 liegen. Bei multiplanaren Reformatierungen sind isotrope Voxel erforderlich. Dabei beträgt die Schichtdicke 0,5 mm, der Rekonstruktionsabstand 0,25 mm, der Pitch-Faktor 0,875 bei 120 kV und 80 bis 150 mAs. Aus dem gewonnenen 3-D-Datensatz können Rekonstruktionen in drei verschiedenen Achsen (axial, koronar und sagittal) berechnet werden (► Abb. 3-25).

3.3.2 Indikationen

Die CT-Untersuchung eignet sich zur exakten Darstellung der knöchernen Struktur. Die Darstellung komplexer knöcherner Verletzungen und Trümmerfrakturen am Sprunggelenk, Kalkaneus und den Fußwurzelknochen sind eine typische Domäne der CT. Gleiches gilt für intra- und periartikuläre Verkalkungen oder Fremdkörper. Bei postoperativen Komplikationen, wie z. B. einem Materialbruch oder einer verzögerten Knochenheilung mit Pseudarthrosenbildung, wird die CT zur weiteren Therapieplanung genutzt. Weiterhin erlaubt die CT eine exakte Darstellung von Rotations- und Translationsfehlstellungen. Dies ist vor allem für die Planung komplexer Korrekturosteotomien relevant. Postoperativ wird die CT eingesetzt zur Repositionskontrolle der Fibula nach Versorgung einer Syndesmosenverletzung. Die Beurteilung erfolgt im Vergleich zur gesunden Seite bei einer erheblichen interindividuellen Variabilität der Anatomie (Dikos et al. 2012).

Verhagen et al. (2005) konnten in einer Studie nachweisen, dass bei der Beurteilung einer osteochondralen Verletzung des Talus die CT-Arthrografie mit der MRT gleichzusetzen ist. Insbesondere ermöglicht die CT eine präzise Darstellung der knöchernen Läsion, die in der MRT durch das ausgeprägte Knochenödem oft überschätzt wird. Aufgrund der hohen Ortsauflösung gilt die CT-Arthrografie als zuverlässiges Verfahren zum Nachweis einer instabilen osteochondralen Verletzung. Mit zunehmender Qualität der nichtinvasiven MRT-Aufnahmen spielt die CT-Arthrografie in der klinischen Praxis allerdings nur eine untergeordnete Rolle. Eine weitere Indikation für die CT besteht bei Verdacht auf eine kalkaneonaviculare, talokalkaneare oder talonaviculare Coalitio.

Die gängigen Indikationen zur CT-Untersuchung sind:

- Frakturen, insbesondere komplexe Rück- und Mittelfußfrakturen und Frakturen mit Gelenkbeteiligung
- V.a. Pseudarthrosen und verzögerte Knochenheilungen
- postoperative Kontrolle der Rotations- und Translationsstellung der distalen Fibula nach operativer Versorgung einer Syndesmosenverletzung
- komplexe Fehlstellungen (z.B. Charcot-Fuß)
- akzessorische Knochen
- freie Gelenkkörper
- osteophytäre Anbauten (Arthrose)
- knöcherne Coalitiones
- Knochendefekte bei osteochondralen Läsionen
- Tumoren

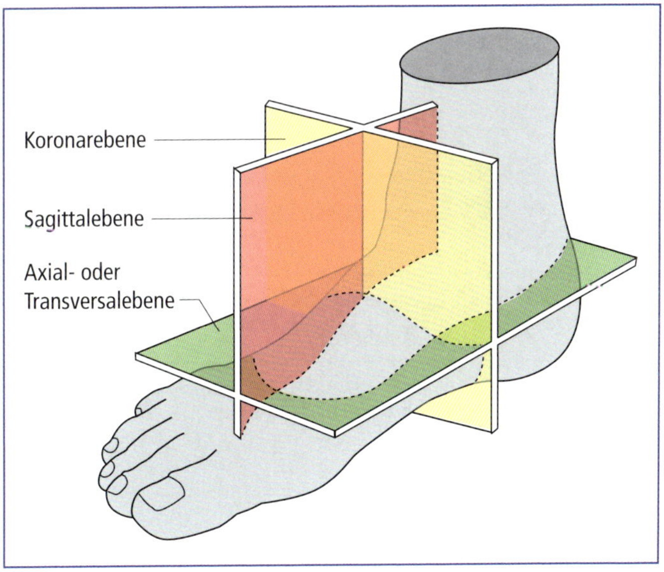

Abb. 3-25 Nomenklatur der Ebenen bei den Schnittbildverfahren

3.4 Magnetresonanztomografie

Die Magnetresonanztomografie (MRT) ist ein Schnittbildverfahren, welches auf der unterschiedlichen Verteilung der Protonen im Gewebe basiert. Diese werden in einem definierten Magnetfeld durch einen Hochfrequenzimpuls aktiviert. In Abhängigkeit von der Magnetfeldstärke werden **Niederfeld-Geräte (0,5 und 1 Tesla)** und **Hochfeld-Geräte (1,5, 3 und 7 Tesla)** unterschieden. Die meisten veröffentlichen Studien am Sprunggelenk und Fuß wurden an 1,5-Tesla-Geräten durchgeführt. Zum Empfangen des Signals der Protonen werden Hochfrequenzspulen benötigt. Diese sollen nicht nur einen möglichst engen Kontakt zur Untersuchungsregion haben, sondern diese auch vollständig abdecken. Je näher sich die Oberflächenspule am Gelenk befindet, desto besser ist das empfangene Signal und desto geringer das Rauschen **(Signal-Rausch-Verhältnis)**. Sogenannte **Phased-Array-Spulen** haben mehrere kleine Spulen, die örtlich definiert angeordnet sind und parallel Signale aufnehmen können (parallele Bildgebung). Dies führt neben einer besseren Ortsauflösung auch zu einer Verkürzung der Untersuchungszeit. Moderne Geräte verwenden am Sprunggelenk bis zu 15 Kanalspulen. Neben der Anzahl der Hochfrequenz-Empfangskanäle haben die Magnetfeldstärke, die Untersuchungsdauer und die Pulssequenz Einfluss auf die Bildqualität. Gängige MRT-Sequenzen zur Untersuchung an Fuß und Sprunggelenk sind in Tabelle 3-3 dargestellt.

Tab. 3-3 Gängige MRT-Sequenzen an Fuß und Sprunggelenk

Ebene	Sprunggelenk	Vor- und Mittelfuß
axial	• T2-Gewichtung • T1-FS-Gewichtung mit i. v.-KM-Gabe*	• PD-FS-Gewichtung • T1-FS-Gewichtung mit i. v.-KM-Gabe*
koronar	• PD-FS-Gewichtung • T1-Gewichtung • T1-FS-Gewichtung mit i. v.-KM-Gabe*	• PD-FS-Gewichtung • T2-STIR-Gewichtung • T1-Gewichtung • T1-FS-Gewichtung nach i. v.-KM-Gabe*
sagittal	• PD-FS-Gewichtung • T2-STIR-Gewichtung	• T2-Gewichtung

* Die intravenöse (i. v.) Gabe von Kontrastmittel (KM) ist wichtig bei Fragestellungen mit älteren Weichteilverletzungen, einer Gelenkinstabilität, bei V. a. auf Arthritis und zur Beurteilung der Knochenvitalität bei Osteonekrose.

3.4.1 Untersuchungstechnik

Die MRT eignet sich zur Darstellung von Weichteilgewebe, Sehnen, Gelenkkapsel, Muskulatur und insbesondere Knorpel. Die Basissequenzen sind die T1-, T2- und protonendichte (PD-)Gewichtung, die in drei Ebenen durchgeführt werden können (► Abb. 3-25). Insbesondere bei älteren Verletzungen, bei Tumoren und bei der Darstellung von Sehnenschäden wird zusätzlich die intravenöse (i. v.) Kontrastmittelgabe (Gadolinium in der Dosierung 0,2 mmol/kg Körpergewicht) empfohlen. Hierdurch kann narbiges Granulationsgewebe, welches Kontrastmittel (KM) aufnimmt (► Abb. 3-26 u. 3-27), gut abgegrenzt werden. Die **T1-Gewichtung** dient als orientierende „anatomische Landkarte". Mit dieser Untersuchungssequenz können atrophe Veränderungen oder Verletzungen der Muskulatur (Muskelbündel-/Muskelfaserriss) dargestellt werden. Der Knorpel hingegen erscheint signalgemindert und kann vom ebenfalls signalgeminderten Erguss nicht differenziert werden. Dagegen bietet die **T2-Gewichtung** den Vorteil, dass sie zwischen Flüssigkeit und Knorpeloberfläche einen großen Kontrast erbringt. Damit werden oberflächliche Knorpeldefekte deutlich sichtbar. In der **PD-Sequenz** gelingt nicht nur die Darstellung der Knorpeloberfläche und der Knorpelsubstanz, sondern auch die der Gelenkkapsel und Bänder. Von der ICRS (International Cartilage Repair Society) wurden zur Knorpeldarstellung

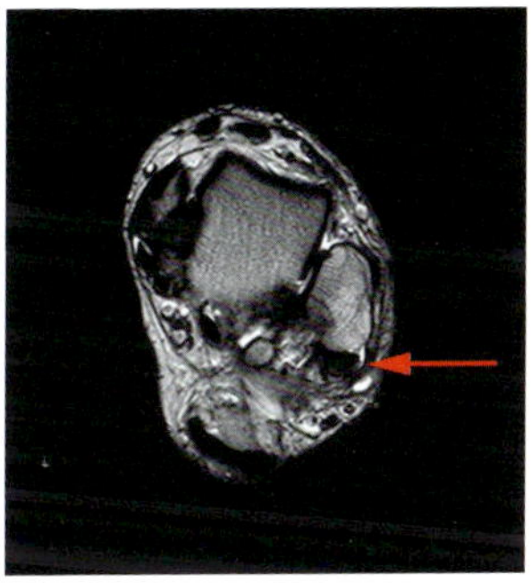

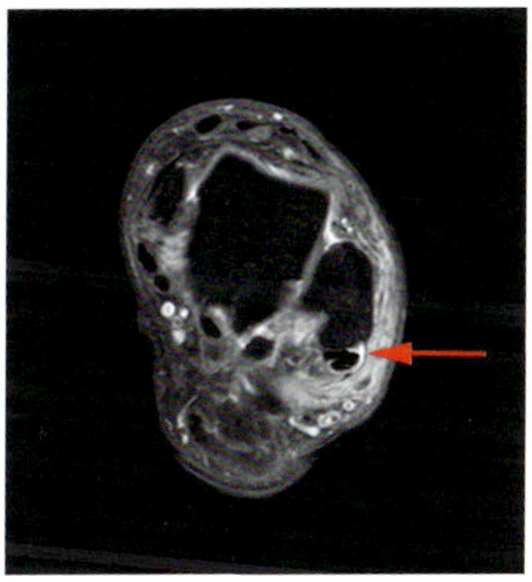

Abb. 3-26 (links) MRT in der T2-Gewichtung bei einer alten partiellen Ruptur des Retinaculum musculorum fibularium (peroneorum) superius mit Granulationsgewebe (←)

Abb. 3-27 (rechts) MRT in der T1-Gewichtung nach i. v.-Kontrastmittelgabe. Das Granulationsgewebe am Retinaculum musculorum fibularium (peroneorum) superius stellt sich signalreich dar (←).

SE-Sequenzen empfohlen (Bobic 2000). Da in allen genannten Sequenzen auch die Fettanteile des normalen Weichteilgewebes signalreich erscheinen, weicht man gerne bei der PD-Sequenz auf eine zusätzliche Fettsättigung aus, sodass pathologische Befunde, die mit einer Flüssigkeitsansammlung einhergehen, besser herausgearbeitet werden. Als Suchsequenz eignet sich alternativ auch eine **T2-STIR-Sequenz** (STIR: short tau inversion recovery), in welcher das in der T2-Gewichtung störende, sich hell darstellende Fettgewebe durch einen Inversionsimpuls gesättigt wird. Damit tritt nur noch die Flüssigkeit als helles Signal hervor. Neue operative Techniken zur Therapie von Knorpeldefekten führten im Rahmen der postoperativen Verlaufskontrollstudien zur Entwicklung zahlreicher neuer MRT-Untersuchungstechniken, wie z. B. das **T2-Mapping**, die verzögerte T1-Gewichtung nach KM-Gabe (**dGEMRIC**), **T1ρ-Gewichtung** und **Diffusionsgewichtung** (Crema et al. 2011).

Die Schichtdicke sollte 3 mm nicht überschreiten. Um eine möglichst gute Beurteilung der anatomischen Strukturen zu erhalten, sollte auch das **Field of View** (FOV) klein gehalten werden. Dies bedeutet, dass normalerweise entweder nur der Vorfuß oder nur der Rückfuß dargestellt werden kann. Die gleichzeitige Darstellung beider Sprunggelenke und Füße macht eine exakte Beurteilung vieler Strukturen unmöglich.

Merke Die Schichtdicke sollte maximal 3 mm betragen und das **Field of View** sollte beim MRT des Fußes und Sprunggelenks möglichst klein gewählt werden, um eine gute Bildqualität zu gewährleisten. Für spezielle Fragestellungen (z. B. Nervenläsionen) kann eine noch geringere Schichtdicke sinnvoll sein.

3.4.2 Indikationen

Die Domäne der MRT sind zum einen die Beurteilung des Gelenkkapselbandapparates, der Synovia, des Knorpels und des Knochens, zum anderen die Beurteilung der Muskulatur, der Sehnen, der Bursen sowie der Gefäße und Nerven. Die MRT ist bei einem Verdacht auf einen Knochentumor oder bei einer Osteomyelitis von großer Bedeutung. So kann im Falle einer Osteomyelitis nach der Kontrastmittelgabe beurteilt werden, ob ein Knochen noch vital ist oder bereits ein Sequester vorliegt. Das MRT besitzt die höchste Sensitivität in der Darstellung von Mikro- oder Stressfrakturen (▶ Abb. 3-28 u. 3-29), die der konventionellen Röntgenaufnahme entgehen. Chondrale, osteochondrale und subchondrale Verletzungen können im MRT differenziert und in ihrem Verlauf kontrolliert werden (▶ Abb. 3-30 u. 3-31). Mit der **direkten MR-Arthrografie** können stabile von instabilen osteochondralen Verletzungen (Stadium III und IV nach Kramer) differenziert werden. Der Wert der **indirekten MR-Arthrografie** (i. v.-Kontrastmittelgabe) ist noch nicht abschließend geklärt. In einer Studie von Haller et al. (2006) konnte kein diagnostischer Mehrwert der indirekten Arthrografie gefunden werden. Mit aktuellen 3-Tesla-Geräten gelingt aber eine zunehmend bessere Darstellung, sodass möglicherweise in Zukunft auch bei komplexen Fragestellungen die direkte Arthrografie keine Rolle mehr spielt.

Mit der MRT lassen sich die Haglunddeformität (▶ Abb. 3-32), Ansatztendinopathien am Fuß (▶ Abb. 3-33), partielle und vollständige Sehnenrupturen (Achillessehne, Peronealsehnen und Tibialis-posterior-Sehne) ebenfalls gut betrachten, wobei bei Partialläsionen und dem **„peroneal tendon split“** die diagnostische Aussagekraft nur mit

Kontrastmittel eindeutig ist (► Abb. 3-34 bis 3-37). Bei der Beurteilung der Tendinopathie der Peronealsehnen konnte auf diese Weise in einer Studie von Park eine Sensitivität von 84 % und Spezifität von 75 % erzielt werden (Park et al. 2010).

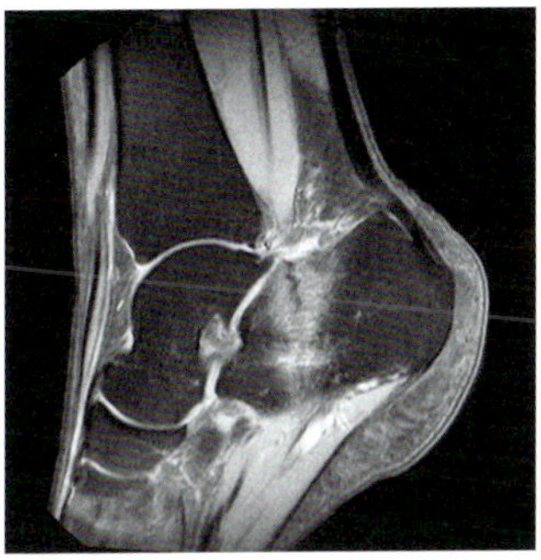
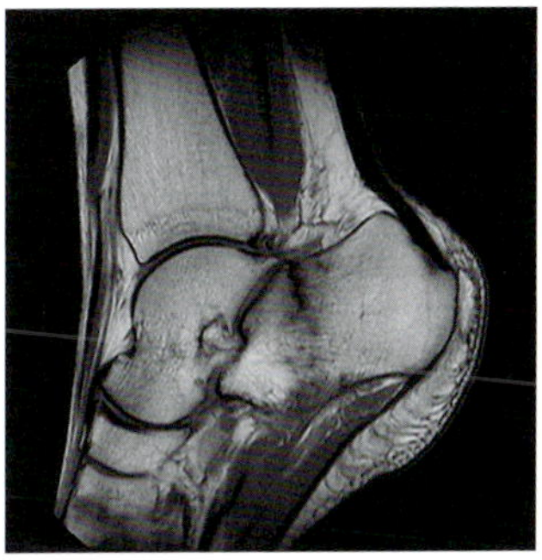

Abb. 3-28 (links) MRT einer Stressfraktur am Kalkaneus mit Knochenödem in der PD-Gewichtung

Abb. 3-29 (rechts) In der T1-Gewichtung ist der Frakturspalt als signalgeminderte Linie erkennbar.

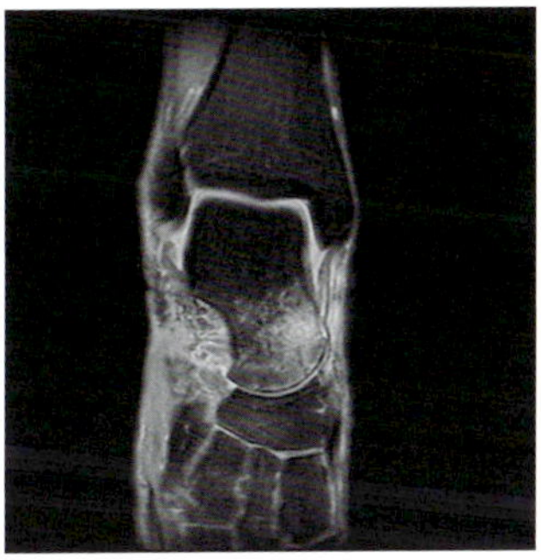
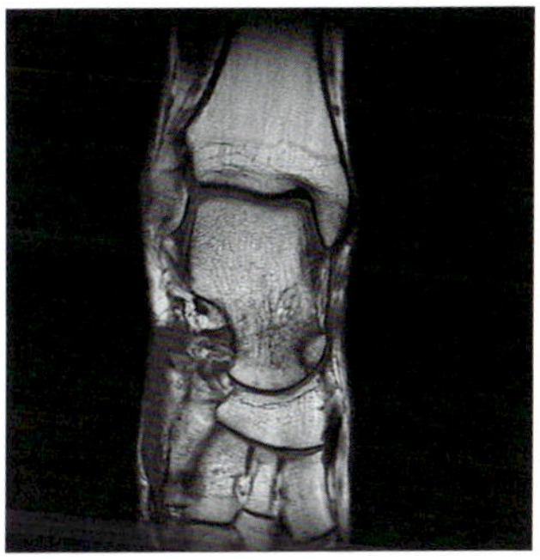

Abb. 3-30 (links) MRT in der PD-Gewichtung bei einer subchondralen Fraktur am Taluskopf mit ausgeprägtem Knochenödem

Abb. 3-31 (rechts) In der T1-Gewichtung ist der Frakturspalt als signalgeminderte Linie zu sehen.

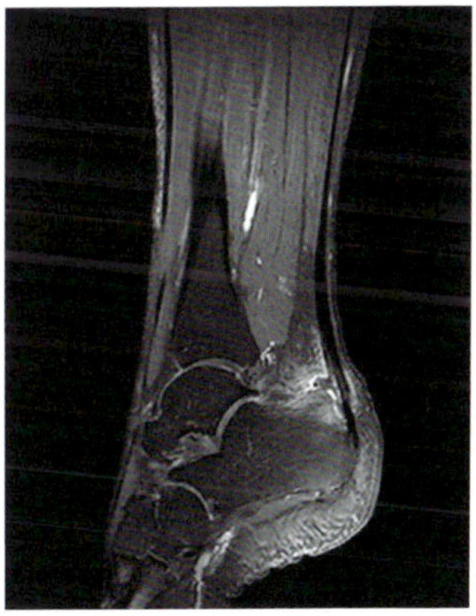

Abb. 3-32 MRT in T1-Gewichtung mit i. v.-Kontrastmittelgabe bei einer Haglunddeformität. Die Haglundexostose, die Bursa subachillea und die Achillessehne nehmen Kontrastmittel auf.

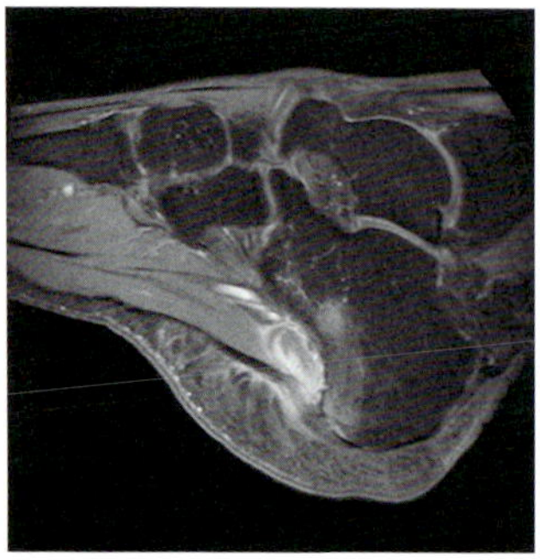

Abb. 3-33 MRT in der T1-Gewichtung mit i. v.-Kontrastmittelgabe bei Teilruptur der Plantarfaszie mit ausgeprägter Entzündungsreaktion. Entzündlich mitbetroffen sind der M. flexor digitorum brevis und der Kalkaneus.

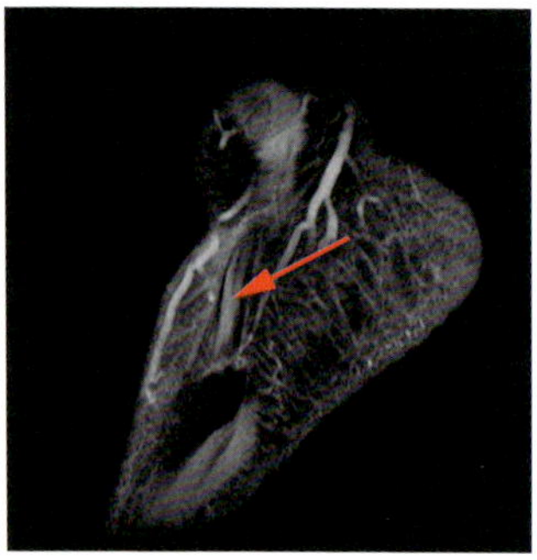

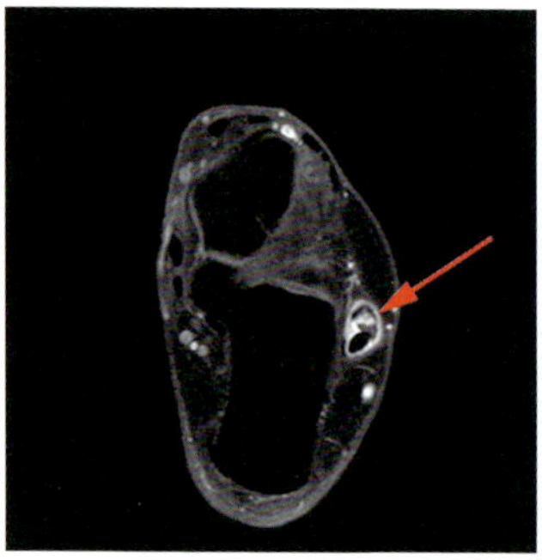

Abb. 3-34 (links) Sagittales MRT in der T2-Gewichtung bei einem Splitting der Peroneus-brevis-Sehne (←)

Abb. 3-35 (rechts) Die Transversalebene zeigt die Aufspleißung und Verbreiterung der Peroneus-brevis-Sehne (←).

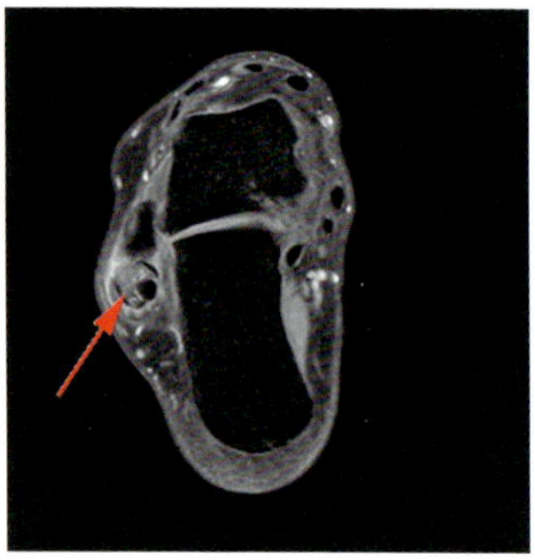

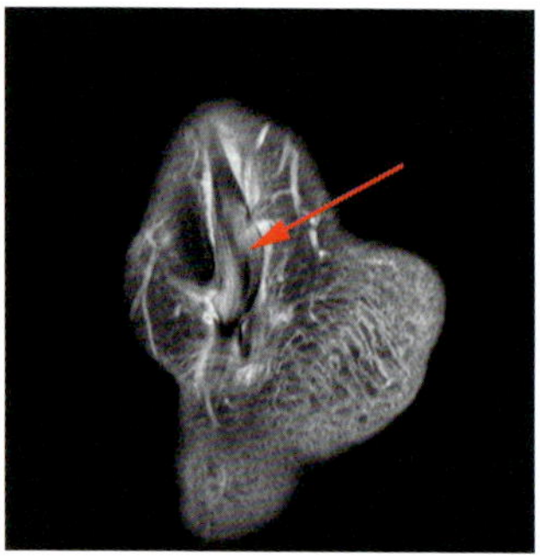

Abb. 3-36 (links) MRT bei mukoider degenerativer Veränderung an der Peroneus-brevis-Sehne (←) mit Ruptur des Retinaculum musculorum fibularium (peroneorum) inferius

Abb. 3-37 (rechts) Mukoide Degeneration der kurzen Peronealsehne (←) in der Sagittalebene

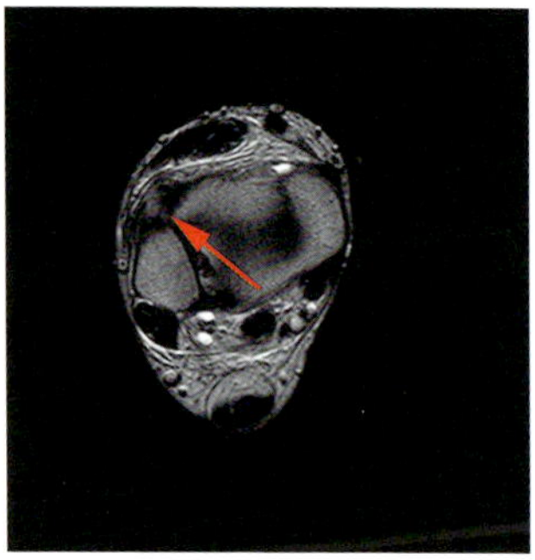

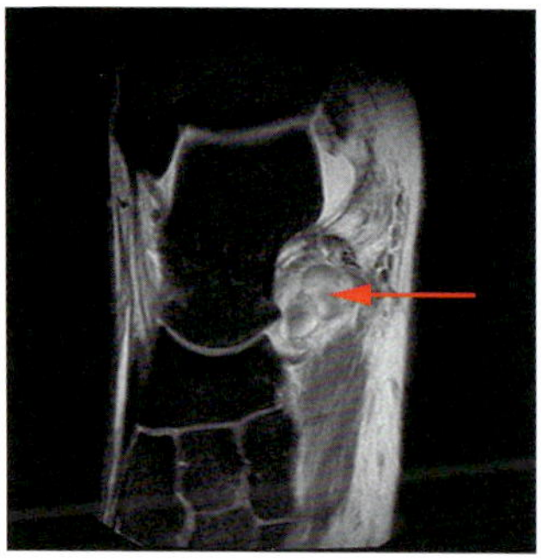

Abb. 3-38 (links) MRT in der T2-Gewichtung bei vorderer Syndesmosenruptur (←)

Abb. 3-39 (rechts) MRT in PD-Gewichtung bei Ruptur des Lig. bifurcatum mit diffusem Weichteilhämatom (←)

Am oberen und unteren Sprunggelenk können Außen- und Innenbandverletzungen sowie Syndesmosenverletzungen dargestellt werden (► Abb. 3-38). Die MRT erreicht bei Verletzungen am lateralen Bandapparat eine Sensitivität bzw. Spezifität von 75 % bzw. 86 % bei einer Komplettruptur des Lig. fibulotalare anterius und eine Sensitivität bzw. Spezifität von 50 % bzw. 98 % bei einer Ruptur des Lig. calcaneofibulare (Park et al. 2012) (► Abb. 3-39). Mit dem MRT kann auch eine Differenzierung zwischen einem aktiviertem Os subfibulare und einer frischen distalen Fibulafraktur erreicht werden (► Abb. 3-40 bis 3-42). Eine aktivierte Synchondrose bei einem Os tibiale externum Typ II lässt sich ebenfalls gut nachweisen (► Abb. 3-43 bis 3-46).

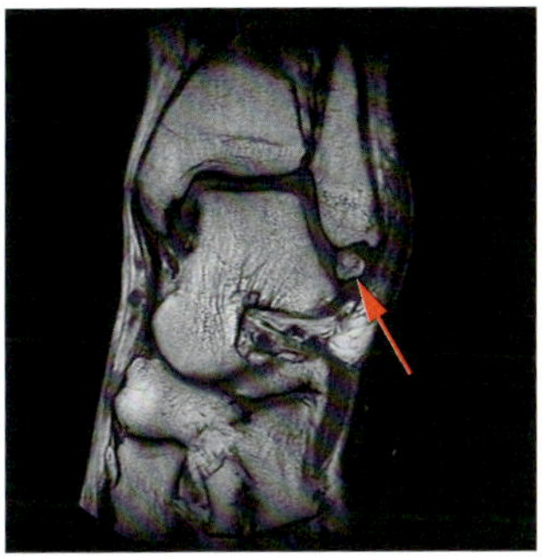

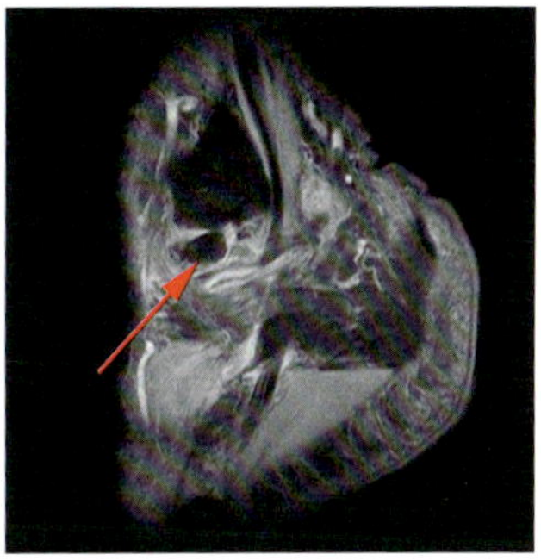

Abb. 3-40 (links) MRT mit Synchondrose am Os subfibulare (⟵) (T1-Gewichtung)

Abb. 3-41 (rechts) Die sagittale T2-Gewichtung zeigt die Aktivierung der Synchondrose (⟵).

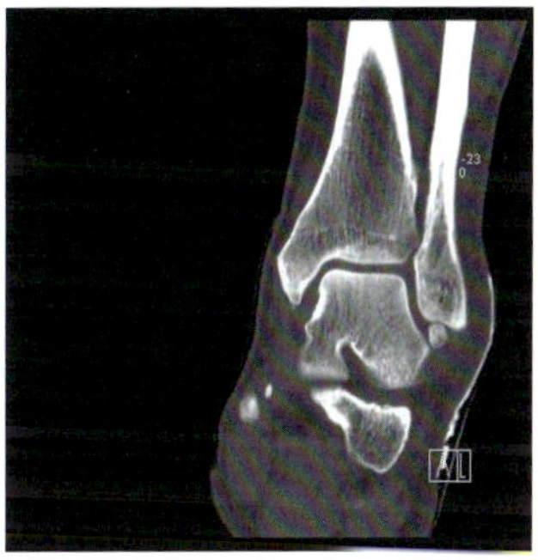

Abb. 3-42 Darstellung eines Os subfibulare im CT. Differenzialdiagnostisch ist das Os subfibulare vom knöchernen Bandausriss abzugrenzen. Die runde Struktur mit einer corticalen zirkulären Knochenlamelle differenziert den akzessorischen Knochen von einem frischen knöchernen Bandausriss, der in der Regel scharfe Kanten aufweist.

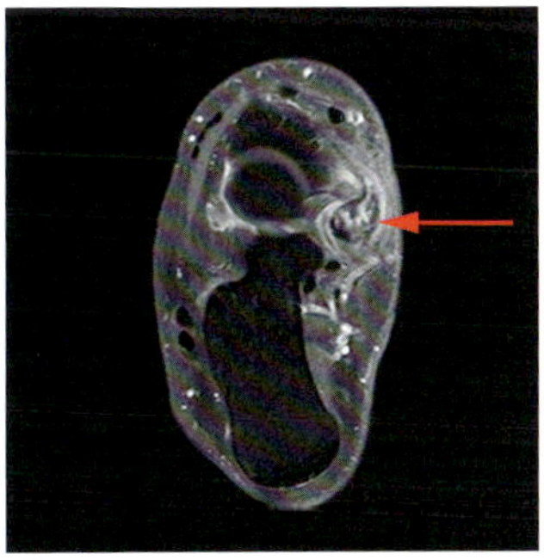

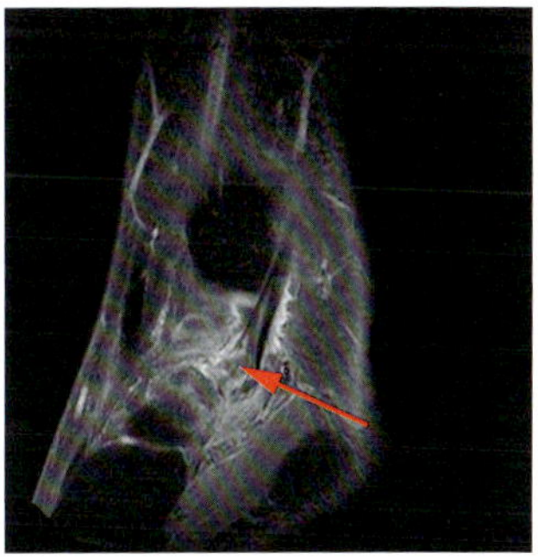

Abb. 3-43 (links) MRT in der Transversalebene bei Os tibiale externum mit partieller Ruptur der Sehne des M. tibialis posterior (⟵)

Abb. 3-44 (rechts) Sagittales MRT mit Flüssigkeitssaum zwischen Os tibiale externum (⟵) und Os naviculare sowie die degenerativen Veränderungen der Tibialis-posterior-Sehne

Die MRT-Bildgebung ist hilfreich in der Diagnostik des anterioren und posterioren Impingements am oberen und unteren Sprunggelenk (► Abb. 3-47 u. 3-48) sowie der subtalaren Instabilität (► Abb. 3-49 u. 3-50). Auch bei dem Verdacht einer fibrösen Coalitio im mittleren tarsokalkanearen Gelenk ist die MRT bei der Abklärung der Beschwerden geeignet (► Abb. 3-51 bis 3-53). Eine Aktivierung der fibrösen oder knöchernen Brücke mit reaktivem Ödem korreliert mit der Schmerzsymptomatik. Am Vorfuß stellen die Verletzungen des Kapselbandapparates einen Schwerpunkt bei der MRT dar. Insbesondere die Turf-Toe-Verletzung mit Verletzung der plantaren Platte, osteochondrale Flakes, aber auch die Osteonekrose der Sesambeine sind der MRT gut zugänglich. Weitere Indikationen sind die Darstellung eines Morton'schen Neuroms und die Verletzung von Bandstrukturen, z. B. des Lisfranc'schen Ligaments sowie Stressfrakturen der Metatarsalia.

Bei der Beurteilung von Knorpelverletzungen hat die MRT vor allem die Aufgabe, die Defektgröße und das Defektvolumen zu bestimmen. Mit dem T2-Mapping kann die biochemische Zusammensetzung des Knorpels dargestellt werden. Der Knorpel besteht bis zu 75 % aus Flüssigkeit sowie aus einem Netzwerk von Kollagenfasern (20 % des Knorpelvolumens) und Proteoglykanen. Die Proteoglykane sind für die Festigkeit des Knorpels von Bedeutung. Das T2-Mapping ermöglicht es, die Zusammensetzung des Knorpels abzuschätzen (Burstein et al. 2009). Eine vermehrte Interaktion von Wasser mit dem Kollagen führt zu einer verminderten

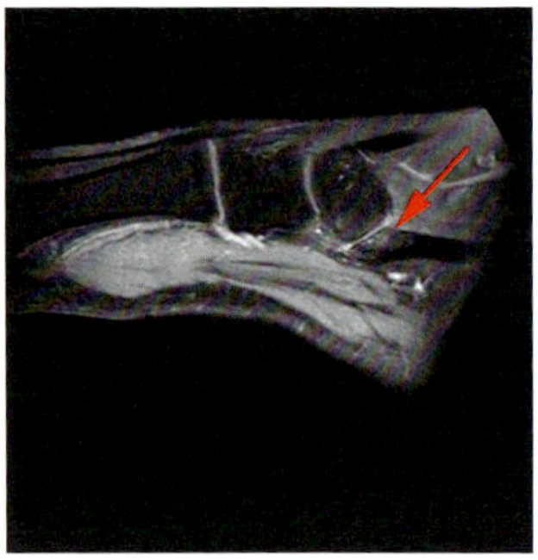

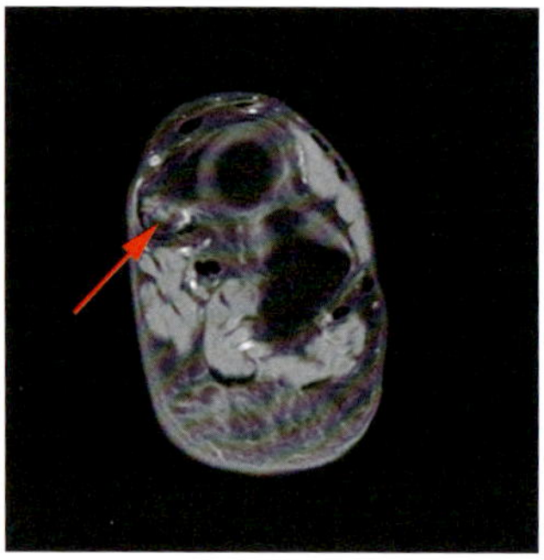

Abb. 3-45 (links) MRT in der sagittalen Ebene bei aktivierter Synchondrose bei Os tibiale externum (←)

Abb. 3-46 (rechts) MRT in T2-Gewichtung in transversaler Schnittebene bei Os tibiale externum (←)

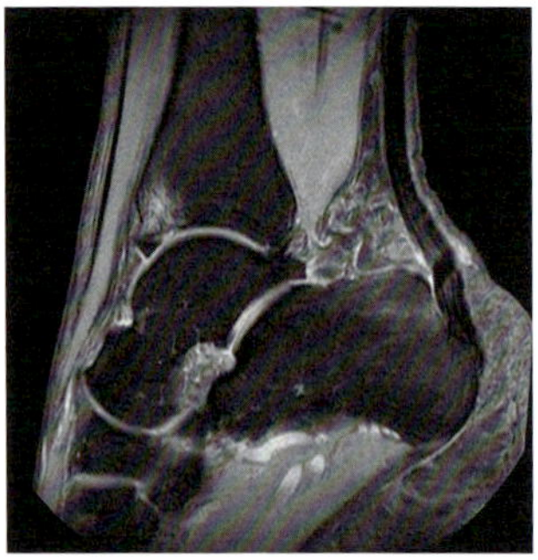

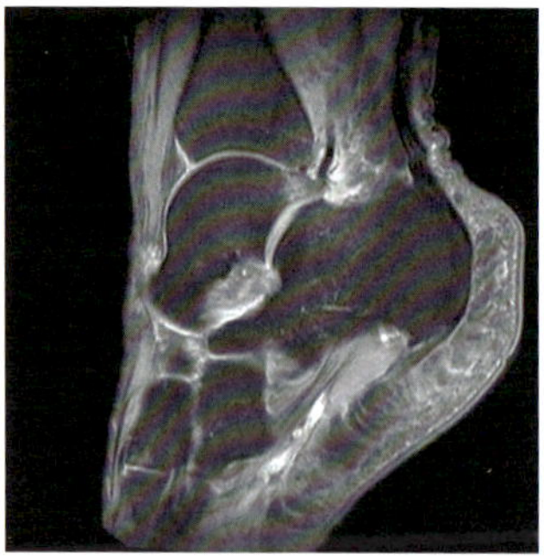

Abb. 3-47 (links) MRT bei einem ventralen knöchernen Impingementsyndrom am OSG mit Knochenödem am osteophytären Anbau

Abb. 3-48 (rechts) MRT mit einer Aktivierung des Processus posterior tali mit lokaler Synovialitis bei einem posterioren OSG-Impingement

T2-Zeit. Im normalen Knorpel gibt es physiologisch regionale und zonale Differenzen in der Dichte der Kollagenmatrix, welche sich in unterschiedlichen T2-Werten ausdrückt. Das T2-Mapping erlaubt eine quantitative Darstellung der unterschiedlichen T2-Werte mithilfe von unterschiedlichen Grau- oder Farbstufen (**gray-scale** oder **color scale map**). Hohe T2-Werte werden beim Knorpelschaden und bei Knorpeldegeneration gefunden. Physische Aktivität scheint den T2-Wert im Knorpel zu beeinflussen (Steling et al. 2010). Eine besondere Rolle spielt das T2-Mapping in der Verlaufskontrolle von Knorpelrekonstruktionen (Welsch et al. 2008).

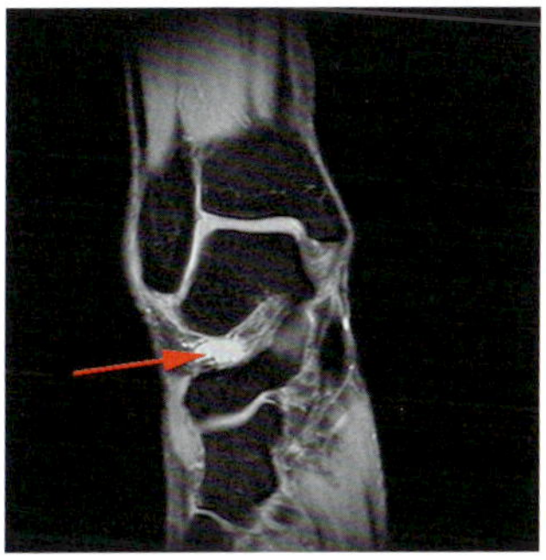

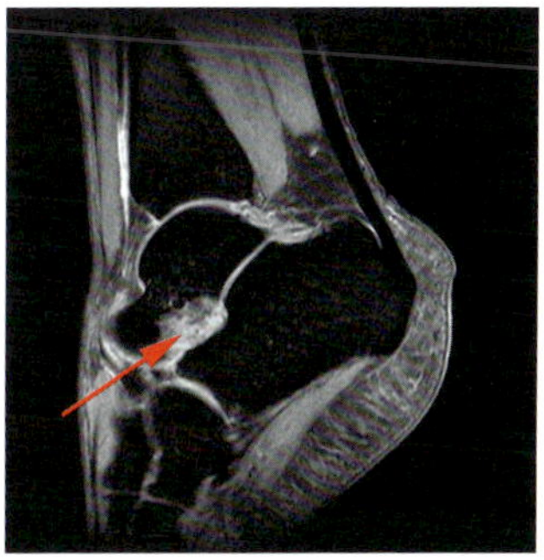

Abb. 3-49 (links) MRT bei subtalarer Instabilität mit Ruptur des Lig. cervicale und des Lig. talocalcaneum interosseum im Sinus tarsi (←)

Abb. 3-50 (rechts) Im sagittalen MRT zeigt sich das Lig. interosseum talocalcaneum interosseum aktiviert mit Flüssigkeit im Sinus tarsi (←).

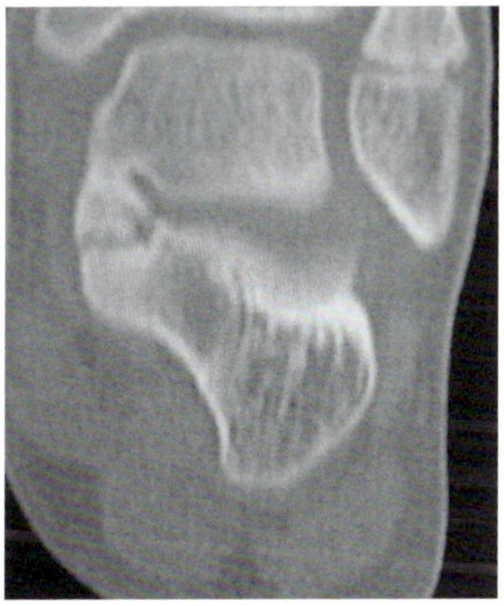

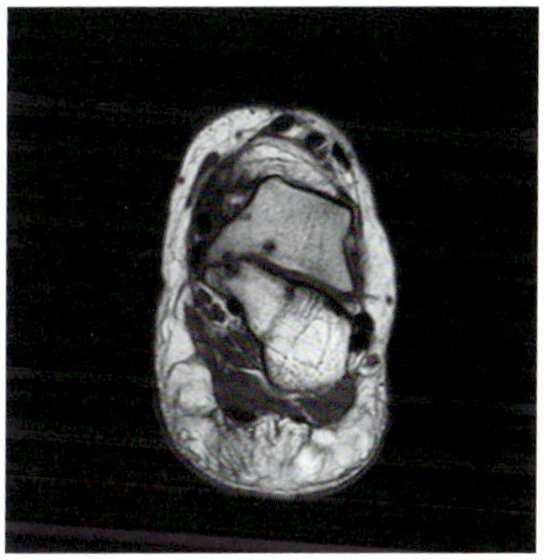

Abb. 3-51 (links) CT-Darstellung einer talokalkanearen Coalitio

Abb. 3-52 (rechts) T1-Gewichtung zu Abbildung 3-51. Die zystischen Veränderungen können zur Fehldiagnose einer subtalaren Arthrose verleiten.

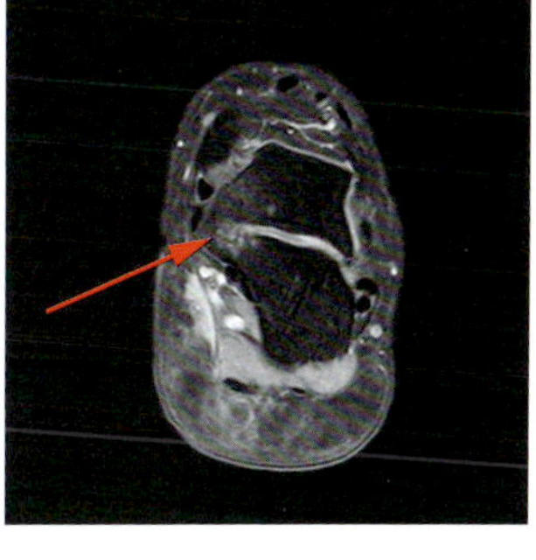

Abb. 3-53 T2-Gewichtung bei fibröser Koalition (←)

3.5 SPECT-CT

Die SPECT-CT (single photon emission computed tomography) ist ein Hybridverfahren, in welchem die CT und die Knochenszintigrafie vereint werden. Die Knochenszintigrafie zeigt die biologische Aktivität eines Knochenprozesses. Die CT-Daten erlauben eine genaue anatomische Zuordnung dieser Aktivität.

3.5.1 Technik

Die SPECT basiert auf dem Gammakameraprinzip. Mithilfe von Kollimatoren werden Aufnahmen der Aktivitätsverteilung im Patienten aus unterschiedlichen Ansichtswinkeln, den Projektionen, akquiriert. Dabei bilden der Kollimator, das Szintillationskristall und Photomultiplier eine Einheit und werden als Detektor in einer Baugruppe zusammengefasst. Um die Aufnahmezeit zu verkürzen, arbeitet die SPECT-CT mit Mehrkopfkameras, wobei mehrere Projektionen von verschiedenen Kameras gleichzeitig gewonnen werden. Als Radiopharmakon werden je nach Fragestellung Tc-99 m, In-111 oder I-131 eingesetzt (Ritt et al. 2011).

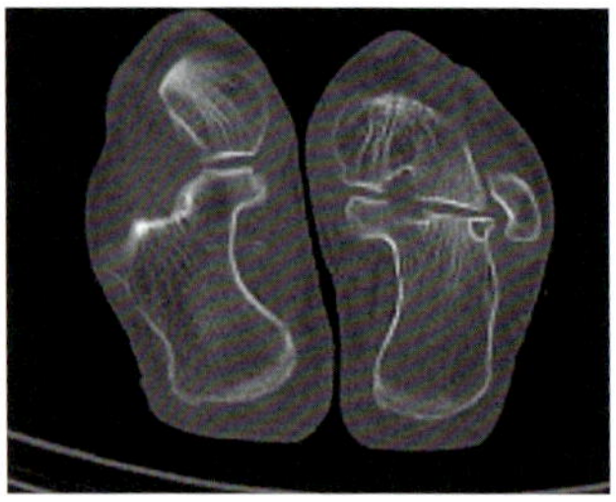

Abb. 3-54 CT bei aktivierter Arthrose mit zystischen Läsionen und osteophytärer Ausziehung lateral am Subtalargelenk

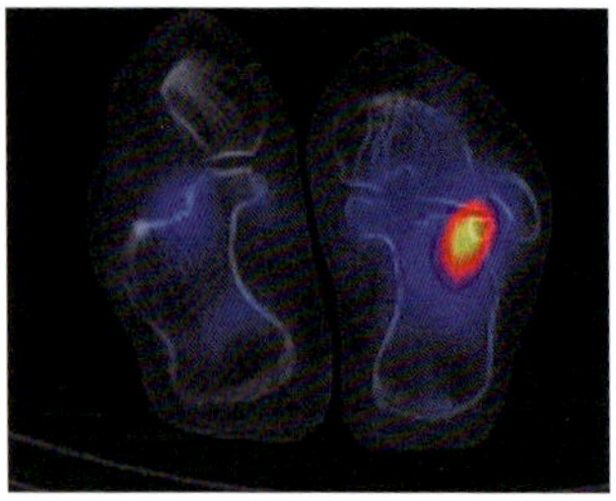

Abb. 3-55 In der SPECT-CT reichert die betroffene Zone des unteren Sprunggelenks an und „leuchtet" auf. Dies korreliert mit erhöhten Knochenumbauprozessen.

3.5.2 Indikationen

Die SPECT-CT-Untersuchung ist von Interesse, wenn die Frage nach biologischer Aktivität des Knochens gestellt wird und gleichzeitig eine genaue anatomische Zuordnung des Prozesses von Bedeutung ist. Somit kann das Verfahren sehr gut zur Bewertung osteochondraler Verletzungen am Talus herangezogen werden sowie beim Verdacht auf eine Osteonekrose (Leumann et al. 2011). Ein weiterer Schwerpunkt liegt bei der Beurteilung von Arthrosen, um zu überprüfen, ob die szintigrafische Aktivität mit den klinischen Symptomen einer Arthrose korreliert (▸ Abb. 3-54 u. 3-55). Finden sich im konventionellen Röntgenbild multiple, eng benachbarte degenerativ veränderte Gelenke, ist es oft schwierig, vor einer operativen Intervention das beschwerdeführende Gelenk zu identifizieren. Hier ermöglicht die SPECT-CT eine exakte Zuordnung der Beschwerden.

Merke Mithilfe der SPECT-CT lässt sich die biologische Aktivität einer Pathologie anatomisch genau zuordnen.

Literatur

Atilla OD, Yesilaras M, Kilic TY et al. The accuracy of bedside ultrasonography as a diagnostic tool for fractures in the ankle and foot. Acad Emerg Med 2014; 21: 1058–61.

Bobic V. ICRS articular cartilage imaging committee. ICRS MR imaging protocol for knee articular cartilage. Zooikon, Switzerland: International Cartilage Repair Society 2000.

Burstein D, Gray M, Mosher T et al. Measures of molecular composition and structure in osteoarthritis. Radiol Clin North Am 2009; 47: 675–86.

Coughlin MJ, Mann RA, Saltzman CL (eds). Surgery of the Foot and Ankle. Philadelphia: Elsevier 2007.

Coughlin MJ, Saltzman CL, Anderson RB. Mann's Surgery of the Foot and Ankle. 9. Aufl. München: Elsevier 2014.

Crema MD, Roemer FW, Marra MD et al. Articular cartilage in the knee: current MR imaging techniques and applications in clinical practice and research. Radiographics 2011; 31: 37–62.

Dikos GD, Heisler J, Choplin RH et al. Normal tibiofibular relationships at the syndesmosis on axial CT-imaging. Orthop Trauma 2012; 7: 433–8.

Fessel DP, Vanderschueren GM, Jacobson JA et al US of the ankle: technique, anatomy, and diagnosis of pathologic conditions. Radiographics 1998; 18: 325–40.

Gaulrapp H. Funktionelle sonographische Diagnostik bei fibularer Kapselbandläsion. OUP 2014; 3: 100–4.

Haller J, Bernt R, Seeger T et al. MR-Imaging of anterior tibiotalar impingement syndrome. Agreement, sensitivity and specifity of MR-imaging and indirect MR arthrography. Eur J Radiol 2006; 3: 450–60.

Leumann A, Valderrabano V, Plaass C et al. A novel imaging method for osteochondral lesions of the talus – comparison of SPECT-CT with MRI. Am J Sports Med 2011; 39: 1095–101.

Park HJ, Cha SD, Kim HS et al. Reliability of MRI findings of peroneal tendinopathy in patients with lateral chronic ankle instability. Clin Orthop Surg 2010; 4: 237–43.

Park HJ, Cha SD, Kim SS et al. Accuracy of MRI findings in chronic lateral ankle ligament injury: comparison with surgical findings. Clin Radiol 2012; 4: 313–8.

Pasquali C, Vulcano E, Novario R et al. Ultrasound-guided alcohol injection for Morton's neuroma. Foot Ankle Int 2015; 36: 55–9.

Ritt P, Hornegger J, Kuwert T. Technik und physikalische Aspekte der SPECT/CT. Nuklearmediziner 2011; 34: 9–20.

Saltzman CL, El-Khoury GY. The hindfoot alignment view. Foot Ankle Int 1995; 16: 572–6.

Steling C, Liebl H, Krug R. Patellar cartilage: T2 values and morphologic abnormalities at 3.0-T MR imaging in relation to physical activity in asymptomatic subjects from the osteoarthritis initiative. Radiology 2010; 254: 509–20.

Szeimies U, Staebler A, Walther M. Diagnostic Imaging of the Foot and Ankle. Stuttgart: Thieme 2014.

Verhagen R, Maas M., Dijkgraaf M et al. Prospective study on diagnostic strategies in osteochondral lesions of the talus: is MRI superior to helical CT? J Bone Joint Surg Br 2005; 87-Br: 41–6.

Welsch GH, Mamisch TC, Domayer SE. Cartilage T2 assessment at 3-T MR imaging: in vivo differentiation of normal hyaline cartilage from reparative tissue after two cartilage repair procedures-initial experience. Radiology 2008; 247: 154–61.

4 Arthroskopie des ventralen oberen Sprunggelenks

Mellany Galla

Die arthroskopische Inspektion des oberen Sprunggelenks (OSG) findet in der Literatur bereits 1939 Erwähnung (Tagaki 1939). Doch erst mit der Entwicklung handlicher Instrumente etablierte sich die OSG-Arthroskopie in den 1970er-Jahren mit größeren Fallzahlen (Chen 1976, Watanabe 1972). Inzwischen ist die Arthroskopie des OSG mit 10 % aller arthroskopisch durchgeführten Operationen der dritthäufigste arthroskopische Eingriff (Hempfling 2011). Während in der Anfangsphase die diagnostische Arthroskopie des OSG dominierte, können heute verschiedenste operative Eingriffe arthroskopisch durchgeführt werden. Mittlerweile bietet die Technik eine Bandbreite an rekonstruktiven Therapieverfahren, und das Indikationsspektrum erweitert sich kontinuierlich (► Tab. 4-1).

Tab. 4-1 Indikationen zur ventralen Sprunggelenksarthroskopie

Weichteilbedingte Pathologien	Knöcherne/chondrale Pathologien
• Synovialitis • Narbenstränge • Arthrofibrose • chronische Gelenkinstabilitäten	• Osteophyten an der ventralen Tibia und am Talushals • Gelenkkörper • Chondromatosen • Arthrose • (osteo-)chondrale Flakefrakturen • chronische (osteo-)chondrale Läsionen im ventralen und zentralen Kompartiment • subchondrale Zysten • Frakturen

4.1 Indikationen

4.1.1 Synovialitis und Weichteilimpingement

Synovialitiden können akut oder chronisch auftreten. Die entzündliche Veränderung der Gelenkinnenhaut kann bakterieller, rheumatoider, metabolischer (z. B. Gicht) oder tumoröser (z. B. pigmentierte villonoduläre Synovialitis) Genese sein. Wesentlich häufiger jedoch ist die Entwicklung einer sekundären bzw. reaktiven Synovialitis im Rahmen einer mechanischen Gelenkinstabilität oder einer OSG-Arthrose. Charakteristische klinische Symptome sind eine Gelenkschwellung, Bewegungs- und Belastungsschmerz sowie gelegentlich Ruheschmerz. Neben den Beschwerden durch den synovialitischen Reizzustand per se kann es auch zu Einklemmungen der hypertrophierten und fibrosierten Gelenkinnenhaut kommen. Circa 25 % aller Impingementsyndrome am OSG sind auf diese Ursache zurückzuführen (Henderson u. LaValette 2004).

In fast zwei Dritteln aller Fälle ist das Impingement von intraartikulärem Narbengewebe und von Narbensträngen nach Ligamentrupturen die häufigste Ursache eines Weichteilimpingements am OSG (Henderson u. LaValette 2004, McMurray 1950, Stone u. Guhl 1991, Tucker u. Baker 2010). Die Patienten berichten typischerweise über einen stechenden, meist anterolateral lokalisierten Belastungsschmerz. Bei der klinischen Untersuchung können die Beschwerden durch kräftige Palpation am ventrolateralen Gelenkspalt oder durch den Impingementtest (► Kap. 2.2.5) hervorgerufen werden. Ein negativer Untersuchungsbefund sowie eine unauffällige MRT-Bildgebung schließen ein Weichteilimpingement jedoch nicht sicher aus, da die Einklemmung von Gewebe in vielen Fällen nur durch repetitive Bewegungszyklen unter Belastung mit Körpergewicht provoziert werden kann. Eine MRT-Untersuchung besitzt nur mit Kontrastmittelgabe eine Aussagekraft (Szeimies 2012). Die Diagnosestellung erfolgt vor allem anamnestisch und kann ggf. durch eine Probeinfiltration mit Lokalanästhetikum unterstützt werden.

Als weitere Entität des weichteilbedingten Impingementsyndroms am OSG wird das distale Faszikel des anteroinferioren tibiofibularen Ligaments, des sogenannte **Bassett-Ligaments**, beschrieben (Bassett et al. 1990). Bei einem weit nach distal reichenden Verlauf hat dieses Faszikel Kontakt zur lateralen Talusschulter, was zu einer mechanischen Irritation führen kann, insbesondere wenn die Ligamentstrukturen posttraumatisch fibrosiert sind (Bassett et al. 1990, Tucker u. Baker 2010).

4.1.2 Arthrofibrose

Die Arthrofibrose ist durch eine exzessive Bindegewebsvermehrung im Gelenkraum gekennzeichnet (Bosch 2002, Zeichen et al. 2008). Als Ursachen kommen Infektionen, chronische Fremdkörperreaktionen oder lang anhaltende Gelenkirritationen in Betracht (Bosch et al. 2001). Als Pathogenese der exzessiven intraartikulären Neubildung von Bindegewebe wird eine Hypoxie und Perfusionsstörung der Gelenkinnenhaut mit einer konsekutiven Mehrexpression von Kollagen diskutiert (Zeichen et al. 2000), die sich klinisch in einer äußerst schmerzhaften Vernarbung mit einer Bewegungseinschränkung oder sogar einer Einsteifung des Gelenks manifestiert.

4.1.3 Ventrales knöchernes Impingement durch Osteophyten

Das Vorliegen tibiotalarer Osteophyten im ventralen OSG-Kompartiment bei intakten Gelenkknorpelverhältnissen wird oftmals auch als „soccer's ankle“ oder „athlete's ankle“ bezeichnet (McMurray 1950, Morris 1943), wobei diese Begriffe weder die Ätiologie noch das betroffene Patientengut korrekt widerspiegeln. Sowohl Morris (1943) als auch McMurray (1950) gingen zunächst davon aus, dass ein forcierter Zug an der Gelenkkapsel durch Hyperplantarflexion zur Bildung von Traktionsexophyten an der Kapselinsertion führt. Anatomische Studien haben jedoch belegt, dass die Gelenkkapsel cranial der tibialen Osteophyten bzw. distal der Talushalsosteophyten ansetzt. Die knöchernen Ausziehungen sind somit nicht in der Kapselinsertion lokalisiert, sondern liegen intraartikulär und sind folglich arthroskopisch zugänglich (Ferkel u. Fasulo 1994, Tol u. van Dijk 2004a). Hinsichtlich der Entwicklung der Exophyten am ventralen Sprunggelenk werden derzeit zwei verschiedene Mechanismen diskutiert. Untersuchungen konnten zeigen, dass eine repetitive Stimulation der Cambiumschicht (z. B. durch Mikrotraumen), welche als tiefe Schicht des Periosts osteogenes Potenzial besitzt, zur Induktion von Knochenbildung und -wachstum führt (Hamilton et al. 2007, Tol et al. 2002). Van Dijk et al. (1996) hingegen gehen davon aus, dass eine Verletzung der anterioren Knorpelkante an der distalen Tibia, z. B. im Rahmen von Supinationstraumen, zu einer Bildung von Narbenregenerat und zu einer Kalzifikation führt.

Neben den genannten Ursachen eines knöchernen Impingements am anterioren Sprunggelenk können Knochenanbauten posttraumatisch bedingt sein oder sekundär als Abstützreaktion des Gelenks bei einer chronischen Instabilität entstehen (Krips et al. 2000).

Die Einteilung des anterioren knöchernen Impingementsyndroms am OSG erfolgt nach Scranton und McDermott (1992) in vier Stadien (▸ Tab. 4-2, ▸ Abb. 4-1). Bei der präoperativen Planung ist die bildgebende Darstellung der Osteophyten von hoher Wichtigkeit. Besteht der Verdacht auf ein vorderes ossäres Impingement und ist die seitliche Röntgenaufnahme des Sprunggelenks unauffällig, sollte die konventionelle Bildgebung durch eine anteromediale Impingementaufnahme ergänzt werden (Tol et al. 2004b, van Dijk et al. 2002). Durch die Außenrotation des plantarflektierten Fußes um 30° und die craniocaudale Kippung der Röntgenstrahls um 45° werden insbesondere Veränderungen der anteromedialen Tibiakante dargestellt, die der lateralen Standardaufnahme entgehen. Zur exakten Bestimmung der Lokalisation und Größe ist

Tab. 4-2 Klassifikation des anterioren knöchernen OSG-Impingements (Scranton u. McDermott 1992)

Stadium	Pathologie
Grad I	singulärer Tibiaosteophyt < 3 mm
Grad II	singulärer Tibiaosteophyt > 3 mm
Grad III	Grad II + zusätzlicher Talushalsosteophyt
Grad IV	Grad III + degenerative Veränderungen der Gelenkflächen

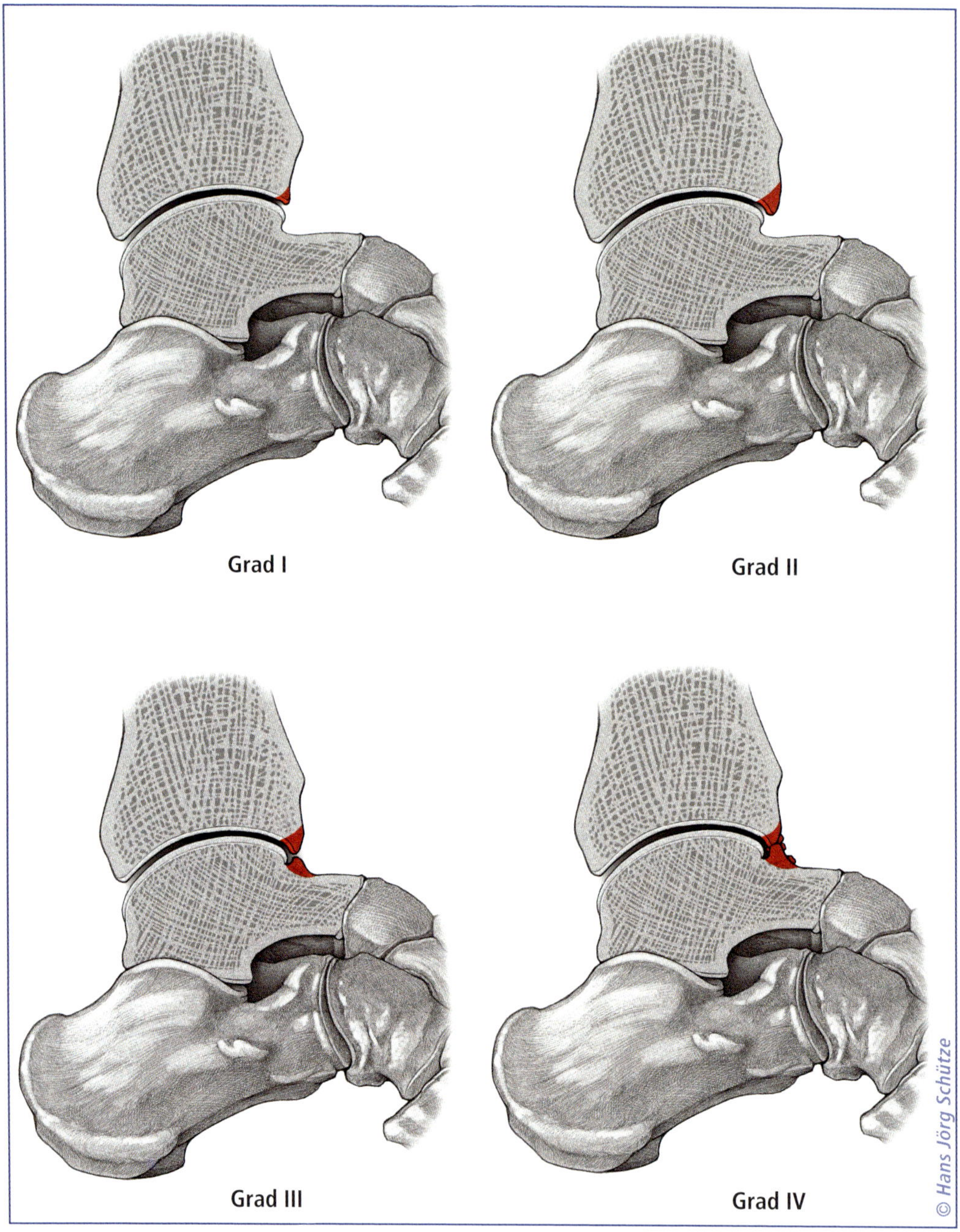

Abb. 4-1 Klassifikation des ventralen knöchernen Impingementsyndroms nach Scranton u. McDermott (1992)

eine computertomografische Untersuchung sinnvoll (Szeimies 2012).

Die Knochensporne führen nicht zwangsläufig zu Beschwerden. Studien haben gezeigt, dass etwa 45 % der Fußballspieler und 59 % der Tänzer (Cheng u. Ferkel 1998, Stoller et al. 1984) asymptomatisch bleiben. Die Osteophyten an der ventralen distalen Tibia und/oder am Talushals können allerdings zu einer mechanischen Behinderung des Gelenkspiels und zu einer schmerzhaften Limitierung des Bewegungsumfangs führen. Die Exophyten begünstigen das Einklemmen von Synovialgewebe, sodass ein Mischbild eines ossären und weichteilbedingten Impingementsyndroms resultiert (Tol et al. 2001).

4.1.4 Gelenkkörper/Chondromatosen

Gelenkkörper können entweder als freie Ossikel oder als im Weichteilverbund fixierte Partikel vorliegen und Einklemmungssymptome und Gelenkblockierungen verursachen. In der Regel entstehen intraartikuläre Gelenkkörper infolge eines Traumas durch knöcherne Bandausrisse, chondrale oder osteochondrale Abscherverletzungen im Sinne einer Gelenkmaus oder eines chronischen Dissekats sowie durch abgebrochene Osteophyten. Weitere nicht traumabedingte Ursachen sind ossifizierende Exsudate bei chronisch-entzündlichen Prozessen und Chondromatosen bzw. Osteochondromatosen. Das native Röntgenbild ist bei der Diagnosesicherung hilfreich. Eine genaue Evaluation der Anzahl, Größe und Lokalisation bei multiplen Ossikeln ermöglicht eine CT.

4.1.5 Arthrose

Die generalisierte Arthrose des OSG muss vom ossären Impingementsyndrom durch Osteophyten mit nur lokal begrenzten degenerativen Gelenkveränderungen klar differenziert werden. Der Nutzen der Arthroskopie bei einem multifokalen Gelenkverschleiß wird zu recht vielfach kritisch diskutiert. Das arthroskopische Débridement des arthrotischen Gelenks umfasst die Exophytenresektion, die Entfernung freier Gelenkkörper, die Glättung chondraler Lappen und die Synovialektomie. Erfolg versprechend ist dies allerdings nur bei einer erhaltenen Gelenkspaltweite von mindestens 2 mm und bei lokal begrenzten Schäden (Lampert 2011, van Dijk et al. 1997).

Bei fortgeschrittenen Arthroseformen werden nach Ausschöpfung aller konservativen Behandlungsmaßnahmen ein endoprothetischer Gelenkersatz oder eine OSG-Arthrodese favorisiert. Die Technik der arthroskopischen Arthrodese am Sprunggelenk wird in Kapitel 8 dargestellt.

> **!** **CAVE** Das Indikationsspektrum zur Arthroskopie bei einer OSG-Arthrose ist eingeschränkt.

4.1.6 Chondrale und osteochondrale Flakefrakturen

Chondrale und osteochondrale Frakturen am Talus sind stets traumatisch bedingt. In der Literatur wird die Inzidenz dieser Verletzung als Begleitpathologie mit 9,1–40,7 % bei ligamentären Sprunggelenksverletzungen (Dann et al. 1996, Takao et al. 2003) sowie mit 17–79,2 % bei OSG-Frakturen angegeben (Aktas et al. 2008, Boraiah et al. 2009, Lantz et al. 1991, Loren u. Ferkel 2002, Ono et al. 2004, Sorrento u. Mlodzienski 2000). Wie die Spannweite dieser Angabe vermuten lässt, ist diese Entität bisher in der Literatur nicht umfassend aufgearbeitet. Wahrscheinlich ist sogar von einer nicht unerheblichen Dunkelziffer nach OSG-Distorsionen auszugehen, die als „Bagatellverletzungen“ gewertet und keiner weiteren Diagnostik zugeführt werden. Insbesondere bei rein chondralen Flakefrakturen und bei kleinen osteochondralen Fragmenten liefert die konventionelle Röntgendiagnostik keine Informationen. Besteht bei anhaltender Schwellung, Belastungs- und Bewegungs-

schmerz, Krepitationen oder Gelenkblockaden der klinische Verdacht auf eine solche Verletzung, sollte eine MRT-Untersuchung durchführt werden.
Hinsichtlich der Behandlung chondraler und osteochondraler Frakturen liegen keine evidenzbasierten Daten vor. Es wird empfohlen, chondrale Fragmente zu entfernen. Die Refixation eines osteochondralen Fragments wird ab einer Größe vom 15 mm Durchmesser empfohlen, wenn auf der Unterfläche eine ausreichende spongiöse Knochenfläche vorhanden ist. Als Fixationsmaterial kommen resorbierbare Pins und Schrauben sowie kleine Metallschrauben zum Einsatz. Die eingebrachten Implantate sollten in jedem Fall bis unterhalb des Knorpelniveaus eingebracht werden (Stone 1996, van Dijk u. Kennedy 2014). Ist eine Fixierung nicht möglich, wird das Fragment entfernt und eine knochenmarkstimulierende Mikrofrakturierung oder Anbohrung durchgeführt.

4.1.7 Chronische chondrale und osteochondrale Läsionen

Die verschiedenen Therapiemöglichkeiten osteochondraler Läsionen des Talus werden detailliert in Kapitel 13 dargestellt.

4.1.8 Subchondrale zystische Läsionen

Das arthroskopische Behandlungsverfahren subchondraler Taluszysten wird in Kapitel 13.4.5 beschrieben.

4.1.9 Arthroskopisch gestützte Frakturversorgung

Die Arthroskopie findet mittlerweile auch Anwendung in der Frakturversorgung des Sprunggelenks. In verschiedenen Arbeiten werden der arthroskopisch gestützten percutanen Osteosynthesetechnik ein hoher Stellenwert bei der operativen Behandlung von Malleolarfrakturen, Talusfrakturen, tibialen Plafondfrakturen und Kalkaneusfrakturen zugeschrieben (Funasaki et al. 2015, Hammond u. Christ 2012, Kong et al. 2014, Sivakumar et al. 2014, Wood et al. 2014). Als Vorteile werden das verbesserte Verständnis für den Verletzungsmechanismus, die Überprüfung der exakten anatomischen Wiederherstellung der Gelenkflächen und das schonende minimal-invasive Vorgehen bei einer kompromittierten Weichteilsituation gesehen (Pastides et al. 2015, Schoepp u. Rixen 2013). Von einigen Autoren wird insbesondere die Möglichkeit der direkten Visualisierung intraartikulärer Knorpelschäden und ligamentärer Begleitverletzungen, die der konventionellen radiologischen Diagnostik bzw. der intraoperativen Durchleuchtungskontrolle entgehen und häufig unterschätzt werden, hervorgehoben (Hintermann et al. 2000, Dawe et al. 2015, Loren u. Ferkel 2002, Yoshimura et al. 2008). Dennoch sind der Nutzen der arthroskopisch gestützten Frakturbehandlung und die Verbesserung des klinischen Outcomes im Vergleich zur offenen Reposition und Osteosynthese am Sprunggelenk derzeit nicht eindeutig belegt (Fuchs et al. 2016).

4.1.10 Arthroskopische Gelenkstabilisierung

Die chronische OSG-Instabilität wird in Kapitel 14 behandelt. Die arthroskopische Technik der lateralen OSG-Stabilisierung wird in Kapitel 14.2 erläutert.

4.2 Lagerung

Die ventrale OSG-Arthroskopie erfolgt in Rückenlagerung des Patienten. Es werden verschiedene Positionierungsmöglichkeiten des Fußes beschrieben. Der Unterschenkel kann auf einem Kissen oder einer Rolle gelagert werden, sodass der Fuß frei hängt. Einige Operateure favorisieren die Abstützung des Oberschenkels in einer Beinschale mit einer hängenden Lagerung des Unterschenkels bei gebeugtem Kniegelenk (► Abb. 4-2), wobei sich der Operateur bei der Durchführung des Eingriffs in sitzender Position befindet. Die Fixierung des Unterschenkels in einem mechanischen Beinhalter (► Abb. 4-3) bietet aus Sicht der Autorin den Vorteil einer stabilen Lagerung bei flexiblen Bewegungsmöglichkeiten des Sprunggelenks, vor allem wenn eine Distraktion am Gelenk ausgeübt werden muss. Die Halterung sollte in etwa auf Höhe des Übergangs vom mitt-

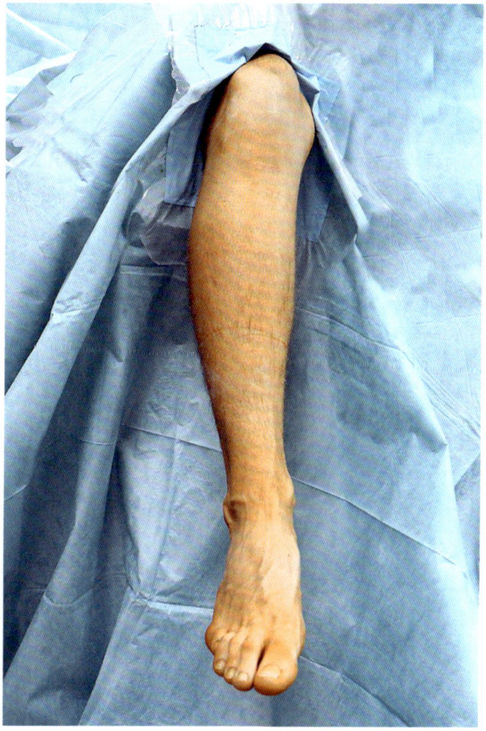

Abb. 4-2 Hängende Lagerung des Unterschenkels

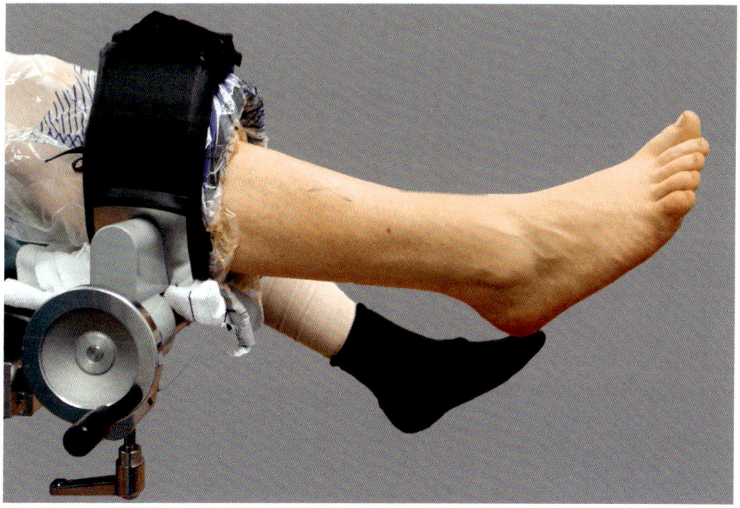

Abb. 4-3 Lagerung des Unterschenkels in einer mechanischen Halterung, sodass das obere Sprunggelenk auch von dorsal sowie die Malleolengabel zugänglich sind.

leren Drittel zum proximalen Drittel des Unterschenkels angebracht werden, sodass die sterile Abdeckung genügend Platz lässt, um z. B. die Malleolengabel bei einer einzeitigen Bandrekonstruktion zu erreichen. Bei der Lagerung ist zu beachten, dass der Fuß nicht aufliegt und dass der dorsale Aspekt des Sprunggelenks frei zugänglich ist, um intraoperativ problemlos posteriore Portale ergänzen zu können.

Besteht die Indikation zu einem kombinierten ventralen und dorsalen Eingriff, kann dieser durch eine intraoperative Umlagerung des Patienten oder durch eine Seitlagerung des Patienten mit Positionierung des Unterschenkels in einer Beinschale durchgeführt werden (Miyamoto et al. 2015, Wang et al. 2014) (► Kap. 5.2).

Die Verwendung einer Blutsperre ist fakultativ.

> **Praxistipp** Zur ventralen Sprunggelenksarthroskopie sollten auch die Knöchelgabel und das dorsale OSG frei zugänglich gelagert und abgedeckt werden.

4.3 Instrumentarium

Für die Arthroskopie des OSG kann prinzipiell das Instrumentarium aus der Kniearthroskopie verwendet werden. In dem kleinen und engen Gelenkraum ist die Handhabung einer 2,4-mm- oder einer 2,7-mm-Kurzschaftoptik wesentlich einfacher. Um eine Ruptur der Gelenkskapsel und damit eine störende Extravasatbildung und Schwellung zu vermeiden, sollte die Rollenpumpe initial mit 30 mmHg betrieben und je nach Sichtverhältnisse auf maximal 50 mmHg gesteigert werden. Für das Weichteildébridement stehen bipolare Hochfrequenz-Ablationselektroden (HF-Sonden) und verschiedene Shaveransätze zur Verfügung, wobei sich im OSG Durchmesser von etwa 2,5–3,5 mm als günstig erwiesen haben. Die Knochenresektion kann mit kleinen Flachmeißeln (4–7 mm) oder Shaverfräsen durchgeführt werden. Hierbei ist allerdings zu beachten, dass kleinlumige Ansätze schneller zu Verstopfungen durch Gewebedébris neigen.

Ist eine Mikrofrakturierung oder eine Anbohrung geplant, sind entsprechende Curetten sowie K-Drähte oder sogenannte **Chondropicker** erforderlich. Die Industrie bietet hierfür inzwischen komplette Sets mit verschiedenen Neigungsgraden und Krümmungen an, die das Vorgehen erleichtern.

Bei sehr engen Gelenkverhältnissen oder schlecht zu erreichenden, auf dem Talusdom gelegenen Knorpelläsionen ist der Einsatz eines Distraktors hilfreich. Der Zug kann entweder durch eine mechanische Halterung (► Abb. 4-4) oder über eine Fußschlaufe, die an einem Bauchgurt beim Operateur eingehakt ist (► Abb. 4-5), ausgeübt werden. Der Einsatz eines Bildverstärkers ist nicht obligat, kann allerdings zur intraoperativen Kontrolle nach einer Osteophytenresektion oder der Entfernung von Gelenkkörpern sinnvoll sein.

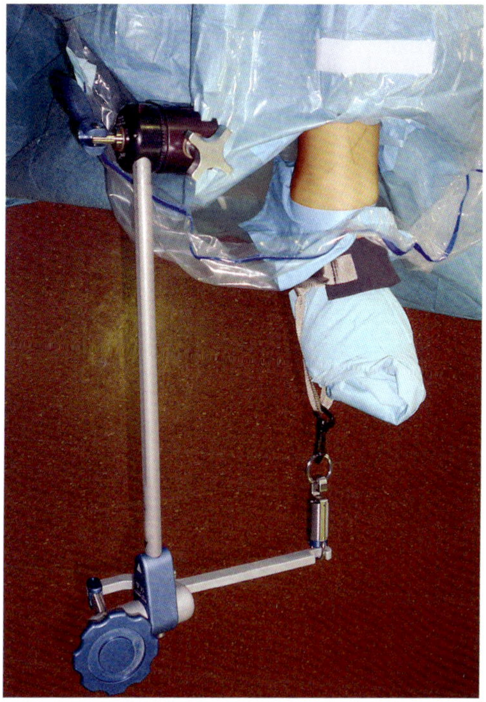

Abb. 4-4 Steriler mechanischer OSG-Distraktor, der am OP-Tisch montiert wird

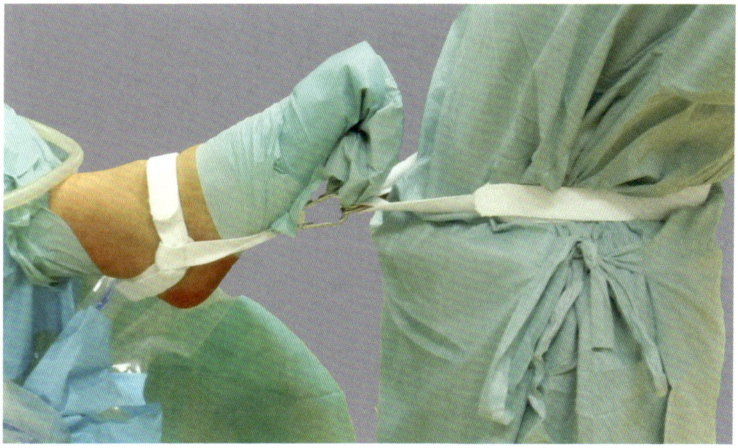

Abb. 4-5 Distraktion durch Verwendung einer Fußschlaufe und eines Gurts

> **!** **CAVE** Der Druck der Rollenpumpe sollte 30–50 mmHg nicht überschreiten, um eine Kapselruptur und periartikuläre Weichteilschwellung zu vermeiden.

Instrumentarium

- Skalpell, Klemmchen, Spinalnadel, Tasthaken
- optional: Kanüle und Spritze zum Auffüllen des Gelenks
- 2,4-mm- oder 2,7-mm-Arthroskop mit 30°-Blickwinkel
- Shaver mit 2,5- bis 3,5-mm-Weichteilresektoren und Knochenfräsen
- bipolare Radiofrequenzsonde bzw. Hochfrequenz-Ablationselektrode (HF-Sonde)
- kleine Fasszange und verschiedene Punche
- Curetten und Ahlen in verschiedenen Krümmungsradien 30–90°
- alternativ: Kirschner-Drähte und Bohrmaschine
- kleine Meißel (z. B. 4–7 mm Breite)
- ggf. mechanischer Distraktor oder Fußschlaufe mit Bauchgurt
- ggf. Bildverstärker

4.4 Zugangswege und Untersuchungsgang

Die Portalanlage am anterioren Sprunggelenk erfordert eine genaue Kenntnis der anatomischen Strukturen. Abbildung 1-7a, b sowie Abbildung 4-6 verdeutlichen die Vielzahl der neurovaskulären Leitungsbahnen und Sehnen, die ventral am Gelenk verlaufen. Darüber hinaus ist die korrekte Zugangshöhe von entscheidender Bedeutung, um in den sehr schmalen Gelenkspalt eingehen zu können. Das Anzeichnen der Innen- und Außenknöchelspitze vereinfacht die Orientierung. In der Regel sind zwei Portale, das **anteromediale Standardportal** und das **anterolaterale Standardportal**, ausreichend, um das Gelenk zu beurteilen. Darüber hinaus kommen auch ein **anterozentrales Portal** sowie ein **akzessorisches tiefes anteromediales Portal** und ein **akzessorisches tiefes anterolaterales Portal** zur Anwendung.

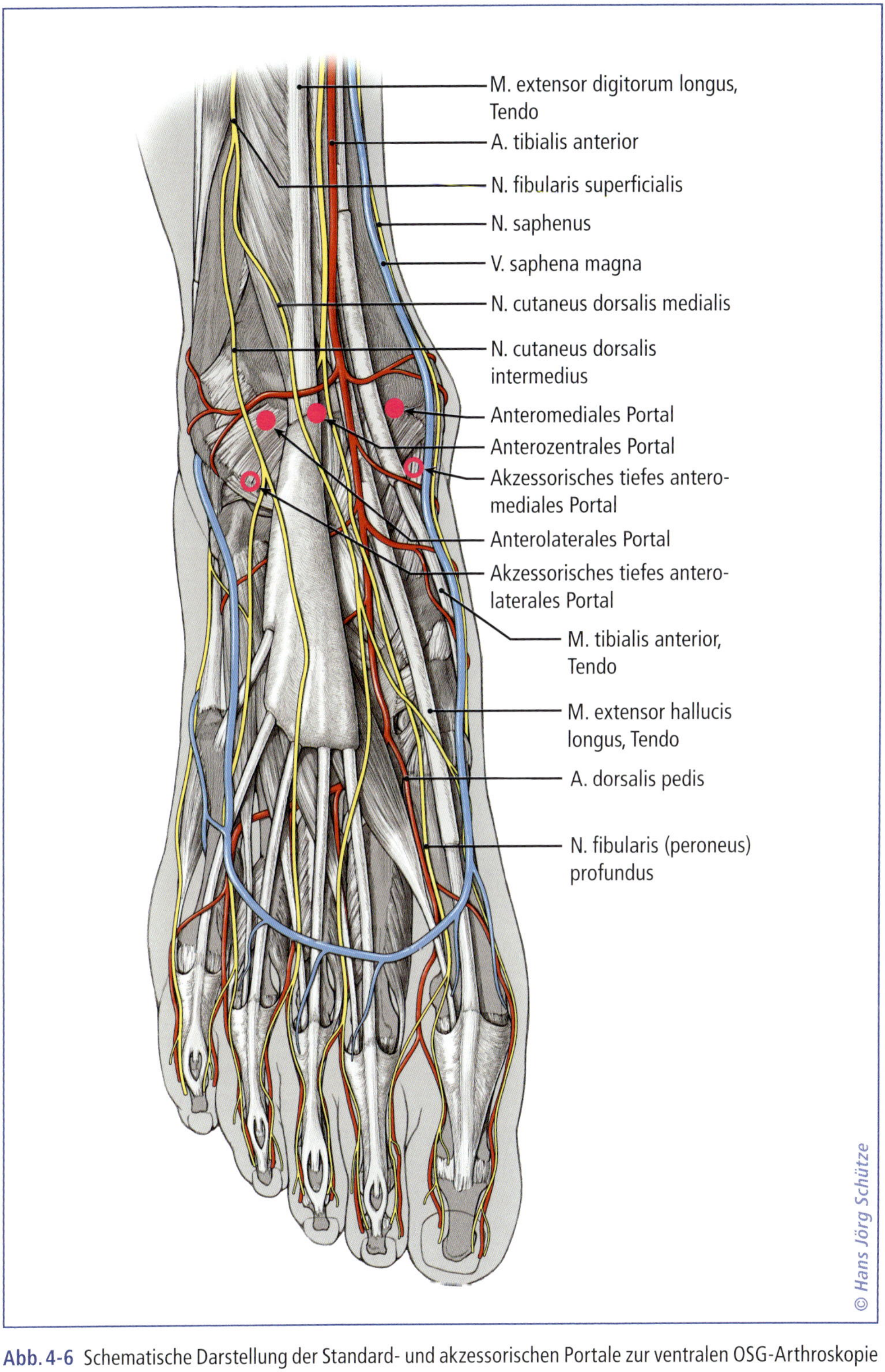

Abb. 4-6 Schematische Darstellung der Standard- und akzessorischen Portale zur ventralen OSG-Arthroskopie

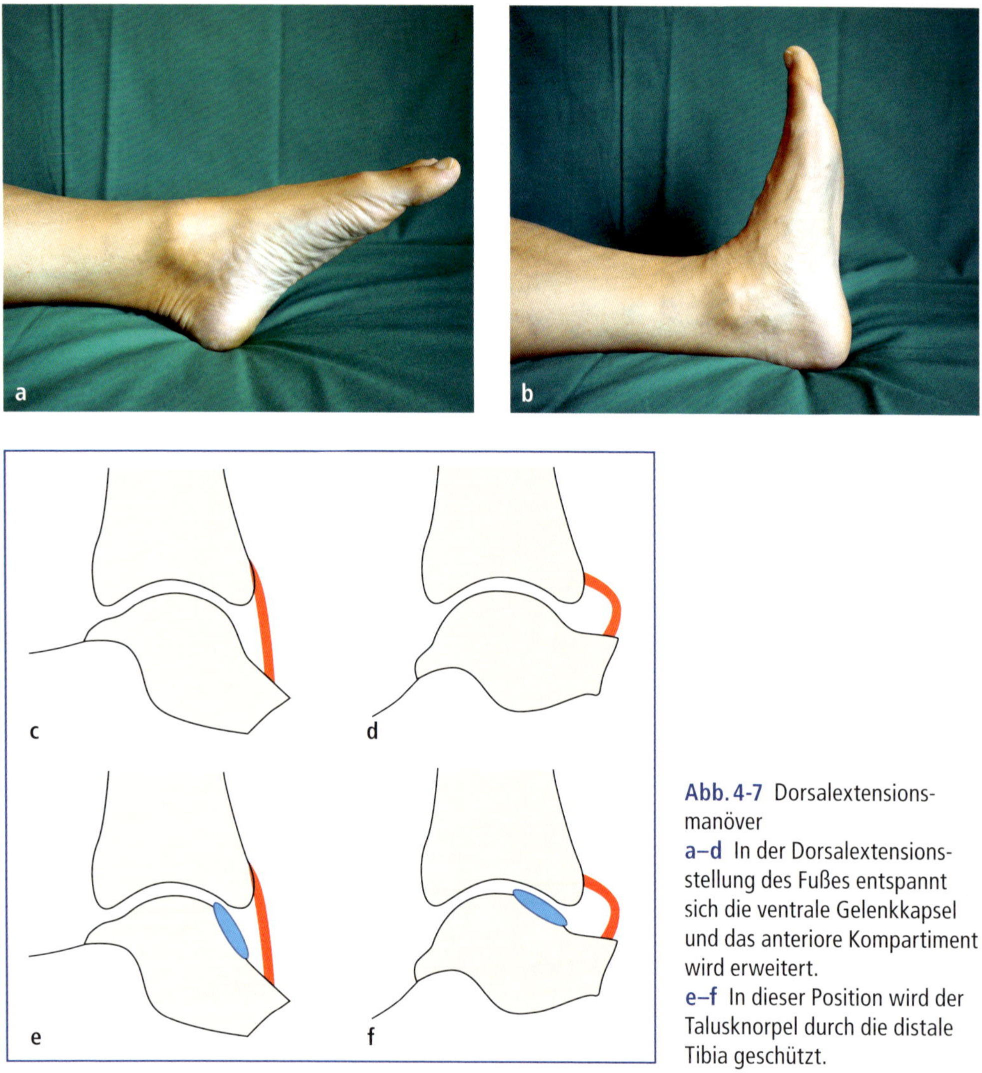

Abb. 4-7 Dorsalextensionsmanöver
a–d In der Dorsalextensionsstellung des Fußes entspannt sich die ventrale Gelenkkapsel und das anteriore Kompartiment wird erweitert.
e–f In dieser Position wird der Talusknorpel durch die distale Tibia geschützt.

Manche Operateure präferieren vor der Portalanlage das Auffüllen des Sprunggelenks mit 10–20 ml physiologischer Kochsalzlösung, um eine Aufweitung des Gelenkraums zu erzielen, die das Eingehen mit den Instrumenten erleichtert. Nicht selten kommt es dabei zu einer Fehllage der Injektionskanüle im periartikulären Weichteilgewebe und zu einem Paravasat. Eine ähnlich gute Erweiterung des ventralen Kompartiments wird durch eine Neutralstellung bzw. geringe Dorsalextensionsstellung des Sprunggelenks erreicht (▸ Abb. 4-7a, b). Die Entspannung der ventralen Gelenkkapsel erleichtert das Einführen der Instrumente (▸ Abb. 4-7c, d). Darüber hinaus wird der lasttragende Knorpel des ventralen Talus unter dem Tibiaplafond geschützt (▸ Abb. 4-7e, f). Die anterior des Gelenks verlaufenden Gefäße, Nerven und Sehnen sind weniger stramm gespannt und können den Instrumenten leichter ausweichen (van Dijk 2014).

4.4.1 Anteromediales Standardportal

Der **anteromediale Zugang** befindet sich direkt medial der Tibialis-anterior-Sehne auf Höhe der Gelenklinie (► Abb. 4-6). Diese korrekte Lage kann sehr gut lokalisiert werden, indem man das Gelenk in Neutralstellung bringt und die Tibia medial der Tibialis-anterior-Sehne mit dem Daumen von proximal nach distal abtastet (► Abb. 4-8a). Auf Höhe des Gelenkspalts rutscht der Daumen automatisch in eine kleine Grube, einen sogenannten **soft spot** (► Abb. 4-8b). Für die Arthroskopiezugänge wird die Haut generell nur oberflächlich inzidiert. Nachdem das subcutane Gewebe mit einem kleinen Klemmchen aufgespreizt wurde, wird die Kapsel mit dem Klemmchen perforiert und der Arthroskopieschaft mit einem stumpfen Obturator eingeführt. Strukturen, auf die insbesondere geachtet werden sollte, sind die V. saphena magna, der N. saphenus und die Tibialis-anterior-Sehne.

> **Merke** Bei der Portalanlage wird nur die Haut vorsichtig inzidiert und das Subcutangewebe stumpf aufgespreizt.

4.4.2 Anterolaterales Standardportal

Nachdem das Arthroskop anteromedial eingeführt wurde, wird der **anterolaterale Zugang** lateral der Sehne des M. extensor digitorum longus (► Abb. 4-6) unter direkter Sicht angelegt. Zunächst sollte der Verlauf des N. fibularis superficialis palpiert werden. Gelegentlich kann der N. cutaneus dorsalis intermedius (lateraler Ast des N. fibularis

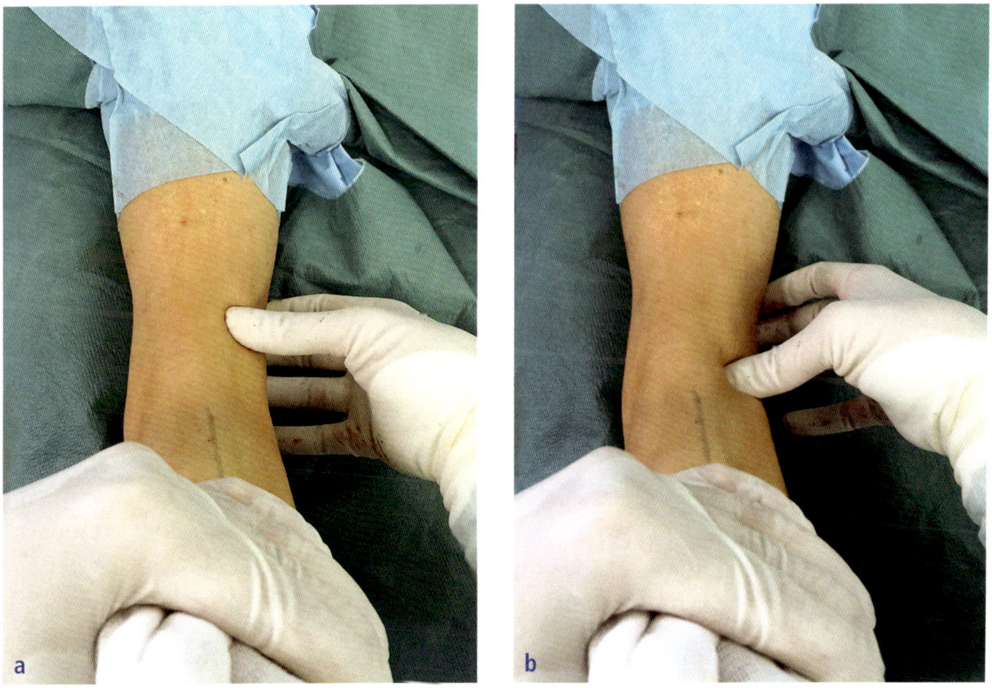

Abb. 4-8 Lokalisation des anteromedialen Portals
a Palpation der Tibia von proximal nach distal medial der Tibialis-anterior-Sehne
b Auf Höhe des Gelenkspalts ist der soft spot deutlich identifizierbar.

superficialis), der meist in der Nähe des Portals verläuft, auch mittels Diaphoskopie identifiziert werden. Unter Verwendung einer Kanüle wird das Portal lokalisiert (► Abb. 4-9a). Die Kanüle sollte möglichst parallel zur distalen Tibiakante platziert werden, um im weiteren Verlauf das problemlose Einführen der Instrumente in den Gelenkspalt zu ermöglichen (► Abb. 4-9b). Die Inzision erfolgt analog zum anteromedialen Vorgehen.

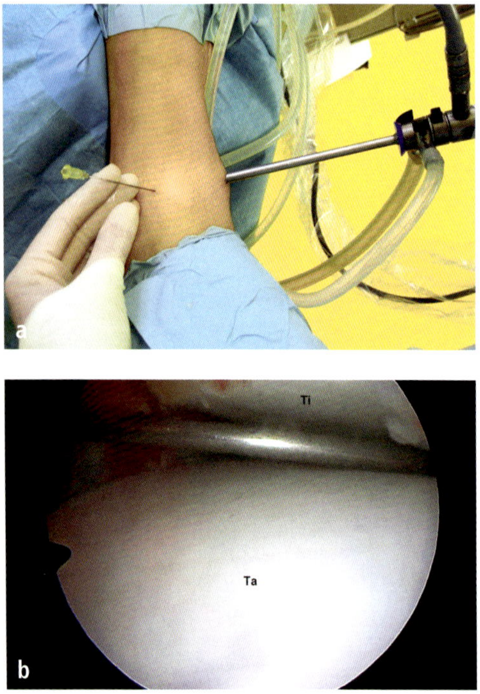

Abb. 4-9 Lokalisation des anterolateralen Portals
a percutane Identifikation der korrekten Lage mit einer Kanüle
b Eine optimale Position des Zugangs besteht, wenn sich die Kanüle ohne Hindernisse in den Gelenkspalt zwischen Talus (Ta) und Tibia (Ti) einführen lässt.

Merke Der anterolaterale Zugang sollte unter direkter Sicht exakt auf Höhe des Gelenkspalts angelegt werden, sodass sich die Instrumente intraoperativ mühelos bis in den Gelenkspalt einführen lassen.

Praxistipp Der N. cutaneus dorsalis intermedius ist unter Plantarflexion und Inversion des Fußes sehr gut palpabel.

4.4.3 Anterozentrales Portal

Der **anterozentrale Zugang** liegt auf Höhe der Gelenklinie zwischen der Sehne des M. extensor hallucis longus und der Sehne des M. extensor digitorum longus (► Abb. 4-6). Dieser Zugang ermöglicht eine komfortable Inspektion des gesamten Gelenks ohne Portalwechsel. In der Literatur wird jedoch das Verletzungsrisiko des ventralen Gefäß-Nerven-Bündels als nachteilig beschrieben (Schneppenheim et al. 2002, van Dijk 2014), sodass die Autorin von der Verwendung dieses Portals abrät.

4.4.4 Akzessorische Portale

Um Pathologien, die tiefer im medialen oder lateralen Gelenkkompartiment liegen, z. B. Gelenkkörper oder knöcherne Ausrissfragmente, zu erreichen, kommen akzessorische Portale zur Anwendung. Der **akzessorische tiefe anteromediale Zugang** wird etwa 1 cm ventral der Innenknöchelspitze angelegt (► Abb. 4-6). Der **akzessorische tiefe anterolaterale Zugang** liegt ca. 1 cm ventral der Spitze des Malleolus lateralis (► Abb. 4-6).

Auch bei diesen Portalen sollte vor der Inzision mit einer Injektionskanüle überprüft werden, ob die gewünschte Region erreicht werden kann.

Bedarfsweise können **posteriore Portale** ergänzt werden (► Kap. 5.4.1), wenn das Sprunggelenk über die ventralen Zugänge nicht vollständig einsehbar ist. Empfehlenswert ist die sogenannte **Wissingerrod-Technik**, bei der unter arthroskopischer Sicht über ein bestehendes ventrales Portal ein Draht oder ein Obturator durch das Gelenk nach posterolateral eingeführt wird. Über der posterolateralen Austrittsstelle des Obturators, die sich subcutan abzeichnet, wird die Inzision für das Portal angelegt.

Nach dem Einführen des Arthroskops über den anteromedialen Zugang und eines Tasthakens über das anterolaterale Portal, sollte obligat zunächst ein **diagnostischer Rundgang** durchgeführt werden. Es hat sich bewährt, einen systematischen Untersuchungsgang zu etablieren, um alle relevanten Aspekte zu erfassen. Folgende Darstellung zeigt eine mögliche Reihenfolge des Rundgangs (► Abb. 4-10):

1. Spitze des medialen Malleolus, Lig. deltoideum und mediales Kompartiment
2. mediale Talusschulter
3. zentrales Kompartiment
4. laterale Talusschulter, tibiofibularer Spalt, intraartikuläre Anteile des Syndesmosenkomplexes
5. Spitze des lateralen Malleolus, lateraler Bandapparat
6. Talushals, vordere Gelenkkapsel
7. posteriores Kompartiment (ggf. unter sanfter Distraktion)

Wichtig ist dabei, mit dem Tasthaken den Knorpel und die ligamentären Strukturen sorgfältig zu palpieren und auch einer dynamischen Prüfung zu unterziehen sowie eine Fotodokumentation durchzuführen. Durch das Drehen des Lichtkabels kann die Blickrichtung geändert werden, sodass die korrespondierende talare und tibiale bzw. fibulare Gelenkfläche beurteilt werden kann. Um einen vollständigen Überblick zu erlangen, ist meist ein Portalwechsel notwendig.

Zur Beurteilung eines Weichteilimpingements ist es sinnvoll, nach dem Rundgang den Zufluss des Spülmediums zu reduzieren oder ganz abzustellen, da die unter Druck zugeführte Flüssigkeit zu einer Entfaltung der Kapsel führt, was die Beurteilbarkeit der Gelenkinnenhaut und der Narbenstränge behindert. Unter dynamischen Extensions- und Flexionsbewegungen des Sprunggelenks kann in den meisten Fällen das Einklemmen des Gewebes visualisiert werden.

Merke Um eine vollständige Inspektion und Therapie durchzuführen, ist in der Regel ein Portalwechsel der Instrumente notwendig.

Praxistipp Zur Evaluation des Weichteilimpingements sollte bei der OSG-Arthroskopie der Druck und der Flow der Rollenpumpe reduziert oder unterbrochen werden und das Gelenk dynamisch bewegt werden.

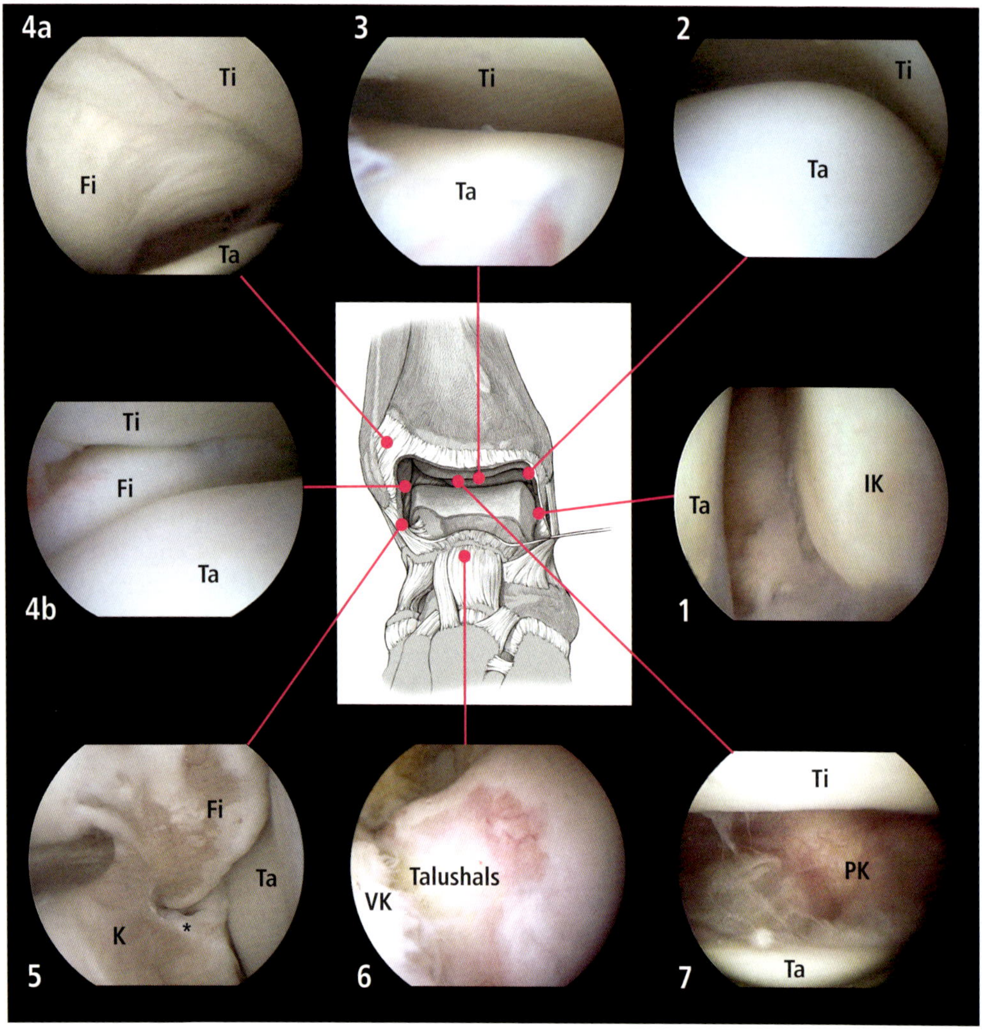

Abb. 4-10 Arthroskopischer diagnostischer Rundgang im oberen Sprunggelenk (rechter Fuß)
Position 1: Spitze des medialen Malleolus, mediale Taluswange, mediales Kompartiment und Lig. deltoideum
Position 2: mediale Talusschulter, mediales Kompartiment
Position 3: zentrales Kompartiment
Position 4a: tibiofibularer Spalt, intraartikulär sichtbarere Anteile des Syndesmosenkomplexes
Position 4b: laterale Talusschulter, distale Fibula
Position 5: Fibulaspitze, laterale Taluswange, anterolateraler Kapselbandapparat. In diesem Fall besteht eine Insuffizienz des Lig. fibulotalare anterius.
Position 6: ventrales Kompartiment mit ventraler Gelenkkapsel und Talushals
Position 7: posteriores Kompartiment mit posteriorer Gelenkkapsel
(Ta = Talus, Ti = Tibia, IK = Innenknöchel, Fi = Fibula, VK = ventrale Kapsel, PK = posteriore Kapsel, K = Kapselbandapparat, * = Bandapparat, Lig. fibulotalare anterius)

4.5 Operationstechniken

4.5.1 Synovialitis und Weichteil-impingement

Die Behandlung beim weichteilbedingten Impingementsyndrom des OSG besteht in der Entfernung der entzündlich veränderten Gelenkinnenhaut (► Abb. 4-11) und der störenden Narbenstränge (► Abb. 4-12). Die Verwendung eines Weichteilshavers ermöglicht eine schnelle und zeitsparende Resektion (► Abb. 4-13), wobei darauf zu achten ist, dass der Sog äußerst sparsam dosiert wird und die Öffnung des Shaveransatzes möglichst zum Knochen ausgerichtet ist. Andernfalls kann es zu Verletzungen der anterioren Gelenkkapsel, des Gefäß-Nerven-Bündels und der Sehnen kommen. Alternativ kann eine bipolare Radiofrequenzelektrode zur Weichteilresektion eingesetzt werden (► Abb. 4-14). Die Geweberesektion

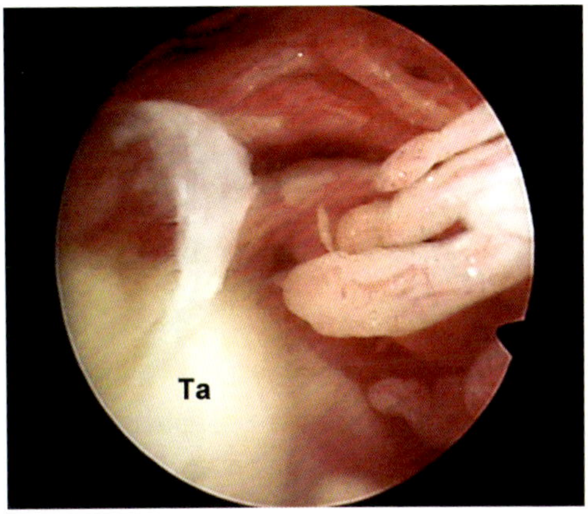

Abb. 4-11 Arthroskopisches Bild einer ausgeprägten Synovialitis im oberen Sprunggelenk (Ta = Talus)

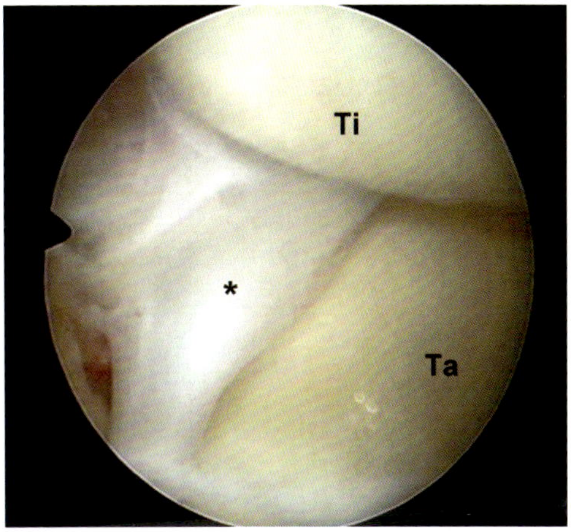

Abb. 4-12 Posttraumatischer Narbenstrang (*) im rechten oberen Sprunggelenk, der von der ventralen Kapsel in den Gelenkspalt verläuft (Ta = Talus, Ti = Tibia)

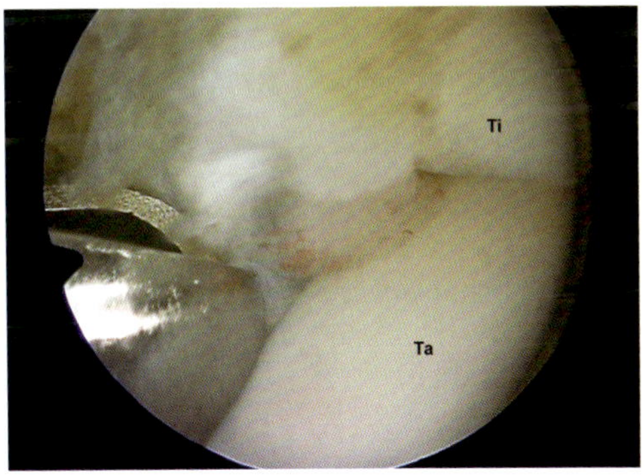

Abb. 4-13 Resektion des einklemmenden Weichteilgewebes in der anterolateralen Gelenkecke mit einem Shaver (rechter Fuß) (Ta = Talus, Ti = Tibia)

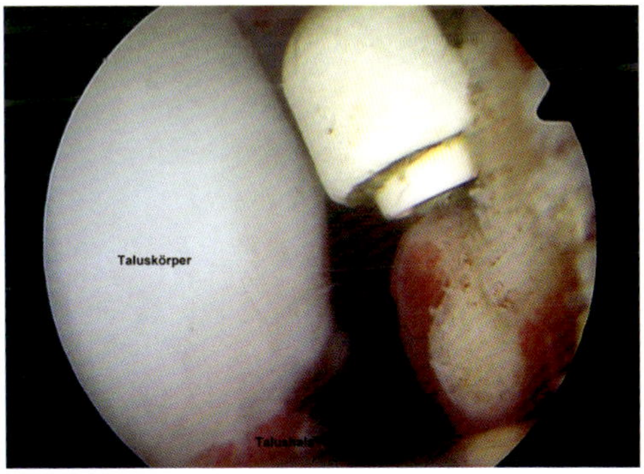

Abb. 4-14 Synovialektomie mit einer HF-Ablationselektrode im anterioren Kompartiment (gleicher Patient wie in Abbildung 4-11)

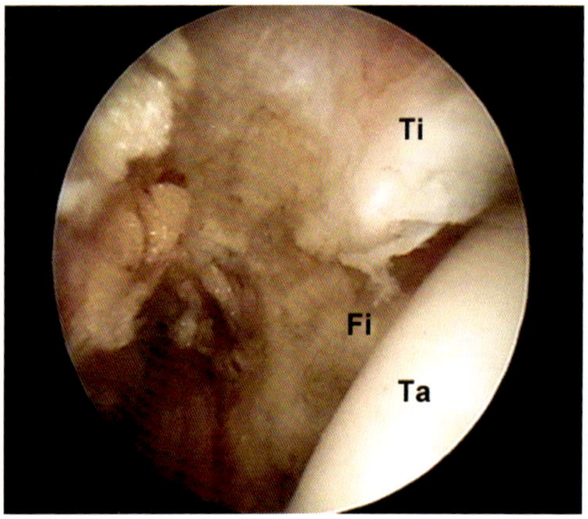

Abb. 4-15 Nach der Resektion: Dargestellt sind der Talus (Ta), die laterale Tibiakante (Ti) und die Fibula (Fi) (gleicher Patient wie in Abbildung 4-11).

gelingt hiermit unter einer deutlich geringeren Blutungsneigung. Allerdings muss ein ausreichender Abstand der Sondenöffnung zur Gelenkfläche berücksichtigt werden, um iatrogene Hitzeschäden am Knorpel zu verhindern.

Intraoperativ kann mit der oben beschriebenen Methode der intraartikulären Druckreduktion (► Kap. 4.4) direkt überprüft werden, ob das Resektionsausmaß ausreichend ist. Das anteriore Gelenkkompartiment sollte frei einsehbar sein und bei der dynamischen Untersuchung sollten keine Gewebeteile mehr einklemmen (► Abb. 4-15).

> **!** **CAVE** Beim Einsatz des Shavers zum Weichteildébridement sollte der Sog vorsichtig appliziert und die Shaveröffnung zum Knochen ausgerichtet werden, um eine akzidentelle Schädigung der Gelenkkapsel zu vermeiden.

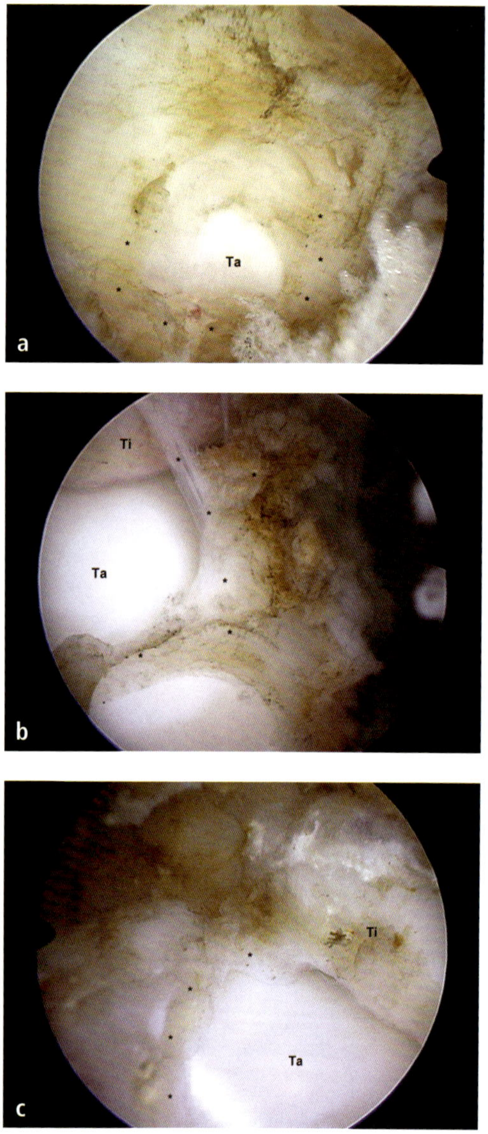

Abb. 4-16 Patientin mit einer posttraumatischen Arthrofibrose des OSG
a Nach dem Einführen des Arthroskops ist der Talus (Ta) aufgrund der Briden (*) kaum zu erkennen.
b Ansicht von anteromedial nach fortgeschrittenem Débridement (Ti = Tibia)
c Ansicht von anterolateral

4.5.2 Arthrofibrose

Bei der Arthrofibrose erschweren die Verwachsungen den Zugang zum Gelenk erheblich (► Abb. 4-16a–c). Der Gelenkraum ist nach Einführung des Arthroskops in das OSG meist nicht identifizierbar, sodass zunächst eine Resektion der Briden mit dem Weichteilshaver notwendig ist. Bei einer starken Fibrosierung des Gewebes lassen sich die Stränge und der Pannus oftmals besser mit einem Punch durchtrennen (► Abb. 4-17). Die Therapie umfasst die vollständige Ausräumung des ventralen und zentralen sowie des posterioren Kompartiments. Letzteres muss in der Regel über ein dorsales Zusatzportal adressiert werden. Ziel ist es, das Gelenkcavum und die Gelenkflächen wieder vollständig abgrenzen zu können (► Abb. 4-18).

4.5.3 Ventrales knöchernes Impingement durch Osteophyten

Vor der Resektion der Osteophyten müssen diese zunächst durch ein Weichteildébridement vollständig dargestellt werden (► Abb. 4-19a, b). Die Resektion kann anschließend mit einem schmalen Flachmeißel (4–7 mm), der über das Arthroskopieportal eingeführt wird, abgetragen werden. Die Fragmente werden anschließend mit einer Fasszange extrahiert. Alternativ können

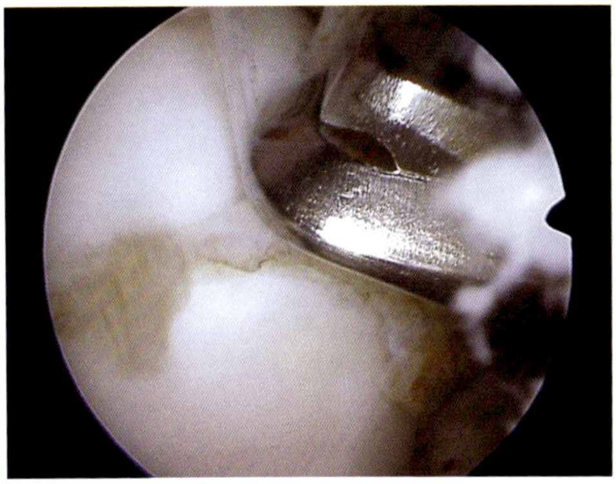

Abb. 4-17 Resektion des fibrösen Gewebes mit einem Punch

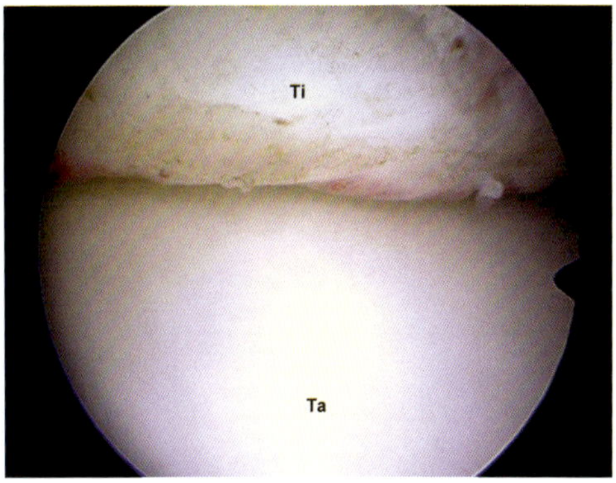

Abb. 4-18 Resultat nach der vollständigen Resektion aller Verwachsungen. Die Tibia (Ti) und der Talus (Ta) sowie der Gelenkspalt sind wieder abgrenzbar.

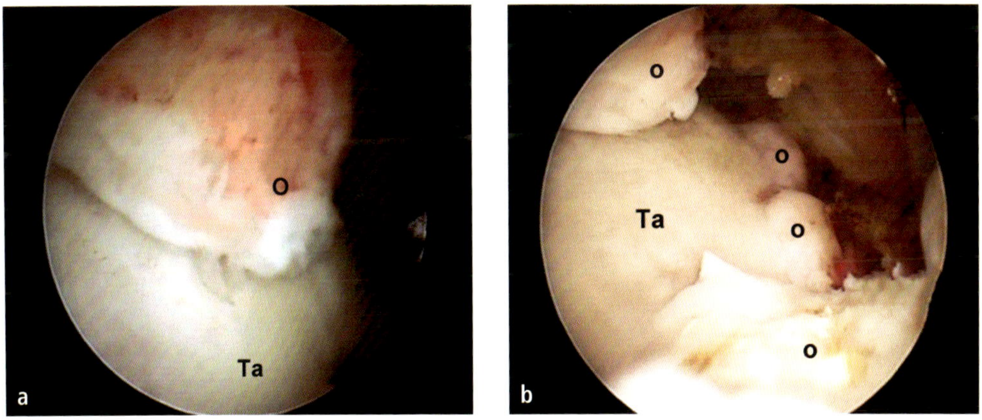

Abb. 4-19 Ventrales knöchernes OSG-Impingement Grad III
a großer distaler Tibiaosteophyt (O) (Ta = Talus)
b Zusätzlich bestehen multiple osteophytäre Anbauten (O) am Talushals (Ta = Talus).

motorbetriebene Knochenfräsen (Kugel-, Zapfen- oder Walzenfräsen) verwendet werden (► Abb. 4-20). Die Osteophytenglättung im ventralen Gelenkanteil ist technisch wesentlich einfacher, wenn der Fuß in eine Dorsalextensionsstellung gebracht wird. Im Vergleich zur Situation unter Plantarflexion und Distraktion, bei der sich die Gelenkkapsel stark anspannt und vor allem Osteophyten an der distalen Tibiakante verdeckt werden (► Abb. 4-21a), hebt sich die Kapsel unter Dorsalextension ab und die Knochenanbauten gelangen ohne Hindernisse zur Ansicht (► Abb. 4-21b). Wie in Kapitel 4.4 beschrieben, wird der Talusknorpel in dieser Position geschützt, sodass auch bei einer Resektion auf Höhe der Gelenklinie das Risiko iatrogener Knorpelschäden minimiert wird. Darüber hinaus erweitert sich in dieser Position der anteriore Arbeitsraum, was das Manövrieren der Instrumente vereinfacht.

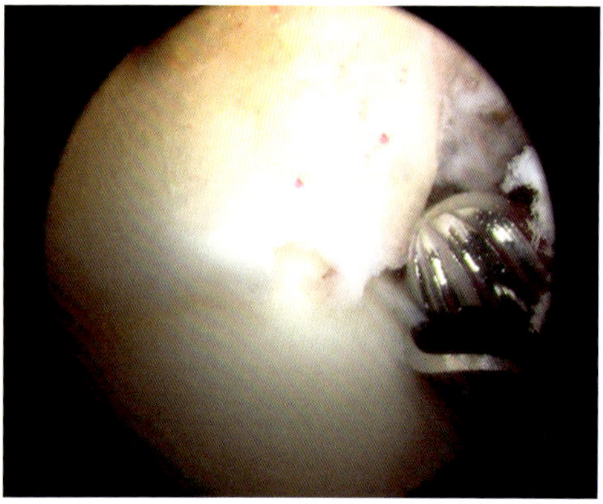

Abb. 4-20 Glättung des Tibiaosteophyten mit einer Walzenfräse

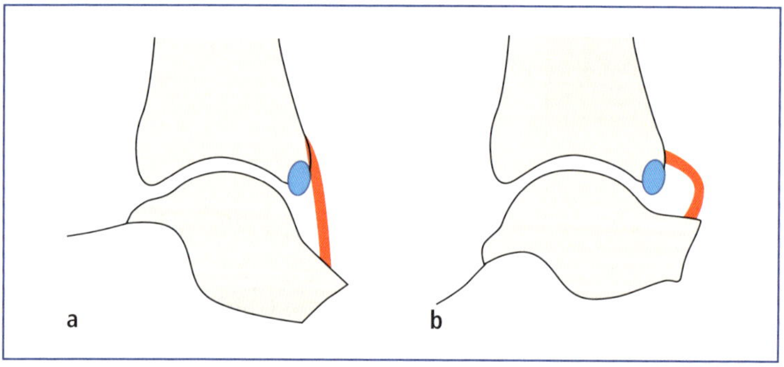

Abb. 4-21 Dorsalextensionsmanöver (siehe auch Abbildung 4-7a–f)
a Bei Extension bzw. Distraktion spannt sich die vordere Gelenkkapsel an und bedeckt die ventralen Osteophyten.
b Bei Dorsalextension bewirkt die Entspannung der Kapsel und Erweiterung des Arbeitsraums eine erleichterte Darstellung der Osteophyten.

Abschließend sollte unter arthroskopischer Sicht sichergestellt werden, dass bei maximaler Dorsalextension das mechanische Hindernis behoben ist (► Abb. 4-22). Neben der postoperativen Röntgenkontrolle (► Abb. 4-23a, b) wird arthroskopisch eher unerfahrenen Operateuren vor allem zu Beginn der Lernkurve eine intraoperative Bildwandlerkontrolle zur Überprüfung der vollständigen Exophytenresektion empfohlen.

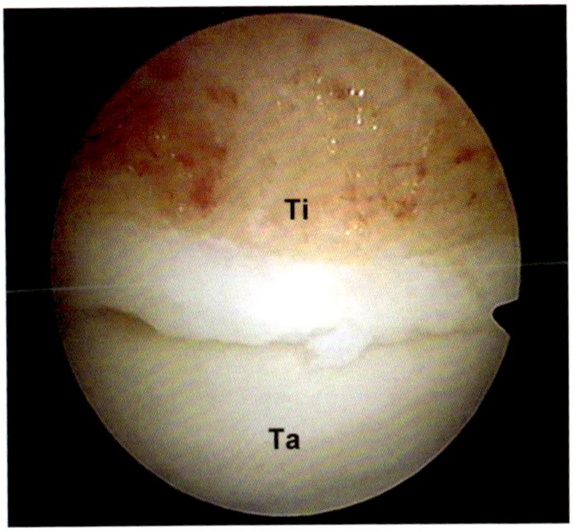

Abb. 4-22 Arthroskopische Ansicht nach vollständiger Resektion der Osteophyten (Ta = Talus, Ti = Tibia)

> **Praxistipp** Das Dorsalextensionsmanöver erweitert den anterioren Gelenkraum und verbessert die Zugänglichkeit zu ventral gelegenen Osteophyten.

Handelt es sich um sogenannte Instabilitätsosteophyten, die sich im Sinne einer kompensatorischen Abstützreaktion bei einer ligamentären Insuffizienz gebildet haben, ist eine einzeitige oder zeitnahe zweizeitige Bandrekonstruktion (► Kap. 14) angeraten, um stabile Gelenkverhältnisse zu erreichen.

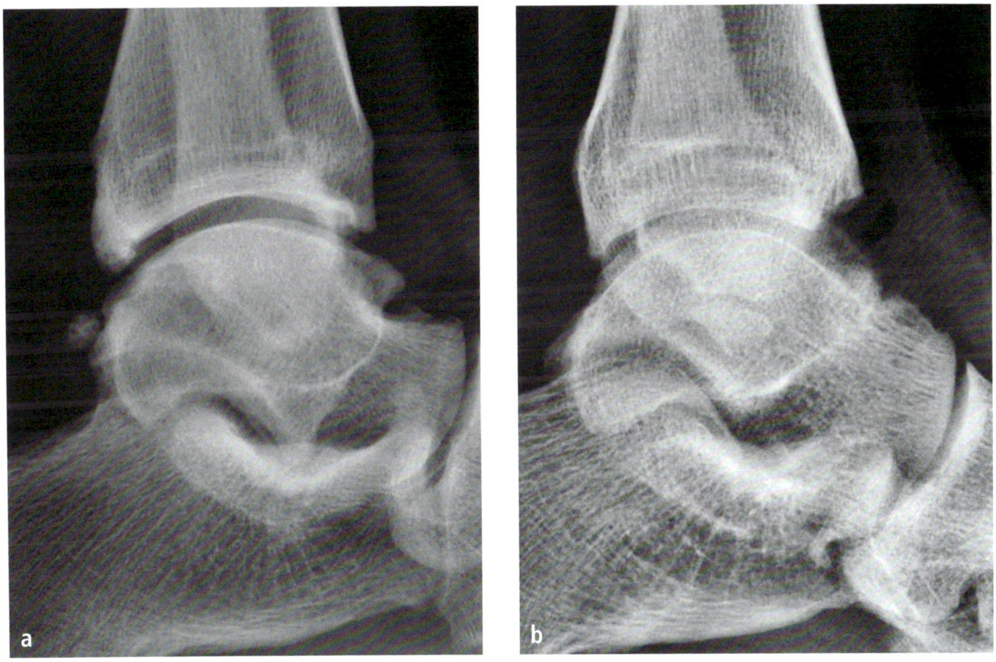

Abb. 4-23 Radiologische Kontrolle im seitlichen Strahlengang
a präoperativer Röntgenbefund
b postoperatives Röntgenbild nach einer kombinierten ventralen und dorsalen Dekompression

4.5.4 Gelenkkörper/Chondromatosen

Gelenkkörper sind fast immer mit einer Synovialitis assoziiert. Häufig liegen diese nicht als Corpora libera vor, sondern sind mit der Kapsel oder mit der Gelenkinnenhaut verwachsen (► Abb. 4-24a–c). Die Ossikel sind dann häufig schwer auffindbar, sodass zunächst eine Synovialektomie, wie in Kapitel 4.5.1 beschrieben, durchzuführen ist. Die Gelenkkörper werden mit einer Fasszange entfernt (► Abb. 4-25a–c). Bei größeren Fragmenten muss ggf. das Arthroskopieportal um einige Millimeter erweitert werden.

4.5.5 Arthrose

Wie in Kapitel 4.1.5 dargestellt, sind nachhaltige Erfolgsaussichten der Arthroskopie bei generalisierten degenerativen Veränderungen des Sprunggelenks limitiert, weshalb die Indikation äußerst differenziert gestellt werden muss. Die therapeutischen Maßnahmen umfassen die Synovialektomie, die Osteophytenglättung (► Abb. 4-26a, b), die Entfernung freier Gelenkkörper und ggf. die Glättung von Knorpellappen. Bei einer fortgeschrittenen Sprunggelenksarthrose kann die Arthroskopie eingesetzt werden, um eine minimal-invasive OSG-Arthrodese durchzuführen (► Kap. 8).

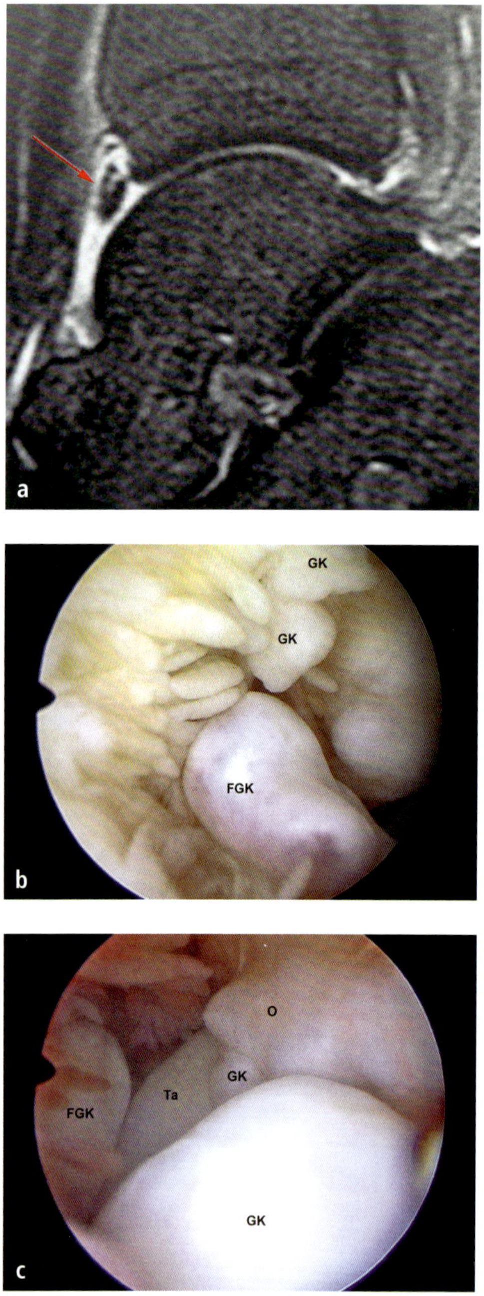

Abb. 4-24 46-jähriger Patient mit schmerzhaften Gelenkblockierungen
a präoperatives MRT-Bild: multiple Gelenkkörper in der vorderen Gelenkkammer (Pfeil)
b u. **c** Mischbild mit freien Gelenkkörpern (FGK) und mit dem Gewebe verwachsenen Gelenkkörpern (GK). Zusätzlich bestehen eine Synovialitis und ein kleiner Tibiaexophyt (O). (Ta = Talus)

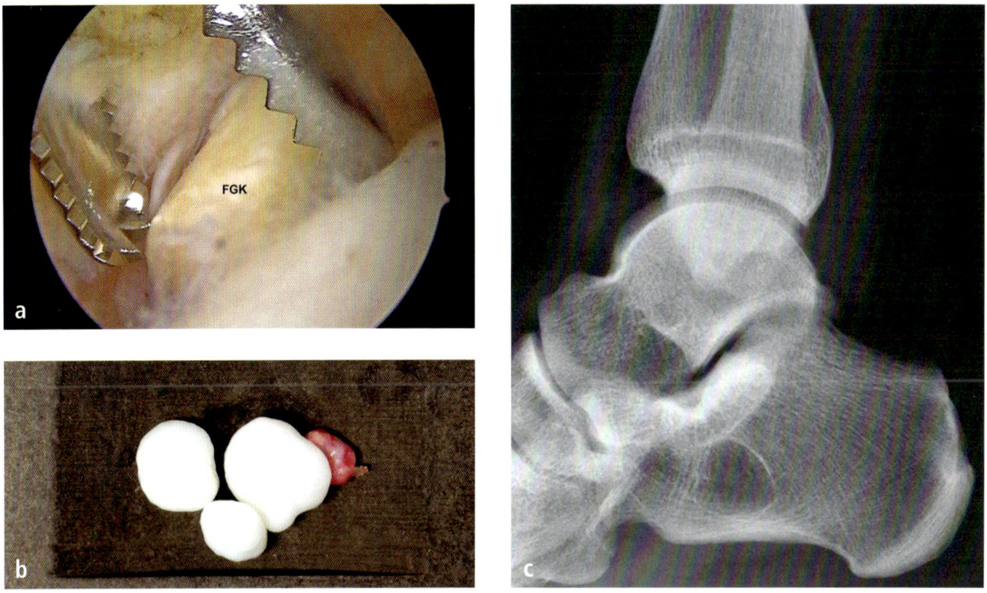

Abb. 4-25 Entfernung der Gelenkkörper
a Entfernung der Ossikel mit einer Fasszange
b Rektate
c Das postoperative Röntgenbild zeigt die vollständige Entfernung der Gelenkkörper und die geglättete distale Tibiavorderkante.

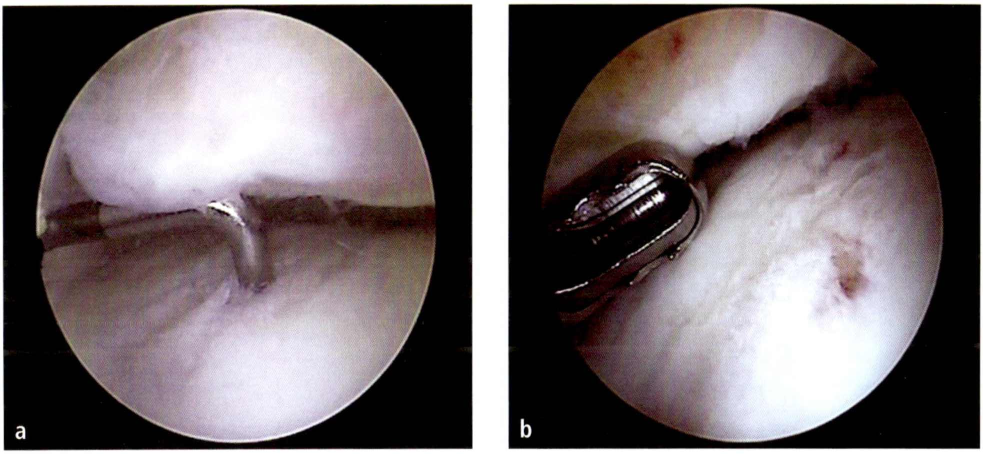

Abb. 4-26 OSG-Arthrose
a tibiale Knochennase mit großflächigem Knorpelschaden am Talus
b nach arthroskopischer Glättung des Osteophyten

4.5.6 Chondrale und osteochondrale Flakefrakturen

Je nach Alter der Verletzung findet sich nach dem Einführen des Arthroskops meist noch ein (organisierter) Hämarthros, der zunächst ausgeräumt werden muss. Handelt es sich um eine oberflächliche Abscherung mit einem rein chondralen Flake, wird dieser aus dem Gelenk entfernt. Das Vorgehen bei osteochondralen Frakturen des Talus hängt von der Fragmentgröße, der Fragmentvitalität und der Knochensubstanz auf der Unterseite des Flakes ab. Eindeutige Daten liegen hierzu nicht vor. Empfohlen wird aber generell eine Fixation ab einem Fragmentdurchmesser von 15 mm, sofern eine gute spongiöse Auflagefläche gegeben ist. Das Talusbett wird mit einem Shaver oder einem scharfen Löffel vorsichtig angefrischt, ohne eine wesentliche Vertiefung der Läsion zu erzeugen, und der Defekt kann mit einem dünnen K-Draht angebohrt werden. Ob dieses Vorgehen die Chancen der Anheilung erhöht, ist nicht belegt. Anschließend wird das Fragment anatomisch gerecht eingepasst und fixiert. Hierzu werden meist resorbierbare Pins verwendet oder kleine Titanschrauben, deren Schraubenkopf unterhalb des Knorpelniveaus versenkt wird. Ist eine Wiederherstellung der Gelenkfläche in arthroskopischer Technik nicht möglich, kann ggf. auf ein offenes Vorgehen gewechselt werden.

Wenn die Größe und die Beschaffenheit des Flakes keine Fixierung erlaubt, wird das Fragment entfernt und eine Mikrofrakturierung oder Anbohrung der Defektzone durchgeführt, um über eine Knochenmarkstimulation eine Regeneratbildung in der Läsion zu erzielen (▶ Abb. 4-27a–l). Die OP-Technik ist in Kapitel 13.1 dargestellt.

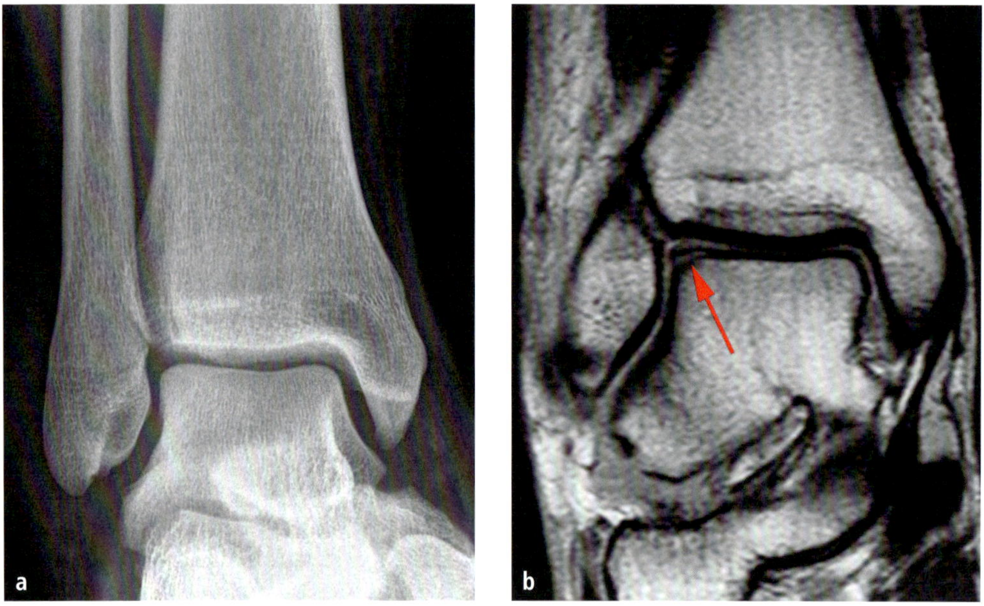

Abb. 4-27 24-jähriger Patient mit Bewegungs- und Belastungsschmerz 2 Wochen nach einem OSG-Distorsionstrauma rechts

a Das konventionelle Röntgenbild ist unauffällig.

b u. **c** Im MRT wird die osteochondrale Verletzung der lateralen Talusschulter erkennbar (⟵).

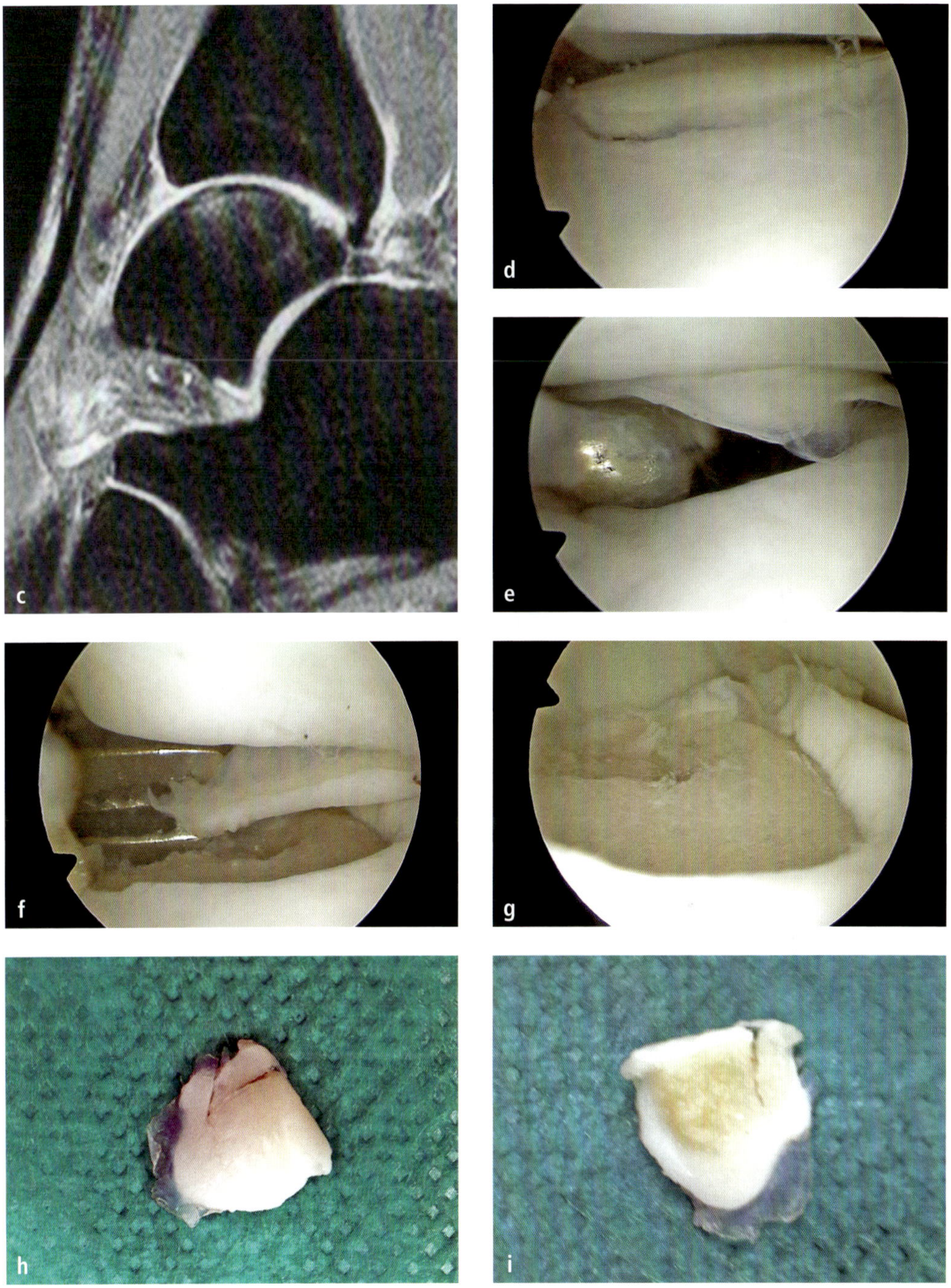

Abb. 4-27 (Fortsetzung)
d intraoperativer Befund der OSG-Arthroskopie
e Die Knorpelknochenschuppe lässt sich mit einem Tasthaken anheben.
f Entfernung des Flakes mit einer Fasszange
g osteochondraler Schaden der lateralen Talusfläche
h Oberfläche des Fragments, das in sich gebrochen ist (Durchmesser: 8 mm)
i Unterfläche des Fragments mit geringer spongiöser Substanz

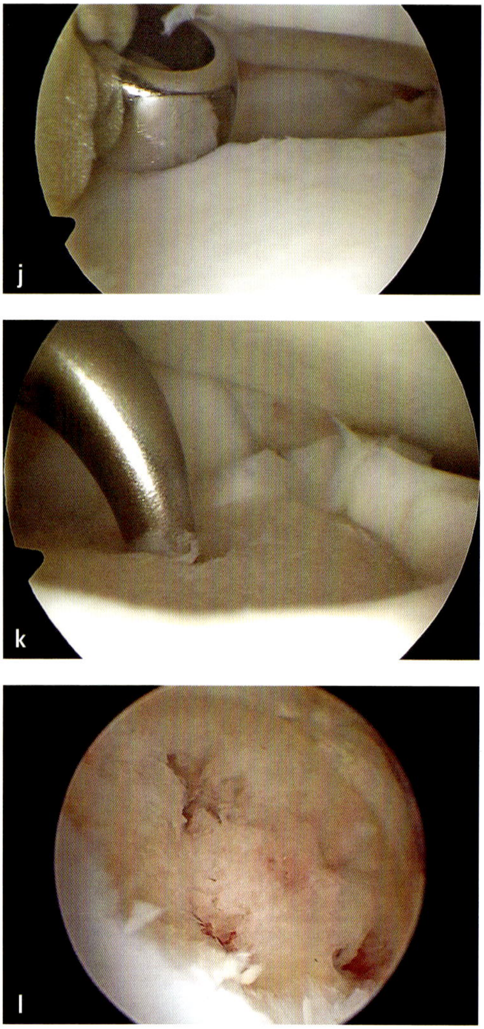

Abb. 4-27 (Fortsetzung)
j Aufgrund der Fragmentgröße und -beschaffenheit ist eine Refixation nicht Erfolg versprechend. Glättung des Läsionsrandes mit einer Ringcurette.
k Mikrofrakturierung der Läsion
l Nach Öffnen der Blutsperre sind Blutungen aus dem spongiösen Kochen erkennbar.

Merke Die Fixation eines osteochondralen Flakes nach einem akuten Trauma wird empfohlen ab einer Fragmentgröße von 15 mm Durchmesser und wenn ausreichend spongiöse Substanz an der Auflagefläche vorhanden ist.

4.5.7 Chronische chondrale und osteochondrale Läsionen

Die operativen Behandlungsmöglichkeiten dieser Pathologien werden ausführlich in Kapitel 13 erläutert.

4.5.8 Subchondrale zystische Läsionen

Die Darstellung der arthroskopischen Therapie subchondral gelegener zystischer Veränderungen im Talus bei intakter Knorpelschicht erfolgt in Kapitel 13.4.

4.5.9 Arthroskopisch gestützte Frakturversorgung

Die Arthroskopie kann bei Frakturen des Sprunggelenks eingesetzt werden, um intraartikuläre Schäden zu evaluieren (► Abb. 4-28) und um das anatomisch korrekte Repositionsergebnis der Gelenkflächen sicherzustellen. Die Fixation der Fraktur erfolgt offen oder percutan nach den üblichen Osteosyntheseprinzipien.

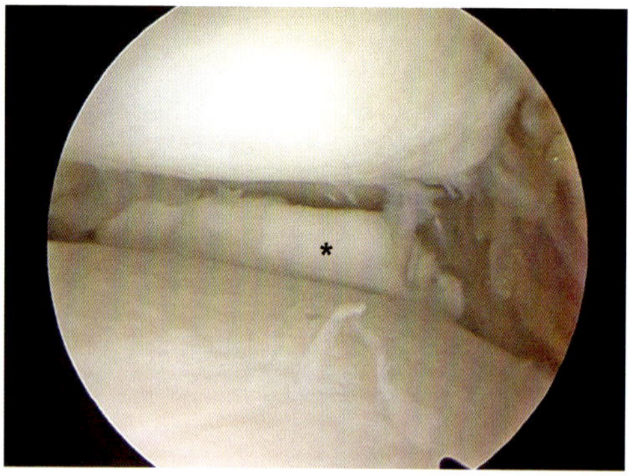

Abb. 4-28 Arthroskopische Inspektion des intraartikulären Knorpelschadens bei einer Weber-B-Fraktur. Der Knorpel ist aufgefasert und im posterolateralen Kompartiment findet sich ein osteochondraler Flake (*).

4.5.10 Arthroskopische Gelenkstabilisierung

Die Technik der arthroskopischen Gelenkstabilisierung ist in Kapitel 14.2 beschrieben.

4.6 Nachbehandlung

Am 1. postoperativen Tag wird der Verbandswechsel durchgeführt. Die Hautfäden werden in der Regel nach 12–14 Tagen entfernt. Das postoperative Regime nach einer OSG-Arthroskopie hängt von dem spezifischen Eingriff ab. Nach einer Synovialektomie, einem Weichteildébridement oder einer Arthrolyse sowie nach einer Osteophytenresektion und der Entfernung von Gelenkkörpern ist keine Ruhigstellung erforderlich. Eine Teilbelastung des Fußes für 3–5 Tage unter adäquater medikamentöser Thromboseprophylaxe ist sinnvoll. Anschließend folgt der beschwerdeadaptierte Belastungsaufbau. Ist zusätzlich eine einzeitige Bandstabilisierung des Sprunggelenks durchgeführt worden, wird das postoperative Procedere angepasst.
Die Behandlungsempfehlungen werden im Folgenden detailliert dargestellt.

Nachbehandlungsschemata

Nach Synovialektomie, Weichteildébridement, Arthrolyse, Osteophytenresektion und Entfernung von Gelenkkörpern

- Teilbelastung mit 10–20 kg für 3–5 Tage postoperativ, anschließend schmerzadaptierter Belastungsaufbau zur Vollbelastung
- passive und aktive Physiotherapie ab dem 2. postoperativen Tag
- stadiengerechte Thromboseprophylaxe, Hochlagerung, Kryotherapie, Schmerztherapie und Lymphdrainage
- sportliche Belastungen ab der 5. postoperativen Woche

Nach Refixation eines osteochondralen Flakes

- Anlage eines Unterschenkelwalkers in Neutralstellung für 6 Wochen postoperativ
- Teilbelastung mit 10–20 kg für 6 Wochen, anschließend stufenweiser Belastungsaufbau
- passive und aktive Beübung des OSG ab dem 2. postoperativen Tag
- stadiengerechte Thromboseprophylaxe, Hochlagerung, Kryotherapie, Schmerztherapie und Lymphdrainage
- keine Impact- und Kontaktsportarten für ca. 6 Monate postoperativ

Nach Therapie chronischer osteochondraler Läsionen oder subchondraler Zysten

- ► Kap. 13

Nach arthroskopischer Arthrodese

- ► Kap. 8.6

Nach (arthroskopischer) Sprunggelenkstabilisierung

- ► Kap. 14.2

4.7 Ergebnisse und Risiken

Oftmals liegen simultan mehrere Pathologien am OSG vor (Tol et al. 2001), sodass die Datenlage zu den Resultaten der arthroskopischen Behandlung singulärer Pathologien am OSG begrenzt ist. Das knöcherne Impingement ist häufig mit einer Weichteileinklemmung assoziiert und chronische (osteo-)chondrale Schäden bedingen oftmals eine reaktive Synovialitis.

Für das isolierte weichteilbedingte OSG-Impingement werden in der Literatur 84–94 % sehr gute und gute klinische Ergebnisse angegeben (Ferkel et al. 1991, Kim u. Ha 2002, Thein u. Eichenblat 1992). Nach durchschnittlich 25 Monaten wies Hassan (2007) bei 23 Patienten eine Verbesserung des AOFAS Scores von 34 (Range 4–57) auf 89 (Range 60–100) nach. Sowohl Gulish et al. (2005) mit einem postoperativen AOFAS Score von 95 Punkten als auch Koczy et al. (2009) mit einer Steigerung von 75,4 auf 92 Punkte im AOFAS Score nach 12 Monaten postoperativ erreichten sehr gute Resultate nach der arthroskopischen Weichteilresektion.

Die bis dato einzige Studie zur arthroskopischen Therapie des isolierten ventralen, rein knöchernen OSG-Impingements liegt von Ogilvie-Harris et al. (1993) vor. Bei insgesamt 16 von 17 Patienten ließ sich eine signifikante Verbesserung der Schwellung, des Schmerzlevels und der Dorsiflexion im OSG erzielen.

In den meisten Fällen des ventralen Sprunggelenkimpingements ist jedoch eine kombinierte Knochen- und Weichteilresektion erforderlich. In der Literatur werden für die kombinierte Osteophytenabtragung mit einer Synovialektomie ähnlich gute Ergebnisse wie für das isolierte Weichteildébridement beschrieben. Rasmussen und Jensen (2002) berichten über 89 % exzellente und gute Ergebnisse bei kombiniertem Vorgehen. Bauer et al. (2010) stellten in ihrem Patientenkollektiv eine signifikante Verbesserung der Dorsalextension von 7° auf 16° und der Plantarflexion von 20° auf 34° nach einer ausgedehnten anterioren Synovialektomie mit Exostosenabtragung fest. Die Autoren unterstreichen in ihrer Arbeit die Wichtigkeit der frühzeitigen postoperativen Mobilisation und Bewegungstherapie zum Erhalt des intraoperativ erreichten Bewegungsumfangs. In der Studie von Murawski und Kennedy (2010) wurde eine Verbesserung im AOFAS Score von 62,83 auf 91,17 Punkte sowie ein Anstieg im SF-36v2 Score von 61,54 auf 92,21 Punkte nachgewiesen. 93 % der Behandelten waren mit dem Ergebnis sehr zufrieden und 97,5 % erlangten ihren präoperativen sportlichen Aktivitätslevel.

Inwieweit sich das Vorliegen konkomitierender Pathologien auf das Outcome der arthroskopischen Therapie des anterioren OSG-Impingements auswirkt, ist umstritten. Die Arbeitsgruppen von Mardani-Kivi et al. (2013) wiesen keinen Einfluss chondraler Läsionen auf das Ergebnis nach einer arthroskopischen anterioren Gelenkdekompression nach. Parma et al. (2014) hingegen stellten einen signifikanten Zusammenhang zwischen dem postoperativem Resultat und dem Schweregrad des begleitenden Knorpelschadens fest.

Der Nutzen der Arthroskopie bei Gelenkverschleiß ist umstritten. Ogilvie-Harris und Sekyi-Otu haben bereits 1995 nachgewiesen, dass der arthroskopische Eingriff nur bei 62 % seiner Patienten mit einer generalisierten OSG-Arthrose zu einer Besserung der Schmerzsymptomatik führte. Eine normale Gelenkfunktion konnte nur in 7 % der Fälle erreicht werden. Bessere Ergebnisse werden in Fällen mit einer lokalen Gelenkdegeneration beschrieben (Cheng u. Ferkel

1998, Lampert 2011). Ausschlaggebend für ein gutes postoperatives Outcome bei der OSG-Arthrose sind weniger die Größe und die Lokalisation der Osteophyten, sondern vielmehr die präoperativ bestehende Gelenkspaltweite. Van Dijk et al. (1997) erzielten in einem Patientenkollektiv mit tibiotalarer Gelenkspaltverschmälerung in nur 50 % der Fälle gute und exzellente Ergebnisse durch ein arthroskopisches Débridement. In der Gruppe mit physiologischer Gelenkspalthöhe lag die Rate guter und exzellenter Ergebnisse bei 90 %. In einer weiteren Langzeitstudie aus der gleichen Arbeitsgruppe wird darauf hingewiesen, dass eine postoperativ weiter abnehmende Gelenkspaltweite mit signifikant schlechteren Ergebnissen korreliert, wogegen wieder auftretenden Osteophyten eine geringere prognostische Bedeutung beigemessen wird (Tol et al. 2001). Daraus lässt sich folgern, dass ein nachhaltiger Benefit durch die arthroskopische Behandlung der OSG-Arthrose nur bei lokal begrenzten degenerativen Prozessen und bei einer Gelenkspaltweite von mindestens 2 mm zu erwarten ist.

Die Datenlage zur arthroskopischen Therapie akuter chondraler und osteochondraler Verletzungen ist limitiert. Es wird eine Refixierung bei einem Durchmesser > 15 mm bei ausreichender spongiöser Substanz an der Unterseite des Fragments empfohlen (Stone 1996, van Dijk u. Kennedy 2014). Langzeitstudien wurden bisher nicht publiziert.

Bei chronischen osteochondralen Läsionen sind Refixationsverfahren aufgrund der schlechten Heilungskapazität des meist avitalen Dissekats selten Erfolg versprechend. Die Ergebnisse und Risiken der Therapie dieser Entität werden in Kapitel 13.5 diskutiert.

In den 1970er- und 1980er-Jahren wurde eine Komplikationsrate der Sprunggelenksarthroskopie mit 13,6–24,6 % angegeben. Diese hohe Rate wurde auf den Einsatz ungeeigneter und für die OSG-Arthroskopie unspezifischer Instrumente und auf die Verwendung invasiver Distraktoren zurückgeführt (Sprague et al. 1989). Etwa 10–20 Jahre später wurde diese Zahl mit 10,3 % beziffert, wobei etwa ein Drittel der Komplikationen (3,7 %) Nervenläsionen umfassten (Amendola et al. 1996, Barber et al. 1990, Ferkel et al. 1996, Guhl 1986, Stetson u. Ferkel 1996). Bei genauer Betrachtung der Daten zeigt sich allerdings, dass es sich überwiegend um transiente Läsionen im Sinne einer Neurapraxie handelte. Zengerink und van Dijk (2012) stellten bei insgesamt 1305 Eingriffen in ihrem eigenen Patientenkollektiv eine deutlich niedrigere Komplikationsrate von nur 3,5 % fest. Ähnliche Werte wiesen Simonson und Roukis (2014) in ihrer Metaanalyse nach. Bei einer mittleren Gesamtkomplikationsrate der Sprunggelenksarthroskopie von 4 % entfielen 3,2 % auf Minorkomplikationen sowie 0,8 % auf Majorkomplikationen.

Merke

Folgende Risiken können durch geeignete Maßnahmen reduziert werden:

Verletzung der ventral verlaufenden neurovaskulären Strukturen und Sehnen

- Anzeichnen der anatomischen Strukturen auf der Haut
- Diaphanoskopie
- vorsichtige oberflächliche Inzision der Haut
- Verwendung eines stumpfen Obturators
- Ausrichtung der Shaveröffnung zum Knochen, um das akzidentelle Ansaugen dieser Strukturen zu vermeiden
- dosierte Ausübung der Traktion unter Prüfung der Weichteilspannung, intermittierende Applikation der Traktion

Verletzung des Knorpels

- Verwendung eines stumpfen Obturators
- Verwendung einer kleinen Optik und spezieller Instrumente mit geringem Durchmesser
- Dorsalextensionsmanöver (▶ Kap. 4.4 u. 4.5.3)
- korrekte Anlage der Portale auf Höhe der Gelenklinie, um Hebelbewegungen mit den Instrumenten zu vermeiden
- ausreichender Abstand der HF-Sonde zur Knorpeloberfläche

Kompartmentsyndrom

- Druck der Rollenpumpe zwischen 30–50 mmHg
- Ausrichtung der Shaveröffnung zum Knochen zur Vermeidung von Kapselverletzungen, um Extravasatbildung und Schwellungen zu verhindern

Wundheilungsstörung/Fistelbildung

- Verschluss der Arthroskopieportale durch Nähte, keine Verwendung von Klammerpflastern!
- Einhaltung einer Teilbelastung bis zum Sistieren der Wundsekretion

Literatur

Aktas S, Kocaoglu B, Gereli A et al. Incidence of chondral lesions of talar dome in ankle fractures types. Foot Ankle Int 2008; 29: 287–92.

Amendola A, Petrik J, Webster-Bogaert S. Ankle arthroscopy: outcome in 79 consecutive patients. Arthroscopy 1996; 12: 565–73.

Barber FA, Click J, Britt BT. Complications of ankle arthroscopy. Foot Ankle 1990; 10: 263–6.

Bassett FH, Gates HW, Billys BJ. Talar impingement by the anteroinferior tibiofibular ligament: a cause of chronic pain in the ankle after inversion sprain. J Bone Joint Surg Am 1990; 72A: 55–9.

Bauer T, Breda R, Hardy P. Anterior ankle bony impingement with joint motion loss: the arthroscopic resection option. Orthop Traumatol Surg Res 2010; 96: 462–8.

Boraiah S, Paul O, Parker RJ et al. Osteochondral lesions of talus associated with ankle fractures. Foot Ankle Int 2009; 30: 481–5.

Bosch U, Zeichen J, Skutek M et al. Arthrofibrosis is the result of a T cell mediated immune response. Knee Surg Sports Traumatol Arthrosc 2001; 9: 282–9.

Bosch U. Arthrofibrose. Orthopäde 2002; 31: 785–90.

Chen YC. Clinical and cadaver studies on the ankle joint arthroscopy. J Jpn Orthop Assoc 1976; 50: 631–51.

Cheng JC, Ferkel RD. The role of arthroscopy in ankle and subtalar degenerative joint disease. Clin Orthop Relat Res 1998; 349: 65–72.

Dann K, Wahler G, Neubauer N et al. Begleitverletzungen nach OSG-Distorsionen. Sportverl Sportschad 1996; 10: 67–9.

Dawe EJ, Jukes CP, Ganesan K et al. Ankle arthroscopy to manage sequelae after ankle fractures. Knee Surg Sports Traumatol Arthrosc 2015; 23: 3391–7.

Ferkel RD, Fasulo GJ. Arthroscopic treatment of ankle injuries. Orthop Clin North Am 1994; 25: 17–32.

Ferkel RD, Heath DD, Guhl JF. Neurological complications of ankle arthroscopy. Arthroscopy. 1996; 12: 200–8.

Fuchs DJ, Ho BS, LaBelle MW et al. Effect of arthroscopic evaluation of acute ankle fractures on PROMIS intermediate-term functional outcomes. Foot Ankle Int 2016; 37: 51–7.

Funasaki H, Hayashi H, Sugiyama H et al. Arthroscopic reduction and internal fixation for fracture of the lateral process of the talus. Arthrosc Tech 2015; 4: 81–6.

Guhl JF. New techniques for arthroscopic surgery of the ankle: preliminary report. Orthopedics 1986; 9: 261–9.

Gulish HA, Sullivan RJ, Aronow M. Arthroscopic treatment of soft-tissue impingement lesions of the ankle in adolescents. Foot Ankle Int 2005; 26: 204–7.

Hamilton WG, Partel MM, Sibel RA. Impingement syndromes of the foot and ankle. In: Porter DA, Schon LC (eds.) Baxter's – The foot and ankle in sports. Philadelphia: Mosby Elsevier 2007; 29–45.

Hammond AW, Crist BD. Arthroscopic management of C3 tibial plafond fractures: a technical guide. J Foot Ankle Surg 2012; 51: 382–6.

Hassan AH. Treatment of anterolateral impingements of the ankle joint by arthroscopy. Knee Surg Sports Traumatol Arthrosc 2007; 15: 1150–4.

Hempfling H. Arthroskopie des oberen Sprunggelenks. Trauma Berufskrankh 2001; 3: 326–32.

Henderson I, La Valette D. Ankle impingement: combined anterior and posterior impingement syndrome of the ankle. Foot Ankle Int 2004; 25: 632–8.

Hintermann B, Regazzoni P, Lampert C et al. Arthroscopic findings in acute fractures of the ankle. J Bone Joint Surg Br 2000; 82B: 345–51.

Kim SH, Ha KI. Arthroscopic treatment for impingement of the anterolateral soft tissues of the ankle. J Bone Joint Surg Br 2000; 82B: 1019–21.

Koczy B, Pyda M, Stołtny T et al. Arthroscopy for anterolateral soft tissue impingement of the ankle joint. Ortop Traumatol Rehabil 2009; 11: 339–45.

Kong C, Kolla L, Wing K et al. Arthroscopy-assisted closed reduction and percutaneous nail fixation of unstable ankle fractures: description of a minimally invasive procedure. Arthrosc Tech 2014; 3: 181–4.

Krips R, van Dijk CN, Halasi T et al. Anatomical reconstruction versus tenodesis for the treatment of chronic anterolateral instability of the ankle joint: a 2- to 10-year follow-up, multicenter study. Knee Surg Sports Traumatol Arthrosc 2000; 8: 173–9.

Lampert C. Arthroskopie bei Arthrose des oberen Sprunggelenks. Arthroskopie 2011; 24: 262–67.

Lantz BA, McAndrew M, Scioli M et al. The effect of concomitant chondral injuries accompanying operatively reduced malleolar fractures. J Orthop Trauma 1991; 5: 125–8.

Loren GJ, Ferkel RD. Arthroscopic assessment of occult intra-articular injury in acute ankle fractures. Arthroscopy 2002; 18: 412–21.

Mardani-Kivi M, Mirbolook A, Khajeh-Jahromi S et al. Arthroscopic treatment of patients with anterolateral impingement of the ankle with and without chondral lesions. J Foot Ankle Surg 2013; 52: 188–91.

McMurray TP. Footballer's ankle. J Bone Joint Surg Br 1950; 65B: 68–9.

Miyamoto W, Takao M, Matsui K et al. Simultaneous ankle arthroscopy and hindfoot endoscopy for combined anterior and posterior ankle impingement syndrome in professional athletes. J Orthp Sci 2015; 20: 642–8.

Morris LH. Report of cases of athlete´s ankle. J Bone Joint Surg 1943; 25: 220.

Murawski CD, Kennedy JG. Anteromedial impingement in the ankle joint: outcomes following arthroscopy. Am J Sports Med 2010; 38: 2017–24.

Ogilvie-Harris DJ, Mahomed N, Demazière A. Anterior impingement of the ankle treated by arthroscopic removal of bony spurs. J Bone Joint Surg Br 1993; 75B: 437–40.

Ogilvie-Harris DJ, Sekyi-Otu A. Arthroscopic debridement for the osteoarthritic ankle. Arthroscopy 1995; 11: 433–6.

Ono A, Nishikawa S, Nagao A et al. Arthroscopically assisted treatment of ankle fractures: arthroscopic findings and surgical outcomes. Arthroscopy 2004; 20: 627–31.

Parma A, Buda R, Vannini F et al. Arthroscopic treatment of ankle anterior bony impingement: the long-term clinical outcome. Foot Ankle Int 2014; 35: 148–55.

Pastides PS, Milnes L, Rosenfeld PF. Percutaneous arthroscopic calcaneal osteosynthesis: a minimally invasive technique for displaced intra-articular calcaneal fractures. J Foot Ankle Surg 2015; 54: 798–804.

Rasmussen S, Hjorth Jensen C. Arthroscopic treatment of impingement of the ankle reduces pain and enhances function. Scand J Med Sci Sports 2002; 12: 69–72.

Schneppenheim M, Philipps B, Schunk et al. Komplikationen bei der arthroskopischen Operation am oberen Sprunggelenk. Arthroskopie 2001; 14: 221–5.

Schoepp C, Rixen D. Arthroskopisch gestütztes Frakturmanagement – Oberes Sprunggelenk und Kalkaneus. Unfallchirurg 2013; 116: 318–25.

Scranton PE, McDermott JE. Anterior tibiotalar spurs: a comparison of open versus arthroscopic debridement. Foot Ankle 1992; 13: 125–9.

Simonson DC, Roukis TS. Safety of ankle arthroscopy for the treatment of anterolateral soft-tissue impingement. Arthroscopy 2014; 30: 256–9.

Sivakumar BS, Wong P, Dick CG et al. Arthroscopic reduction and percutaneous fixation of selected calcaneus fractures: surgical technique and early results. J Orthop Trauma 2014; 28: 569–76.

Sorrento DL, Mlodzienski A. Incidence of lateral talar dome lesions in SER IV ankle fractures. J Foot Ankle Surg 2000; 39: 354–8.

Sprague NF III, Guhl JF, Olson DW. Specific complications: elbow, wrist, hip, and ankle. In: Sprague NF III (ed). Complication in arthroscopy. New York: Raven Press 1989.

Stetson WB, Ferkel RD. Ankle arthroscopy: technique and complications. J Am Acad Orthop Surg 1996; 4: 17–23.

Stoller SM, Hekmat F, Kleiger B. A comparative study of the frequency of anterior impingement exostoses of the ankle in dancers and nondancers. Foot Ankle 1984; 4: 201–3.

Stone JW, Guhl JF. Meniscoid lesions of the ankle. Clin Sports Med 1991; 10: 661–76.

Stone JW. Osteochondral lesions of the talar dome. J Am Acad Orthop Surg 1996; 4: 63–73.

Szeimies U, Stäbler A, Walther M. Bildgebende Diagnostik des Fußes. Stuttgart, New York: Thieme 2012.

Tagaki K. The arthroscope. J Jpn Orthop Assoc 1939; 14: 359.

Takao M, Ochi M, Uchio Y et al. Osteochondral lesions of the talar dome associated with trauma. Arthroscopy 2003; 19: 1061–7.

Thein R, Eichenblat M. Arthroscopic treatment of sports-related synovitis of the ankle. Am J Sports Med 1992; 20: 496–8.

Tol JL, Verheyen CP, van Dijk CN. Arthroscopic treatment of anterior impingement in the ankle. J Bone Joint Surg Br. 2001; 83B: 9–13.

Tol JL, Slim E, van Soest AJ et al. The relationship of the kicking action in soccer and anterior ankle impingement syndrome. A biomechanical analysis. Am J Sports Med 2002; 30: 45–50.

Tol JL, van Dijk CN. Etiology of the anterior ankle impingement syndrome: a descriptive anatomical study. Foot Ankle Int 2004a; 25: 382–6.

Tol JL, Verhagen RA, Krips R et al. The anterior ankle impingement syndrome: diagnostic value of oblique radiographs. Foot Ankle Int 2004b; 25: 63–8.

Tucker M, Baker CL Jr. Soft tissue impingement of the ankle joint. In: Amendola A, Stone JW (eds). The foot and Aankle. AANA Advanced arthroscopy. Philadelphia: Saunders Elsevier 2010; 52–7.

van Dijk CN, Bossuyt PM, Marti RK. Medial ankle pain after lateral ligament rupture. J Bone Joint Surg Br 1996; 78B: 562–7.

van Dijk CN, Tol JL, Verheyen CC. A prospective study of prognostic factors concerning the outcome of arthroscopic surgery for anterior ankle impingement. Am J Sports Med 1997; 25: 737–45.

van Dijk CN, Wessel RN, Tol JL et al. Oblique radiograph for the detection of bone spurs in anterior ankle impingement. Skeletal Radiol 2002; 31: 214–21.

van Dijk CN. Anterior ankle arthroscopy: general principlse. In: van Dijk CN (ed). Ankle arthroscopy. Berlin, Heidelberg: Springer 2014; 97–119.

van Dijk CN, Kennedy J (eds). Talar osteochondral lesions. Diagnosis, planning, treatment and rehabilitation. Berlin, Heidelberg: Springer 2014.

Wang X, Zhao Z, Lui X et al. Combined posterior and anterior ankle arthroscopy for posterior and anterior ankle impingement syndrome in a switching position. Foot Ankle Int 2014; 35; 829–33.

Watanabe M. Selfoc-Arthroscope (Watanabe No. 24 Arthroscope monography). Tokyo: Teishin Hospital 1972.

Wood DA, Christensen JC, Schuberth JM. The use of arthroscopy in acute foot and ankle trauma: a review. Foot Ankle Spec 2014; 7: 495–506.

Yoshimura I, Naito M, Kanazawa K et al. Arthroscopic findings in Maisonneuve fractures. J Orthop Sci 2008; 13: 3–6.

Zeichen J, van Griensven M, Lobenhoffer et al. Expression von Typ IV Kollagen bei der Arthrofibrose. Eine immunohistochemische Studie. Unfallchirurg 2000; 103: 640–4.

Zeichen J, Haeder L, Jagodzinski M et al. Lokalisation von TGF-β und PDGF und deren Bedeutung für die Pathogenese der Arthrofibrose. Unfallchirurg 2008, 111: 79–84.

Zengerink M, van Dijk CN. Complications in ankle arthroscopy. Knee Surg Sports Traumatol Arthrosc 2012; 20: 1420–31.

5 Rückfußarthroskopie

Mellany Galla

Im Bereich der operativen Techniken ist seit Jahren ein deutlicher Trend zu sogenannten minimal-invasiven Methoden zu verzeichnen. So haben sich inzwischen auch für den Rückfußbereich Operationsverfahren entwickelt, mit denen Beschwerde- und Krankheitsbilder unter geringerer Traumatisierung behandelt werden können, z. B. die sogenannte **Rückfußarthroskopie**. Genau genommen handelt es sich definitionsgemäß nicht um eine Arthroskopie (*griechisch arthros = Gelenk*) im eigentlichen Sinne, da der Eingriff meist nicht im Gelenk, sondern extraartikulär im Weichteilgewebe zwischen dem dorsalen Talus und der Achillessehne, im sogenannten **Kager'schen Raum**, erfolgt. Demzufolge findet sich in der Literatur als Synonym häufig der Begriff **Rückfußendoskopie**.

Seit den 1990er-Jahren wird die arthroskopische Technik im Rückfußbereich angewendet. Lombardi et al. berichteten 1999 über die arthroskopische Entfernung eines symptomatischen Os trigonum (Lombardi et al. 1999). Die arthroskopische Behandlung der Haglunddeformität wurde 2001 von C. N. van Dijk beschrieben (van Dijk et al. 2001). Die Rückfußarthroskopie ermöglicht teilweise eine bessere Darstellung und Beurteilung der jeweiligen Pathologie. Bei der offenen Vorgehensweise sind hierfür oftmals ausgedehnte Zugangswege erforderlich, welche die Gefahr einer höheren Morbidität und einer höheren Komplikationsrate bergen. Der Vorteil der niedrigen Komplikationsrate und einer kürzeren Rehabilitationsphase der Rückfußendoskopie bei guten klinischen Ergebnissen hat zu einer zunehmenden Verbreitung und Etablierung dieses Verfahrens geführt (Jerosch u. Fadel 2006, Morag et al. 2003, van Dijk et al. 2006).

Merke Die Rückfußarthroskopie ermöglicht eine gute Darstellung und Beurteilung der Pathologie unter geringer Traumatisierung der Weichteile.

5.1 Indikationen

Die Technik der Rückfußarthroskopie eignet sich zur Behandlung des dorsalen knöchernen Impingements am oberen (OSG) und unteren Sprunggelenk (USG), z. B. durch Osteophyten, freie Gelenkkörper, durch ein symptomatisches Os trigonum oder extraartikuläre Ossikel im Kager'schen Raum. Die Beschwerden beim posterioren Impingement treten typischerweise unter Belastung auf und lassen sich häufig durch eine forcierte Plantarflexion provozieren oder verstärken. Ruheschmerzen finden sich eher selten. Darüber hinaus können Pseudarthrosefragmente nach einer Fraktur des Processus posterior tali (sogenannte Cedell-Fraktur [Cedell 1974]) sehr gut arthroskopisch reseziert werden.

Tab. 5-1 Indikationen zur Rückfußarthroskopie

Lokalisation	Knöcherne/chondrale Pathologien	Weichteilbedingte Pathologien
intraartikulär	• Osteophyten am dorsalen OSG und USG • freie Gelenkkörper im dorsalen OSG und USG • (osteo-)chondrale Läsionen im dorsalen Kompartiment des OSG und USG	• posteriores Weichteilimpingement am OSG und USG
extraartikulär	• symptomatisches Os trigonum • Ossikel im Kager'schen Raum • hypertropher Processus posterior tali • schmerzhafte Pseudarthrose nach Fraktur des Processus posterior tali (Cedell-Fraktur) • Haglunddeformität	• Tendinopathie der Flexor-hallucis-longus-Sehne • Entrapment der Flexor-hallucis-longus-Sehne • tiefliegender Muskelbauch des M. flexor hallucis longus • retrokalkaneare Bursitis

Weitere Indikationen sind das posteriore Weichteilimpingement im Bereich des OSG und USG, die Tendinopathie der Flexor-hallucis-longus-Sehne (FHL-Sehne), das Entrapment der Sehne, z. B. durch einen tiefliegenden Muskelbauch des M. flexor hallucis longus, der typischerweise bei Dorsalextensionsbewegungen der Großzehe und des OSG zu Schmerzen führen kann. Die Behandlungsstrategien bei chondralen bzw. osteochondralen Läsionen im posterioren Kompartiment des OSG und USG entsprechen denen der ventral und zentral gelegenen Schäden und werden in Kapitel 13 ausführlich dargestellt.

Eine weitere gute Anwendungsmöglichkeit der Rückfußarthroskopie stellt die Resektion der Haglundexostose dar, die fast regelhaft mit der retrokalkanearen bzw. subachillären Bursitis vergesellschaftet ist. Die Patienten beklagen meist Belastungs- und Ruheschmerz im Bereich der Achillessehneninsertion, zudem lässt sich ein lokaler Druckschmerz auslösen. Hervorzuheben ist, dass die Indikation zum operativen Eingriff nur nach ausreichendem konservativem Therapieversuch gestellt werden sollte. Empfehlenswert ist ein mindestens dreimonatiger Behandlungsversuch mit exzentrischen Dehnungsübungen, Querfriktionsmassage und Ultraschalltherapie sowie Einlagenversorgung, bevor eine operative Therapie erwogen wird.

Die Möglichkeiten der Rückfußarthroskopie bei Ossifikationen bzw. Verkalkungen der Achillessehne und beim sogenannten oberen Fersensporn, wo die fibroostotische Ausziehung bzw. die Sehnenveränderung intratendinös liegen, sind limitiert. Diese Veränderungen können in der Regel arthroskopisch nicht erreicht werden, ohne die Achillessehne unkontrolliert zu schädigen, sodass hier das offene Vorgehen zu favorisieren ist.

Eine Übersicht über die Indikationen zur Rückfußarthroskopie ist in Tabelle 5-1 dargestellt.

> **!** **CAVE** Die Möglichkeiten der Rückfußarthroskopie bei intratendinös in der Achillessehne gelegenen Pathologien sind limitiert. Hier werden offen-chirurgische OP-Techniken empfohlen.

5.2 Lagerung

Der Eingriff wird in Bauchlage des Patienten durchgeführt, wobei auf eine adäquate Polsterung zu achten ist, um Druckschäden vorzubeugen. Es ist außerdem wichtig, dass die Füße ausreichend über das Ende des OP-Tisches hinaus gelagert werden, damit das distale Drittel des Unterschenkels frei zugänglich ist. Das Absenken des kontralateralen Beines erleichtert dem Operateur das Handling mit den Instrumenten (▸ Abb. 5-1).

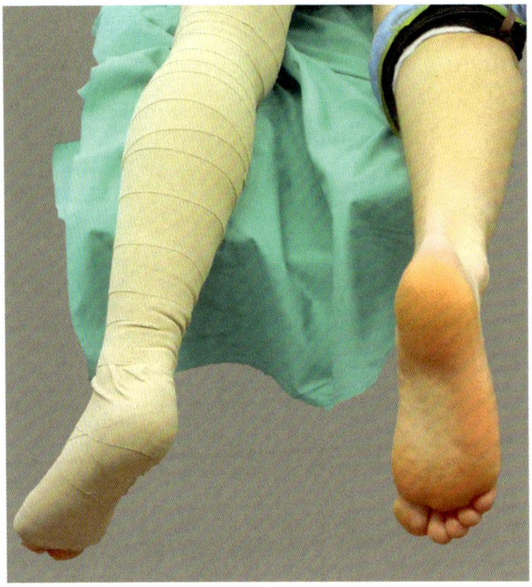

Abb. 5-1 Bauchlagerung des Patienten. Das distale Drittel des Unterschenkels überragt die Tischkante, das kontralaterale Bein wird abgesenkt.

Es empfiehlt sich, eine Blutsperre zu verwenden, die wahlweise am Oberschenkel oder am Unterschenkel angelegt werden kann. Dies verbessert die intraoperative Sicht, vor allem falls ein offenes Vorgehen erforderlich wird oder einzeitig geplant ist.

> **Praxistipp** Die Füße des Patienten sollten vor OP-Beginn ausreichend über das Ende des OP-Tisches hinaus gelagert werden, damit der Rückfuß gut zugänglich und das Handling der Instrumente uneingeschränkt möglich ist.

Ist ein kombiniertes anteriores und posteriores arthroskopisches Vorgehen geplant, wird von einigen Autoren die Seitlagerung mit der Lagerung des Unterschenkels in einer Beinschale beschrieben (Miyamoto et al. 2015, Wang et al. 2014). Auf diese Weise kann der Fuß flexibel nach außen und innen gedreht werden, sodass ein halb schräger Zugang zum OSG sowohl von ventral als auch dorsal möglich ist. Dies stellt im Vergleich zur intraoperativen Umlagerung des Patienten eine deutliche Zeitersparnis dar. Kim et al. (2013) beschrieben die hängende Position des Beines für die simultane ventrale und dorsale OSG-Arthroskopie. Bei dieser Technik sind allerdings die räumliche Orientierung und das Manövrieren der Instrumente im dorsalen Bereich erschwert.

5.3 Instrumentarium

Sowohl bei der Resektion des Os trigonum als auch bei der sogenannten **Kalkaneusplastik** eignet sich ein 4,0-mm-Arthroskop mit einem 30°-Blickwinkel. 1,9-mm- oder 2,7-mm-Schäfte bieten zwar gewisse Vorteile in dem beengten Raum zwischen der Haglundexostose und der Achillessehne, verfügen aber über einen deutlich kleineren Bildausschnitt und sind den Hebelkräften, die vor allem bei der Kalkaneusplastik auftreten, häufig nicht gewachsen. Die Rollenpumpe wird mit einem Druck von ca. 40–50 mmHg betrieben. Für das Weichteildébridement und die Knochenresektion wird ein mechanischer Shaver benötigt, wobei Weichteilresektoren und kugel- oder walzenförmige Knochenfräsen verschiedener Größen (z. B. 3,5–5,5 mm) bereitliegen sollten (► Abb. 5-2). Hilfreich ist die Verwendung einer Radiofrequenzsonde mit bipolarer Diathermie, mit der sich das Gewebe unter gleichzeitiger Blutstillung durchtrennen und resezieren lässt. Der Einsatz eines Bildwandlers ist nicht obligat, aber grundsätzlich hilfreich, um vor allem weniger geübten Operateuren die Übersicht und Orientierung zu Beginn des Eingriffs zu vereinfachen.

> **Praxistipp** Der Einsatz eines Bildverstärkers erleichtert die Orientierung.

Instrumentarium

- Skalpell, Klemmchen, Spinalnadel, Tasthaken
- 4,0-mm-Arthroskop mit 30°-Blickwinkel
- Shaveransätze (Weichteilresektoren und Fräsen mit ca. 3,5–5,5 mm Durchmesser)
- bipolare Radiofrequenzsonde (elektrothermische Sonde/HF-Sonde/Ablationselektrode)
- ggf. schmale Flachmeißel (ca. 4–7 mm)
- Fasszange
- Bildverstärker

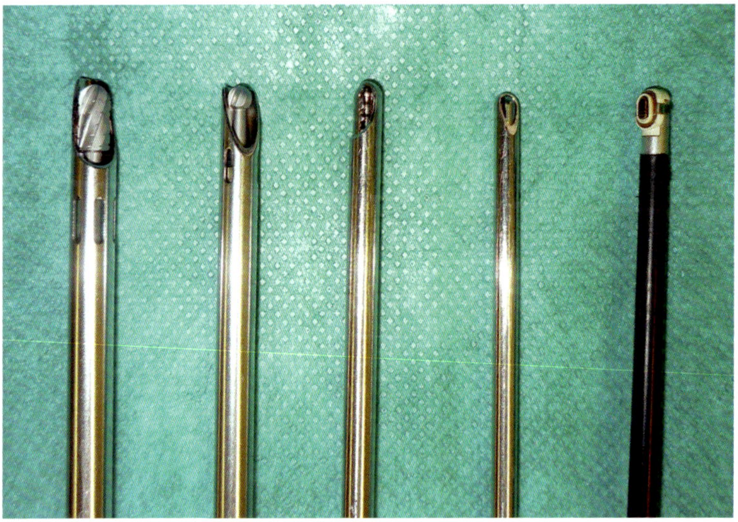

Abb. 5-2 Arbeitsinstrumente für die Rückfußarthroskopie: Acromionizer, Kugelfräse, Weichteilresektoren, bipolare Ablationselektrode

5.4 Zugangswege und Untersuchungsgang

5.4.1 Hohe paraachilläre Portale

Zur arthroskopischen Behandlung des posterioren Impingements am OSG und USG werden ein **hohes paraachilläres mediales** und **laterales Portal** verwendet (▸ Abb. 5-3 u. 5-4). Die Portale befinden sich unmittelbar medial und lateral der Achillessehne auf Höhe der Fibulaspitze. Einige Autoren bevorzugen das **akzessorische posterolaterale** und **posteromediale Portal**, das sich auf gleicher Höhe jeweils ca. 1–1,5 cm weiter medial bzw. lateral der Achillessehne befindet (▸ Abb. 5-3 u. 5-4). Medialseitig gelangt man hier allerdings in die Nähe des posterioren tibialen Gefäß-Nerven-Bündels. In einer Kadaverstudie stellten Martin et al. (2015) eine durchschnittliche Distanz zwischen diesem posteromedialen Portal und dem N. tibialis von 7,3 mm fest. Bei der Verwendung des akzessorischen posterolateralen Portals besteht ein höheres Verletzungsrisiko des N. suralis, da dieses sich signifikant näher an dessen Verlauf befindet als das Standardportal (Carmont et al. 2012, Urguden et al. 2009). Das **transachilläre Portal** wird in der Literatur erwähnt, ist aber aus Sicht der Autorin zur Durchführung der dorsalen Arthroskopie nicht erforderlich und birgt die Gefahr einer unkontrollierten Verletzung der Achillessehne.

! **CAVE** Das akzessorische posterolaterale Portal besitzt ein höheres Risiko, den N. suralis zu verletzen.

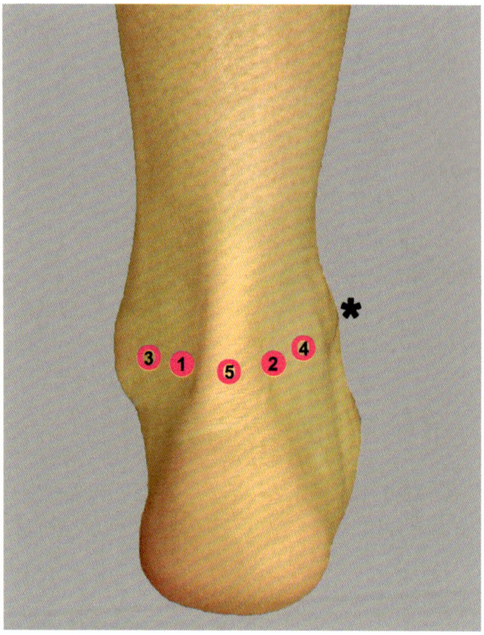

Abb. 5-3 Arthroskopieportale für die dorsale Arthroskopie des oberen und unteren Sprunggelenks (Standardportale: 1 = hohes mediales paraachilläres Portal, 2 = hohes laterales paraachilläres Portal; akzessorische Portale: 3 = akzessorisches posteromediales Portal, 4 = akzessorisches posterolaterales Portal, 5 = transachilläres Portal; * = Außenknöchel)

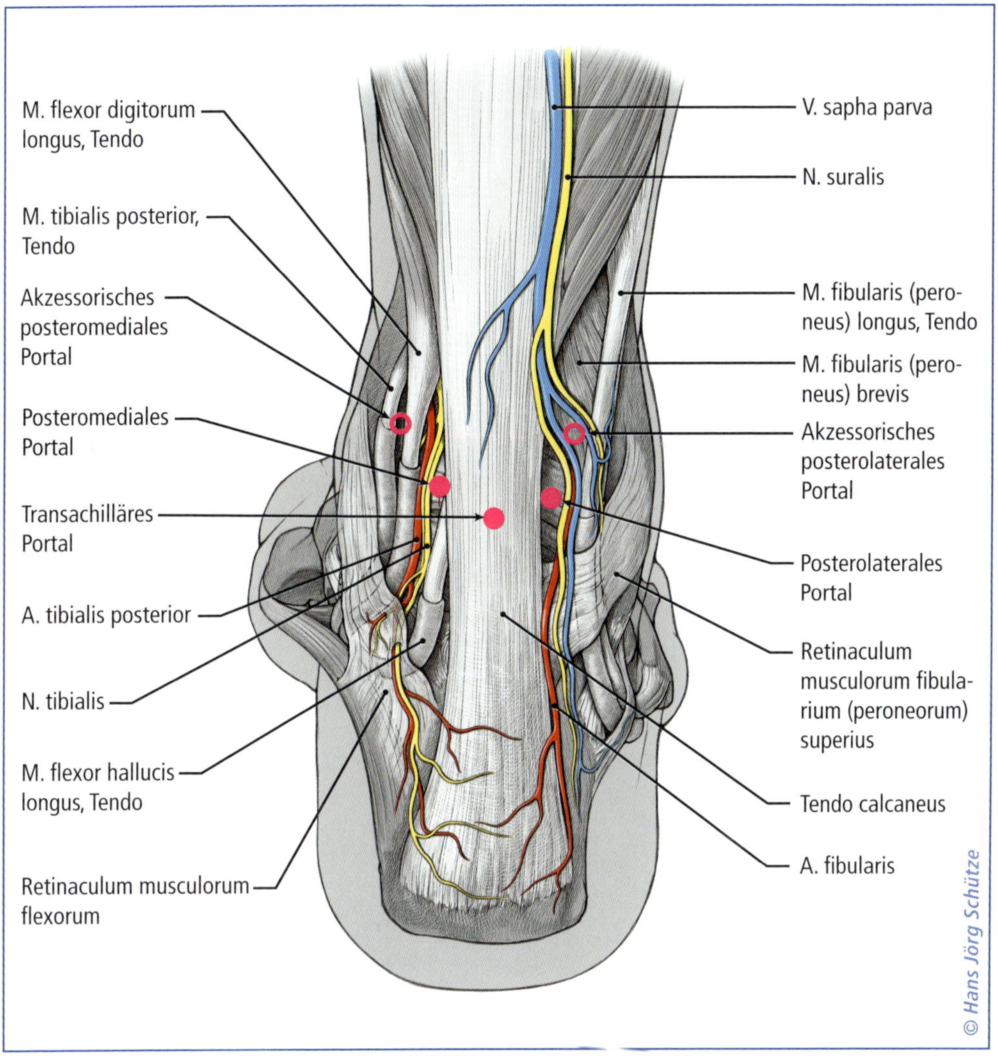

Abb. 5-4 Schematische Darstellung der Arthroskopieportale für die dorsale Arthroskopie am oberen und unteren Sprunggelenk

Die Identifikation der korrekten Zugangshöhe für die Standardportale gelingt am einfachsten, wenn das OSG in Neutralstellung gebracht und eine Linie von der Außenknöchelspitze parallel zur Fußsohle gezogen wird, welche den medialen und lateralen Rand der Achillessehne kreuzt (► Abb. 5-5). Die Haut sollte vorsichtig inzidiert und die Weichteile anschließend mit einem Klemmchen stumpf aufgespreizt werden, um vor allem den N. suralis nicht zu gefährden. Das Arthroskop wird über das laterale Portal parallel zur Fußsohle senkrecht nach ventral eingeführt (► Abb. 5-6a). Die Zielrichtung des Arthroskops ist der 1. Interdigitalraum (► Abb. 5-6b). Das Lichtkabel wird dabei so positioniert, dass das Blickfeld nach lateral ausgerichtet ist.

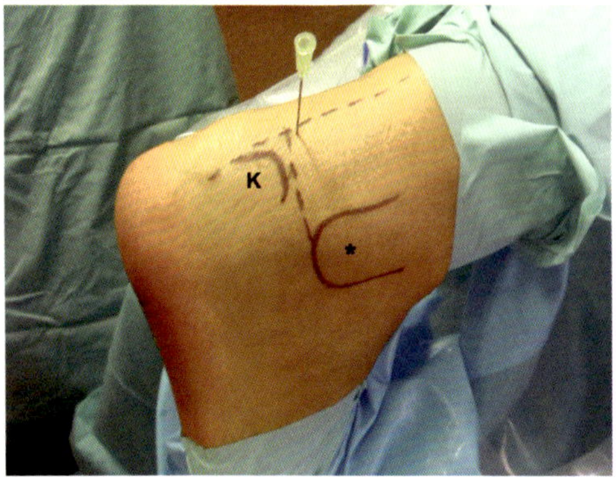

Abb. 5-5 Identifikation der korrekten Zugangshöhe durch Einzeichnen einer Hilfslinie von der Fibulaspitze zur Achillessehne parallel zur Fußsohle (K = Kalkaneus, * = Außenknöchel)

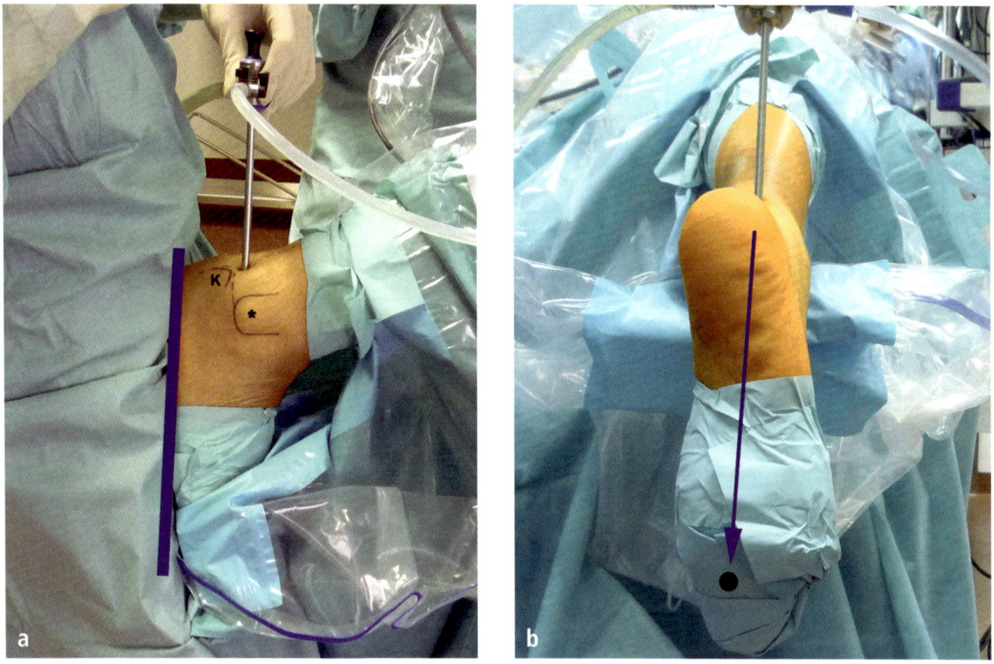

Abb. 5-6 Einführen des Trokars über das laterale Portal **a** senkrecht nach ventral parallel zur Fußsohle (blaue Linie) **b** auf den ersten Interdigitalraum (schwarzer Punkt) zielend (K = Kalkaneus, * = Außenknöchel)

Da die Sichtverhältnisse im extraartikulären Fettgewebe erschwert sind, sollte die Spitze des Shaveransatzes, der von medial eingebracht wird, am Schaft des Arthroskops entlanggeführt werden (► Abb. 5-7a), bis sie unmittelbar vor dem Arthroskop zu liegen kommt (► Abb. 5-7b). Es ist zu empfehlen, die Öffnung des Shavers stets nach lateral auszurichten und nur unter Sicht zu arbeiten, um beim nachfolgenden Débridement die Sehne des M. flexor hallucis longus nicht zu verletzen.

Die Flexor-hallucis-longus-Sehne stellt bei der Arthroskopie am dorsalen OSG und USG eine äußerst wichtige anatomische Landmarke dar. Sie verläuft im medialen Drittel des posterioren Talus nach caudal. Medial der FHL-Sehne befinden sich die Flexor-digitorum-longus-Sehne, die Tibialis-posterior-Sehne sowie der N. tibialis mit dem begleitenden Gefäßbündel (► Abb. 5-8a, b u. 1-11a, b). Die FHL-Sehne stellt somit eine Grenze zu den vulnerablen Strukturen dar. Lateral der FHL-Sehne liegt die sogenannte sichere Zone.

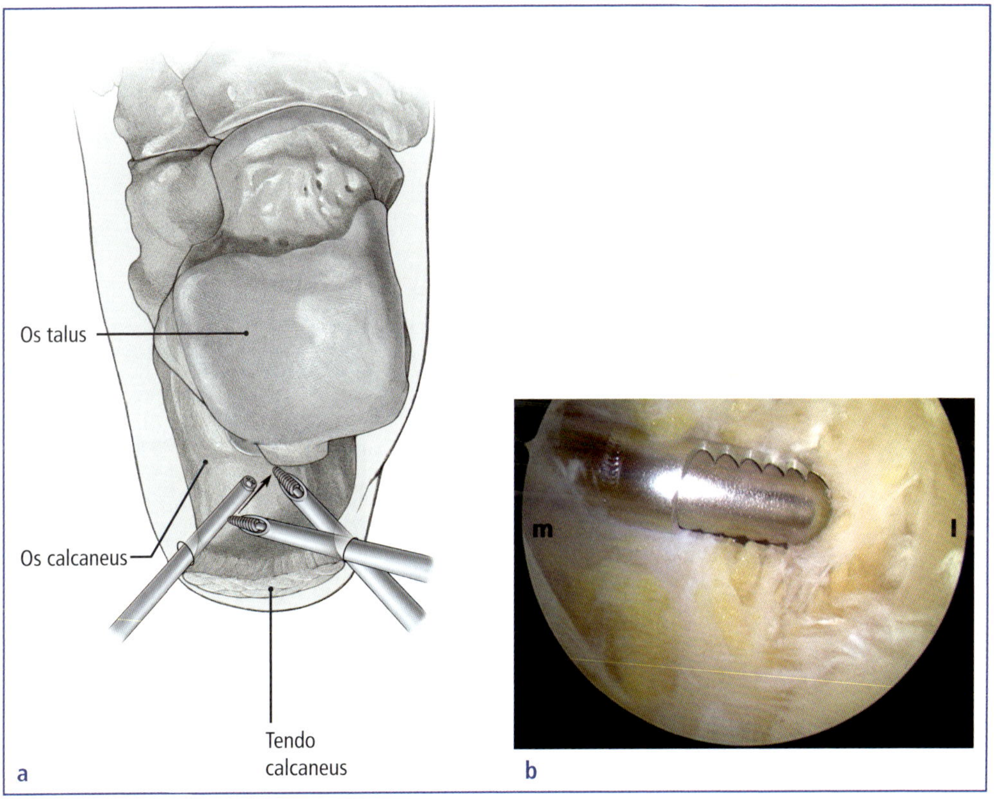

Abb. 5-7 Platzierung des Shavers
a Der Shaver wird am Arthroskopschaft entlang nach ventral geführt.
b Die Shaverspitze wird direkt vor dem Arthroskop platziert, sodass die Öffnung sichtbar ist (rechter Fuß). (m = medial, l = lateral)

In sehr seltenen Fällen kann eine Normvariante in Form eines M. peroneocalcaneus internus oder M. digitorum accessorius longus vorliegen. Diese Muskeln bzw. Sehnen weisen jeweils einen ähnlichen Verlauf wie die Flexor-hallucis-longus-Sehne auf und werden daher auch als „false FHL" bezeichnet. Liegen solche Normvarianten vor, muss der Operateur darauf achten, nicht fehlgeleitet zu werden (Phisitkul u. Amendola 2010) (▶ Abb. 5-9a, b).

Zusammenfassung

- Zielrichtung des Arthroskops bei der Rückfußarthroskopie am posterioren OSG und USG ist der 1. Interdigitalraum.
- Die Flexor-hallucis-longus-Sehne stellt eine wichtige anatomische Landmarke dar.
- Die Shaveröffnung bei der Rückfußarthroskopie am posterioren OSG und USG sollte stets nach lateral gerichtet sein.

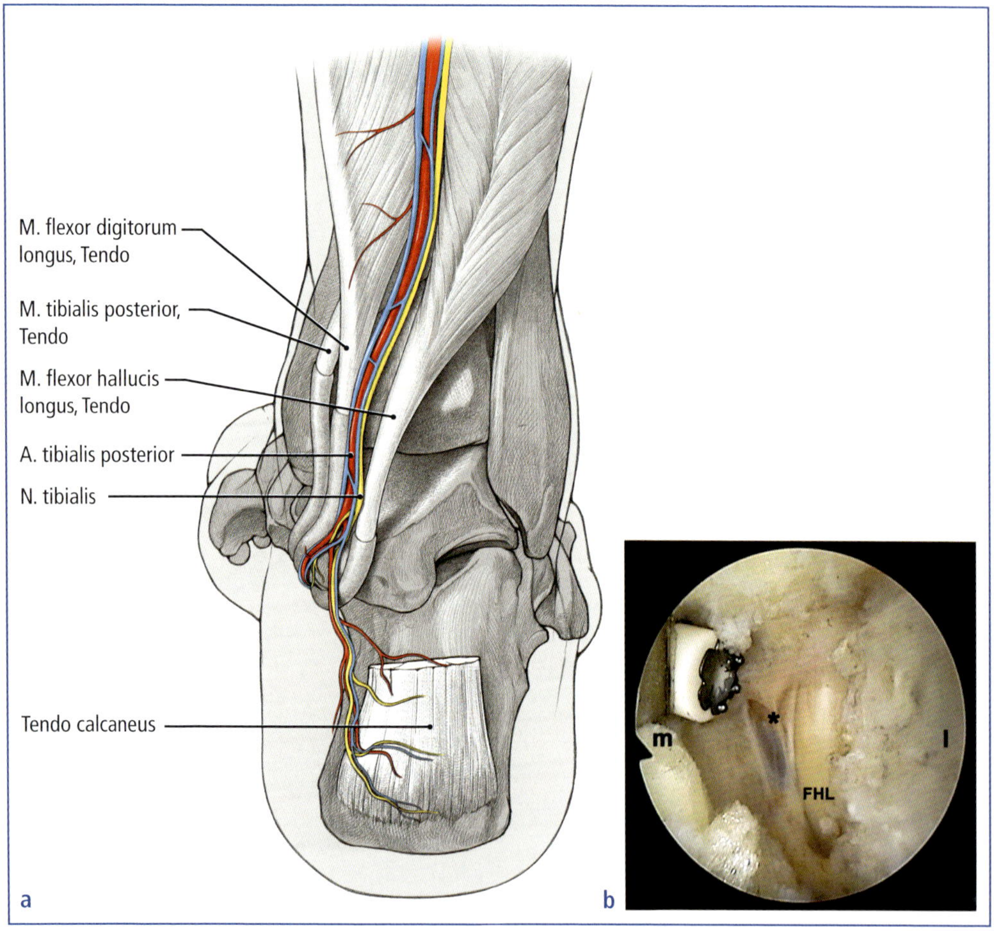

Abb. 5-8 Medial der Flexor-hallucis-longus-Sehne (FHL) verläuft das posteriore tibiale Gefäßnervenbündel (*).
a schematische Darstellung (m = medial, l = lateral)
b arthroskopische Ansicht (rechter Fuß)

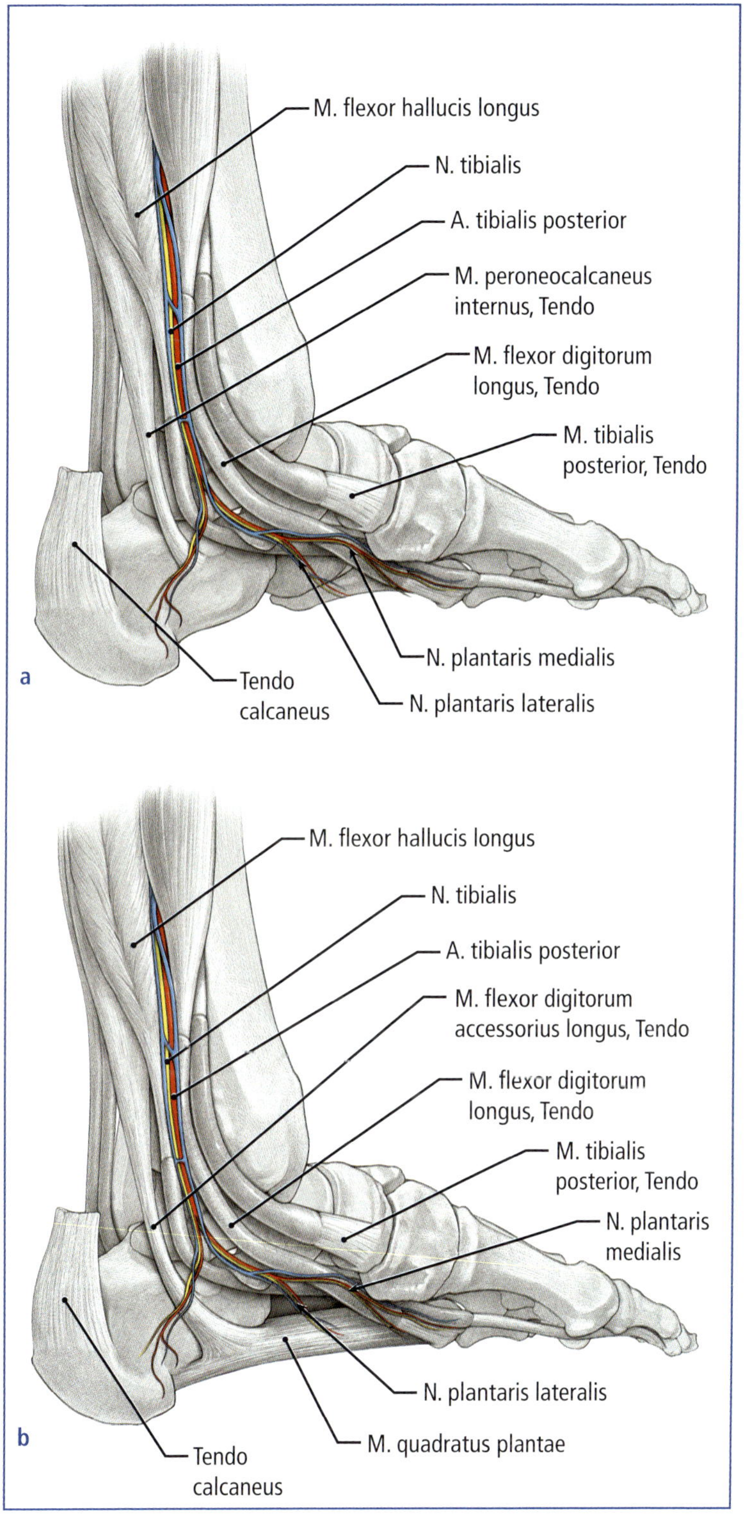

Abb. 5-9 Akzessorische Muskeln bzw. Sehnen am dorsomedialen oberen Sprunggelenk, die einen ähnlichen Verlauf wie die FHL-Sehne aufweisen („false FHL")
a M. peroneocalcaneus internus
b M. flexor digitorum accessorius longus

5.4.2 Tiefe paraachilläre Portale

Die **tiefen paraachillären Portale** zur arthroskopischen Resektion der Haglundexostose liegen medial und lateral direkt oberhalb des Kalkaneus (► Abb. 5-10 u. 5-11). Oftmals ist hier ein „soft spot" zu tasten: Gleitet man mit Daumen und Zeigefinger medial und lateral vom Kalkaneus nach cranial zur Achillessehne, ist an der oberen Begrenzung des Kalkaneus im Übergang zum Weichteilgewebe jeweils eine kleine Grube zu palpieren. Aufgrund der engen anatomischen Verhältnisse bestehen nur begrenzte Manövriermöglichkeiten mit den Instrumenten. Es ist daher von äußerster Wichtigkeit, die Lokalisation der Zugänge korrekt zu wählen. Es empfiehlt sich, probeweise eine Kanüle einzuführen, um zu testen, ob der Raum zwischen Achillessehne und Kalkaneus adäquat erreicht werden kann (► Abb. 5-12).

Auch hier werden nur oberflächliche Hautinzisionen angelegt und die Weichteile mit einem Klemmchen stumpf aufgespreizt. Um die Sichtverhältnisse und das Einführen der Instrumente zu erleichtern, können Verwachsungen zunächst mit einem stumpfen Trokar gelöst werden, indem dieser zwischen der Kalkaneusrückfläche und der Achillessehne schweibenwischerartig hin- und herbewegt wird. Das Arthroskop wird von lateral mit Blickrichtung nach ventral eingebracht. Über den medialen Zugang wird der Shaver in der Weise eingeführt, dass die geschlossene Seite des Arbeitsan-

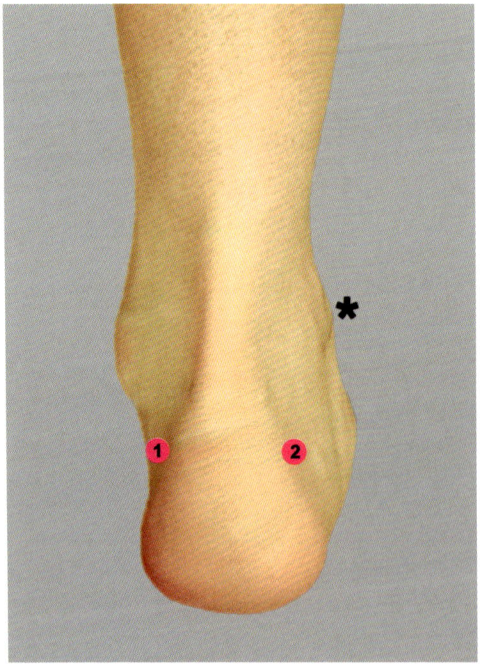

Abb. 5-10 Arthroskopieportale für die Kalkaneusplastik
(1 = tiefes mediales paraachilläres Standardportal, 2 = tiefes laterales paraachilläres Standardportal; * = Außenknöchel)

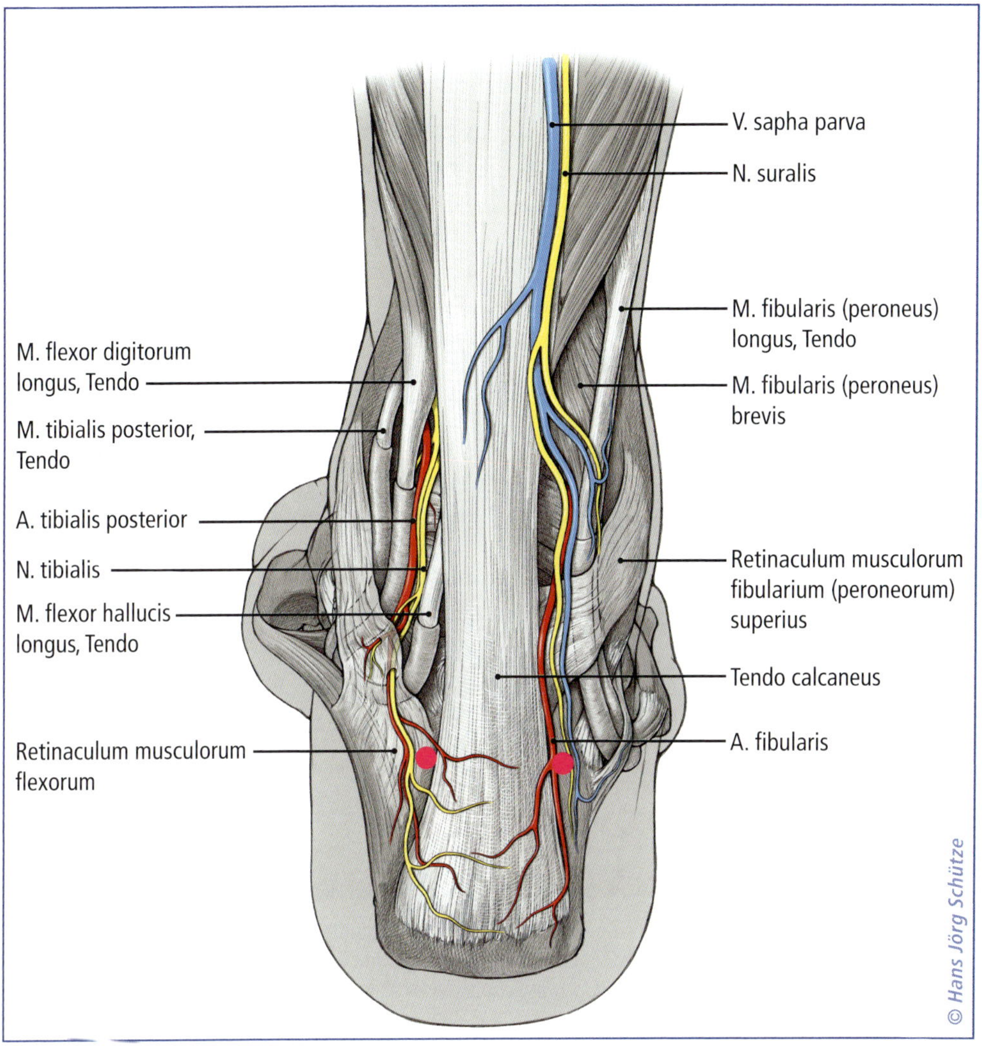

Abb. 5-11 Schematische Darstellung der Arthroskopieportale für die Kalkaneusplastik

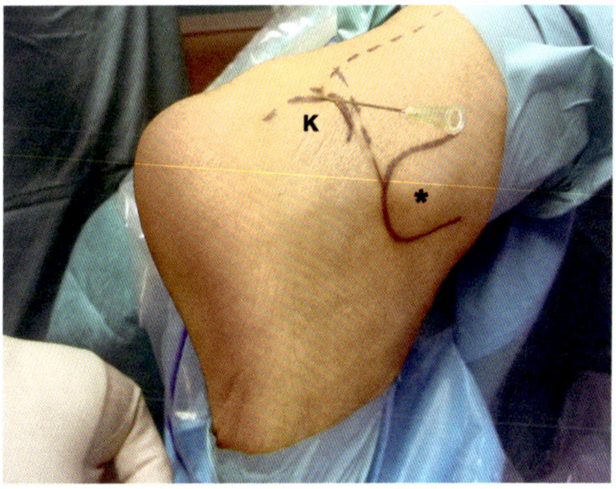

Abb. 5-12 Identifikation der korrekten Portallage zwischen Kalkaneus und Achillessehne durch Probepunktion mit einer Kanüle
(K = Kalkaneus, * = Außenknöchel)

satzes oder der Ablationselektrode dorsal liegt, um die Achillessehne zu schützen (► Abb. 5-13a, b).

> **Merke** Bei der Kalkaneusplastik sollte die Shaveröffnung stets nach ventral gerichtet sein.

Eine gute Übersicht kann zusätzlich über das **akzessorische posterolaterale Portal** erreicht werden (► Abb. 5-3 u. 5-4), welches vor allem zum Abschluss des Eingriffs eine gute Übersicht über das Resektionsausmaß ermöglicht. Die gesamte mediolaterale Ausdehnung des Kalkaneus und die Ansatzzone der Achillessehne können auf diese Weise sehr gut visualisiert werden (Carmont et al. 2011). Die zuvor geschilderten Risiken dieses Zugangs müssen jedoch bedacht werden (Carmont et al. 2012, Urguden et al. 2009) (► Kap. 5.4.1).

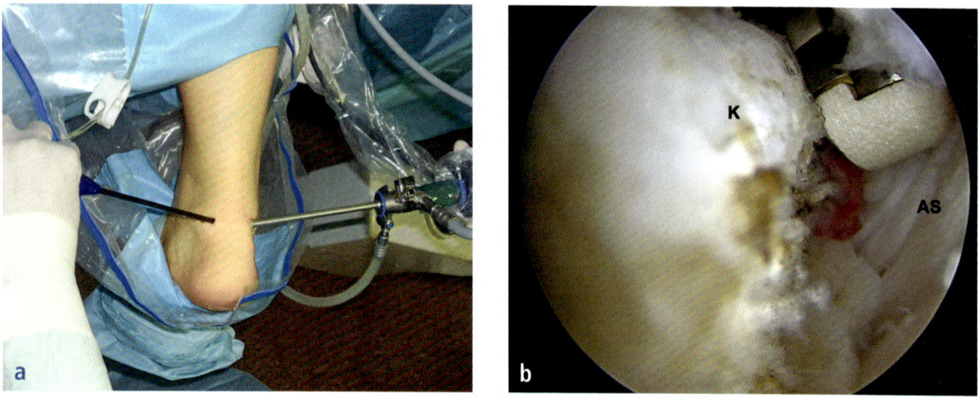

Abb. 5-13 Einbringen des Arthroskops und Positionierung der HF-Sonde
a Einbringen des 4,0-mm-Arthroskops von lateral und der HF-Sonde von medial
b Die geschlossene Seite der Elektrode wird zum Schutz der Achillessehne (AS) nach dorsal ausgerichtet. (AS = Achillessehne, K = Kalkaneus)

5.5 Operationstechniken

5.5.1 Dorsales knöchernes Impingement am oberen und unteren Sprunggelenk

Nach Einbringen des Arthroskops und der korrekten Positionierung des Shavers (► Kap. 5.4.1) erfolgt zunächst ein Weichteildébridement, bis der posteriore Anteil des Talus identifiziert werden kann (► Abb. 5-14a, b). Die Verwendung einer bipolaren Radiofrequenzsonde ist hierbei hilfreich, um die knöchernen Strukturen gezielt freizulegen, ohne dabei unkontrolliert Weichteilgewebe anzusaugen und iatrogene Verletzungen zu verursachen. Darüber hinaus kann gleichzeitig eine Blutstillung durchgeführt werden. Die gesamte Ausdehnung des Os trigonums bzw. der Osteophyten oder Ossikel und der Verlauf der FHL-Sehne, die sich in unmittelbarer Nähe befindet, müssen dargestellt werden (► Abb. 5-15). Das knöcherne Fragment

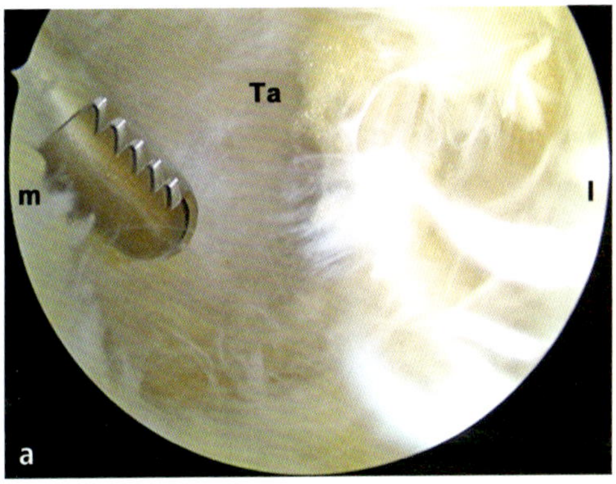

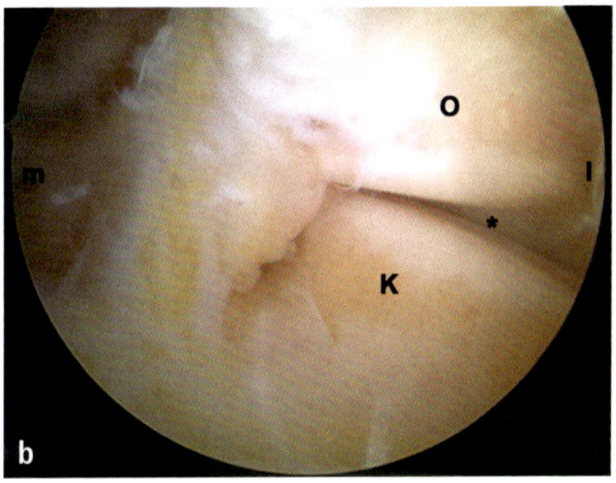

Abb. 5-14 Beginn des Weichteildébridements
a Beginn des Weichteildébridements mit dem Shaver (rechter Fuß). Im Hintergrund ist bereits andeutungsweise die Rückfläche des Talus (Ta) erkennbar. (m = medial, l = lateral)
b Darstellung des Os trigonum (O) und des posterioren Subtalargelenks (*) (K = Kalkaneus)

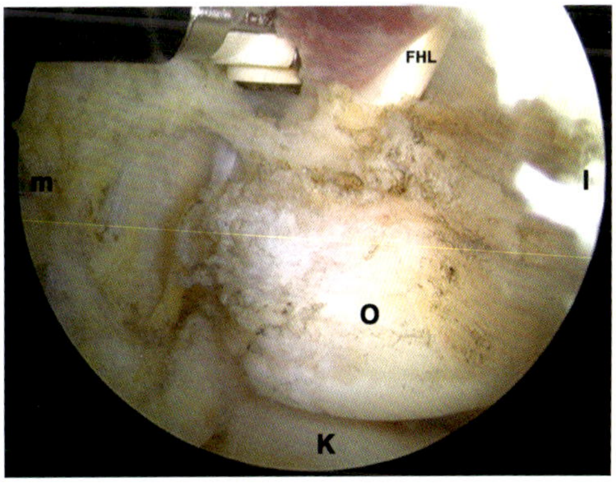

Abb. 5-15 Fortführen des Débridements mit der HF-Elektrode und vollständige Darstellung des Os trigonum (O), welches zu einem Impingement der FHL-Sehne (FHL) führt
(K = Kalkaneus, m = medial, l = lateral)

kann entweder mit einer Fräse reseziert (► Abb. 5-16) oder mit einem schmalen Flachmeißel (ca. 4–7 mm Breite), der problemlos durch das Arthroskopieportal einzuführen ist, gelöst (► Abb. 5-17) und anschließend mit einer Fasszange entfernt werden. Das Resektionsergebnis (► Abb. 5-18) sollte mit dem Bildverstärker im seitlichen Strahlengang geprüft werden. Abschließend wird das OP-Feld ausgiebig gespült, um den Knochendébris zu entfernen. Der Eingriff endet mit dem Hautverschluss durch Einzelknopfnähte und der Anlage eines elastischen Kompressionsverbandes. Eine Ruhigstellung ist nicht erforderlich.

> **Praxistipp** Zur Osteophytenresektion können auch schmale Flachmeißel (ca. 4–7 mm Breite) über die Arthroskopieportale eingebracht werden

Die Abbildungen 5-19a–h zeigen den Fall eines posterioren knöchernen Impingements mit einem hypertrophen Processus posterior tali und multiplen Ossikeln am posterioren Talus.

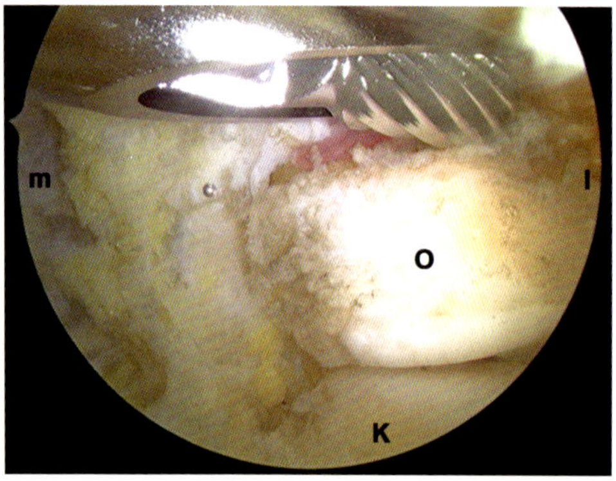

Abb. 5-16 Resektion des Os trigonum (O) mit einem Acromionizer
(K = Kalkaneus, m = medial, l = lateral)

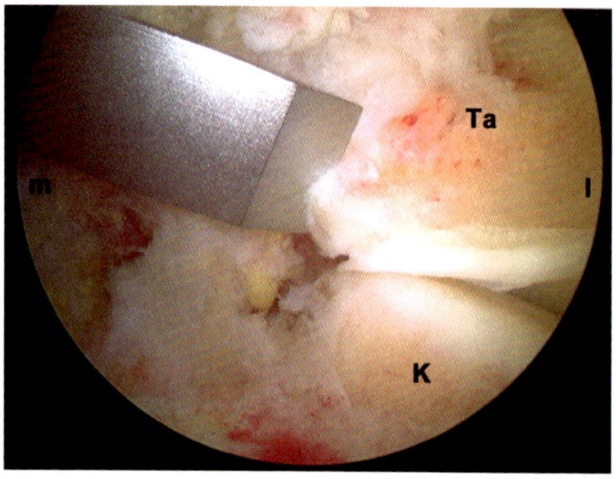

Abb. 5-17 Die dorsale Fläche des Talus (Ta) wird mit einem 5-mm-Flachmeißel geglättet.
(K = Kalkaneus, m = medial, l = lateral)

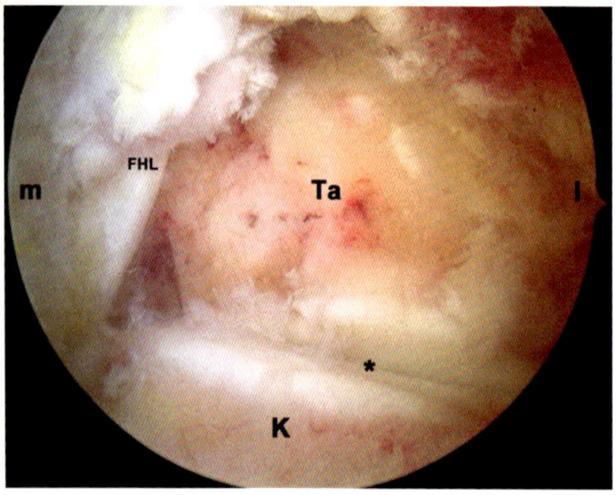

Abb. 5-18 Arthroskopische Ansicht nach der Resektion (Ta = Talus, K = Kalkaneus, FHL = FHL-Sehne, * = posteriore Facette des Subtalargelenks, m = medial, l = lateral)

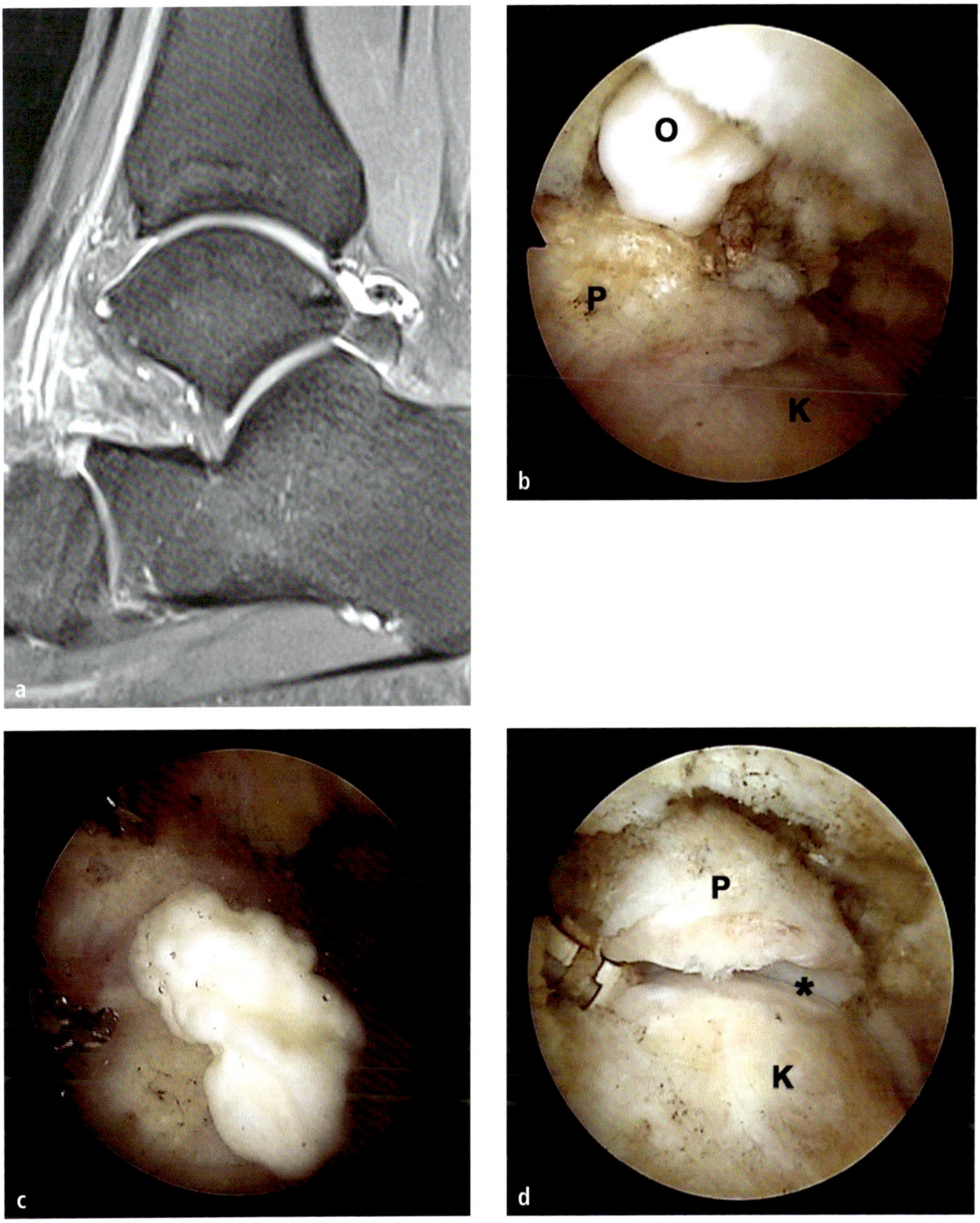

Abb. 5-19 38-jähriger Patient mit einem posterioren Impingementsyndrom aufgrund eines hypertrophen Processus posterior tali und multipler Ossikel

a präoperatives MRT des rechten Fußes

b arthroskopische Ansicht

(P = hypertropher Processus posterior tali, K = Kalkaneus, O = Ossikel)

c Entfernung eines Ossikels mit der Fasszange

d Der Processus (P) wird mit der Radiofrequenzsonde freigelegt.

(K = Kalkaneus, * = Subtalargelenk)

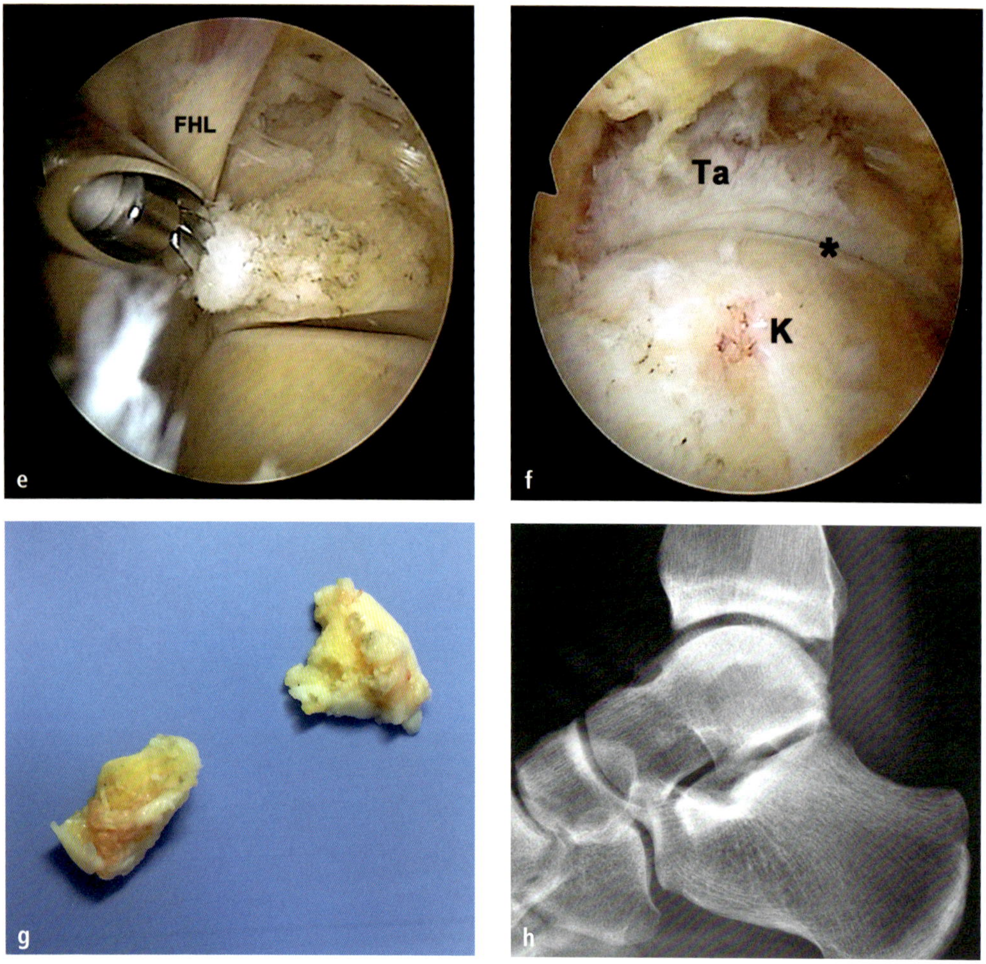

Abb. 5-19 (Fortsetzung)
e Glättung des Processus mit einer kleinen Kugelfräse (FHL = FHL-Sehne)
f OP-Ergebnis (Ta = Talus, K = Kalkaneus, * = Subtalargelenk)
g resezierte Knochenanteile
h Das postoperative sagittale Röntgenbild dokumentiert die vollständige Entfernung des Processus und der Ossikel am dorsalen Talus.

5.5.2 Dorsales Weichteilimpingement am oberen und unteren Sprunggelenk

Die Behandlung des Weichteilimpingements im dorsalen Kompartiment durch eine Geweberesektion erfolgt analog zur ventralen Vorgehensweise (► Kap. 4.5.1). Liegt ein weit nach distal reichender muskulärer Bauch des M. flexor hallucis longus vor (► Abb. 5-20a), der bei Extensionbewegungen in dem fibrösen Kanal der FHL-Sehne einklemmt (► Abb. 5-20b), wird dieser mit einem Shaver nach proximal ausgedünnt, bis die FHL-Sehne auch bei maximaler Dorsalextension der Großzehe frei gleiten kann (► Abb. 5-20c). Wichtig ist abschließend eine sorgfältige Blutstillung.

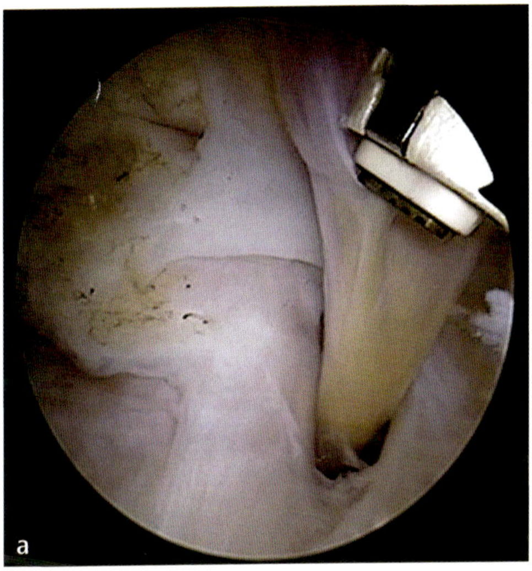

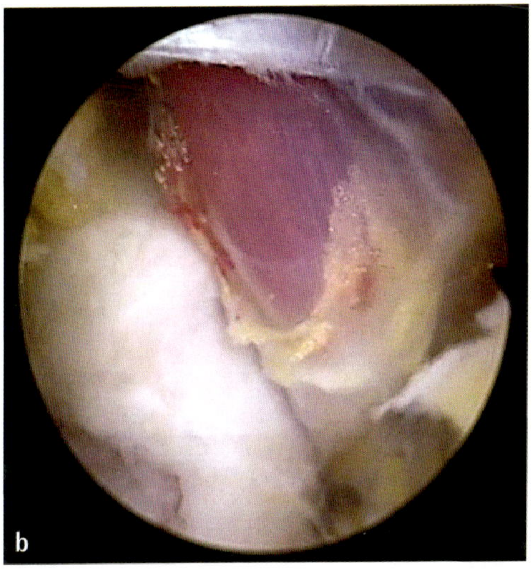

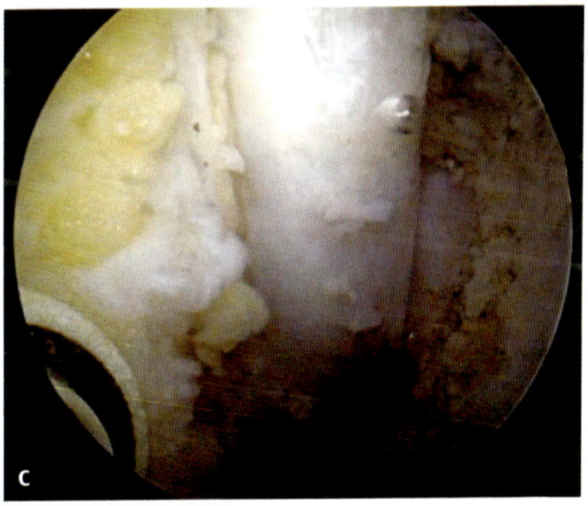

Abb. 5-20 23-jährige Patientin mit einem FHL-Impingement
a Der Muskelbauch reicht weit nach distal (linker Fuß).
b Bei Dorsalextension gleitet der Muskelbauch in den fibrösen Kanal der FHL-Sehne und klemmt ein.
c Débridement des muskulären Anteils, bis ein freies Sehnengleiten gewährleistet ist

5.5.3 Haglunddeformität und retrokalkaneare Bursitis

Nach Einbringen des Arthroskops und des Shavers mit der in Kapitel 5.3.2 geschilderten Technik wird mit dem Shaver eine subachilläre Bursektomie durchgeführt, bis der Kalkaneus sicher identifiziert werden kann (► Abb. 5-21). Der Wechsel auf eine bipolare Ablationselektrode erleichtert die gezielte Weichteildurchtrennung unter gleichzeitiger Hämostase. Die geschützte Rückseite der Elektrode sollte der Achillessehne zugewendet und die Arbeitsöffnung unter Knochenkontakt direkt auf dem Kalkaneus geführt werden. Es muss darauf geachtet werden, die gesamte mediolaterale Breite der Haglundexostose darzustellen (► Abb. 5-22).
Anschließend erfolgt die Kalkaneusplastik durch Resektion der Exostose mit einer Kugel-, Walzen- oder Zapfenfräse, wobei nochmals hervorgehoben werden muss, dass die geschlossene Seite des Ansatzes zum Schutz der Achillessehne nach dorsal ausgerichtet werden sollte (► Abb. 5-23a u. b). Ein kleiner Durchmesser der Fräse (z. B. 3,5 mm) erleichtert zwar das Handling im retrokalkanearen Raum, erhöht aber den zeitlichen Aufwand an dem meist sehr harten Knochen. Es empfiehlt sich, zwei verschiedene Größen bereitzuhalten und ggf. intraoperativ zu wechseln. Ein Portalwechsel ist sinnvoll, um die Resektion aus einer anderen Perspektive genauer beurteilen und die Kalkaneusplastik mit der Fräse von lateral vervollständigen zu können. Die Kalkaneusbreite und das Resektionsausmaß werden durch den Vergrößerungseffekt des Arthroskops häufig falsch eingeschätzt. Aufgrund der Spannung kann die Achillessehne weit

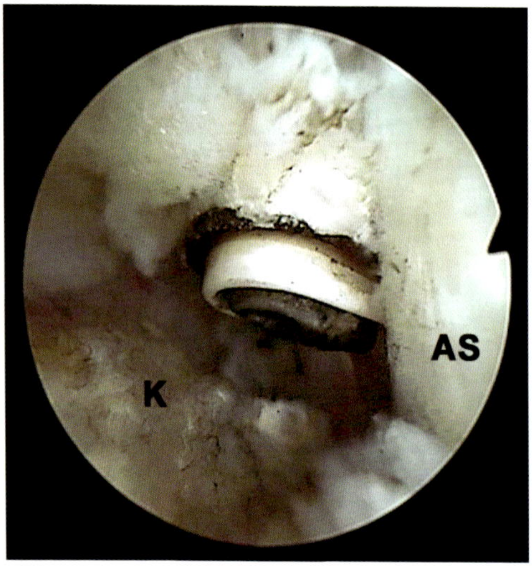

Abb. 5-21 Débridement der subachillären Bursa mit einer Radiofrequenzsonde, bis der Kalkaneus (K, linker Fuß) erkennbar ist. Die Achillessehne (AS) wird dabei geschont.

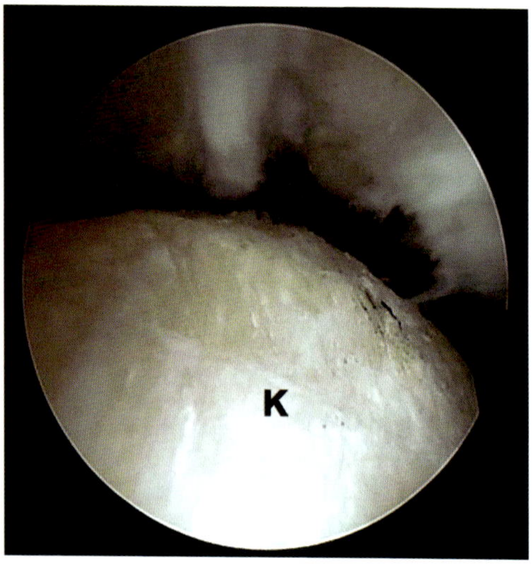

Abb. 5-22 Vollständige Darstellung der Haglunddeformität
(K = Kalkaneus)

posteromedial und -lateral gelegene Exostosenanteile wie ein Vorhang verdecken. Durch eine forcierte Plantarflexion des Fußes wird die Sehne entspannt und kann leichter mit dem Shaver vom Knochen angehoben werden, um auch diese Areale zu erreichen.

> **Praxistipp** Die forcierte Plantarflexion des Fußes führt zu einer Entspannung der Achillessehne, was die Darstellung zu den posteromedialen und -lateralen Exostosenanteilen erleichtert.

Abschließend sollte das OP-Ergebnis mit einem Bildwander im seitlichen Strahlengang dokumentiert werden. Hierbei ist es wichtig, auch Schrägaufnahmen anzufertigen, um ggf. weit posteromedial oder -lateral gelegene Exostosenreste zu identifizieren. Optional ist die Inspektion über das akzessorische posterolaterale Portal (► Abb. 5-3 u. 5-4, ► Kap. 5.4.1). Der Hautverschluss erfolgt in Einzelknopftechnik. Es wird ein elastischer Kompressionsverband angelegt, eine Ruhigstellung ist nicht zwingend notwendig. Die Abbildungen 5-24a–f zeigen den prä- und postoperativen Befund sowie den intraoperativen Verlauf eines arthroskopisch behandelten Haglundsyndroms eines 54-jährigen Patienten.

> **Merke** Bei der intraoperativen Bildwandlerkontrolle müssen Schrägaufnahmen angefertigt werden, damit posteromediale oder -laterale Exostosenreste nicht übersehen werden.

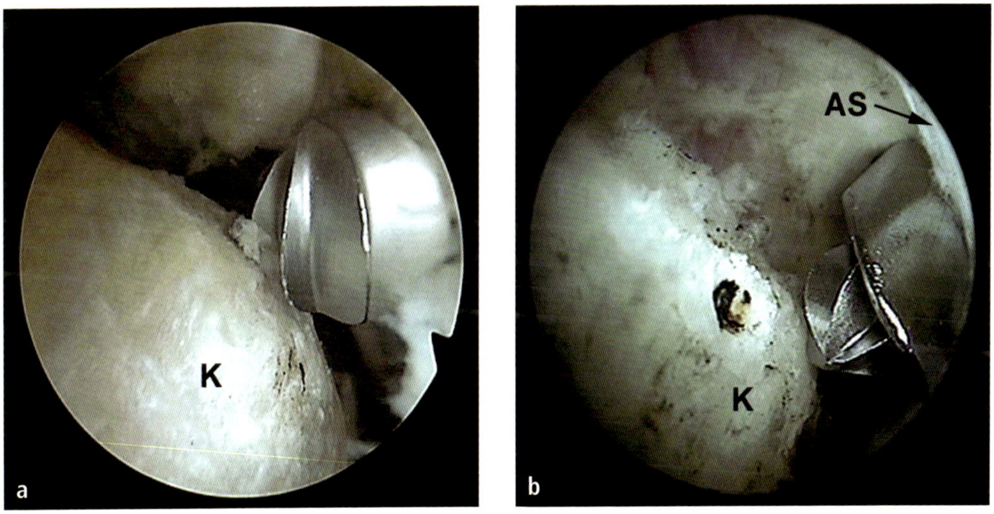

Abb. 5-23 Durchführung der Kalkaneusplastik
a Resektion der Exostose mit einer 3,0-mm-Kugelfräse (K = Kalkaneus)
b Die Resektion wird bis nach distal zur Ansatzzone der Achillessehne (AS) durchgeführt. Die Kugelfräse wird dabei direkt auf dem Knochen geführt und die Sehne durch den geschlossenen Teil des Shaveransatzes geschützt.

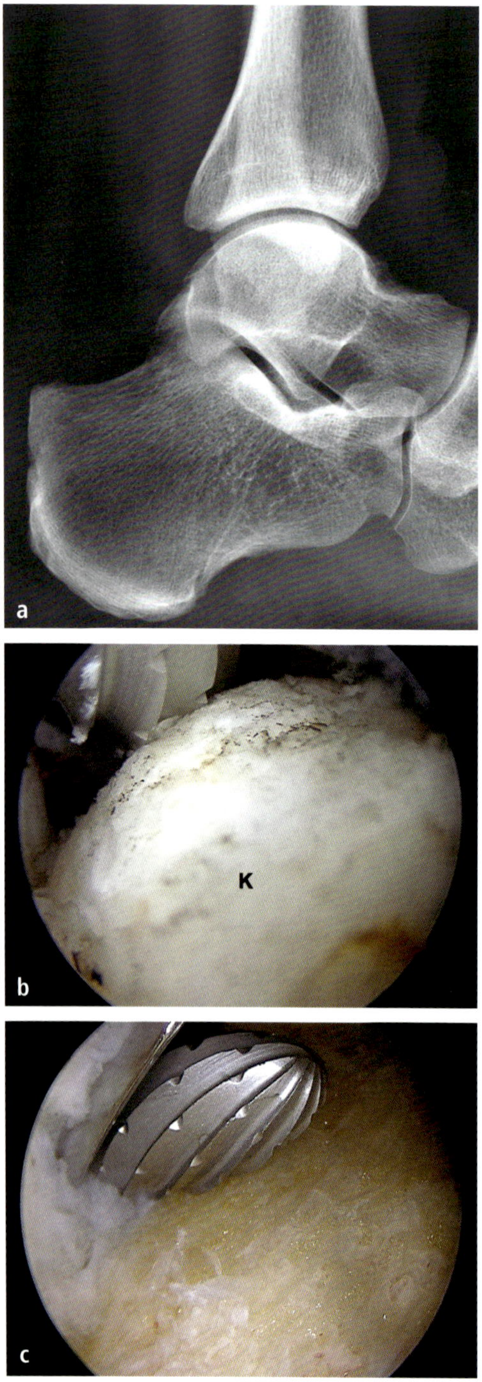

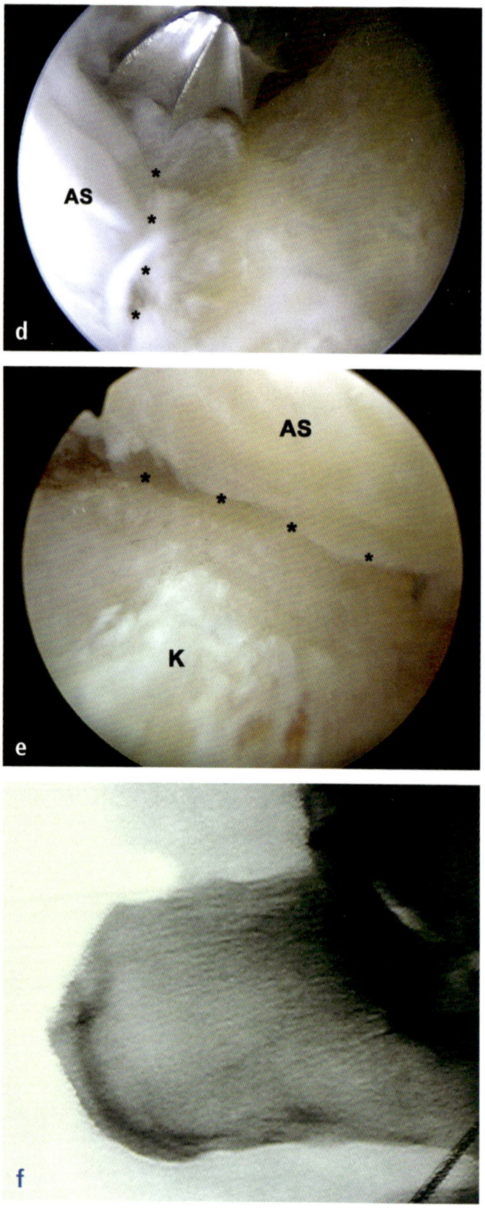

Abb. 5-24 54-jähriger Patient mit einer Haglundferse

a präoperatives seitliches Röntgenbild des rechten Fußes

b arthroskopische Ansicht des superoposterioren Kalkaneus (K)

c Beginn der Resektion mit einer walzenförmigen Fräse

d Der Kalkaneus wird bis zur Insertion (*) der Achillessehne (AS) geglättet. Aufgrund der räumlichen Enge wird hierfür eine kleine Kugelfräse verwendet.

e arthroskopische Ansicht des OP-Ergebnisses; Blick vom akzessorischen posterolateralen Portal nach dorsal auf die Resektionsfläche des Kalkaneus (K) und die Achillessehne (AS). Der Sehnenansatz (*) am Kalkaneus ist gut sehr abgrenzbar.

f Dokumentation der vollständigen Kalkaneusplastik mit dem Bildwandler

5.6 Nachbehandlung

Der Verbandswechsel erfolgt am 1. postoperativen Tag. Bis zum Sistieren der Wundsekretion sollte unbedingt eine konsequente Teilbelastung mit 10–20 kg Körpergewicht an Unterarmgehstützen eingehalten werden, um das Risiko von Wundheilungsstörungen zu reduzieren. Eine Ruhigstellung oder eine spezielle Orthesenversorgung ist nach den dargestellten Eingriffen in der Regel nicht erforderlich und wird nur bei mangelnder Compliance der Patienten durchgeführt. Bis zum Erreichen der Vollbelastung ist eine medikamentöse Thromboseprophylaxe indiziert. Der Fadenzug erfolgt bei trockenen und reizlosen Wundverhältnissen nach 12–14 Tagen postoperativ. Je nach Bedarf werden Analgetika, z. B. nichtsteroidale orale Antiphlogistika (NSAR) verordnet. Physiotherapeutische Übungen zur Wiederherstellung der Beweglichkeit, isometrische Übungen der Unterschenkelmuskulatur und Gangschulung sollten bei unauffälligen Wundverhältnissen ab dem 4. postoperativen Tag beginnen. Nach der Resektion einer Haglundexostose ist die Durchführung von Dehnungsübungen und von Querfriktionsmassagen sinnvoll, um Verklebungen der Achillessehne zu vermeiden. Insbesondere nach der Kalkaneusplastik treten häufig ödematöse Schwellungen auf, die mit manueller Lymphdrainage therapiert werden sollten. Sportliche Belastungen sind nach 4 Wochen erlaubt.

> **Praxistipp** Bis zum Sistieren der Wundsekretion sollte eine konsequente Teilbelastung an Unterarmgehstützen durchgeführt werden.

Nachbehandlungsschema

- Teilbelastung mit 10–20 kg für 1 Woche postoperativ, anschließend schmerzadaptierter Belastungsaufbau zur Vollbelastung
- passive und aktive Physiotherapie ab dem 4. postoperativen Tag
- nach Kalkaneusplastik: Querfriktionsmassage und Dehnungsübungen der Achillessehne
- stadiengerechte Thromboseprophylaxe, Hochlagerung, Kryotherapie, Schmerztherapie und Lymphdrainage
- sportliche Belastungen ab der 5. postoperativen Woche

5.7 Ergebnisse und Risiken

Mit der arthroskopischen Technik zur Behandlung des knöchernen Impingementsyndroms am dorsalen OSG und USG lassen sich sehr gute klinische Resultate erzielen (Galla u. Lobenhoffer 2011, Morag et al. 2003, Tey et al. 2007). Willits et al. erreichten 2008 in einem Kollektiv von 15 Patienten einen AOFAS Hindfoot Score (AOFAS: American Orthopaedic Foot and Ankle Society) von 91 Punkten (77–100 Punkte) bei einer vollständigen Wiederherstellung der Arbeitsfähigkeit nach durchschnittlich 1 Monat postoperativ (Willits et al. 2008). In einer Studie aus dem Jahre 2009 von van Dijk et al. verbesserte sich der AOFAS Hindfoot Score von 75 Punkten präoperativ auf 90 Punkte postoperativ. Noguchi et al. stellten 2010 neben der Verbesserung des AOFAS Hindfoot Scores von 68 auf 98,3 Punkte eine Zunahme des Bewegungsumfangs im OSG von 59,2° auf 68,4° fest. Ebenfalls signifikante Steigerungen des AOFAS Hindfoot Scores fanden sich in den Nachuntersuchungen von Ogut und Ayhan (2011) (56,7 Punkte präoperativ vs. 85,9 Punkte postoperativ) sowie Jerosch und Fadel (2006) (43 Punkte präoperativ vs. 87 Punkte postoperativ), Vilá et al. (2014) (67,42 Punkte präoperativ vs. 97,13 Punkte postoperativ). Eine Studie von López Valerio et al. (2015) zeigte bei 20 Fußballspielern eine Verbesserung des VAS-Scores von 7,5 auf 0,8. Die endoskopische Behandlung der Tendosynovialitis der FHL-Sehne führte zu 70 % exzellenten und guten Resultaten (Corte-Real et al. 2012). Insgesamt scheinen sich die Ergebnisse der Patienten mit einem posterioren knöchernen Impingement nicht signifikant von denen mit einem dorsalen Weichteilimpingement zu unterscheiden (Scholten et al. 2008).

Das simultane arthroskopische Vorgehen am ventralen und dorsalen OSG beeinflusst das Ergebnis nicht. Die postoperativen Ergebnisse nach der kombinierten arthroskopischen Dekompression am ventralen und dorsalen OSG entsprechen denen der alleinigen posterioren Endoskopie (Abdelatif 2014, Kim et al. 2013, Miyamoto et al. 2015). Bis dato finden sich in der Literatur lediglich zwei retrospektive Kohortenstudien, in denen das Outcome nach der offenen Entfernung mit den Resultaten nach der arthroskopischen Resektion eines Os trigonum verglichen wurde (Ahn et al. 2013, Guo et al. 2010). Weder im VAS-Score noch im AOFAS Score ließen sich signifikante Unterschiede nachweisen. Die Rehabilitation war nach den arthroskopischen Eingriffen jedoch signifikant kürzer.

Die Komplikationsraten dieses Verfahrens werden in der Literatur mit 0–8,5 % angegeben, wobei diese vorrangig Läsionen der N. suralis und Wundheilungsstörungen umfassen (Calder et al. 2010, Galla u. Lobenhoffer 2011, Nickisch et al. 2012, Ogut u. Ayhan 2011, Vilá et al. 2014). In einem systematischen Review mit insgesamt 452 Patienten beziffern Donnenwerth und Roukis (2013) die durchschnittliche Komplikationsrate mit 3,8 %, wobei lediglich 1,8 % der Betroffenen eine weitere operative Intervention benötigten. Bedacht werden müssen bei dieser Operationsmethode natürlich auch weitere allgemeine OP-Risiken, wie z. B. Thrombose und Embolie, postoperative Infekte sowie Verletzungen des N. tibialis und der A. und V. tibialis posterior sowie der Flexor-hallucis-longus- und Flexor-digitorum-longus-Sehne.

Als Vorteil der arthroskopischen Behandlung des posterioren knöchernen Impingements ist die deutlich schnellere Rehabilitationsphase zu bewerten. Nach durchschnittlich 5–12 Wochen erreicht der Großteil der Patienten (71–100 %) ihren präoperativen Sportlevel (Lee et al. 2008, Lohrer u. Arentz 2004, López Valeiro et al. 2015, Noguchi et al. 2010, Smyth et al. 2013).

Die arthroskopische Kalkaneusplastik beim Haglundsyndrom und bei der retrokalkanearen Bursitis erzielt ebenfalls ein gutes postoperatives Outcome mit 72–97 % exzellenten und guten klinischen Resultaten (Giza u. Sullivan 2008, Jerosch et al. 2012, Ortmann u. McBryde 2007, van Dijk 2001). Wang et al. berichteten 2007 über einen durchschnittlichen postoperativen West Point Score von 91,5 Punkten (76–100 Punkte) nach Kalkaneusplastik in endoskopischer Technik (Wang et al. 2007). Ebenfalls 2007 führten Ortmann und McBryde eine Nachuntersuchung mit 32 Fällen mit einem durchschnittlichen Follow-up von 35 Monaten durch. Der AOFAS Hindfoot Score verbesserte sich signifikant von 62 Punkten präoperativ auf 97 Punkte postoperativ (Ortmann u. McBryde 2007).
Derzeit liegt nur eine vergleichende Studie von Leitze et al. (2003) vor, in der eine offen-chirurgisch behandelte Patientengruppe mit einem arthroskopisch behandelten Kollektiv verglichen wurde. Letzteres erzielte bessere postoperative AOFAS Scores (87,5 Punkte) als die Patienten nach offenem Operationsverfahren (79,3 Punkte). Auch hinsichtlich der Nervenläsionen, der Infektraten und des Narbenschmerzes schnitt die Rückfußarthroskopiegruppe besser ab (Nervenläsion 9 % vs. 18 %, Infektrate 3 % vs. 12 %, Narbenschmerz 7 % vs. 18 %). Insgesamt scheinen die Komplikationsraten in dieser Untersuchung sehr hoch. In den meisten Arbeiten werden die postoperativen Komplikationen mit 0–6,5 % beziffert (Galla u. Lobenhoffer 2009, Morag et al. 2003, Wang et al. 2007). Auch hier werden überwiegend Verletzungen des N. suralis und Wundheilungsstörungen aufgeführt. Ortmann und McBryde (2007) berichten allerdings über eine Achillessehnenruptur 3 Wochen nach arthroskopischer Kalkaneusplastik. Die Rehabilitationsphase nach der arthroskopischen Kalkaneusplastik betrug in den Gruppen von van Dijk (2001) und von Ortmann und McBryde (2007) durchschnittlich 8 Wochen bis zur uneingeschränkten Durchführung von Alltagsaktivitäten und 12 Wochen bis zum Erreichen des vorherigen sportlichen Leistungsniveaus. Nach eigener Erfahrung lässt sich die postoperative Wundheilung durch die konsequente Teilbelastung an Gehstützen bis zum Sistieren der Wundsekretion und durch abschwellende Maßnahmen, wie z. B. manuelle Lymphdrainage, deutlich positiv beeinflussen. Bereits präoperativ sollte auf gute Hautverhältnisse im OP-Bereich geachtet werden.

Literatur

Abdelatif NM. Combined arthroscopic management of concurrent posterior and anterior ankle pathologies. Knee Surg Traumatol Arthrosc 2014; 22: 2837–42.

Ahn JH, Kim YC, Kim HY. Arthroscopic versus posterior endoscopic excision of a symptomatic os trigonum: a retrospective cohort study. Am J Sports Med 2013; 41: 1082–9.

Calder JD, Sexton SA, Pearce CJ. Return to training and playing after posterior ankle arthroscopy for posterior impingement in elite professional soccer. Am J Sports Med 2010; 38: 120–4.

Carmont MR, Fawdington RA, Mei-Dan O. Endoscopic debridement of the Achilles insertion, bursa, and the calcaneal tubercle with an accessory postero-lateral portal: technique tip. Foot Ankle Int 2011; 32: 648–650.

Carmont MR, Stroud R, Bjorndalen H et al. The safety profile of a retrospective accessory postero-lateral hind foot portal: the risk of sural nerve damage during visualization of the Achilles tendon insertion. Foot Ankle Surg 2012; 18: 128–31.

Cedell CA. Rupture of the posterior talotibial ligament with the avulsion of a bone fragment form the talus. Acta Orthop Scand 1974; 45: 454–61.

Corte-Real NM, Moreira RM, Guerra-Pinto F. Arthroscopic treatment of tenosynovitis of the flexor hallucis longus tendon. Foot Ankle Int 2012; 32: 1108–12.

Donnenwerth MP, Roukis TS. The incidence of complications after posterior hindfoot arthroscopy. Arthroscopy 2013; 29: 2049–54.

Galla M, Lobenhoffer P. Technique and results of arthroscopic treatment of posterior ankle impingement. Foot Ankle Surg 2011; 17: 79–84.

Giza E, Sullivan M. Endoscopic calcaneo-bursectomy. Foot Ankle Spec 2008; 1: e112–4.

Guo QW, Hu YL, Jiao C et al. Open versus endoscopic excision of a symptomatic os trigonum: a comparative study of 41 cases. Arthroscopy 2010; 26: 384–90.

Jerosch J, Fadel M. Endoscopic resection of a symptomatic os trigonum. Knee Surg Sports Traumatol Arthrosc 2006; 14: 1188–93.

Jerosch J, Sokkar S, Dücker M et al. Die endoskopische Kalkaneoplastik (EKP) beim Haglund-Syndrom. Indikation, OP-Technik, Befunde, Ergebnisse. Z Orthop Unfall 2012; 150: 250–6.

Kim HK, Jeon JY, Dong Q et al. Ankle arthroscopy in an hanging position combined with hindfoot endoscopy for the treatment of concurrent anterior and posterior impingement syndrome of the ankle. J Foot Ankle Surg 2013; 52: 704–9.

Lee KB, Kim KH, Lee JJ. Posterior arthroscopic excision of bilateral posterior bony impingement syndrome of the ankle: a case report. Knee Surg Sports Traumatol Arthrosc 2008; 16: 396–9.

Leitze Z, Sella EJ, Aversa JM. Endoscopic decompression of the retrocalcaneal space. J Bone Joint Surg 2003; 85A: 1488–96.

Lohrer H, Arentz S. Posterior approach for arthroscopic treatment of posterolateral impingement syndrome of the ankle in a top-level field hockey player. Arthroscopy 2004; 20: 15–21.

Lombardi CM, Silhanek AD, Connolly FG. Modified arthroscopic excision of the symptomatic os trigonum and release of the flexor hallucis longus tendon: operative technique and case study. J Foot Ankle Surg 1999; 38: 347–51.

López Valerio V, Seijas R, Alvarez P et al. Endoscopic repair of posterior ankle impingement syndrome due to os trigonum in soccer players. Foot Ankle Int 2015; 36: 70–4.

Martin OX, Méndez López JM, Monzo PM et al. Anatomical relations of anterior and posterior ankle arthroscopy portals: a cadaveric study. Eur J Orthop Surg Traumatol 2015; 25: 577–81.

Miyamoto W, Takao M, Matsui K et al. Simultaneous ankle arthroscopy and hindfoot endoscopy for combined anterior and posterior ankle impingement syndrome in professional athletes. J Orthp Sci 2015; 20: 642–8.

Morag G, Maman E, Arbel R. Endoscopic treatment of hindfoot pathology. Arthroscopy 2003; 19: e13.

Nickisch F, Barg A, Saltzman CL et al. Postoperative complications of posterior ankle and hindfoot arthroscopy. J Bone Joint Surg 2012; 94A: 439–46.

Noguchi HIY, Takedy M, Hasegawa A et al. Arthroscopic excision of posterior ankle bony impingement for early return to the field: short-term results. Foot Ankle Int 2010; 31: 398–403.

Ogut T, Ayhan E. Hindfoot endoscopy for accessory flexor digitorum longus and flexor hallucis longus tenosynovitis. Foot Ankle Surg 2011; 17: e7–9.

Ortmann FW, McBryde A. Endoscopic bony and soft-tissue decompression of the retrocalcaneal space for the treatment of Haglund deformity and retrocalcaneal bursitis. Foot Ankle Int 2007; 28: 149–53.

Phisitkul P, Amendola A. False FHL: a normal variant posing risks in posterior hindfoot endoscopy. Arthroscopy 2010; 26: 714–8.

Scholten PE, Sierevelt IN, van Dijk CN. Hindfoot endoscopy for posterior ankle impingement. J Bone Joint Surg 2008; 90A: 2665–72.

Smyth NA, Zwiers R, Wiegerinck JI et al. Posterior hindfoot arthroscopy. Am J Sports Med 2014; 42: 225–34.

Tey M, Monllau JC, Centenara JM et al. Benefits of arthroscopic tuberculoplasty in posterior ankle impingement syndrome. Knee Surg Sports Traumatol Arthrosc 2007; 15: 1235–9.

Urguden M, Cevikol C, Dabak TK et al. Effect of joint motion on safety of portals in posterior ankle arthroscopy. Arthroscopy 2009; 25: 1442–6.

van Dijk CN, van Dyk G, Scholten PE et al. Endoscopic calcaneoplasty. Am J Sports Med 2001; 29: 185–9.

van Dijk CN. Anterior and posterior ankle impingement. Foot Ankle Clin 2006; 11: 663–83.

van Dijk CN, de Leeuw PA, Scholten PE. Hindfoot endoscopy for posterior ankle impingement. Surgical technique. J Bone Joint Surg 2009; 91 Suppl: 287–98.

Vilá J, Vega J, Mellado M et al. Hindfoot endoscopy for the treatment of posterior ankle impingement syndrome: a safe and reproducible technique. Foot Ankle Surg 2014; 20: 174–9.

Wang L, Gui J, Gao F et al. Modified posterior portals for hindfoot arthroscopy. Arthroscopy 2007; 23: 1116–23.

Wang X, Zhao Z, Lui X et al. Combined posterior and anterior ankle arthroscopy for posterior and anterior ankle impingement syndrome in a switching position. Foot Ankle Int 2014; 35: 829–833.

Willits K, Sonneveld H, Amendola A et al. Outcome of posterior ankle arthroscopy for hindfoot impingement. Arthroscopy 2008; 24: 196–202.

6 Arthroskopie des unteren Sprunggelenks

Martin Röpke

Gemessen an der Entwicklung anderer arthroskopischer Operationsverfahren ist die Arthroskopie des unteren Sprunggelenks (USG) eine junge Technik. Aufgrund der komplexen und funktionell komplizierten anatomischen Struktur des kleinen Gelenks fand das USG am Anfang keine Berücksichtigung bei der Entwicklung der Arthroskopie (Burman 1931). Die technischen Fortschritte in der Arthroskopie kleiner Gelenke waren die Voraussetzung dafür, dass die Arthroskopeure sich dem USG zuwendeten und therapeutische Maßnahmen möglich wurden.

Erst 1985 sind von Parisien und Vangsness experimentelle Untersuchungen zur Arthroskopie des posterioren talokalkanearen Gelenks veröffentlicht worden (Parisien u. Vangsness 1985). Die Grundlagen der Arthroskopie des USG beruhen auf diesen Studien, in denen erstmals die Portale Erwähnung finden, die auch heute noch für die USG-Arthroskopie angewendet werden. Ein Jahr später stellte Parisien (1986) die ersten klinischen Fallberichte zur subtalaren Arthroskopie vor. Seit Ende der 1990er-Jahre wurden klinische Studien mit größeren Patientenzahlen veröffentlicht, in denen Indikationen und Kontraindikationen eingegrenzt wurden (Ahn et al. 2009, Williams u. Ferkel 1998).

Wesentliche Bedeutung für das Verständnis und die Verbreitung der arthroskopischen Techniken am USG hatte auch die Entwicklung der Rückfußarthroskopie (► Kap. 5). Das extraartikuläre endoskopische Herangehen an Talus und Kalkaneus von dorsal ermöglicht gleichzeitig die Beurteilung der posterioren Facette des USG (Beimers et al. 2006, Gasparetto et al. 2012).

Sowohl aufgrund der komplexen anatomischen Strukturen und deren Pathologie als auch wegen der enormen Enge des kleinen Gelenks ist die Arthroskopie des USG ein Eingriff, der dem erfahrenen Arthroskopeur vorbehalten sein sollte.

6.1 Indikationen

Indikationen zur Arthroskopie des subtalaren Gelenks sind persistierende symptomatische degenerative oder inflammatorische Gelenkerkrankungen und posttraumatische Veränderungen, wie z. B. Synovialitiden, Arthrofibrosen, Osteophyten, symptomatische freie Körper und osteochondrale Läsionen. Weitere Indikationen stellen das Sinus-tarsi-Syndrom und talokalkaneare Coalitiones dar (▸ Merke). Die präoperative Diagnostik umfasst eine sorgfältige Anamneseerhebung und eine genaue klinische Untersuchung der Sprunggelenke und des Fußes. Aufgrund der sehr engen Lagebeziehung zwischen den Gelenken, Sehnen und Bändern am USG ist eine sehr gute Kenntnis der Anatomie der Region unabdingbar.

> **Merke**
> **Indikationen zur Arthroskopie des unteren Sprunggelenks**
> - Synovialitis
> - Arthrofibrose
> - Sinus-tarsi-Syndrom
> - freie Gelenkkörper
> - Osteophyten
> - talokalkaneare Synostosen/Coalitiones
> - osteochondrale Läsionen
> - Arthrose

Als präoperative bildgebende Diagnostik ist die Anfertigung von Röntgenbildern des Sprunggelenks in zwei Ebenen obligat. Für die Durchführung therapeutischer arthroskopischer Eingriffe am USG wird eine präoperative Magnetresonanztomografie (MRT) oder eine Computertomografie (CT) ausdrücklich empfohlen. Durch die wesentlich bessere räumliche Darstellung ist es bei den Schichtaufnahmen einfacher, die eng benachbarten anatomischen Strukturen zu differenzieren, die Pathologie eindeutig zuzuordnen und den Eingriff an dem engen kleinen Gelenk zu planen.
Differenzialdiagnostisch wertvoll kann auch die selektive Infiltration der verschiedenen benachbarten Gelenke mit einem Lokalanästhetikum sein, um eventuelle Ursachen im Bereich des talonavicularen oder kalkaneokuboidalen Gelenks auszuschließen.

> **Praxistipp** Aufgrund der engen Lagebeziehung des USG zu anderen Gelenken, Sehnen und Ligamenten kann ein selektiver Infiltrationstest hilfreich sein, die Lokalisation der Beschwerden besser einzugrenzen.

6.1.1 Synovialitis

Die Diagnose einer Synovialitis des USG kann schwierig sein. Die Sehnenscheiden der Peroneussehnen überlagern die laterale Gelenkkapsel des posterioren Subtalargelenks. Tendosynovialitiden in der Region des lateralen und medialen Malleolus müssen von Synovialitiden des USG differenziert werden. Sichere Palpationspunkte zur Lokalisation des USG befinden sich ventral der lateralen Malleolusspitze und dorsal der Peroneussehnen. Hilfreich kann auch die dynamische Untersuchung der Peroneussehnen sein. Eine Plantarflexions-Pronationsbewegung führt zur Anspannung der Peroneussehnen und zu einer Schmerzzunahme bei einer Tendosynovialitis. Eine Schmerzverstärkung durch Eversions- und Inversionsbewegungen weist dagegen auf das USG hin. Eine MRT-Untersuchung kann helfen, die Lokalisation der Synovialitis zu differenzieren.
Die Indikation einer Arthroskopie bei chronischen Synovialitiden besteht einerseits zur Entnahme einer Synovialisbiopsie für eine

pathologische und mikrobiologische Diagnostik, wenn die Ursache der Arthritis abgeklärt werden muss. Andererseits kann die Synovialektomie und Lavage des Gelenks eine Linderung der Beschwerden erzielen.

6.1.2 Arthrofibrose

Die Arthrofibrose ist eine entzündliche Erkrankung der Gelenkkapsel, die mit einer abnormen Zunahme des fibrösen Gewebes verbunden ist. Es bildet sich eine äußerst schmerzhafte Gelenksteife des USG aus. Die Ursache kann traumatischer Genese sein. So lassen sich in der Anamnese oftmals rezidivierende Distorsionen des Sprunggelenks, aber auch Frakturen des Kalkaneus oder des Talus finden (Bosch et al. 1999, El Rassi et al. 2005, Linklater u. Fessa 2012).
Die Indikation zur Arthroskopie des USG bei der Arthrofibrose ergibt sich aus der anhaltend schmerzhaften Symptomatik nach erfolgloser konservativer Therapie. Die akute inflammatorische Phase der Arthrofibrose sollte abgeklungen sein, um postoperative Rezidive zu vermeiden. In 7–9 % aller USG-Arthroskopien besteht die Indikation aufgrund einer Arthrofibrose (Ahn et al. 2009, Williams u. Ferkel 1998).

6.1.3 Sinus-tarsi-Syndrom

Der Begriff des Sinus-tarsi-Syndroms geht auf O'Connor zurück, der eine posttraumatisch auftretende, druckempfindliche Schmerzreaktion über der lateralen Öffnung des Canalis tarsi, dem Sinus tarsi, beschrieb. Nach seiner Darstellung ist das Sinus-tarsi-Syndrom mit einem Gefühl der Instabilität des Rückfußes verbunden, und der Schmerz lässt sich durch Infiltration des Sinus tarsi mit einem Lokalanästhetikum beseitigen (O'Connor 1958).

Hinter diesem diffusen Schmerzsyndrom verbergen sich verschiedene Pathologien, die gerade durch die Arthroskopie des USG differenziert werden konnten. So wurden von Lee et al. (2008) partielle Rupturen der Ligamente (Lig. talocalcaneare interosseum 89 %, Lig. cervicale 11 %), Synovialitiden (55 %), Arthrofibrosen (24 %) und das Weichteilimpingementsyndrom (21 %) als morphologisches Korrelat der Beschwerden gefunden. Die Häufigkeit von Bandrupturen im Canalis tarsi und die Tatsache, dass in 70 % der Fälle gleichzeitig Verletzungen des lateralen Kapselbandapparates des oberen Sprunggelenks (OSG) vorliegen, bestätigt die traumatische Genese des Sinus-tarsi-Syndroms (Trattnig et al. 1995).

Merke Oft handelt es sich beim Sinus-tarsi-Syndrom um eine Begleitpathologie umfangreicherer Verletzungen des Sprunggelenks.

Herrmann und Pieper (2008) konnten in anatomischen Studien einerseits die enge Verbindung der Ligamente des Canalis tarsi mit dem Retinaculum mm. extensorum inferius zeigen, andererseits aber die Fettkörper im Tarsalkanal als die Strukturen identifizieren, die aufgrund ihrer guten Innervation und Durchblutung für die Auslösung des schmerzhaften Sinus-tarsi-Syndroms verantwortlich sind.
Die Indikation zur Arthroskopie des Sinus tarsi besteht bei konservativ nicht beherrschbaren Beschwerden des Patienten. Allerdings sind eine genaue Traumaanamnese und die Überprüfung von Instabilitäten am USG und OSG wichtig, da diese bei der Therapie adäquat mitbehandelt werden müssen. Eine laterale Instabilität des USG ist nicht leicht von einer Instabilität des OSG zu differenzieren. Am besten gelingt dies, indem

der Fuß in Dorsalextension gebracht wird, um den Talus stabil in der Malleolengabel zu verriegeln. Wenn in dieser Position eine laterale Aufklappbarkeit feststellbar ist, ist von einer Instabilität im USG auszugehen.
In der präoperativen Diagnostik sollte neben Verletzungsfolgen als weitere Ursachen des Sinus-tarsi-Syndroms nach dem Vorliegen einer Synovialitis, ggf. mit Ausbildung von Ganglien, oder nach einer Arthrofibrose gesucht werden. Die präoperative MRT-Untersuchung ist für die Suche nach der Ursache des Sinus-tarsi-Syndroms von hohem Wert.

6.1.4 Freie Gelenkkörper

Freie Gelenkkörper sind Folge einer degenerativen Gelenkerkrankung oder einer Chondromatose der Synovialmembran. Die synoviale Chondromatose des posterioren subtalaren Gelenks ist eher selten, meist sind das zentrale und ventrale Kompartiment betroffen. Fallberichte zeigen, dass es sich hierbei um die gleiche Form der Metaplasie der Gelenkschleimhaut handeln kann wie an den großen Gelenken (Hocking u. Negrine 2003, Kerimoglu et al. 2008, Van et al. 2006). Daher genügt es im Falle einer Chondromatose nicht, nur die Gelenkkörper zu extrahieren. Es muss eine möglichst vollständige Synovialektomie angestrebt werden.

6.1.5 Osteochondrale Läsionen

Das USG weist wie das OSG die Besonderheit eines gut geführten Gelenks mit hoher Kongruenz auf.

✘ **Merke** Der Gelenkknorpel ist nur ca. 1 mm dick und weniger elastisch als der Knorpel des Kniegelenks.

Ätiologie und Pathophysiologie osteochondraler Läsionen des USG ähneln denen am OSG. Bedingt durch ein Distorsionstrauma entwickelt sich nach Auftreten einer chondralen bzw. osteochondralen Verletzung oft eine subchondrale Reaktion und im weiteren Verlauf eine subchondrale Zyste (Reilingh et al. 2013, van Dijk et al. 2010). Meist ist die dorsale Kammer des USG betroffen. So fanden Choi und Ogilvie-Harris (2002) in 8 von 10 Patienten mit okkulten osteochondralen Frakturen des subtalaren Gelenks die Läsionen in der posterioren Facette.
Die Indikation zur Arthroskopie besteht bei symptomatischen, morphologisch begrenzten osteochondralen Läsionen. Die Beschwerden werden von den Patienten oftmals diffus im Talus angegeben. Deshalb ist zu empfehlen, die Aktivität solcher Läsionen präoperativ in der MRT oder SPECT-CT (single photon emission computed tomography, ► Kap. 3.5) zu sichern.

6.1.6 Arthrose

Die Arthroskopie bei manifester Arthrose des Subtalargelenks stellt eine Behandlungsalternative zur konservativen Therapie und zur Arthrodese des USG dar, vor allem wenn der Patient keine Gelenkversteifung wünscht. Arthroskopisch können Synovialitiden, freie Gelenkkörper und Osteophyten adressiert werden. Diagnostische Infiltrationen mit einem Lokalanästhetikum helfen bei der Indikationsstellung. Bei fortgeschrittener Arthrose und ausgeprägten subchondralen Reaktionen ist eine alleinige Arthroskopie nicht mehr Erfolg versprechend und kontraindiziert.

6.2 Lagerung

In der Literatur werden verschiedene Lagerungsmöglichkeiten wie Rücken-, Bauch- und Seitlagerung beschrieben. Wie bereits erwähnt, kann das USG sowohl von lateral als auch von dorsal arthroskopisch erreicht werden. Die Lagerung hängt davon ab, welche Pathologien adressiert werden wollen, in welchem Gelenkanteil diese lokalisiert sind und welche etwaigen Zusatzeingriffe erforderlich sind. Gegebenenfalls ist intraoperativ eine Umlagerung des Patienten notwendig. Wird im Rahmen der Rückfußarthroskopie das posteriore subtalare Gelenk arthroskopiert, befindet sich der Patient in Bauchlage (Beimers et al. 2006, Gasparetto et al. 2012). Sein Fuß wird so weit über das Ende des OP-Tisches hinaus gelagert, dass eine freie Beweglichkeit in den Sprunggelenken möglich ist (► Kap. 5.2). Die Anlage anterolateraler Portale ist in dieser Position allerdings erschwert.

Bei der Rückenlagerung sind problemlos sowohl das OSG als auch das USG arthroskopisch zugänglich (Williams u. Ferkel 1998). In dieser Position sind dagegen die posterolateralen Portale für den Arthroskopeur schlecht erreichbar (Lee et al. 2010). Aufgrund dieser Probleme besteht eine Vielzahl verschiedener Lagerungsmöglichkeiten, ohne dass sich ein Standard hierfür herausgebildet hat.

Die ursprüngliche arthroskopische Operationstechnik von Parisien beschreibt die Verwendung lateraler Portale. Folglich wird heute am häufigsten die Seitlagerung des Patienten auf dem OP-Tisch vorgeschlagen (Beimers et al. 2006, Siddiqui et al. 2010, Tasto 2006, Parisien 2004). Der Autor führt den Eingriff in einer semilateralen Lagerung des Patienten durch. Bei dieser Technik liegt der Patient in Rückenlage mit einem kräftigen Keilkissen unter der ipsilateralen Gesäßhälfte (► Abb. 6-1). Kontralateral kann eine Stütze am OP-Tisch angebracht werden. Bei Beugestellung im Knie- und Hüftgelenk kann der Fuß so gelagert werden, dass die Sprunggelenke von lateral, aber auch von posterior und anterior gut erreichbar sind. Der Zugang von posterior kann erleichtert werden, wenn der Fuß am Rand des OP-

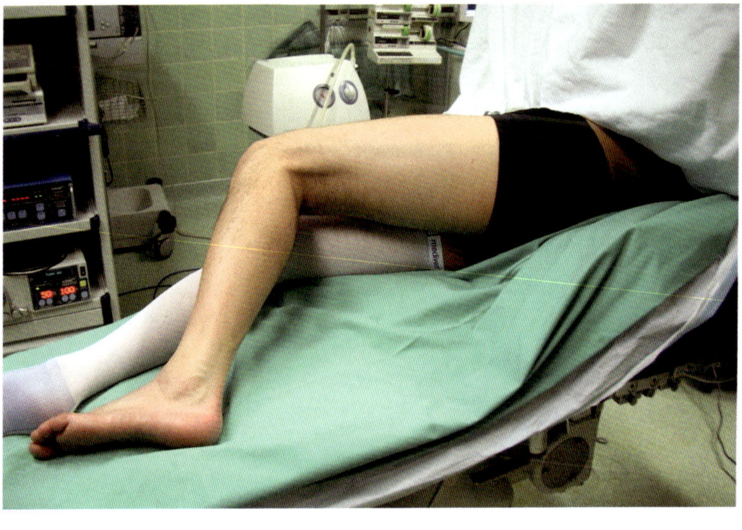

Abb. 6-1 Lagerung des Patienten in semilateraler Rückenlage mit einem Keilkissen unter der ipsilateralen Gesäßhälfte

Tisches gelagert wird. Ein weiterer Vorteil dieser Lagerungstechnik ist, dass bei Streckung des Beines und Außenrotation das OSG von ventral sehr gut über die ventralen Standardportale arthroskopiert werden kann (► Kap. 4.4). Eine Oberschenkelblutsperre wird angelegt. Eine Distraktion des Gelenks ist nicht zwingend erforderlich, es sei denn, es müssen Knorpeldefekte zentral im Gelenk erreicht werden. Die manuelle Distraktion bzw. nichtinvasive Distraktionsmethoden (Beimers et al. 2006, Parisien 2004) werden den invasiven Techniken vorgezogen.

> **Praxistipp** Die Seiten- bzw. Halbseitenlagerung des Patienten ermöglicht den arthroskopischen Zugang zum USG von lateral und dorsal sowie eine einzeitige OSG-Arthroskopie von ventral.

6.3 Instrumentarium

Bei der Arthroskopie des USG wird die Verwendung des Instrumentariums für kleine Gelenke empfohlen. Besonders die Anteile des posterioren subtalaren Gelenks und des Sinus tarsi sind nur mit diesen feinen Instrumenten erreichbar. Zusätzlich zum normalen arthroskopischen Equipment sollte folgendes Instrumentarium zur Verfügung stehen:

Instrumentarium

- Kanüle und Spritze zum Auffüllen des Gelenks
- Skalpell
- Klemmchen zum stumpfen subcutanen Aufspreizen der Weichteile
- 2,7-mm-Arthroskop mit 30°-Blickwinkel
- Wechseladapter, falls posterior auf eine 4,0-mm-Optik gewechselt werden soll
- Tasthaken für kleine Gelenke
- Biopsiezange
- kleine Fasszange
- Shaver mit 2,0–3,0 mm Shaverblades und 3,0-mm-Knochenfräse
- bipolare Radiofrequenzsonde bzw. Hochfrequenz-Ablationselektrode (HF-Sonde)
- Curetten und Mikrofrakturierungsahlen
- kleine Meißel (z. B. 4,0 mm Breite)
- ggf. Kirschner-Drähte

Vorteilhaft ist eine Arthroskopieeinheit mit einer HDTV-Kamera (HDTV: High Definition Television), um bei der Verwendung einer kleinen Optik eine maximale Bildqualität zu erreichen. Der Pumpendruck sollte niedrig sein und nicht höher als 35 mmHg liegen, um einen Austritt von Spüllösung in die Weichteile zu vermeiden.

> **Praxistipp** Da der Gelenkraum des USG sehr beengt ist, empfiehlt sich bei der Arthroskopie die Verwendung spezieller kleiner Optiken und Instrumente.

6.4 Zugangswege und Untersuchungsgang

Die Arthroskopie am USG erfolgt über das anterolaterale und posterolaterale Standardportal (► Abb. 6-2). Bedarfsweise können ein akzessorisches anterolaterales und ein akzessorisches posterolaterales Portal unter arthroskopischer Sicht angelegt werden. Im Rahmen der von verschiedenen Autoren beschriebenen 3-Portal-Technik wird ein zentrales oder mittleres Portal als drittes Standardportal beschrieben.

Wichtige palpierbare anatomische Anhaltspunkte für das Aufsuchen der Portale sind die Spitze des lateralen Malleolus, der Sinus tarsi, die Peronealsehnen und die Achillessehne. Andere wesentliche anatomische Strukturen wie Nerven und Gefäße sind nicht palpierbar und weisen eine hohe Variabilität auf.

6.4.1 Anterolaterale Portale

Das **anterolaterale Standardportal** befindet sich 2 cm anterior und 1 cm distal der Spitze des lateralen Malleolus (► Abb. 6-2). Es liegt über dem Sinus tarsi und wird deshalb auch als **Sinus-tarsi-Portal** bezeichnet. In der Nähe liegende anatomische Strukturen sind der N. cutaneus dorsalis intermedius als Ast des N. fibularis (peroneus) superficialis ca. 17 mm anterior des Portals und der N. cutaneus dorsalis lateralis als Ast des N. suralis ca. 8 mm inferior dieses Zugangs (Frey et al. 1994). Weiterhin befinden sich in diesem Gebiet variable Äste der V. saphena parva. Ventral von dem Zugang verläuft die Sehne des M. fibularis (peroneus) tertius und plantar die Sehne des M. fibularis (peroneus) brevis. Geht man durch das anterolaterale Portal in das posteriore Kompartiment des USG ein, sollte die Zielrichtung nach posterior zum Canalis tarsi sein. Posterior befinden sich das Lig. talocalcaneare laterale, anterior das Retinaculum mm. extensorum inferius sowie weiter distal das Lig. cervicale und darunter weiter in der Tiefe das Lig. talocalcaneare interosseum. Orientiert man sich zu weit proximal, erreicht man den lateralen Recessus des OSG.

Das **akzessorische anterolaterale Portal** liegt etwa 1 cm anterior und 1 cm proximal des anterolateralen Standardportals und wird nach Bedarf unter arthroskopischer Sicht angelegt (► Abb. 6-2). Die oben beschriebenen anatomischen Lagebeziehungen sind dabei besonders zu berücksichtigen. Für die Behandlung von Pathologien im Sinus tarsi bespielsweise kann ein zusätzliches anterolaterales Portal hilfreich sein. Für arthroskopische Operationen im zentralen Gelenkraum des USG bietet sich eher das **zentrale Portal** 0,5 cm ventral der lateralen Malleolusspitze als Zusatzportal an.

> **Praxistipp** Für die Arthroskopie des Sinus tarsi ist die Anlage eines akzessorischen Portals sinnvoll.

6.4.2 Posterolaterale Portale

Das **posterolaterale Standardportal** befindet sich auf Höhe der Außenknöchelspitze am lateralen Rand der Achillessehne (► Abb. 6-2), um tangential unter den Peroneussehnen durch den lateralen Recessus nach anterior arthroskopieren zu können. Wichtige anatomische Strukturen in der Nähe dieses Portals sind der N. suralis mit einem Abstand von ca. 4 mm (Frey et al. 1994) und die V. saphena parva mit ihrem Geflecht variabler venöser Gefäßstrukturen.

Beim Eingehen durch dieses Portal orientiert man sich auf der proximalen Fläche des Kalkaneus nach anterolateral. Weiter proximal liegen das Lig. fibulotalare posterius und der posteriore Recessus des OSG. Das **akzessorische posterolaterale Portal** liegt unmittelbar posterior der Peronealssehnen (► Abb. 6-2).

> **!** **CAVE** Der N. suralis verläuft in unmittelbarer Nähe zum posterolateralen Standardportal.

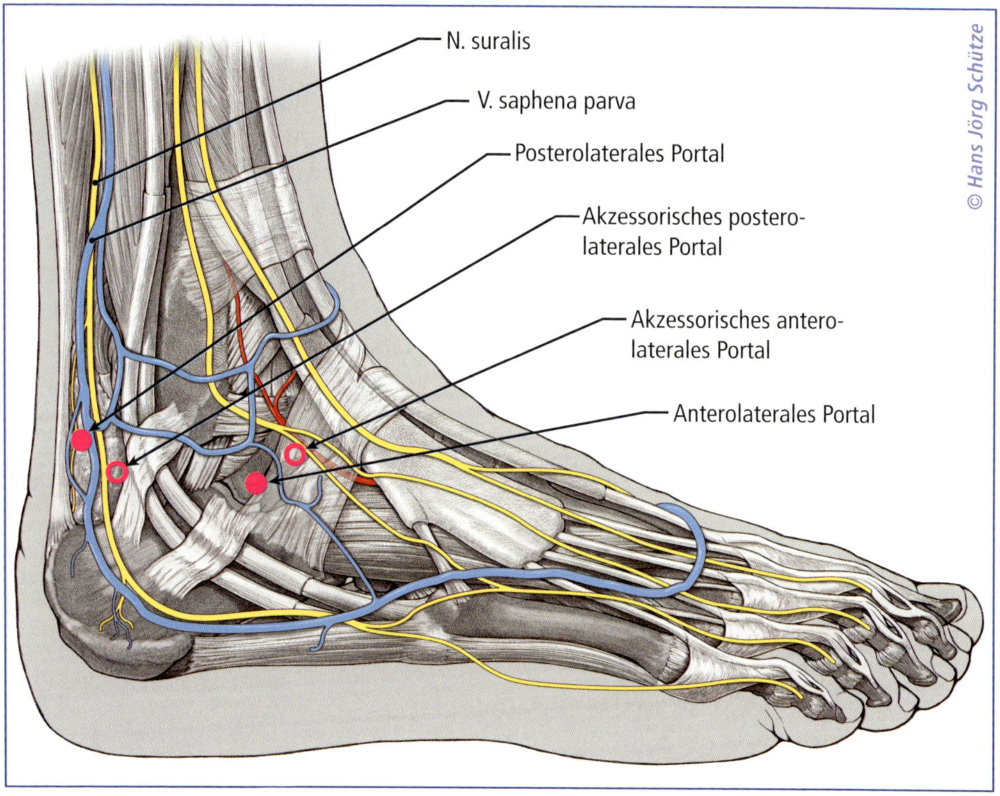

Abb. 6-2 Laterale Portale zur USG-Arthroskopie

6.4.3 Untersuchungsgang

Standardisierte arthroskopische Untersuchungsgänge dienen der systematischen Inspektion des Gelenkraums. Williams und Ferkel (1998) haben hierfür einen standardisierten 13-Punkte-Rundgang durch das posteriore subtalare Gelenk vorgeschlagen. Vor Beginn der Arthroskopie am USG empfiehlt es sich, die gut palpierbaren anatomischen Strukturen mit einem sterilen Hautmarkierungsstift anzuzeichnen. Im Verlauf der Operation kann es zu Schwellungen kommen, die eine Palpation erschweren. Wichtig ist es, die Orientierungslinie parallel zur Fußsohle in Höhe der Spitze des lateralen Malleolus zu markieren, um daran die Standardportale herleiten zu können (► Abb. 6-3). Der Sinus tarsi lässt sich präoperativ tasten und durch Inversion und Eversion des Rückfußes gut identifizieren.

Die Arthroskopie beginnt mit dem Auffüllen des Gelenks mit arthroskopischer Spülflüssigkeit. Dazu wird das Gelenk auf Höhe des anterolateralen Portals mit einer Kanüle punktiert und mit ca. 3 ml Flüssigkeit aufgefüllt (► Abb. 6-3). Da der Gelenkraum klein ist, läuft das injizierte Medium meist zu einem geringen Anteil zurück in die Kanüle. Dieses Manöver signalisiert die korrekte Lage der Kanüle im Gelenkraum, wodurch ein paraartikukäres Aufquellen der Weichteile verhindert wird. Nach Entfernung der Kanüle wird das anterolaterale Portal durch eine Stichinzision der Haut und stumpfes Spreizen des Gewebes mit einem kleinen Klemmchen angelegt (► Abb. 6-4). Beim Einbringen des Arthroskops sollte man sich der oben beschriebenen anatomischen Strukturen bewusst sein. Der Rundgang beginnt anteromedial mit der Darstellung des tiefen Anteils des Lig.

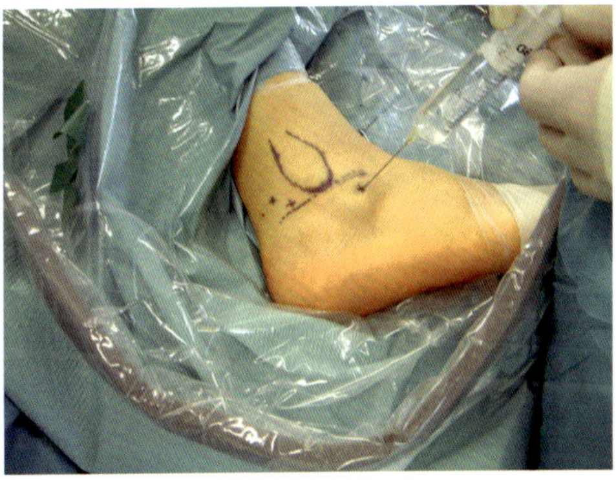

Abb. 6-3 Markierung der Landmarken und Zugänge auf der Haut. Auffüllen des Gelenks mit einer Kanüle auf Höhe des anterolateralen Standardportals.

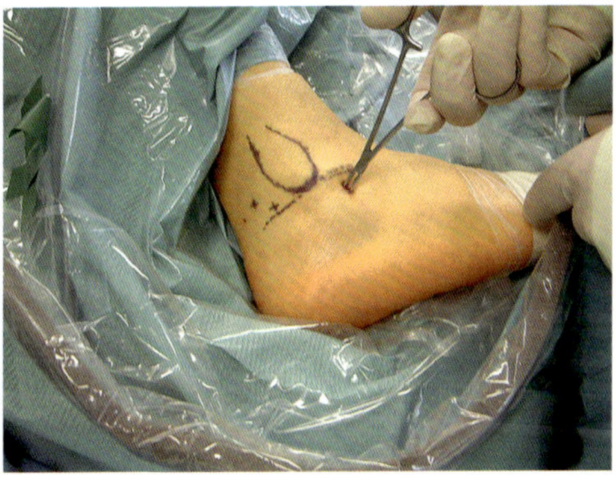

Abb. 6-4 Subcutane stumpfe Präparation des Gewebes mit einem Klemmchen

talocalcaneare interosseum (1) (► Abb. 6-5). Zieht man das Arthroskop etwas zurück, findet sich der oberflächliche Anteil des Lig. interosseum (2). Wird das Arthroskop gedreht, wird der Blick von anterior auf das posteriore Subtalargelenk gerichtet (3). Durch weiteres Zurückziehen des Arthroskops stellen sich das anterolaterale Gelenkeck (4) und das Lig. talocalcaneare laterale (5) dar. Etwas weiter posterior befindet sich das Lig. fibulocalcaneare (6). Dreht man das Arthroskop nun nach medial, gelangt der zentrale Gelenkanteil zur Ansicht (7). Das Arthroskop wird nun weiter nach posterior

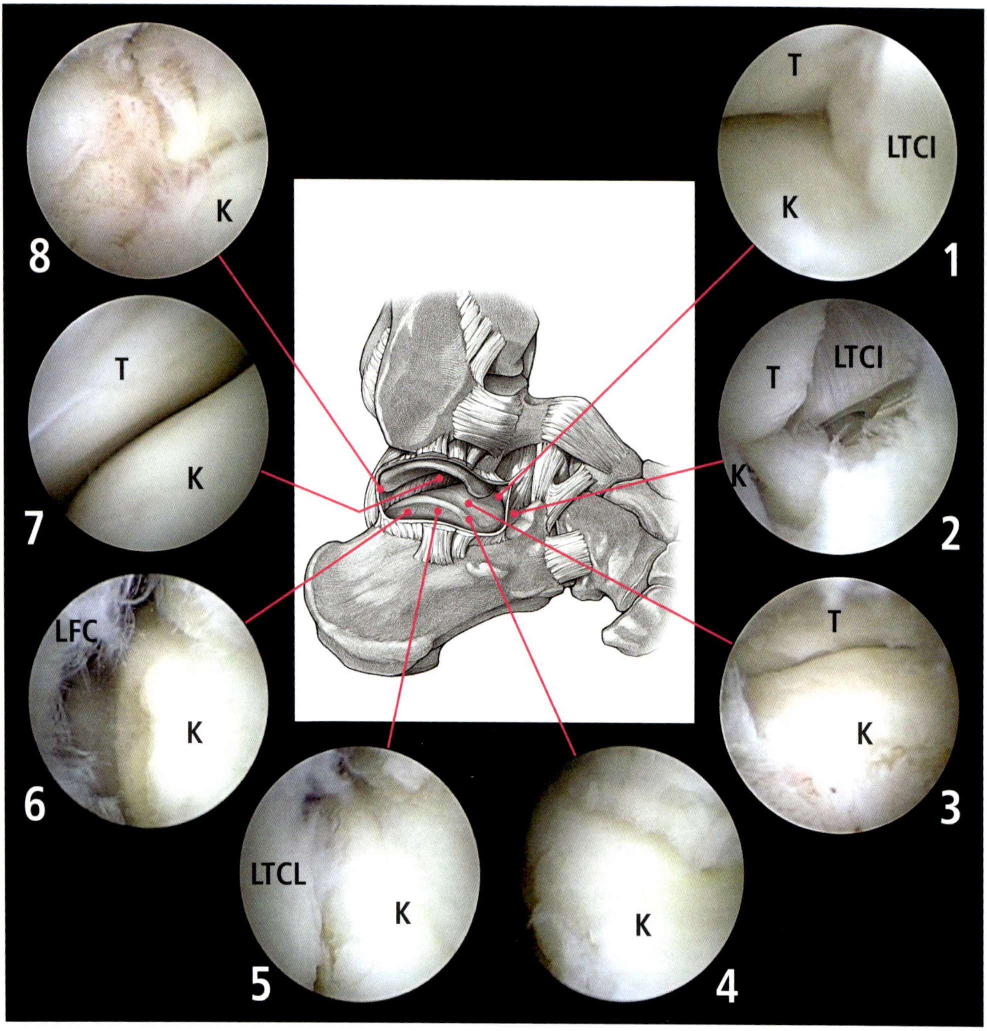

Abb. 6-5 Arthroskopischer Rundgang über das anterolaterale Standardportal
(T = Talus, K = Kalkaneus, LTCI = Lig. talocalcaneare interosseum, LTCL = Lig. talocalcaneare laterale, LFC = Lig. fibulocalcaneare)
(1) tiefe Anteile des Lig. talocalcaneare interosseum, (2) oberflächlicher Anteil des Lig. talocalcaneare interosseum, (3) Blick von anterior auf das posteriore subtalare Gelenk, (4) anterolaterales Gelenkeck, (5) Lig. talocalcaneare laterale, (6) Lig. fibulocalcaneare, (7) zentraler Gelenkanteil des USG, (8) lateraler Recessus

vorgeschoben, um den lateralen Recessus darzustellen (8).
Anschließend wird unter Sicht das posterolaterale Portal angelegt. Auch hier gilt es, zur Schonung der Weichteilgewebe und vor allem der nervalen Strukturen die Haut nur durch eine Stichinzision zu eröffnen und die Weichteile stumpf zu präparieren. Das Arthroskop wird dann in das posterolaterale Portal eingebracht. Zur Fortführung des Rundblicks (► Abb. 6-6) werden zunächst der laterale Recessus und der anteriore Gelenkanteil inspiziert. Wichtig ist die Inspektion des posterolateralen Recessus (9).

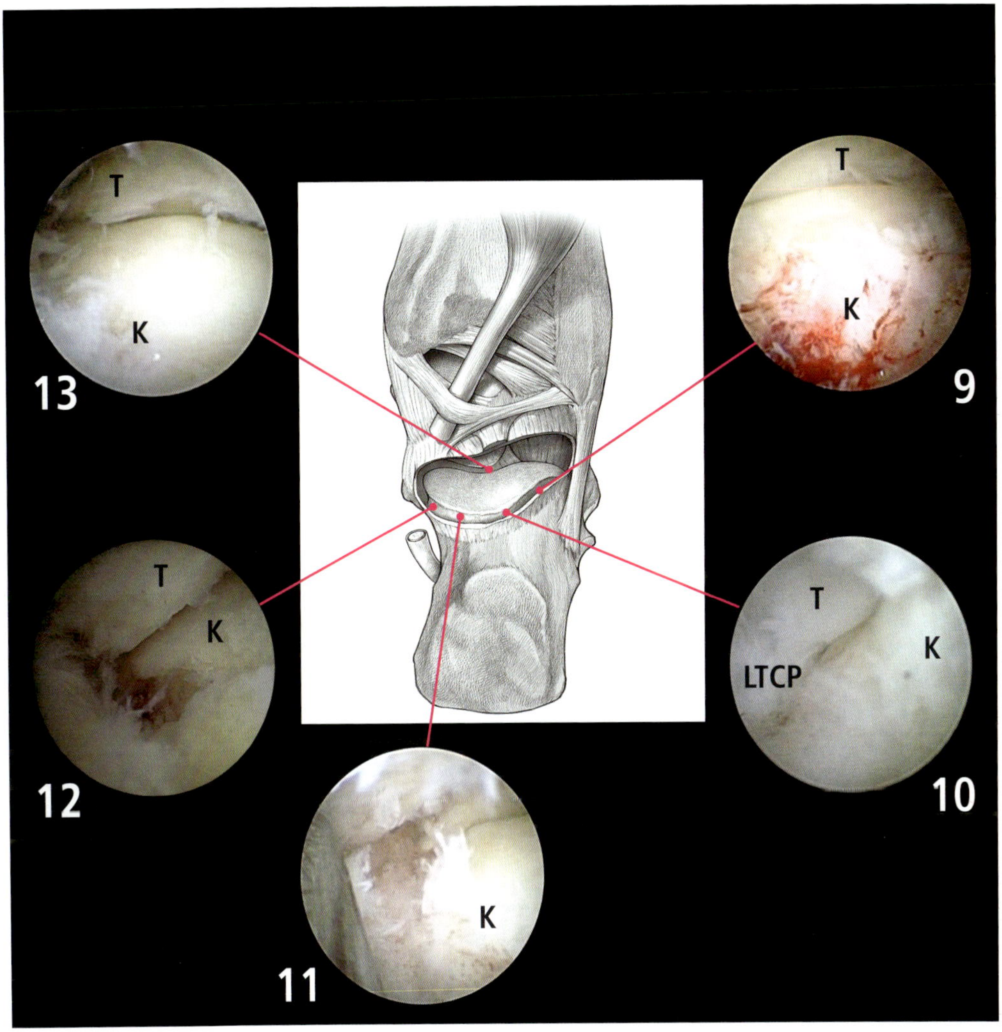

Abb. 6-6 Arthroskopischer Rundgang über das posterolaterale Portal
(T = Processus posterior tali, K = Kalkaneus, LTCP = Lig. talocalcaneare posterius)
(9) posterolateraler Recessus, (10) posteriore Gelenkrinne mit Processus posterior tali, (11) posteromedialer Recessus, (12) posteromediales Gelenkeck, (13) Blick von dorsal in den Gelenkspalt des USG

Richtet man das Arthroskop dann nach posteromedial aus, wird die posteriore Gelenkrinne mit dem Processus posterior tali sichtbar (10) und bei weiterem Vorschieben der Optik erkennt man den posteromedialen Recessus (11) sowie das posteromediale Gelenkeck (12). Dreht man das Arthroskop in dieser Position nach ventral, blickt man von dorsal in den Gelenkspalt des USG (13). Am Ende der Operation werden alle Portale durch Einzelknopfnähte verschlossen.

Wenn pathologische Veränderungen vorliegen, wie z.B. große Randzacken oder arthrofibrotische Veränderungen, die den ventralen Gelenkraum verengen, kann es auch sinnvoll sein, die Arthroskopie des USG von dorsal über die dorsolateralen Portale zu beginnen.

> **Praxistipp** Falls aufgrund ossärer oder weichteilbedingter Pathologien der primäre Zugang zum ventralen oder zentralen Kompartiment behindert ist, kann das Eingehen über die posterolateralen Portale erforderlich sein, um den Gelenkraum freizuräumen.

6.5 Operationstechniken

6.5.1 Synovialitis

Eine Synovialitis ist bei symptomatischen posttraumatischen Gelenkveränderungen häufig zu finden. Die partielle Synovialektomie ist mit einem Shaver mit einem 3,0-mm-Weichteilresektor einfach durchzuführen (► Abb. 6-7). Dabei genügen in den meisten Fällen die beiden Standardportale und das posterolaterale Zusatzportal, um alle betroffenen Gelenkabschnitte zu erreichen. Beim arthroskopischen Blick vom posterolateralen Portal nach anterior kann man mit dem Shaver durch das anterolaterale Portal eine Synovialektomie des anterioren Gelenkraums durchführen. Ein akzessorisches anteriores Portal ist nur in sehr ausgeprägten Fällen notwendig. Anschließend erfolgt ein Portalwechsel der Instrumente, sodass über den posterolateralen Zugang die Synovialektomie des dorsalen Kompartiments vervollständigt werden kann. Die Notwendigkeit einer kompletten arthroskopischen Synovialektomie des USG bei rheumatoider Arthritis oder bei spezifischen Synovialitiden besteht durch die wesentlichen Fortschritte der medikamentösen Therapie

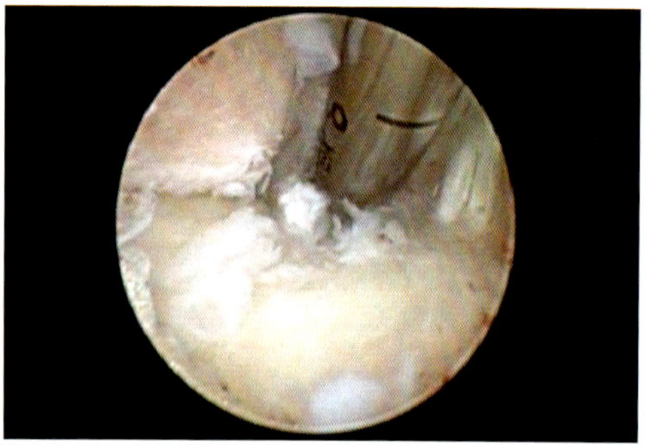

Abb. 6-7 Synovialektomie im Bereich des anterolateralen Gelenkecks (entspricht Position 4 in Abbildung 6-5) bei chronisch fibrosierender Synovialitis

eher selten. Eine partielle Synovialektomie reicht in den meisten Fällen aus, um eine Beschwerdefreiheit zu erzielen. Eine vollständige Entfernung des Synovialis ist im medialen Bereich des Subtalargelenks ohnehin technisch schwierig und nur über einen medialen Zugang möglich. Erst kürzlich hat Lui (2012) das bereits 1995 von Mekhail (Mekhail et al. 1995) beschriebene mediale Portal für die USG-Arthroskopie erneut hervorgehoben und über eine vollständige subtalare Synoviaresektion in drei Fällen mit tuberkulöser und erosiver Synovialitis berichtet.

Bei unklarer Ursache der Synovialitis empfiehlt es sich, eine Biopsie für die weiteren histologischen und mikrobiologischen Untersuchungen zu entnehmen.

6.5.2 Arthrofibrose

Adhäsionen und Vernarbungen im subtalaren Gelenk können arthroskopisch sehr gut reseziert werden. Über die beschriebenen Portale (► Kap. 6.4.1 u. 6.4.2) können sowohl die anterioren als auch die posterioren Gelenkanteile erreicht werden. Die dorsale Gelenkkapsel lässt sich über das posterolaterale und akzessorische posterolaterale Portal leicht resezieren (► Abb. 6-8a–c). Für die ventrale Kapsulolyse ist die arthroskopische Präparation im Sinus tarsi und Canalis tarsi notwendig (► Kap. 6.5.3). Die ligamentären Strukturen (Lig. tarsocalcaneare interosseum, Lig. calcaneonaviculare, Lig. talocalcaneare laterale und Lig. fibulocalcaneare) sollten unbedingt identifiziert und möglichst erhalten bleiben.

> **!** **CAVE** Bei der Synovialektomie und Adhäsiolyse im Bereich des Sinus tarsi und Canalis tarsi sollten nach Möglichkeit die ligamentären Strukturen geschont werden.

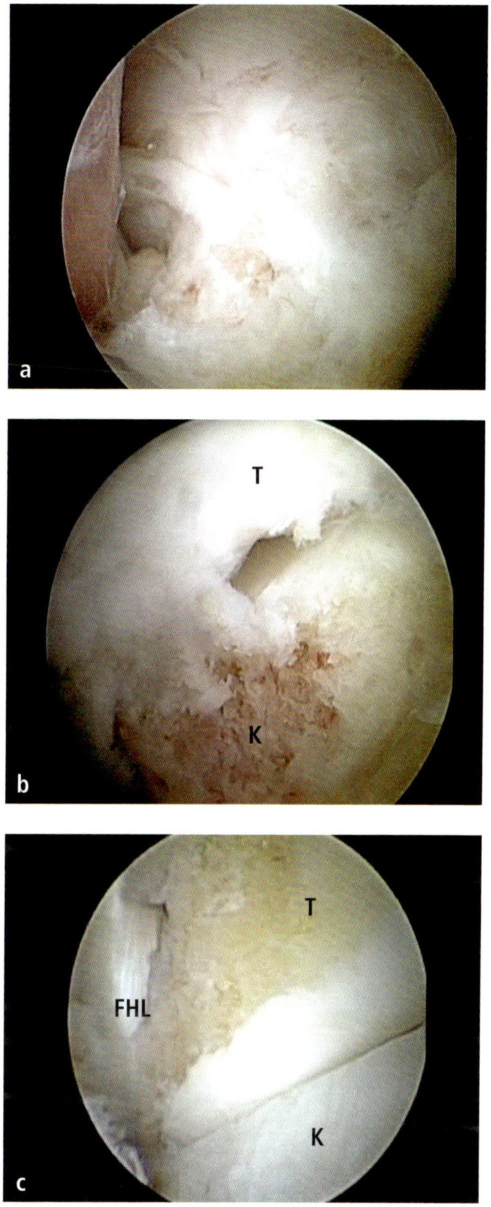

Abb. 6-8 Arthrofibrose des USG
a Der posteriore Gelenkraum ist vollständig mit fibrotischem Gewebe ausgefüllt.
b Er muss durch eine Resektion der Kapsel und eine partielle Resektion des Processus posterior tali freigelegt werden.
c arthroskopische Ansicht nach vollständiger posteriorer Arthrolyse
(FHL = Sehne des M. flexor hallucis longus, T = Talus, K = Kalkaneus)

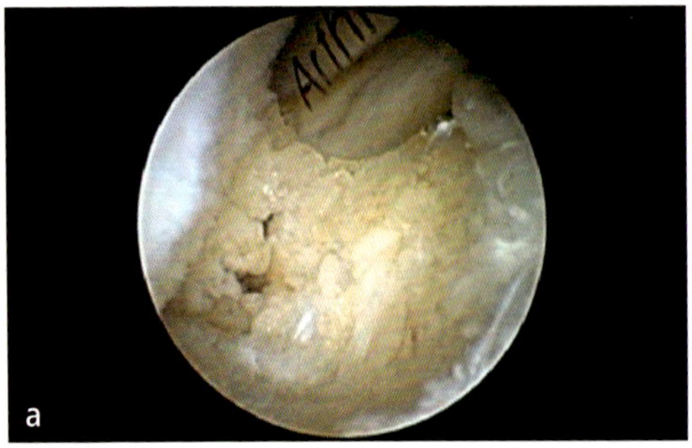

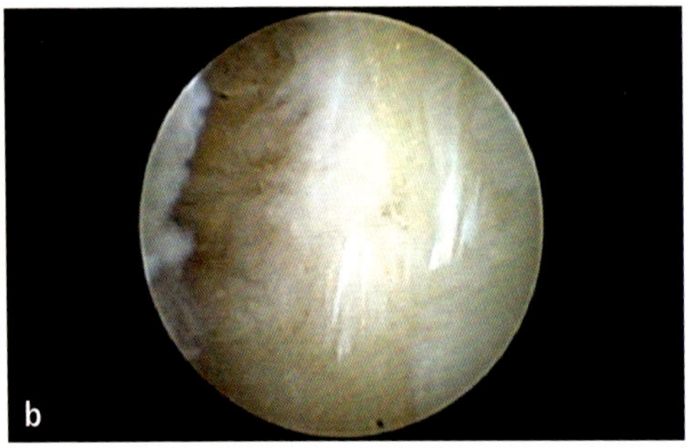

Abb. 6-9 Entzündungsreaktion im Sinus tarsi
a Resektion der Fibrosierungen im Canalis tarsi bei Sinus-tarsi-Syndrom
b Dabei sind schonend die Bandstrukturen zu erhalten. In der Tiefe ist das anteriore subtalare Gelenk erkennbar.

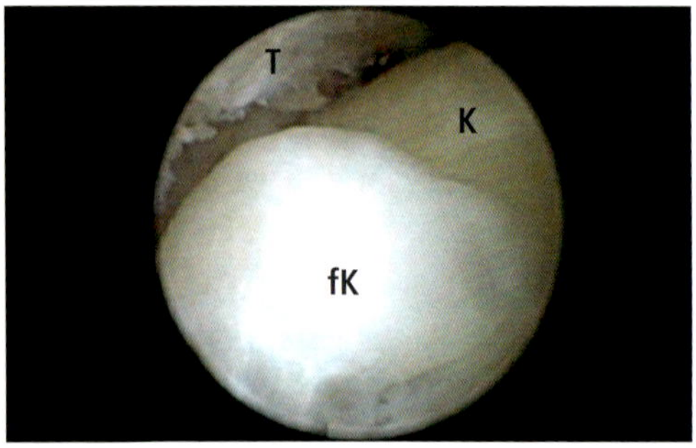

Abb. 6-10 Freier Gelenkkörper im posterolateralen Recessus des Subtalargelenks
(fK = freier Gelenkkörper, T = Talus, K = Kalkaneus) (entspricht Position 8 in Abbildung 6-5)

6.5.3 Sinus-tarsi-Syndrom

Wie bereits beschrieben, sind die Ursachen des Sinus-tarsi-Syndroms mannigfaltig. Oft findet man neben der Synovialitis des Gelenks auch chronische, fibrosierende Entzündungsreaktionen im Sinus tarsi (► Abb. 6-9a). Diese sind ebenfalls zu resezieren, ohne dabei die ligamentären Strukturen zu zerstören (► Abb. 6-9b). Dabei kann es zu stärkeren Blutungen aus dem entzündlich veränderten Fettkörper kommen. Deshalb ist die Anwendung einer HF-Ablationselektrode notwendig. Bei der Blutstillung sollte man allerdings berücksichtigen, dass ein wesentlicher Anteil der Blutversorgung des Talus aus dem Sinus tarsi erfolgt. Liegt eine ausgedehnte Fibrose vor, wird das Débridement des Canalis tarsi so weit durchgeführt, bis man die anteriore Gelenkkammer einsehen kann (► Abb. 6-9b, entspricht Position 1 in Abbildung 6-5). Um rezidivierende Reizzustände des Gelenks zu vermeiden, muss die Synovialektomie auch den posterioren Gelenkanteil umfassen. Wie in Kapitel 6.1.3 beschrieben, sind bei der Therapie des Sinus-tarsi-Syndroms ggf. vorhandene Begleitpathologien zu berücksichtigen und adäquat mitzubehandeln.

6.5.4 Freie Gelenkkörper und Osteophyten

Freie Gelenkkörper sind überwiegend im posterolateralen Recessus lokalisiert. Dort stellt sich das größte Cavum der posterioren Facette des Subtalargelenks dar. Dieser Anteil muss genau inspiziert und ausgeräumt werden, ggf. ist intraoperativ ein Bildwandlereinsatz erforderlich, um die vollständige Entfernung aller Körper zu kontrollieren (► Abb. 6-10).

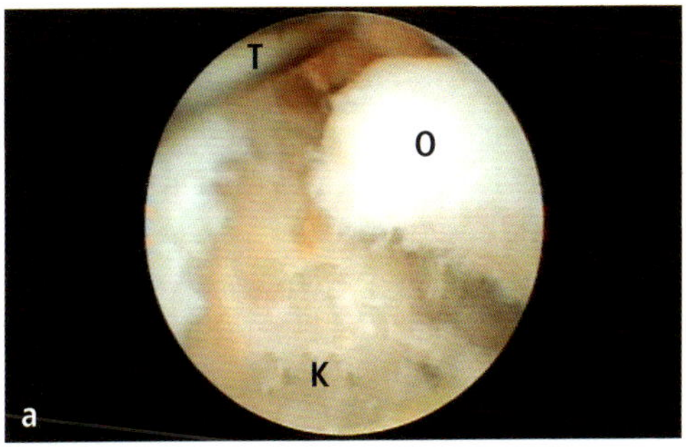

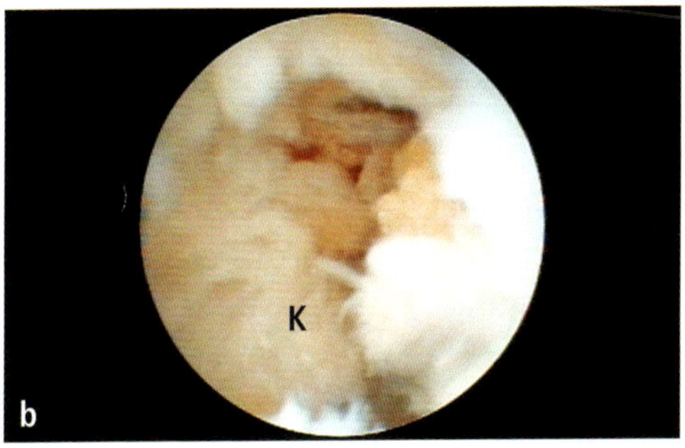

Abb. 6-11 Osteophyt des Talus
a am anterolateralen Gelenkeck des USG bei ausgeprägter Synovialitis
(T = Talus, K = Kalkaneus, O = Osteophyt)
b Nach der Osteophytenresektion kann die Synovialektomie nach medial fortgeführt werden.

Osteophyten oder Ossikel im anterioren Gelenkraum können den ventralen Gelenkabschnitt stark einengen und das arthroskopische Vorgehen stark behindern. Ein genaues Vorstellungsvermögen über die normalen anatomischen Verhältnisse ist in solchen Fällen notwendig. Die Osteophyten müssen dann schrittweise abgetragen werden, um zunehmend bessere Übersicht zu erreichen (► Abb. 6-11). Hierzu können anstelle einer Shaverfräse auch schmale Flachmeißel über die Arthroskopieportale eingebracht werden.

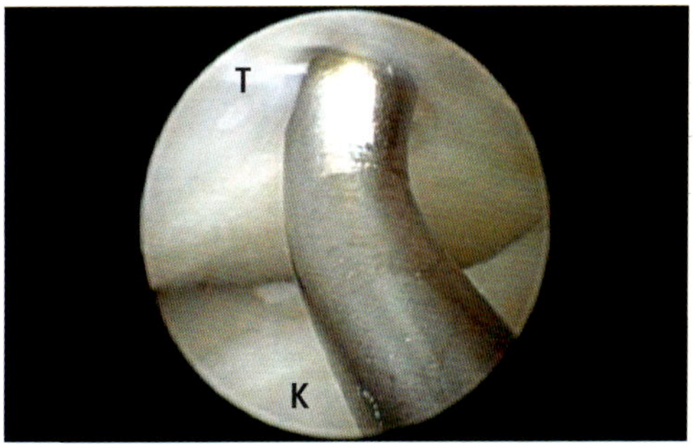

Abb. 6-12 Kleiner Knorpeldefekt an der inferioren Gelenkfläche des Talus im dorsalen USG
(T = Talus, K = Kalkaneus) (entspricht Position 13 in Abbildung 6-6)

6.5.5 Chondrale und osteochondrale Läsionen

Einfache chondrale Läsionen, die nicht den subchondralen Knochen betreffen, sind oftmals intraoperative Zufallsbefunde, die klinisch nicht symptomatisch sind (► Abb. 6-12). Diese werden mit einem Mini-Shaver geglättet. Die Therapie der Wahl bei osteochondralen Läsionen im USG ist die knochenmarkstimulierende Mikrofrakturierung (► Kap. 13.1). Die MRT bietet gute Möglichkeiten, den osteochondralen Defekt präoperativ genau zu lokalisieren. Läsionen, die posterior, lateral oder anterior liegen, sind gut erreichbar. Je weiter zentral oder medial sich die Läsionen befinden, umso eher können sie mit den Instrumenten nur unter stärkerer Distraktion des Gelenks erreicht werden. Größere Zysten sollten je nach Intaktheit der Knorpelfläche antegrad oder retrograd mit Spongiosa aufgefüllt werden.

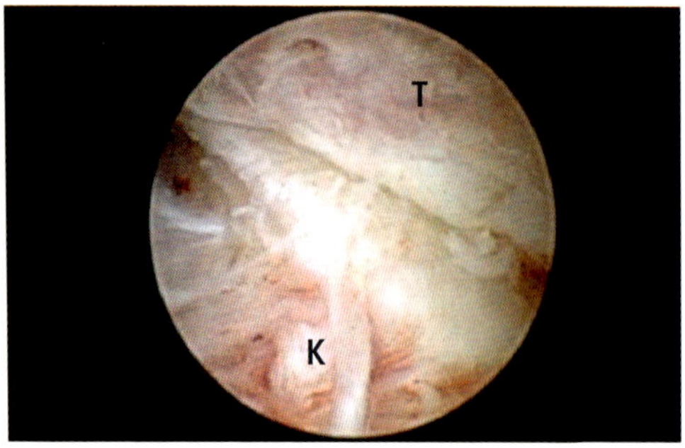

Abb. 6-13 Beginnende Arthrose mit Synovialitis und Chondromalazie
(T = Talus, K = Kalkaneus) (entspricht Position 3 in Abbildung 6-5)

6.5.6 Arthrose

Die gelenkerhaltenden Möglichkeiten der Arthroskopie bei Arthrose des USG umfassen eine Lavage und eine Synovialektomie, das Abtragen von Randzacken, die Entfernung freier Körper sowie das Glätten von Knorpelschäden (▶ Abb. 6-13).

6.6 Nachbehandlung

Das Einlegen einer Redondrainage ist lediglich bei ausgedehnten Weichteilresektionen und Knochenabtragungen empfehlenswert. Postoperativ wird ein Kompressionsverband vom Fuß bis über die Wade reichend angelegt und der Fuß hochgelagert. Die Mobilisation an Unterarmgehstützen beginnt am 1. postoperativen Tag mit 10 kg Teilbelastung. In der 1. postoperativen Woche wird Krankengymnastik mit Bewegungsübungen und Lymphdrainage durchgeführt. Nach Abklingen der Wundbeschwerden wird der Kompressionsverband durch einen Kompressionsstrumpf der Klasse 2 ausgetauscht. Zur Vermeidung der Schwellneigung des Fußes sollte ggf. die Lymphdrainage fortgesetzt werden. Die Belastung des Beines kann in der 2. Woche schmerzadaptiert zügig gesteigert werden. Sind Sprunggelenk und Fuß abgeschwollen, kann mit der physiotherapeutischen Rehabilitation unter Belastungsaufbau begonnen werden.

In Abhängigkeit von dem durchgeführten Eingriff muss das Nachbehandlungsschema adaptiert werden. Nach knorpelchirurgischen Maßnahmen muss das postoperative Behandlungsregime angepasst werden und eine Teilbelastung des operierten Fußes bis 6 Wochen postoperativ eingehalten werden (▶ Kap. 13.1.6). Bei zusätzlichen Bandrekonstruktionen (▶ Kap. 14.1.6) sollte eine Orthese oder ein Walker angelegt werden und das Nachbehandlungsschema dem operativen Eingriff gemäß modifiziert werden.

Nachbehandlungsschema

- Teilbelastung mit 10–20 kg für 1 Woche postoperativ, anschließend schmerzadaptierter Belastungsaufbau zur Vollbelastung
- passive und aktive Physiotherapie ab dem 1. postoperativen Tag
- stadiengerechte Thromboseprophylaxe, Hochlagerung, Kryotherapie, Schmerztherapie und Lymphdrainage
- sportliche Belastungen ab der 5. postoperativen Woche
- bei knorpelrekonstruktiven Eingriffen und Bandrekonstruktionen Anpassung des Behandlungsregimes (▶ Kap. 13 u. Kap. 14)

6.7 Ergebnisse und Risiken

Im Vergleich zur OSG-Arthroskopie ist die Zahl der durchgeführten Arthroskopien am USG gering. Nach Angaben von Strobel (1998) wird die Zahl der arthroskopischen Eingriffe am USG auf 3 % aller arthroskopischen Eingriffe am Fuß beziffert. Sicherlich ist die Häufigkeit durch die Einbeziehung des USG in die Rückfußarthroskopie inzwischen gestiegen, aber insgesamt bleibt es ein eher seltenes operatives Verfahren.
Ahn et al. berichteten 2009 nach der Arthroskopie des subtalaren Gelenks bei 102 Patienten über 59 % exzellente und 38 % gute Ergebnisse (Ahn et al. 2009). Sieht man von der arthroskopisch gestützten Arthrodese des USG ab, fehlen größere Studien zur Evaluierung arthroskopischer Eingriffe am USG.
Die Differenzierung von Ergebnissen der USG-Arthroskopie nach Diagnosen zeigt eindeutig, dass degenerative Gelenkerkrankungen schlechtere Ergebnisse erwarten lassen (Goldberger u. Conti 1998, Jerosch 1998, Jerosch u. Fayaz 2005, Willams u. Ferkel 1998). Nach dem Débridement beim Sinus-tarsi-Syndrom hingegen ließen sich sehr gute Ergebnisse nachweisen. Lee et al. erzielten 2008 bei 33 Patienten 42 % exzellente und 46 % gute Ergebnisse 2 Jahre nach einer arthroskopischen Sinus-tarsi-Dekompression (Lee et al. 2008).
Die Komplikationsrate der subtalaren Arthroskopie in der hier dargestellten Technik ist als sehr gering einzustufen. Ahn et al. (2009) stellten eine Komplikationsrate von weniger als 3 % fest, darunter eine Neuritis des lateralen Astes des N. fibularis (peroneus) superficialis und eine Wundheilungsstörung. Auch Lee et al. (2008) fanden als einzige Komplikation unter 33 Fällen eine Irritation des lateralen Astes des N. fibularis (peroneus) superficialis, die mit einer Neurolyse behandelt wurde. Die posterolateralen Portale liegen nahe dem Verlauf des N. suralis. Nickisch et al. (2012) fanden unter 186 Patienten insgesamt sieben neurologische Affektionen (3,7 %). Vier Fälle zeigten ein plantares Taubheitsgefühl (N. tibialis) und in drei Fällen bestand eine Dysästhesie des N. suralis. Bei Willams u. Ferkel (1998) trat unter den 29 Patienten ihrer Studie als einzige Komplikation eine Ekchymose auf. Auch aus den eigenen Erfahrungen des Autors können keine schwerwiegenden Komplikationen berichtet werden.
Als schwerwiegende postoperative Komplikation gilt das CRPS Typ I (Complex regional pain syndrome). Ein solcher Fall ist für die USG-Arthroskopie in der Literatur bisher noch nicht beschrieben worden.

Literatur

Ahn JH, Lee SK, Kim KJ et al. Subtalar arthroscopic procedures for the treatment of subtalar pathologic conditions: 115 consecutive cases. Orthopedics 2009; 32: 891.

Beimers L, Frey C, van Dijk CN. Arthroscopy of the posterior subtalar joint. Foot Ankle Clin 2006; 11: 369–90.

Bosch U, Zeichen J, Lobenhoffer P et al. Arthrofibrose. Arthroskopie 1999; 12: 117–20.

Burman MS. Arthroscopy or the direct visualisation of joints. J Bone Joint Surg 1931; 23: 669–95.

Choi CH, Ogilvie-Harris DJ. Occult osteochondral fractures of the subtalar joint: a review of 10 patients. J Foot Ankle Surg 2002; 41: 40–3.

El Rassi G, Riddle EC, Kumar SJ. Arthrofibrosis involving the middle facet of the talocalcaneal joint in children and adolescents. J Bone Joint Surg Am 2005; 87A: 2227–31.

Frey C, Gasser S, Feder K. Arthroscopy of the subtalar joint. Foot Ankle Int 1994; 15: 424–8.

Gasparetto F, Collo G, Pisanu G et al. Posterior ankle and subtalar arthroscopy: indications, technique, and results. Curr Rev Musculoskelet Med 2012; 5: 164–70.

Goldberger MI, Conti SF. Clinical outcome after subtalar arthroscopy. Foot Ankle Int 1998; 19: 462–5.

Herrmann M, Pieper KS. Das Sinus-tarsi-Syndrom – Was schmerzt? Unfallchirurg 2008; 111: 132–6.

Hocking R, Negrine J. Primary synovial chondromatosis of the subtalar joint affecting two brothers. Foot Ankle Int 2003; 24: 865–7.

Jerosch J. Subtalar arthroscopy – indications and surgical technique. Knee Surg Sports Traumatol Arthrosc 1998; 6: 122–8.

Jerosch J, Fayaz HC. Subtalare Arthroskopie. Anatomische Grundlagen, Indikation, Operationstechnik und Ergebnisse. Arthroskopie 2005; 18: 132–7.

Kerimoglu S, Aynaci O, Saraçoglu M et al. Synovial chondromatosis of the subtalar joint: a case report and review of the literature. J Am Podiatr Med Assoc 2008; 98: 318–21.

Lee KB, Bai LB, Song EK et al. Subtalar arthroscopy for sinus tarsi syndrome: arthroscopic findings and clinical outcomes of 33 consecutive cases. Arthroscopy 2008; 24: 1130–4.

Lee KB, Park CH, Seon JK et al. Arthroscopic subtalar arthrodesis using a posterior 2-portal approach in the prone position. Arthroscopy 2010; 26: 230–8.

Linklater JM, Fessa CK. Imaging findings in arthrofibrosis of the ankle and foot. Semin Musculoskelet Radiol 2012; 16: 185–91.

Lui TH. Medial subtalar arthroscopy. Foot Ankle Int 2012; 33: 1018–23.

Mekhail AO, Heck BE, Ebrahaim NA et al. Arthroscopy of the subtalar joint: establishing a medial portal. Foot Ankle Int 1995; 16: 427–32.

Nickisch F, Barg A, Saltzman CL et al. Postoperative complications of posterior ankle and hindfoot arthroscopy. J Bone Joint Surg Am 2012; 94A: 439–46.

O'Connor D. Sinus tarsi syndrome. A clinical entity. J Bone Joint Surg Am 1958; 40A: 720.

Parisien, JS, Vangsness T. Arthroscopy of the subtalar joint: an experimental approach. Arthroscopy 1985; 1: 53–7.

Parisien JS. Arthroscopy of the posterior subtalar joint: a preliminary report. Foot Ankle 1986; 6: 219–24.

Parisien JS. Posterior subtalar joint arthroscopy. In: Guhl JF, Parisien JS, Boynton MD (eds). Foot and ankle arthroscopy. New York: Springer 2004; 175–82.

Reilingh ML, Blankevoort L, van Eekeren IC et al. Morphological analysis of subchondral talar cysts on microCT. Knee Surg Sports Traumatol Arthrosc 2013; 21: 1409–17.

Siddiqui MA, Chong KW, Yeo W et al. Subtalar arthroscopy using a 2.4-mm zero-degree arthroscope: indication, technical experience, and results. Foot Ankle Spec 2010; 3: 167–71.

Strobel M. Arthroskopische Chirurgie. Berlin, Heidelberg, New York: Springer 1998.

Tasto JP. Arthroscopy of the subtalar joint and arthroscopic subtalar arthrodesis. Instr Course Lect 2006; 55: 555–64.

Trattnig S, Breitenseher M, Haller J et al. Sinus Tarsi-Syndrom – MR-Diagnostik. Radiologe 1995; 35: 463–7.

van Dijk CN, Reilingh ML, Zengerink M et al. Osteochondral defects in the ankle: why painful? Knee Surg Sports Traumatol Arthrosc 2010; 18: 570–80.

Van P, Wilusz PM, Ungar DS et al. Synovial chondromatosis of the subtalar joint and tenosynovial chondromatosis of the posterior ankle. J Am Podiatr Med Assoc 2006; 96: 59–62.

Williams MM, Ferkel RD. Subtalar arthroscopy: indications, technique, and results. Arthroscopy 1998; 14: 373–81.

7 Arthroskopie des Großzehengrundgelenks

Markus Walther

7.1 Indikationen

Indikationen zur Arthroskopie des Großzehengrundgelenks bestehen bei Arthrofibrose, Chondromalazie, degenerativen Gelenkveränderungen, osteochondralen Läsionen, Osteophyten, freien Gelenkkörpern, Pathologien des Sesambeingleitlagers und Synovialitis (van Dijk et al. 1998). Die Hauptindikation ergibt sich bei Schmerzen im Gelenk ohne klare Ursache. Hier kann die Arthroskopie bei der Diagnose und Therapie wertvolle Hilfestellung leisten. Gerade bei posttraumatischen Schmerzbildern finden sich immer wieder kleinere Briden und freie Gelenkkörper, die der Bildgebung entgehen, die arthroskopisch hingegen sehr gut diagnostiziert und therapiert werden können (Lui 2007a). Auch nach Turf-Toe-Verletzungen im Sport finden sich oftmals schmerzhafte, instabile Knorpelareale, die sich arthroskopisch débridieren lassen und bei denen ggf. eine Mikrofrakturierung durchgeführt werden kann. Weiterhin werden von Lui (2008a) arthroskopisch assistierte Techniken zur Korrektur des Hallux valgus beschrieben. Von Vorteil für den Patienten bei dieser Vorgehensweise ist das geringe Weichteiltrauma in Verbindung mit einer kurzen Rehabilitationszeit.

Eine Übersicht über die Indikationen zur Arthroskopie des Großzehengrundgelenks ist nachfolgend dargestellt:

Merke

Indikationen zur Arthroskopie des Großzehengrundgelenks

- Arthrofibrose
- Synovialitiden
- Chondromalazie/beginnende degenerative Veränderungen
- osteochondrale Läsionen
- Osteophyten
- Gichtarthropathie
- Sesambeinpathologien
- additives Verfahren bei Arthrodesen oder Hallux-valgus-Korrekturen

Merke Die Arthroskopie stellt ein gutes diagnostisches Verfahren bei unklaren Schmerzen des Großzehengrundgelenks dar.

7.2 Lagerung

Der Eingriff erfolgt in Regional- oder Spinalanästhesie bzw. Vollnarkose. Der Patient wird auf dem Rücken gelagert. Sinnvoll ist die Durchführung des Eingriffs in Blutleere. Der Fuß wird über den OP-Tisch hinaus gelagert und weich unterpolstert. Mit einem „Mädchenfänger" wird die Großzehe aufgehängt (► Abb. 7-1). Der Unterschenkel wird mit einem Gurt am OP-Tisch fixiert. Diese Lagerung bietet die Möglichkeit, das Gelenk zu distrahieren, was das operative Vorgehen erleichtert und das Risiko iatrogener Knorpelschäden deutlich vermindert. Der Autor verwendet einen Distraktionsturm, der auch für die Arthroskopie des Handgelenks eingesetzt werden kann. Alternativ kann die Distraktion des Großzehengrundgelenks mit einem extraartikulären K-Draht-Spreizer erfolgen.

> **Praxistipp** Die Verwendung eines „Mädchenfängers" bzw. eines Distraktionsturms erleichtert das Vorgehen in dem engen Gelenkraum.

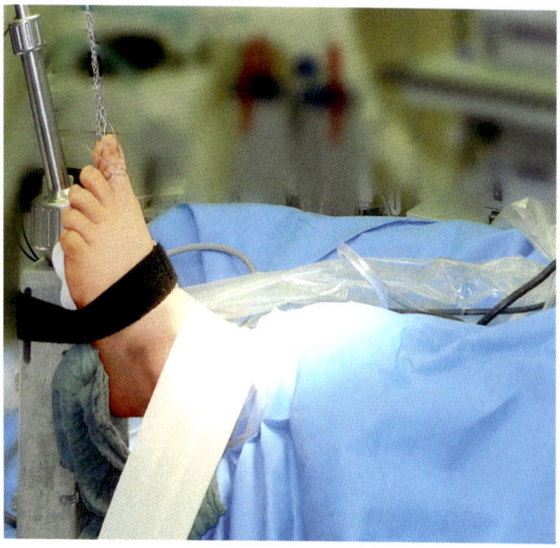

Abb. 7-1 Rückenlagerung des Patienten zur Arthroskopie des Großzehengrundgelenks. Der Unterschenkel wird mit einem Gurt am OP-Tisch fixiert. Das Aufhängen der Großzehe mit einem „Mädchenfänger" ermöglicht eine gute Distraktion des Großzehengrundgelenks.

7.3 Instrumentarium

Der Eingriff erfolgt mit einer kurzen 1,9-mm-Optik mit 30°-Blickwinkel. Die Verwendung einer Optik mit einem kurzen Schaft senkt das Risiko für Schäden durch Hebelmanöver. Aufgrund des geringen Durchmessers der Trokarhülse kann meist nur durch den Einsatz einer zusätzlichen Inflow-Kanüle ein ausreichender Flow und Druck im Gelenk aufrechterhalten werden, um eine genügende Distension der Gelenkkapsel und gute Sichtverhältnisse zu gewährleisten.
Es werden ein 1-mm-Tasthaken sowie ein 2- und 2,9-mm-Full-Radius-Shaver verwendet. Der 2-mm-Shaver erleichtert das Handling in engen Gelenken, nachteilig ist jedoch, dass das dünne Lumen des Shaveransatzes häufiger verstopft als beim 2,9-mm-Shaver. Zapfen- oder Walzenfräsen (mit maximal 3 mm Durchmesser), kleine Punche, kleine Curetten (2 mm) sowie kleine scharfe Löffel und Instrumente zur Mikrofrakturierung werden nach Bedarf eingesetzt. Hier hat es sich als Vorteil erwiesen, auf ein spezielles Instrumentarium für kleine Gelenke (OSG oder Handgelenk) zurückzugreifen. Die Instrumente aus der Kniearthroskopie sind erfahrungsgemäß zu groß für das erste Metatarsophalangealgelenk. Bei Prozeduren am Knochen ist ein Bildverstärker empfehlenswert.

> **!** **CAVE** Kleinlumige Shaveransätze verstopfen häufig durch den Débris.

Instrumentarium

- Skalpell, Klemmchen, Spinalnadel
- 1,9-mm-Arthroskop mit 30°-Blickwinkel
- Tasthaken (1–2 mm)
- Shaveransätze (Weichteilresektor und ggf. Fräse mit 2,0–2,9 mm Durchmesser)
- ggf. kleine Curetten (2 mm)
- ggf. scharfe Löffel
- ggf. kleine Ahlen in verschiedenen Krümmungsradien (30–90°)
- ggf. Fasszange
- Bildverstärker
- Distraktionsturm bzw. „Mädchenfänger"
- alternativ: extraartikulärer K-Draht-Spreizer

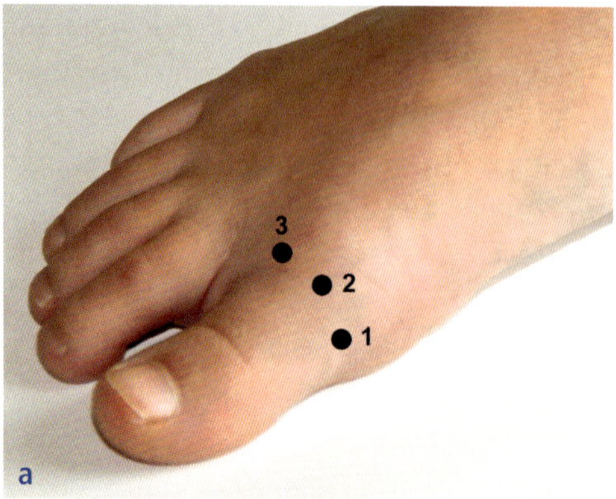

7.4 Zugangswege und Untersuchungsgang

Für die Arthroskopie am Großzehengrundgelenk werden Portale verwendet, die sich medial und lateral der Sehne des M. extensor hallucis longus, sogenanntes **dorsales mediales** und **laterales Portal**, sowie medial am Oberrand des M. adductor hallucis longus, sogenanntes **mediales Portal**, befinden (► Abb. 7-2a, b). Um sich den Zugang zu er-

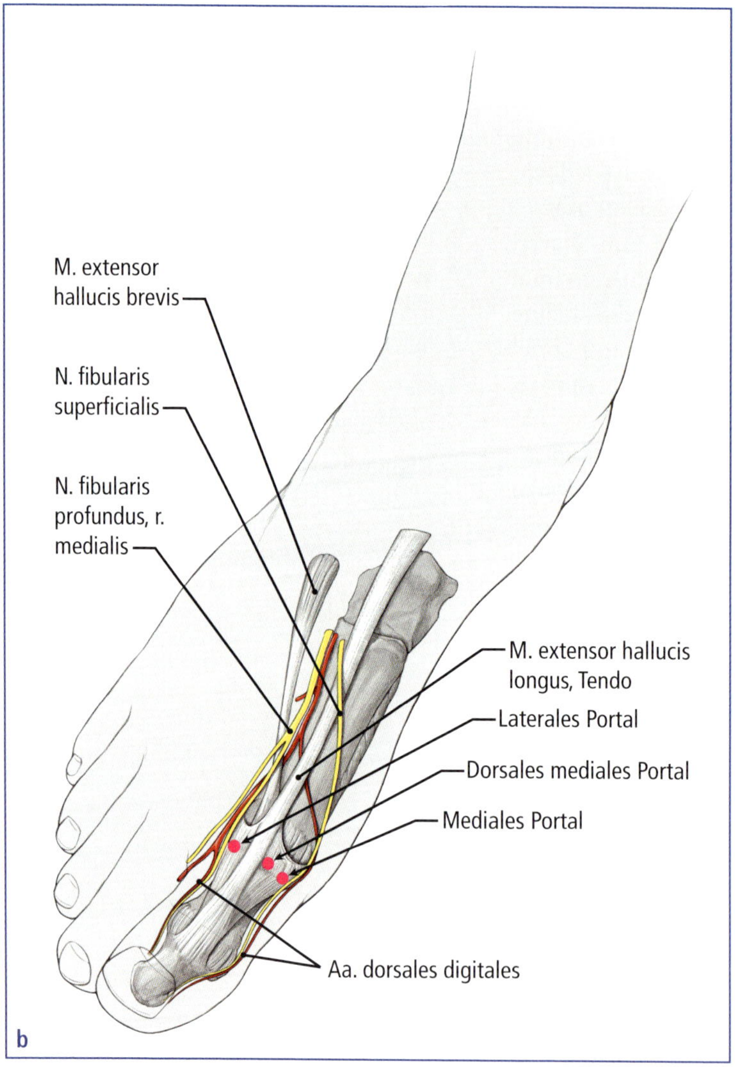

Abb. 7-2 Lage der Portale zur Arthroskopie des Großzehengrundgelenks: mediales Portal am Oberrand des M. adductor hallucis (1), dorsales mediales (2) und dorsales laterales (3) Portal, jeweils medial und lateral der Extensor-hallucis-longus-Sehne
a Darstellung am Patienten
b schematische Darstellung

leichtern, wird das Gelenk in der Region des dorsolateralen Zugangs punktiert und mit 2–5 ml Arthroskopielösung aufgefüllt. Die Inzision der Haut erfolgt mit einer 15er-Skalpellklinge. Durch das stumpfe Spreizen der Portale mit einem kleinen Klemmchen und konsequente Distraktion kann eine Verletzung der dorsalen Gefäßnervenbündel und des Knorpels vermieden werden. Nach Anlage des dorsolateralen Zugangs werden das dorsomediale und das mediale Portal unter direkter arthroskopischer Sicht angelegt. Um alle Bereiche des Gelenks einzusehen, sind alle drei Portale erforderlich. Der Rundgang durch das Gelenk umfasst die Inspektion der plantaren Gelenkkapsel, des Sesambeingleitlagers, der zentralen Anteile des Gelenks und des dorsalen Recessus (► Abb. 7-3).

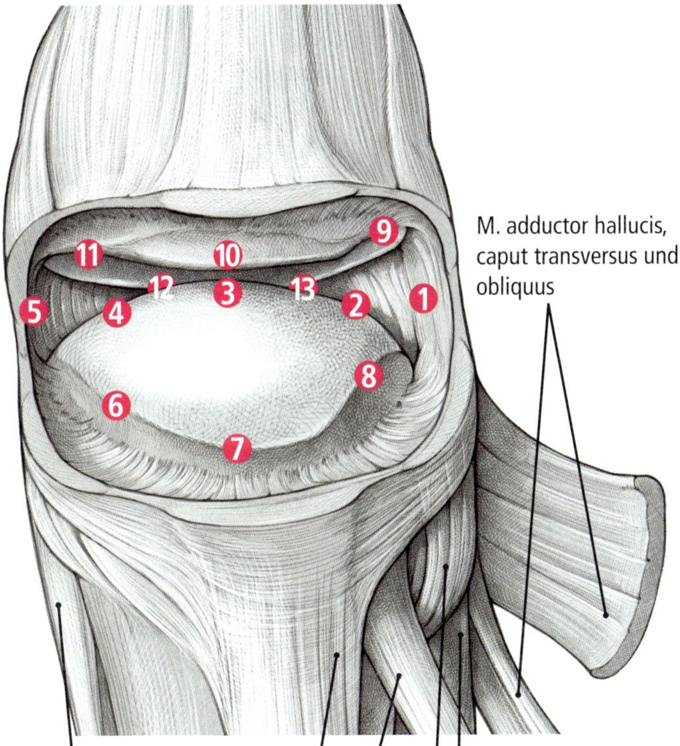

Abb. 7-3 Arthroskopischer Rundgang im Großzehengrundgelenk über das dorsale mediale und laterale Portal (1 = laterale Kapsel, 2 = plantare laterale Kapsel, 3 = zentraler Metatarsalekopf, 4 = mediale plantare Kapsel, 5 = mediale Kapsel, 6 = dorsaler medialer Recessus mit Gelenkfläche des Metatarsalekopfes, 7 = dorsaler zentraler Recessus mit Gelenkfläche des Metatarsalekopfes, 8 = dorsaler lateraler Recessus mit Gelenkfläche des Metatarsalekopfes, 9 = laterale Gelenkfläche der Grundphalanx mit Kapselinsertion, 10 = zentrale Gelenkfläche der Grundphalanx, 11 = mediale Gelenkfläche der Grundphalanx mit Kapselinsertion, 12 = Gelenkfläche des medialen Sesambeines, 13 = Gelenkfläche des lateralen Sesambeines)

Folgende Landmarken werden dargestellt und beurteilt:

- lateraler Recessus und Kapsel
- lateraler Metatarsalekopf
- zentraler Metatarsalekopf
- medialer Metatarsalekopf
- medialer Recessus und Kapsel
- dorsaler Recessus und Kapsel
- Gelenkfläche der Grundphalanx
- plantarer Recessus und Kapsel
- mediales Sesambein
- laterales Sesambein

Merke Wichtige Orientierungspunkte bei der Portalanlage am Großzehengrundgelenk sind die Extensor-hallucis-longus-Sehne und der M. adductor hallucis.

Es sind drei Portale (dorsales mediales und dorsales laterales Portal sowie mediales Portal) erforderlich, um eine vollständige Gelenkinspektion durchzuführen.

7.5 Operationstechniken

7.5.1 Synovialitis

Die Synovialektomie bzw. die Entfernung von intraartikulären Briden erfolgt mit dem Shaver und dem Punch. Die Indikation zur Synovialektomie kann bei posttraumatischen Zuständen bestehen sowie bei entzündlichen Gelenkerkrankungen.

Die alleinige Arthroskopie zur Therapie von intraartikulären Pathologien beim Hallux valgus stellte die Arbeitsgruppe um Lui 2008 vor (Lui et al. 2008). In 90 % konnten die Beschwerden durch die alleinige arthroskopische Therapie von lokalen Knorpelschäden und durch eine umfassende Synovialektomie (► Abb. 7-4) gebessert werden, obwohl die Hallux-valgus-Fehlstellung selbst nicht behandelt wurde. Aufgrund der schnellen Rehabilitation wird der Eingriff als mögliche Zwischenlösung gesehen, bevor zu einem späteren Zeitpunkt eine knöcherne Korrektur der Valgusdeformität erfolgt.

Über gute Ergebnisse durch eine Spülung des Großzehengrundgelenks bei der Gichtarthropathie berichten Wang et al. (2009).

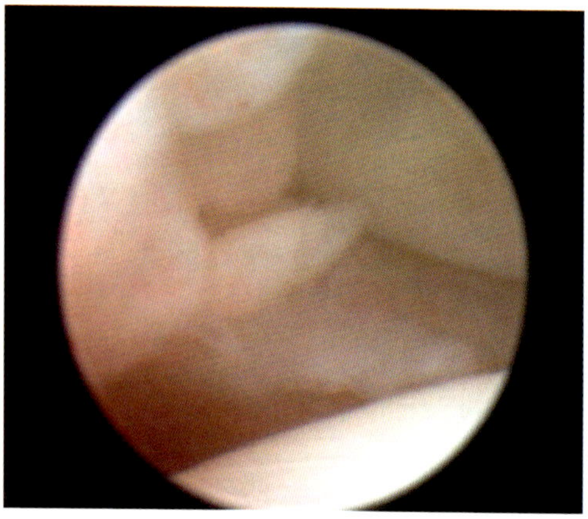

Abb. 7-4 Lokale posttraumatische Synovialitis im Großzehengrundgelenk

Gegenüber einer alleinigen medikamentösen Behandlung lieferte die zusätzliche Spülung des Gelenks bessere Resultate. Der Effekt war sowohl hinsichtlich der Anzahl der Gichtattacken als auch bezüglich der Schwere der Attacken signifikant. Auch die arthroskopische Entfernung von Gichttophi wurde von Lui mit gutem Resultat beschrieben (Lui 2008a). Die vorliegenden Studien bestätigen das im Bereich der großen Gelenke etablierte Konzept der Spülung bei akuter Arthritis auch für das Großzehengrundgelenk.

7.5.2 Osteophyten und degenerative Gelenkveränderungen

Die Abtragung dorsaler Osteophyten ist ebenfalls arthroskopisch möglich. Der Eingriff erfolgt meist in Kombination mit einer Synovialektomie des dorsalen Recessus. Intraoperativ ist das Ausmaß des abgetragenen Knochens oft schwer abzuschätzen. Aus diesem Grund ist es hilfreich, intraoperativ einen C-Bogen einzusetzen, um keine Knochenkanten zu übersehen. Erschwert wird das Vorgehen durch die dünnen Lumen von Shaver und Acromionizer, die durch den Débris häufig verstopfen und daher während des Eingriffs mehrfach gereinigt werden müssen.

Der Vorteil der schnellen postoperativen Rehabilitation bei der arthroskopischen Cheilektomie wird von Iqbal und Chana (1998) in einer Studie an 15 konsekutiven Patienten herausgestellt.

Für fortgeschrittene Arthrosestadien bietet sich die arthroskopisch gestützte Arthrodese an, die von Stroud (2002) vorgestellt wurde. Vaseenon und Phisitkul entwickelten die Technik weiter und publizierten 2010 eine Kadaverstudie zur arthroskopischen Arthrodese am Großzehengrundgelenk (Vaseenon u. Phisitkul 2010). Über die drei Portale ließ sich der Knorpel großflächig abtragen. Anschließend wurde die subchondrale Sklerose aufgebrochen. Mit diesem Vorgehen lässt sich ein großflächiger Knochenkontakt herstellen. Auch wenn die arthroskopisch gestützte Arthrodese des Großzehengrundgelenks bisher kaum verbreitet ist, stellen die aufgeführten Arbeiten die guten Möglichkeiten des Verfahrens dar.

> **Praxistipp** Um keine Knochenkanten bei der arthroskopischen Cheilektomie zu übersehen, ist der intraoperative Einsatz eines C-Bogens hilfreich.

7.5.3 Freie Gelenkkörper

Symptomatische freie Gelenkkörper finden sich meist in Form von abgescherten Knorpelfragmenten nach Turf-Toe-Verletzungen. Eine weitere Ursache sind abgebrochene Osteophyten, die zu Blockierungen im Gelenk führen können. Knorpelfragmente sind aufgrund ihrer geringen Größe mithilfe des Shavers meist einfacher zu entfernen als mit einer Fasszange.

> **Praxistipp** Kleine Knorpelfragmente sind häufig mit dem Shaver einfacher zu entfernen als mit einer Fasszange.

7.5.4 Osteochondrale Läsionen

Das arthroskopische Vorgehen bei osteochondralen Läsionen erfolgt analog zur arthroskopischen Knorpelchirurgie an anderen Gelenken. Stabiler Knorpel wird belassen, wohingegen instabile Knorpelanteile (► Abb. 7-5) mit einem Shaver oder einer Curette entfernt werden müssen, bis in den Randbereichen stabile Knorpelverhältnisse vorliegen. Anschließend wird die subchondrale Knochenlamelle mittels Mikrofrakturierung perforiert (► Abb. 7-6). Die Abstände zwischen den Perforationen sollten so groß gewählt werden, dass die Oberfläche des subchondralen Knochens in ihrer Integrität nicht zerstört wird. Häufig sind 1–2 Perforationen ausreichend.

7.5.5 Weitere Einsatzgebiete

Mit einer Weiterentwicklung der Instrumente sind auch am Großzehengrundgelenk all jene Techniken denkbar, die sich inzwischen an den großen Gelenken als Standard etabliert haben. Chan und Lui führten 2006 bei einer Osteomyelitis der Sesambeine eine arthroskopische Sesamoidektomie durch (Chan u. Lui 2006). Perez et al. (1999) entfernten ein Sesambein bipartitum. Weitere mögliche Einsatzgebiete sind Arthroplastiken der kleinen Zehengelenke, die Lapidusarthrodese und die Entfernung von Ganglien. Siclari und Decantis (2009) führten bei minimal-invasiver Osteotomie des distalen Metatarsale I das laterale Release arthroskopisch assistiert durch. Die Vorteile gegenüber der klassischen „blinden" minimalinvasiven Halluxchirurgie waren die bessere Kontrolle über das laterale Release und die Visualisierung möglicher intraartikulärer Begleitpathologien.

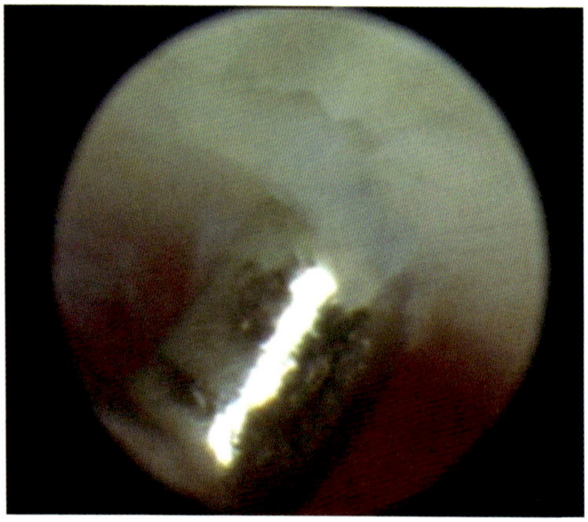

Abb. 7-5 Instabile Knorpelanteile bei einer osteochondralen Läsion zentral an der Gelenkfläche der Grundphalanx (Tasthaken) nach einer Turf-Toe-Verletzung

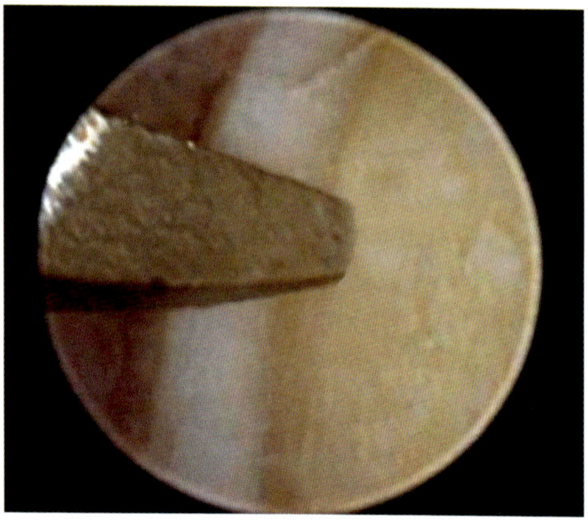

Abb. 7-6 Eröffnen der subchondralen Knochenlamelle bei der Mikrofrakturierung der metatarsalen Gelenkfläche

7.6 Nachbehandlung

Der Hautverschluss der Arthroskopieportale erfolgt mit 3/0er-Hautfäden. Zur verbesserten postoperativen Analgesie kann das OP-Gebiet mit Lokalanästhetikum infiltriert werden.

Ein Kompressionsverband wird für die Dauer von 4–7 Tagen angelegt. Der erste Verbandswechsel erfolgt am 2. postoperativen Tag. Bereits ab dem 1. postoperativen Tag sollte das Gelenk mobilisiert werden. Bei Arthrolysen, nach Synovialektomien oder nach knorpelchirurgischen Maßnahmen kommt der intensiven Beübung des Großzehengrundgelenks eine besondere Bedeutung zu, um eine rasche Wiederherstellung des Bewegungsumfangs zu gewährleisten. Neben der manuellen Therapie ist es sinnvoll, die Patienten in der Eigenübung des Gelenks zu schulen. Der Belastungsaufbau an Gehhilfen erfolgt schmerzorientiert und in Abhängigkeit von Schwellungszuständen unter adäquater Thromboseprophylaxe, ggf. ist die Durchführung von manueller Lymphdrainage indiziert.

Eine Ruhigstellung des Großzehengrundgelenks mit einem Verbandschuh ist nur indiziert, wenn eine Arthrodese durchgeführt wurde. Die Ruhigstellung sollte bis zur knöchernen Konsolidierung der Arthrodese beibehalten werden (ca. 6–8 Wochen). Anschließend kann die Arthrodese noch für 6 Monate durch das Tragen einer Carboneinlage geschützt werden.

Nachbehandlungsschema

- Erstverbandswechsel am 2. postoperativen Tag
- Anlage eines Kompressionsverbandes für 4–7 Tage postoperativ je nach Schwellungszustand
- schmerzorientierter und schwellungsabhängiger Belastungsaufbau bis zur Vollbelastung
- intensive Beübung und Mobilisation des Großzehengrundgelenks
- stadiengerechte Thromboseprophylaxe, Schmerztherapie und Lymphdrainage
- nach einer Arthrodese: Ruhigstellung des Fußes mit einem Verbandsschuh und Teilbelastung für 20 kg an Gehstützen für 6–8 Wochen postoperativ, keine Beübung des Gelenks

7.7 Ergebnisse und Risiken

Debnath et al. berichteten 2006 über Ergebnisse von 30 Patienten nach einer Arthroskopie des ersten Metatarsophalangealgelenks (MTP-I-Gelenk). 41 % der Gelenke waren voroperiert, das Follow-up lag bei mindestens 2 Jahren (durchschnittliches Follow-up: 57 Monate). Es ließen sich über 74 % gute oder exzellente Ergebnisse erzielen, 13 % befriedigende und 13 % schlechte Resultate. Der Bewegungsumfang verbesserte sich um durchschnittlich 7° für die Dorsalextension und 6° in der Plantarflexion. Es kam zu keinen Komplikationen in dieser Studie. Ähnliche Ergebnisse berichtete Lui (2006) nach Arthroskopie bei posttraumatischen Bewegungsstörungen des Großzehengrundgelenks. Gute Ergebnisse können bei freien Gelenkkörpern, Briden, Synovialitiden und lokalen osteochondralen Läsionen erreicht werden. Bei größeren Knorpeldefekten können allerdings Restbeschwerden verbleiben. Bei der Abtragung von größeren Osteophyten am Großzehengrundgelenk scheint allerdings offen ein radikaleres Vorgehen möglich zu sein.

Auch wenn in den Arbeiten in der Literatur über eine extrem niedrige Komplikationsrate berichtet wird, darf dies nicht darüber hinwegtäuschen, dass die Arthroskopie des Großzehengrundgelenks aufgrund der räumlichen Limitierung der Gelenkhöhle eine technisch anspruchsvolle Operation ist. Aufgrund des engen Gelenkinnenraums und insbesondere während der Lernkurve stellen iatrogene Knorpelschäden ein erhebliches Problem dar. Nicht immer lässt sich das Gelenk so weit distrahieren, dass beim Einschieben des Trokars die Knorpeloberfläche unverletzt bleibt. Insbesondere bei posttraumatischen Kontrakturen oder bei einem Hallux rigidus liegen sehr straffe Gelenkverhältnisse vor, die es teilweise unmöglich machen, zu Beginn der Arthroskopie den gesamten Gelenkraum einzusehen. Mit zunehmender Lösung von Verklebungen und Abtragung von Osteophyten bessert sich die Sicht. Inwieweit diese technischen Schwierigkeiten das langfristige Ergebnis beeinflussen, ist bisher nicht untersucht.

In Einzelfällen werden Gefäß-Nerven-Verletzungen und Wundheilungsstörungen beschrieben. Eine Verletzung der Extensor-hallucis-longus-Sehne ist in der Literatur bisher nicht beschrieben worden, theoretisch aber eine denkbare Komplikation. Die Extensor-hallucis-longus-Sehne kann in der Regel gut palpiert werden, sodass Verletzungen vermeidbar sind.

> **!** **CAVE** Die engen anatomischen Gelenkverhältnisse bergen das Risiko einer iatrogenen Knorpelverletzung durch die Instrumente und das Arthroskop.

Die Arthroskopie am MTP-I-Gelenk ist eine interessante Ergänzung des Portfolios in der Fußchirurgie (Ahearne u. Rosenfeld 2010, Carreira 2009, Lui 2007b). Allerdings finden sich nur wenige Berichte in der Literatur über diese Operationstechnik, was die bisher limitierte Bedeutung dieses Verfahrens widerspiegelt. Unverändert sind die engen anatomischen Verhältnisse ein Problem, verbunden mit der Notwendigkeit, sehr kleine Instrumente zu verwenden. Die dünnen Kanülen begrenzen den Inflow deutlich. Werden größere Mengen an Gewebe abgetragen, verstopft häufig der Shaver. Bei unklaren Beschwerden des Großzehengrundgelenks bietet die Arthroskopie allerdings einen Einblick in das Gelenk, der allen anderen diagnostischen Verfahren überlegen ist.

Literatur

Ahearne D, Rosenfeld P. Surgical approaches to the forefoot for common sports-related pathologies: a review of the literature and cadaveric dissection. Knee Surg Sports Traumatol Arthrosc 2010; 18: 587–93.

Ahn JH, Choy WS, Lee KW. Arthroscopy of the first metatarsophalangeal joint in 59 consecutive cases. J Foot Ankle Surg 2012; 51: 161–7.

Carreira DS. Arthroscopy of the hallux. Foot Ankle Clin 2009; 14: 105–14.

Chan PK, Lui TH. Arthroscopic fibular sesamoidectomy in the management of the sesamoid osteomyelitis. Knee Surg Sports Traumatol Arthrosc 2006; 14: 664–7.

Debnath UK, Hemmady MV, Hariharan K. Indications for and technique of first metatarsophalangeal joint arthroscopy. Foot Ankle Int 2006; 27: 1049–54.

Hayashi K, Ochi M, Uchio Y et al. A new surgical technique for treating bilateral Freiberg disease. Arthroscopy 2002; 18: 660–4.

Iqbal MJ, Chana GS. Arthroscopic cheilectomy for hallux rigidus. Arthroscopy 1998; 14: 307–10.

Lui TH, Ng S, Chan KB. Arthroscopic Lapidus arthrodesis. Arthroscopy 2005; 21: 1516.

Lui TH. Arthroscopic release of first metatarsophalangeal arthrofibrosis. Arthroscopy 2006; 22: 906–14.

Lui TH. Arthroscopic interpositional arthroplasty for Freiberg's disease. Knee Surg Sports Traumatol Arthrosc 2007a; 15: 555–9.

Lui TH. Arthroscopy and endoscopy of the foot and ankle: indications for new techniques. Arthroscopy 2007b; 23: 889–902.

Lui TH. Endoscopic resection of the gouty tophi of the first metatarsophalangeal joint. Arch Orthop Trauma Surg 2008a; 128: 521–3.

Lui TH. First metatarsophalangeal joint arthroscopy in patients with hallux valgus. Arthroscopy 2008b; 24: 1122–9.

Lui TH, Chan KB, Chow HT et al. Arthroscopy-assisted correction of hallux valgus deformity. Arthroscopy 2008; 24: 875–80.

Nishikawa S, Toh S. Arthroscopic treatment of a ganglion of the first metatarsophalangeal joint. Arthroscopy 2004; 20: 69–72.

Perez CL, Echevarria Llata JI, Martinez Agueros JA. Arthroscopic medial bipartite sesamoidectomy of the great toe. Arthroscopy 1999; 15: 321–23.

Siclari A, Decantis V. Arthroscopic lateral release and percutaneous distal osteotomy for hallux valgus: a preliminary report. Foot Ankle Int 2009; 30: 675–9.

Stroud CC. Arthroscopic arthrodesis of the ankle, subtalar, and first metatarsophalangeal joint. Foot Ankle Clin 2002; 7: 135–46.

van Dijk CN, Veenstra KM, Nuesch BC. Arthroscopic surgery of the metatarsophalangeal first joint. Arthroscopy 1998; 14: 851–5.

Vaseenon T, Phisitkul P. Arthroscopic debridement for first metatarsophalangeal joint arthrodesis with a 2- versus 3-portal technique: a cadaveric study. Arthroscopy 2010; 26: 1363–7.

Walther M. Möglichkeiten und Grenzen der Arthroskopie am Großzehengrundgelenk. Arthroskopie 2011; 24: 291–4.

Wang CC, Lien SB, Huang GS et al. Arthroscopic elimination of monosodium urate deposition of the first metatarsophalangeal joint reduces the recurrence of gout. Arthroscopy 2009; 25: 153–8.

8 Arthroskopisch assistierte Arthrodese des oberen Sprunggelenks

Florian Dreyer, Markus Walther

Arthrosen des oberen Sprunggelenks (OSG) entstehen häufig sekundär als Folge eines komplexen Sprunggelenktraumas. Darüber hinaus besteht ein erhöhtes Risiko bei Arthropathien, z. B. bei Erkrankungen aus dem rheumatischen Formenkreis, Hämophilie oder vorangegangenen Infektionen des OSG, degenerative Veränderungen am OSG zu entwickeln. Primäre Arthrosen des OSG hingegen sind vergleichsweise selten.

Lange galt die Arthrodese als therapeutischer Goldstandard bei der fortgeschrittenen Arthrose des OSG (Raikin 2003). Trotz vielversprechender Ergebnisse der Endoprothetik am OSG und einem signifikanten Anstieg von Prothesenimplantationen werden in den letzten Jahren die OSG-Arthrodesen weiterhin in unveränderter Anzahl durchgeführt (Terrell et al. 2013).

Die Hauptprobleme der klassischen offenen tibiotalaren Arthrodese sind Wundheilungsstörungen, Infektionen und Pseudarthrosen. Somit wurden bereits Ende der 1980er-Jahre minimal-invasive Techniken entwickelt, um die Zugangsmorbidität zu reduzieren. Erste Ergebnisse arthroskopischer Arthrodesen wurden 1990 publiziert.

Sowohl in den USA, Asien, Australien als auch in Europa findet die arthroskopische Fusion des OSG zunehmenden Einsatz (Bai et al. 2013, Cottino et al. 2012, Dannawi et al. 2011, Gougoulias et al. 2007, Kim et al. 2014, Lee u. Millward 2009, Meng et al. 2013, Nielsen et al. 2008, Nihal et al. 2008, Yoshimura et al. 2012).

8.1 Indikationen

Besteht bei degenerativen Veränderungen des OSG eine unzureichende Beschwerdelinderung durch konservative und/oder gelenkerhaltende operative Therapieversuche, kann die Indikation zur arthroskopischen Versteifung des Gelenks gestellt werden. Insbesondere bei kritischen posttraumatischen Weichteilverhältnissen, nach Infektionen oder bei entzündlichen Gelenkerkrankungen kann die minimal-invasive Technik die Komplikationsrate bei der OSG-Arthrodese senken und die Ergebnisse verbessern (Turan et al. 1995, Baker et al. 2014). Aber auch in der Behandlung nichttraumatisch bedingter Arthrosen, z. B. bei hämophilieassoziierten Arthropathien, bietet das arthroskopische Verfahren eine geringe Komplikationsrate, eine deutliche Schmerzreduktion und eine Verbesserung der Gangfähigkeit (Bai et al. 2013, Tsukamoto et al. 2011).

Relative Kontraindikationen sind ausgeprägte Fehlstellungen in der Koronarebene, eine vermehrte tibiotalare Translation sowie ausgedehnte knöcherne Defekte (Rippstein et al. 2005). Gute Korrekturmöglichkeiten durch die arthroskopische Arthrodesetechnik wurden bei präoperativen Fehlstellungen bis zu 15° Valgus oder Varus berichtet, wobei die Fusionsraten und das postoperative Outcome mit denen der offenen Methoden vergleichbar waren (Gougoulias et al. 2007). Es zeigt sich allerdings bei der Korrektur von Fehlstellungen eine längere knöcherne Heilungszeit (Dannawi et al. 2011).

Talare Osteonekrosen von über einem Drittel bedürfen meist einer ausgedehnten und somit offen durchgeführten Interposition von tricorticalen Spänen und Spongiosa (Myerson u. Quill 1991, Zvijac et al. 2002). Auch für neuropathisch destruierte Gelenke wird die offene Vorgehensweise empfohlen (Jerosch 2005).

Eine absolute Kontraindikation für die Arthrodese stellen akute Gelenkinfektionen dar, hier sollte erst eine Infektfreiheit angestrebt werden.

> **!** **CAVE** Achsenfehlstellungen von mehr als 15° in der Koronarebene sind bei der arthroskopischen OSG-Arthrodese schwer adressierbar.

8.2 Lagerung

Die arthroskopische Arthrodese wird in Rückenlage des Patienten durchgeführt. Neben der Polsterung der druckexponierten Stellen an Hinterkopf, Oberkörper und Armen ist auf eine adäquate Unterstützung des Unterschenkels und Abpolsterung der Ferse des kontralateralen Beines zu achten. Das ipsilaterale Bein kann entweder über ein zusätzliches längliches, quaderförmiges Kissen angehoben oder das kontralaterale Bein sollte abgesenkt werden. Dies erleichtert den Zugang zum OSG und vermeidet Überlagerungen bei den intraoperativen Bildverstärkeraufnahmen. Das ipsilaterale Becken wird über ein Beckenkissen (z. B. Halbrolle oder Keil) angehoben, damit die physiologische Außenrotation des Beines ausgeglichen werden kann und das Bein gerade liegt.

Der Einsatz einer Extension empfiehlt sich, um auch in den dorsalen Gelenkanteilen den Gelenkknorpel vollständig entfernen zu können. Dies kann manuell über die Assistenz, besser jedoch über nichtinvasive Distraktionsvorrichtungen erreicht werden (► Abb. 8-1). Alternativ ist der Einsatz eines K-Draht-Spreizers möglich (► Kap. 9.4, ► Abb. 9-4).

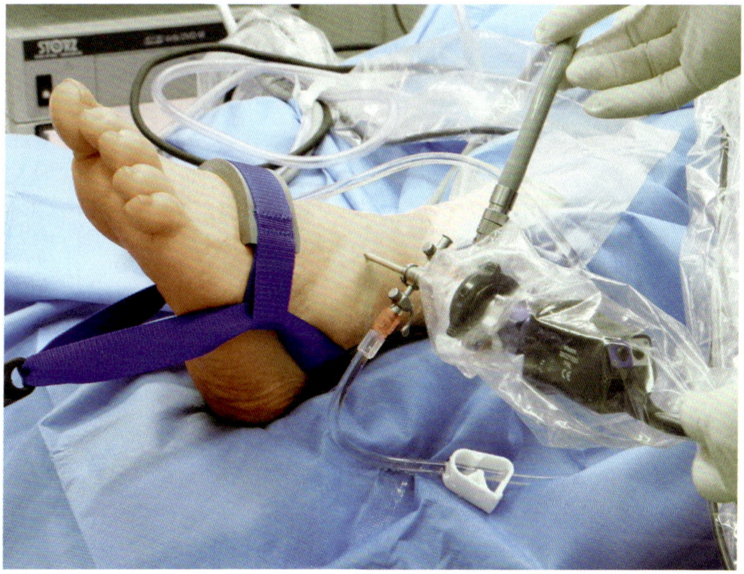

Abb. 8-1 Nichtinvasive Distraktionstechnik über ein Schlaufensystem

Der Eingriff erfolgt in Blutsperre. Zur Beurteilung von Beinachse und Rotation sollte die sterile Abdeckung bis über das Kniegelenk erfolgen. Um einen möglichst reibungslosen Operationsablauf zu gewährleisten, hat sich der in Abbildung 8-2 gezeigte Aufbau des Arbeitsplatzes bewährt.

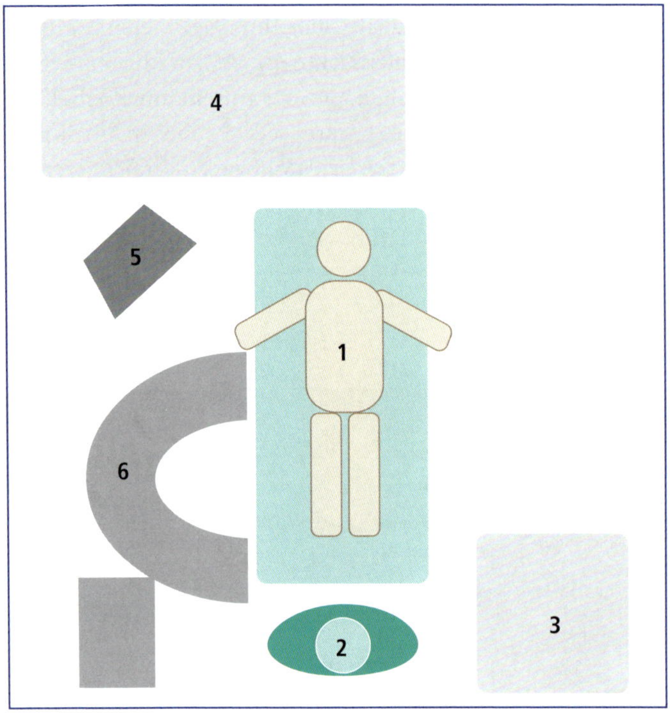

Abb. 8-2 Schema einer praktikablen Anordnung des Operationsarbeitsplatzes (**1** Operationstisch mit Patient in Rückenlage, **2** Operateur, **3** Instrumententisch, **4** Anästhesiearbeitsplatz mit Monitoring, **5** Arthroskopieturm mit Bildschirm, **6** Bildwandler)

8.3 Instrumentarium

Instrumentarium

- Skalpell, Klemmchen, Spinalnadel
- 4,0-mm- oder 2,7-mm-Arthroskop mit 30°-Blickwinkel
- stumpfer Trokar oder Wechselstab
- Weichteilshaver und Knochenfräsen
- ggf. Radiofrequenzsonde (elektrothermische Sonde/HF-Sonde)
- Curetten und/oder scharfe Löffel
- schmale Flachmeißel (ca. 4–7 mm)
- gekröpfte Knochenpfrieme (30–90°)
- Bildverstärker
- Kirschner-Drähte
- kanülierte Spongiosaschrauben 6,0–8,0 mm

Typischerweise wird ein 2,7-mm-Arthroskop mit 30°-Blickwinkel verwendet, das in dem engen arthrotisch veränderten Gelenk einfacher zu manövrieren ist als eine 4,0-mm-Optik. Die Rollenpumpe wird zunächst mit einem Druck von 40–50 mmHg eingestellt. Der Druck und der Flow können bei intraartikulären Blutungen oder zur Verbesserung der Spülwirkung intraoperativ schrittweise erhöht werden.
Zur initialen Arthrolyse, Synovialektomie und zum Weichteildébridement wird ein Shaver eingesetzt, alternativ kommt eine Radiofrequenzsonde zur Anwendung. Die Gelenkpräparation mit Entfernung des verbliebenen Knorpelbelags und osteophytärer Anbauten erfolgt mit kugel- oder walzenförmigen Knochenfräsen. Wenn möglich, werden Shaveransätze mit großem Durchmesser eingesetzt, um das Verstopfen des Instruments durch den Débris zu vermeiden.
Ergänzend werden über die Zugangsportale auch 4–7 mm breite scharfe Meißel, Curetten und scharfe Löffel eingesetzt, mit welchen die Knorpelschicht abgetragen werden kann.
Um die subchondrale Sklerosezone aufzubrechen, werden gewinkelte Knochenpfrieme (30–90°-Kröpfung) verwendet. Die Mikrofrakturierung kann durch Meißel vervollständigt bzw. ergänzt werden.
Die Osteosynthese erfolgt mit (meist kanülierten) Spongiosaschrauben zwischen 6,0 mm und 8,0 mm Durchmesser.

8.4 Zugangswege

Bei der arthroskopischen Arthrodese des OSG werden der **anteromediale** und **anterolaterale Standardzugang** verwendet (► Kap. 4.4). Narben durch Voroperationen sind in die Zugangsplanung mit einzubeziehen. Die Portalanlage erfolgt wie in Kapitel 4.4 beschrieben. Bei der Anlage des ventrolateralen Portals ist vor allem auf den N. fibularis (peroneus) superficialis zu achten (► Kap. 4.4, ► Abb. 8-3). Ergänzend wird selten ein **zentraler Zugang** verwendet. Hierbei muss bedacht werden, dass bei einem ausgeprägten ventralen knöchernen Impingement häufig Lagevariationen des tiefen anterioren Gefäß-Nerven-Bündels resultieren, was eine vorsichtige Präparation erfordert.
Ventrale Osteophyten können die Sicht ins Gelenk einschränken und sollten ggf. zu Beginn des Eingriffs abgetragen werden, um den Zugang zum Gelenkraum zu ermöglichen.
Bei der Anwendung von Distraktion können Kulissenphänomene den Zugang zum OSG erschweren. Wie in Kapitel 4.4 beschrieben, kann es hilfreich sein, initial eine leichte Dorsalextensionsstellung auszuüben, bis das Weichteilgewebe im anterioren Kompartiment ausreichend entfernt ist.

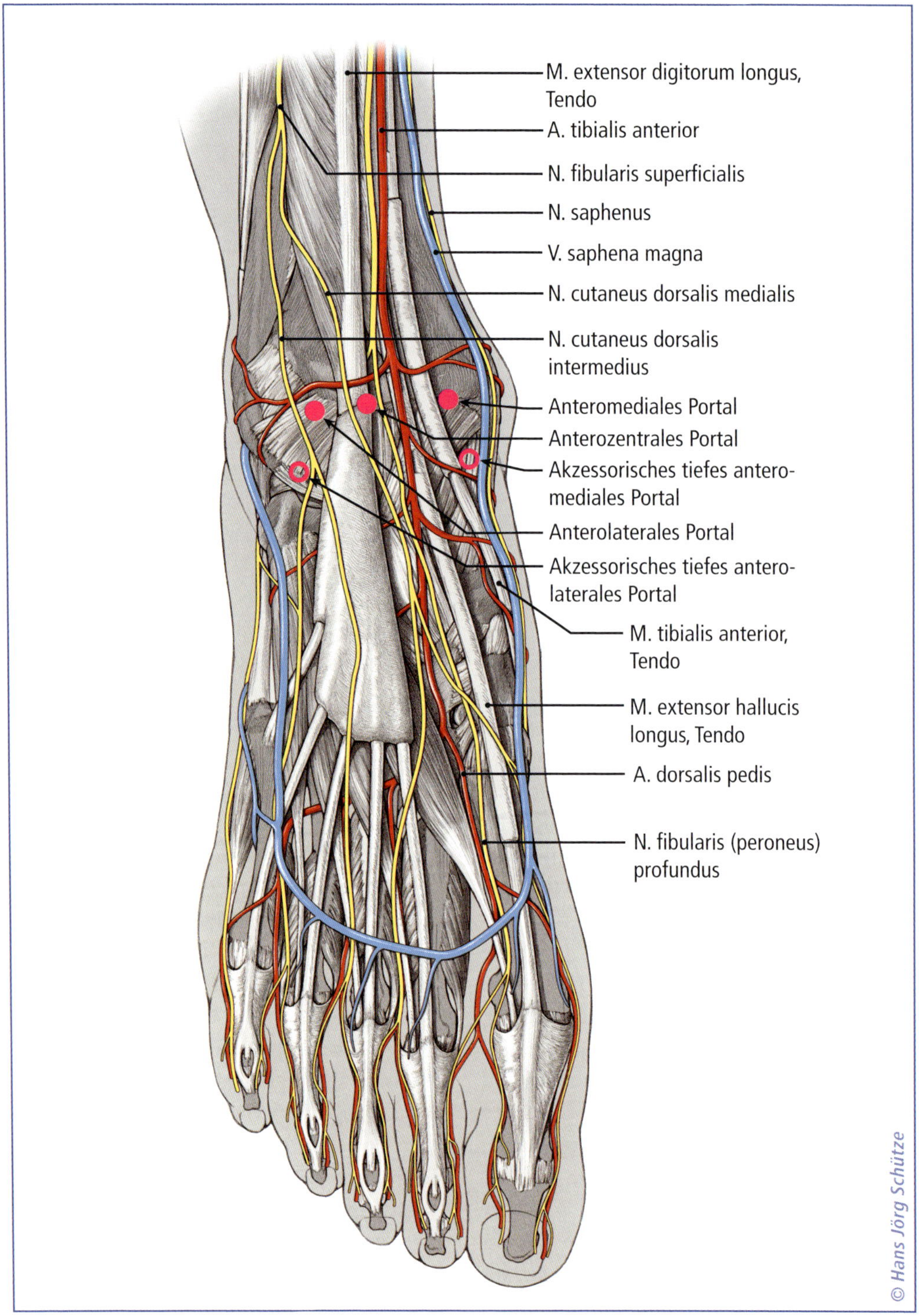

Abb. 8-3 Schematische Darstellung der Zugänge zur arthroskopischen OSG-Arthrodese
a anteriore Portale

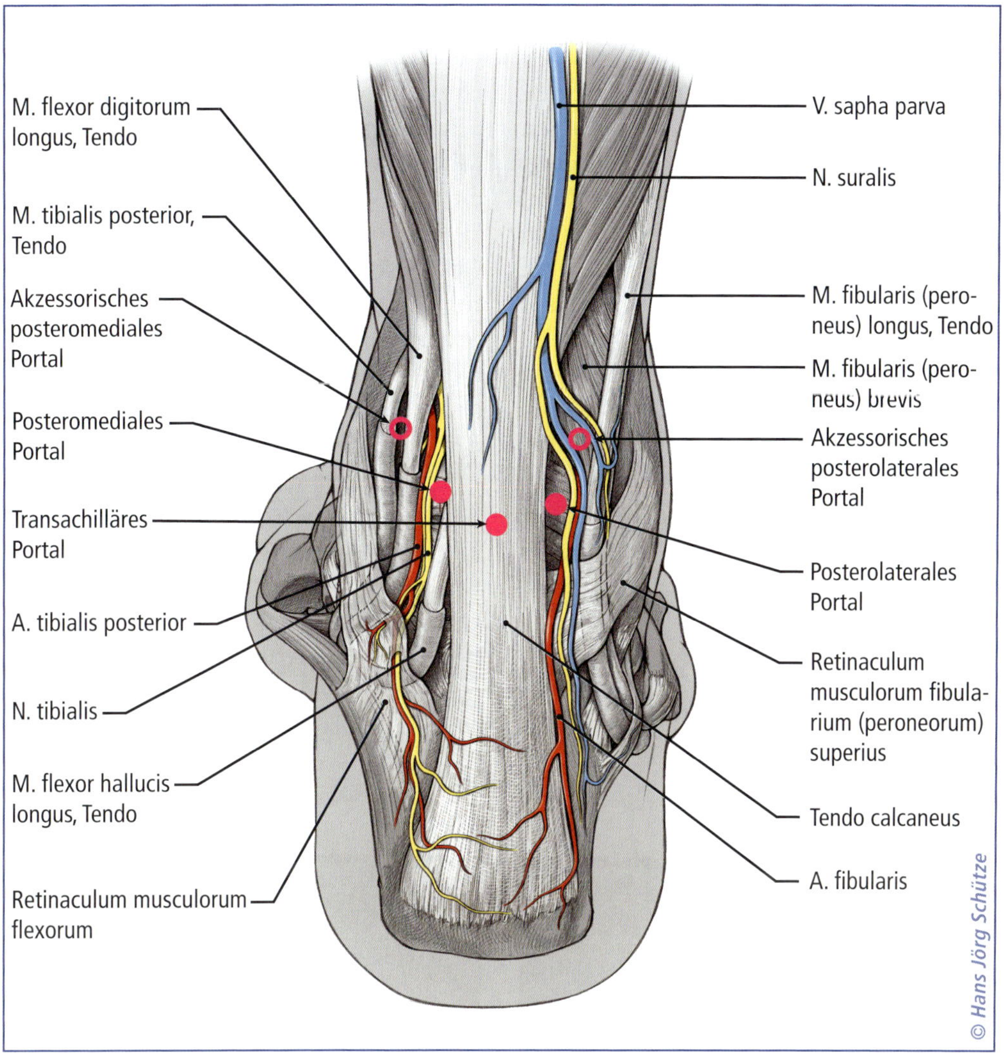

Abb. 8-3 (Fortsetzung)
b dorsale Portale

Bei massiver ventraler Arthrofibrose oder erhöhter weichteilbedingter Zugangsmorbidität, z. B. nach plastischen Deckungen am ventralen Sprunggelenk, kommen auch das **dorsomediale** und **dorsolaterale Portal** zum Einsatz (► Kap. 5.4.1, ► Abb. 8-3a, b). Hierüber können 95 % der talaren und 96 % der tibialen Gelenkfläche débridiert werden (Hendrickx et al. 2015).

8.5 Operationstechnik

Nach Zugang über die beschriebenen Standardportale unter Schutz der tendinösen und neurovaskulären Strukturen erfolgt zunächst die stumpfe Arthrolyse, z. B. mit einem Wechselstab oder einem stumpfen Trokar im ventralen Anteil des OSG. Durch das streng knochennahe Einführen des Stabs können Adhäsionen von Tibia und Talus abgeschoben und arthrofibrotische Anteile aufgeweitet werden. Dies erleichtert die Beweglichkeit und somit Visualisierung in den folgenden Teilschritten. Im weiteren Verlauf werden die Arthrolyse und die Resektion der weichteiligen posttraumatischen und/oder postoperativen Adhäsionen (► Abb. 8-4) bzw. der Synovialitis (► Abb. 8-5) mit dem Shaver und/oder der HF-Sonde vervollständigt. Hierbei ist darauf zu achten, die ventrale Sprunggelenkskapsel so wenig wie möglich zu schädigen. Eine zu großzügige Resektion des ventralen Gewebes kann zu iatrogenen Verletzungen der angrenzenden Sehnen und neurovaskulären Strukturen führen. Insbesondere bei großen osteophytären Anbauten und starken subcutanen Vernarbungen können Lageanomalien des Gefäß-Nerven-Bündels bestehen.

Die Adhäsiolyse kann in durch ventral gelegene freie Gelenkkörper und ein ventrales knöchernes Impingement erschwert sein (► Abb. 8-6). Freie Gelenkkörper können mithilfe eines Raspatoriums stumpf oder mit einem Meißel mobilisiert werden. Anschließend werden die freien Gelenkkörper entweder mit der Knochenfräse abgetragen oder mittels Fasszange in toto geborgen. Gelegentlich ist für die Extraktion eine Mini-Arthrotomie nötig. Osteophytäre tibiale und/oder talare Anbauten werden ebenfalls mit der Knochenfräse ab-

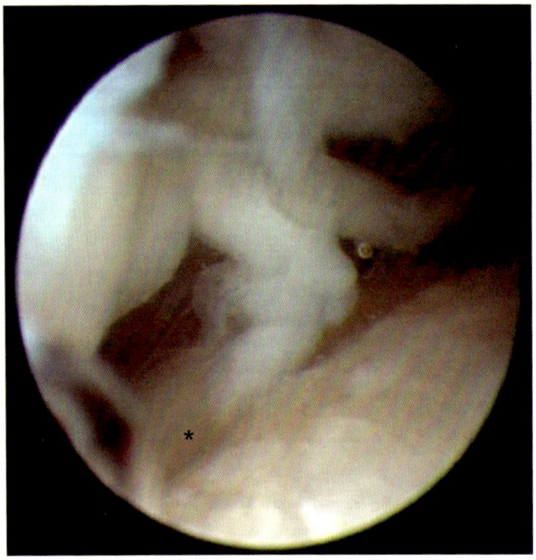

Abb. 8-4 Postoperatives Narbenimpingement im ventralen oberen Sprunggelenk. Im hinteren Bildanteil zeigen sich abgeschliffene Knochendefekte (*), die Knorpelschicht ist nahezu vollständig verschwunden.

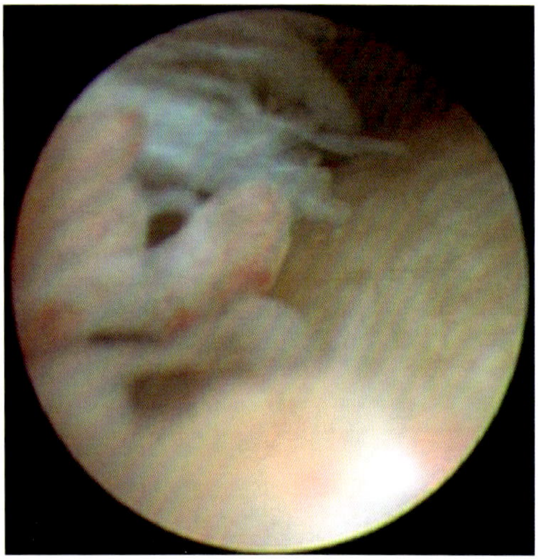

Abb. 8-5 Ausgeprägte Synovialitis im ventralen Kompartiment des oberen Sprunggelenks

getragen. Auf diese Weise wird eine gute Einsehbarkeit in alle Gelenkkompartimente geschaffen (► Abb. 8-7). Unter Einsatz einer Knochenfräse (► Abb. 8-8), eines scharfen Löffels (► Abb. 8-9) und eines Meißels wird der Restknorpel im gelenktragenden Anteil entfernt. Das Ausmaß des dorsalen Débridements wird unter Bildwandlerkontrolle

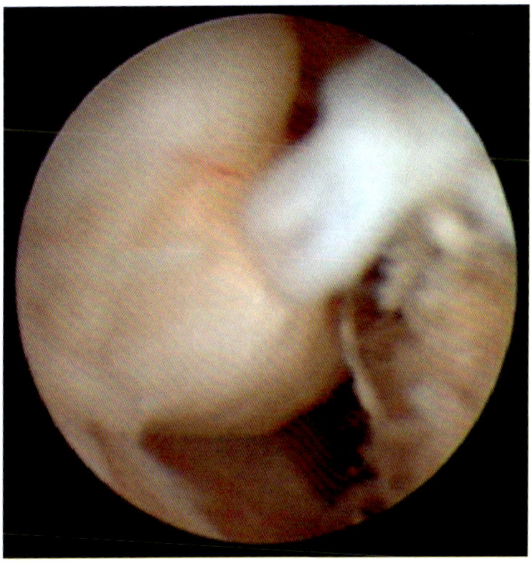

Abb. 8-6 Großer freier Gelenkkörper mit ventralem knöchernen Impingement (Blick von anteromedial)

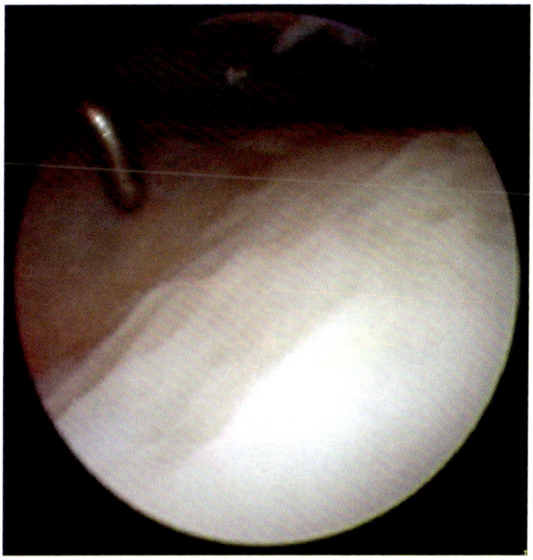

Abb. 8-7 Arthroskopische Darstellung des viertgradigen Knorpelschadens am Talus

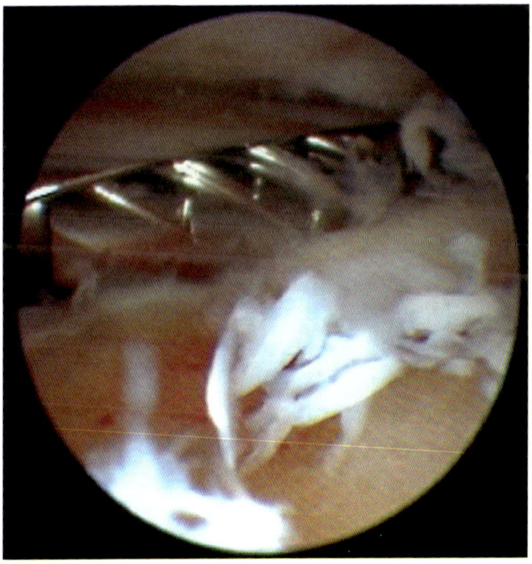

Abb. 8-8 Débridement der Gelenkflächen mit der Knochenfräse

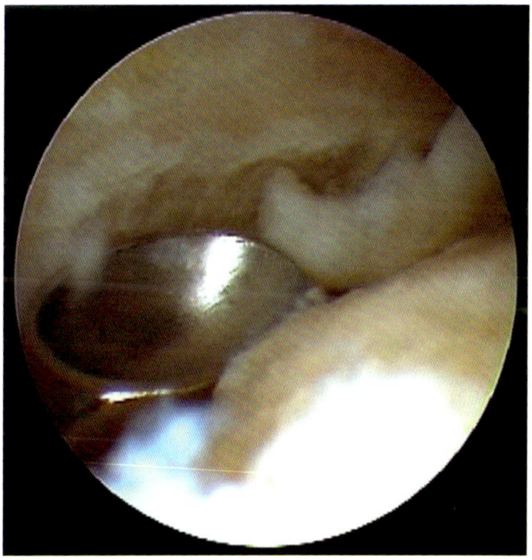

Abb. 8-9 Vervollständigung des Débridements mit einem scharfen Löffel

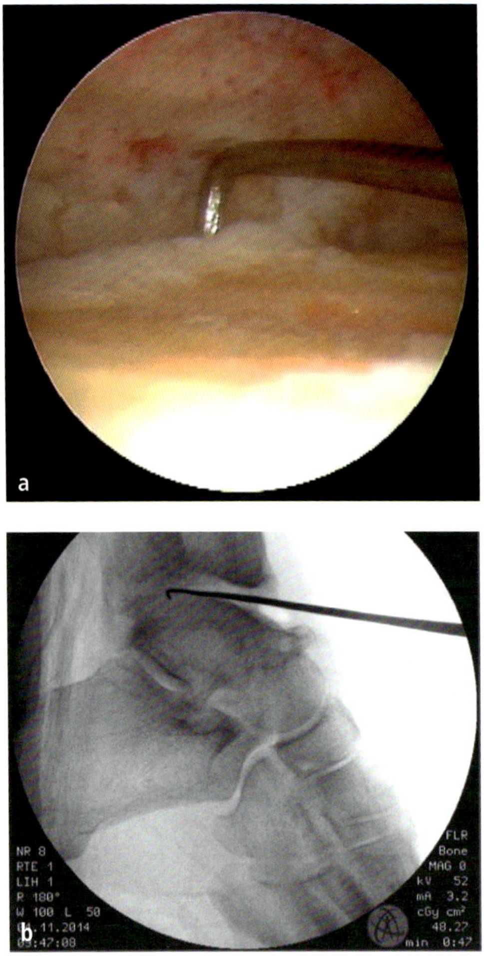

Abb. 8-10 Überprüfung des Débridements im dorsalen Kompartiment
a Der Tasthaken wird hierzu am Resektionsrand positioniert.
b Die Tasthakenposition wird radiologisch überprüft und das anteroposteriore Ausmaß des Débridements verifiziert.

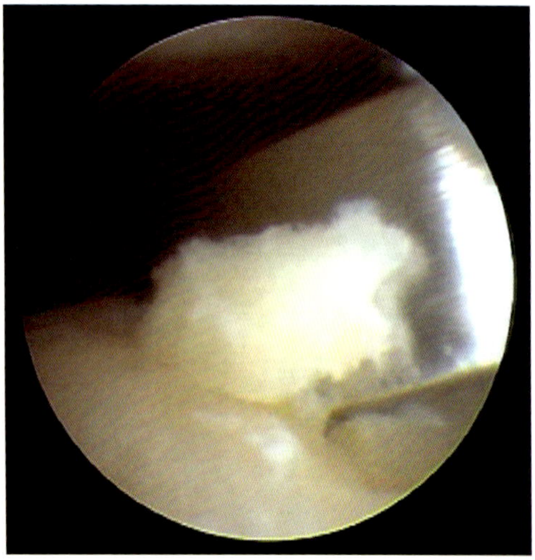

Abb. 8-11 Mikrofrakturierung der subchrondalen Sklerosezone mit einem kleinen Meißel

kontrolliert (► Abb. 8-10a, b). Anschließend wird die subchondrale Sklerosezone mit den gekröpften Knochenpfriemen und den Meißeln (► Abb. 8-11) aufgebrochen. Falls notwendig, können kleinere knöcherne Defekte und geringgradige Fehlstellungen mit Spongiosaanlagerungen über die Arthroskopieportale aufgefüllt werden.

Vor der endgültigen Fixation der Arthrodese wird der Fuß in Relation zur Tibia eingestellt:
Unter Bildwandlerkontrolle muss sowohl die ventrodorsale Taluszentrierung unter dem Tibiaplafond als auch die mediolaterale Ausrichtung des Talus in der Malleolengabel gesichert sein. Die Arthrodese wird in Neutralstellung des OSG eingestellt, sodass weder eine Spitzfuß- noch eine Hackenfußstellung resultieren. Die Ferse sollte in Relation zur Tibialängsachse eine physiologische Valgusstellung von 5–7° einnehmen. Die Rotation des Fußes orientiert sich an der kontralateralen Seite und beträgt im Mittel ca. 5–10° Außenrotation bezogen auf die ipsilaterale Patella. Die Rotation ist in der Regel korrekt eingestellt, wenn die Längsachse des Schaftes des Metatarsale II die Verlängerung der anterioren Tibiaschaftachse bildet. Ziel ist es, postoperativ über die Beweglichkeit im Chopart-Gelenk eine Dorsalextension von 10° und eine Plantarflexion von 20° zu ermöglichen.
Bei korrekter Einstellung des Fußes unter der Tibia ist eine temporäre Kirsch-

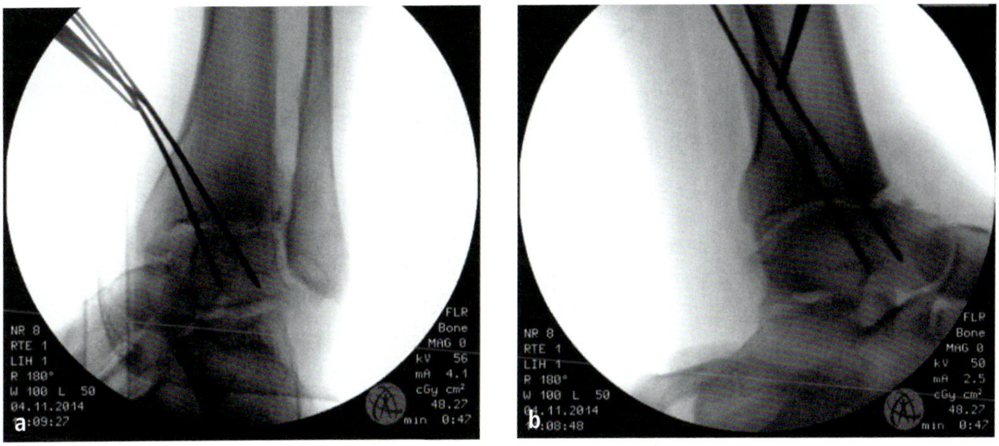

Abb. 8-12 Einbringen zweier parallel verlaufender Kirschner-Drähte unter Bildwandlerkontrolle von der distalen dorsomedialen Tibia nach ventrolateral in den Talushals
a anterior-posteriore (a.-p.) Projektion
b laterale Projektion

ner-Draht-Transfixation des OSG hilfreich. Bei der 2-Schraubentechnik werden zwei parallel verlaufende Kirschner-Drähte percutan unter Bildwandlerkontrolle von der dorsomedialen distalen Tibia in den ventrolateralen Taluskorpus/-hals eingebracht (► Abb. 8-12a, b). Bei korrekter Lage der Drähte werden diese anschließend überbohrt. Nach der Längenmessung und ggf. Kopfraumfräsung werden unter Kompression zwei Spongiosaschrauben mit 16 mm Kurzgewinde eingedreht. Bei einem Eintrittspunkt an der medialen Tibia ca. 3 cm oberhalb des Innenknöchels und Positionierung der Schraubenspitzen in den lateralen Taluskorpus ist eine Schraubenlänge von ca. 45–60 mm zu erwarten.
Die unversehrte dorsale Kapsel bildet mit der Achillessehne und den zwei implantierten Schrauben ein stabiles Zuggurtungssystem. Bei sehr weichem Knochen kann eine dritte Schraube von der dorsolateral Tibia nach medial distal in den Talushals eingebracht werden.
Nach nativradiologischer Sicherung der korrekten Implantatlage und Arthrodeseneinstellung in allen Ebenen und Entfernung des transfixierenden Kirschner-Drahtes erfolgt der Wundverschluss durch Einzelknopfnähte. Eine Drainage kann fakultativ eingelegt werden. Auf den anschließenden sterilen elastokompressiven Wundverband folgt nach Eröffnen der Blutleere die Anlage eines gespaltenen Unterschenkelgipses oder einer Gipsschale.

Merke

Kriterien zur korrekten Einstellung der OSG-Arthrodese
- Zentrierung des Talusdoms unter dem Tibiaplafond
- mediolaterale Ausrichtung in der Malleolengabel
- Restbeweglichkeit aus dem Chopart-Gelenk von Dorsalextension/Plantarflexion 10°/0°/20°
- Valgus des Rückfußes ca. 5–7°
- 2. Strahl bildet die Verlängerung der Tibiaschaftachse

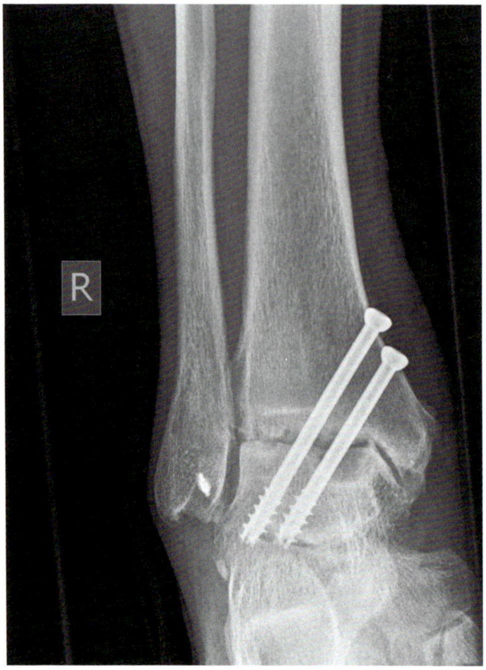

Abb. 8-13 Nativradiologische Kontrolle des Repositionsergebnisses und der Implantatlage in a.-p.-Projektion am 2. postoperativen Tag

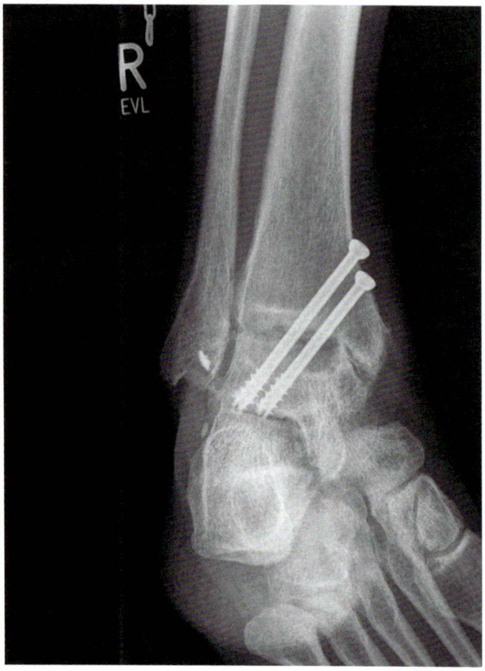

Abb. 8-14 Nativradiologische a.-p.-Ansicht nach 6 Wochen. Der tibiotalare Arthrodesenspalt ist noch gut einsehbar.

8.6 Nachbehandlung

Der erste Verbandswechsel erfolgt am 2. postoperativen Tag. Weitere Verbandswechsel richten sich nach dem Ausmaß der Sekretion. Bei unauffälligen Wundverhältnissen erfolgt der Fadenzug am 14. postoperativen Tag. Die postoperative Röntgenkontrolle umfasst unbelastete nativradiologische Aufnahmen des Sprunggelenks a.-p. und seitlich. Zu beachten ist, dass bei der arthroskopischen Arthrodese selten die Passgenauigkeit einer offenen Arthrodese erreicht werden kann. Daher ist auf den ersten Röntgenkontrollen zunächst meist ein Spalt zwischen Talus und Tibia sichtbar, der sich im weiteren Verlauf mit Kallus füllt (► Abb. 8-13). Weitere Röntgenkontrollen werden nach Ablauf der 6. postoperativen Woche vor Belastungssteigerung (► Abb. 8-14) und vor Abnahme der Orthese nach Ablauf der 12. postoperativen Woche durchgeführt (► Abb. 8-15a, b). Beurteilt werden die Lage des Osteosynthesematerials und die knöcherne Durchbauung der Arthrodese.

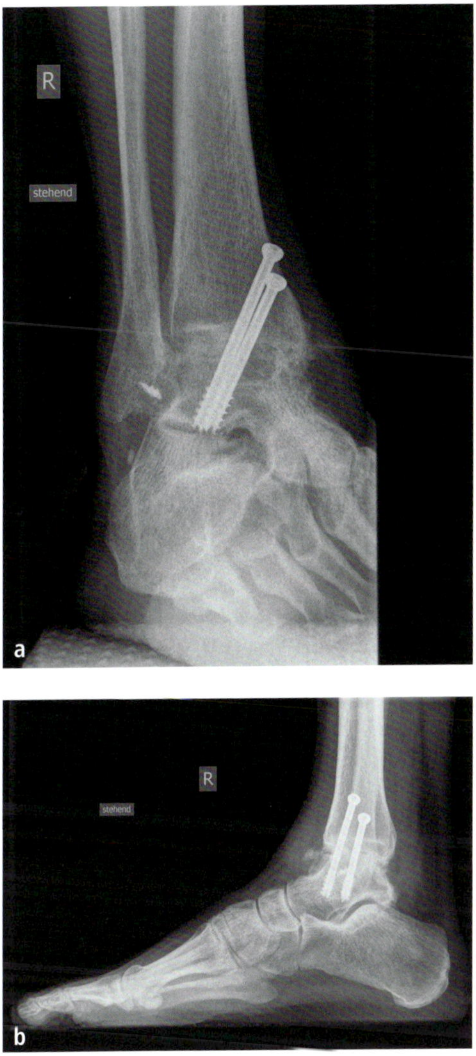

Abb. 8-15 Nativradiologische Kontrolle 12 Wochen postoperativ mit zunehmender knöcherner Konsolidierung des Arthrodesespalts
a a.-p.-Projektion
b laterale Projektion

> **!** **CAVE** Erfahrungsgemäß demonstrieren die ersten postoperativen radiologischen Kontrollen einen weiten tibiotalaren Spalt, der sich jedoch in den Folgekontrollen zunehmend mit Kallus auffüllt.

Für den Zeitraum von 12 Wochen wird der Unterschenkel in einem Walker bei 90°, alternativ in einem Unterschenkelgips ruhiggestellt. Während der ersten 6 Wochen postoperativ wird das operierte Bein unter Verwendung von Unterarmgehstützen entlastet. Bei guter Knochenqualität und kooperativen Patienten kann der Sohlenkontakt (Teilbelastung mit 10 kg) erfolgen. Anschließend wird die Belastung nach radiologischer Kontrolle über weitere 6 Wochen schrittweise gesteigert, sodass bei unauffälligem Verlauf nach Abschluss der 10. postoperativen Woche zur Vollbelastung im Walker übergegangen werden kann. Die elastische Wickelung des Sprunggelenks sollte bis zur Abschwellung fortgeführt werden. In Abhängigkeit vom Schwellungszustand können Lymphdrainage, Lymphtapes sowie nach sicherer Wundheilung auch balneophysikalische Maßnahmen und Kompressionsstrümpfe verordnet werden.
Bereits in der Frühphase beginnt die physiotherapeutisch unterstützte Mobilisation und Gangschulung an Unterarmgehstützen. Insbesondere bei älteren Patienten sollte auch die Phase der stufenweisen Belastungssteigerung physiotherapeutisch begleitet werden. Ab der 7. Woche wird die manuelle Mobilisation des USG und der Chopart-Gelenkreihe forciert. Hier lässt sich oftmals eine gute Beweglichkeit in Dorsalextension und Plantarflexion erreichen, die ein nahezu normales Gangbild erlaubt.

> **>** **Praxistipp** Die intensive Beübung der Chopart-Gelenkreihe ist von hoher Wichtigkeit und Voraussetzung für ein weitgehend normales Gangbild.

Nach Abnahme des Walkers 12 Wochen nach dem Eingriff wird schrittweise zur Vollbelastung im Konfektionsschuh übergegangen. In Abhängigkeit von der Chopart-Gelenkbeweglichkeit, der Schwellung und der Beschwerdesymptomatik ist bei einigen Patienten ein konfektionierter, hochschaftiger orthopädischer Schuh sinnvoll (z. B. Orthotech™ Vario-Stabil Stiefel, Künzli®Ortho Stabilschuh). Bei unauffälligem weiterem Heilverlauf wird dieser nach 6 Monaten gegen einen Konfektionsschuh ausgetauscht. Viele Patienten empfinden eine rückversetzte Mittelfußrolle am Konfektionshalbschuh als hilfreich. Alternativ können auch Schuhe verwendet werden, welche eine entsprechende Abrollung integriert haben (z. B. wie viele Wander- und Trekkingschuhe). In Einzelfällen ist langfristig über den Gebrauch eines knöchelhohen, orthopädieschuhtechnisch individuell gefertigten Maßschuhs zu entscheiden. Die stabile Fersenfassung in Kombination mit einer rückversetzten Abrollhilfe und einer gleichzeitigen Fersenpolsterung erlaubt auch stärkere körperliche Belastungen, wie z. B. Wandern. Bei der Anfertigung des Schuhs sollte zudem ggf. auf einen notwendigen Beinlängenausgleich geachtet werden.

> **Praxistipp** Die Compliance der Patienten während der Nachbehandlungsphase stellt bei der Arthrodese des OSG einen wichtigen Baustein für den Therapieerfolg dar. Bereits präoperativ sollte dies mit dem Patienten besprochen werden.

8.7 Ergebnisse und Risiken

In der Anfangsphase der Entwicklung der arthroskopischen Arthrodesetechnik am OSG berichteten Crosby et al. (1996) noch über eine Gesamtkomplikationsrate von 55 % (Pseudarthrosen, Frakturen, Pininfekte, tiefe Infekte, Implantatirritationen, Anschlussarthrosen des Subtalargelenks). Mittlerweile hat sich die operative Technik deutlich verbessert, sodass exzellente und gute Resultate bei 75–95 % der behandelten Patienten nachgewiesen wurden (Pierre et al. 2003, Gougoulias et al. 2007, Zvijac et al. 2002). Sportarten, welche keine Maximalbewegung im OSG erfordern (Schwimmen, Radfahren, Golf usw.) können 45 % der Patienten postoperativ wieder ausüben (Faraj u. Loveday 2014).

Hervorzuheben sind die sehr hohe Patientenzufriedenheit, die schnellere knöcherne Konsolidierung der Arthrodese und die damit verbundene schnellere Belastbarkeit (Ferkel u. Hewitt 2005, Ogilvie-Harris et al. 1993). So beobachteten Glick et al. (1996) eine Fusionsrate von 95 % nach durchschnittlich 9 Wochen. Bestätigt wird dies in Untersuchungen von Corso et al. (1995) mit einer 100%igen Fusionsrate nach 9,5 Wochen. Auch die Arbeitsgruppe von Turan et al. (1995) stellte eine Durchbauungsrate von 100 % nach durchschnittlich 10 Wochen fest. Auch neuere Studien belegen ähnliche Ergebnisse (Collman et al. 2006). Abicht und Roukis berichteten 2013 in einer systematischen Literaturübersicht von einer Pseudarthrosenrate von insgesamt 8,6 % nach der arthroskopischen tibiotalaren Versteifung (Abicht u. Roukis 2013). Hiervon waren jedoch nur ca. zwei Drittel symptomatisch und somit revisionspflichtig.

Sowohl die Fusionsdauer als auch die Fusionsrate scheinen von dem präoperativen Malalignment negativ beeinflusst zu werden. Präoperative Fehlstellungen über 10° (Yoshimura et al. 2012) bis 15° (Dannawi et al. 2011) benötigen bis zur radiologischen Fusion durchschnittlich zwischen 2–4 Wochen länger und weisen eine erhöhte Pseudarthrosenrate auf als Patienten mit geringgradigen oder fehlenden Achsendeformitäten. Dennoch erreichen selbst Patienten mit einer Achsabweichung von über 15° knöcherne Durchbauungsraten von 88 % (Dannawi et al. 2011). Die postoperativen klinischen Scores der Gruppe mit Malalignment und der Patienten ohne Achsendeviation differieren hingegen nicht.
Zu den allgemeinen Risiken der arthroskopischen Sprunggelenksarthrodese gehören wie bei der offenen Technik Wundheilungsstörungen, Gefäß-Nerven-Verletzungen mit Folgeschäden, thromboembolische Erkrankungen, perioperative Stressfrakturen und Pseudarthrosen (8,6 % nach Abicht u. Roukis 2013). Postoperative tiefe Infekte werden mit weniger als 1 % und Anschlussarthrosen des Subtalargelenks mit 5,8 % nach 48 Monaten angegeben (Winson et al. 2005). Aufgrund des geringeren Weichteiltraumas ist der intra- und postoperative Blutverlust bei der arthroskopischen Arthrodese des OSG geringer als bei offenen Techniken (Kim et al. 2014, Meng et al. 2013, O'Brien et al. 1999).
Die subcutane Schraubenirritation stellt ein häufiges Problem der arthroskopischen OSG-Fusion dar, die eine konsekutive Metallentfernung erfordert (Ferkel u. Hewitt 2005). Dies kann durch die Verwendung kopfloser Kompressionsschrauben vermieden werden (Odutola et al. 2012).

Literatur

Abicht BP, Roukis TS. Incidence of nonunion after isolated arthroscopic ankle arthrodesis. Arthroscopy 2013; 29: 949–54.

Bai Z, Zhang E, He Y et al. Arthroscopic ankle arthrodesis in hemophilic arthropathy. Foot Ankle Int 2013; 34: 1147–51.

Baker JF, Maleki F, Broderick JM et al. Arthroscopic ankle arthrodesis for end-stage haemophilic arthropathy of the ankle. Haemophilia 2014; 20:e97–9.

Bonnin M, Carret JP. [Arthrodesis of the ankle under arthroscopy. Apropos of 10 cases reviewed after a year]. Rev Chir Orthop Reparatrice Appar Mot 1995; 81: 128–35.

Collman DR, Kaas MH, Schuberth JM. Arthroscopic ankle arthrodesis: factors influencing union in 39 consecutive patients. Foot Ankle Int 2006; 27: 1079–85.

Corso SJ, Zimmer TJ. Technique and clinical evaluation of arthroscopic ankle arthrodesis. Arthroscopy 1995; 11: 585–90.

Cottino U, Collo G, Morino L et al. Arthroscopic ankle arthrodesis: a review. Curr Rev Musculoskelet Med 2012; 5: 151–5.

Crosby LA, Yee TC, Formanek TS et al. Complications following arthroscopic ankle arthrodesis. Foot Ankle Int 1996; 17: 340–2.

Dannawi Z, Nawabi DH, Patel A et al. Arthroscopic ankle arthrodesis: are results reproducible irrespective of pre-operative deformity? Foot Ankle Surg 2011; 17: 294–9.

Faraj AA, Loveday DT. Functional outcome following an ankle or subtalar arthrodesis in adults. Acta Orthop Belg 2014; 80: 276–9.

Ferkel RD, Hewitt M. Long-term results of arthroscopic ankle arthrodesis. Foot Ankle Int 2005; 26: 275–80.

Glick JM, Morgan CD, Myerson MS et al. Ankle arthrodesis using an arthroscopic method: long-term follow-up of 34 cases. Arthroscopy 1996; 12: 428–34.

Gougoulias NE, Agathangelidis FG, Parsons SW. Arthroscopic ankle arthrodesis. Foot Ankle Int 2007; 28: 695–706.

Hendrickx RP, de Leeuw PA, Golano P et al. Safety and efficiency of posterior arthroscopic ankle arthrodesis. Knee Surg Sports Traumatol Arthrosc 2015; 23: 2420–6.

Jerosch J. Arthroskopische In-situ-Arthrodese des oberen Sprunggelenkes. Orthopäde 2005; 34: 1198–208.

Kim HN, Jeon JY, Noh KC et al. Arthroscopic ankle arthrodesis with intra-articular distraction. J Foot Ankle Surg 2014; 53: 515–8.

Lee MS, Millward DM. Arthroscopic ankle arthrodesis. Clin Podiatr Med Surg 2009; 26: 273–82.

Meng Q, Yu T, Yu L et al. [Effectiveness comparison between arthroscopic and open ankle arthrodeses]. Zhongguo Xiu Fu Chong Jian Wai Ke Za Zhi 2013; 27: 288–91.

Myerson MS, Quill G. Ankle arthrodesis. A comparison of an arthroscopic and an open method of treatment. Clin Orthop Relat Res 1991; 268: 84–95.

Nielsen KK, Linde F, Jensen NC. The outcome of arthroscopic and open surgery ankle arthrodesis: a comparative retrospective study on 107 patients. Foot Ankle Surg 2008; 14: 153–7.

Nihal A, Gellman RE, Embil JM et al. Ankle arthrodesis. Foot Ankle Surg 2008; 14: 1–10.

O'Brien TS, Hart TS, Shereff MJ et al. Open versus arthroscopic ankle arthrodesis: a comparative study. Foot Ankle Int 1999; 20: 368–74.

Odutola AA, Sheridan BD, Kelly AJ. Headless compression screw fixation prevents symptomatic metalwork in arthroscopic ankle arthrodesis. Foot Ankle Surg 2012; 18: 111–3.

Ogilvie-Harris DJ, Lieberman I, Fitsialos D. Arthroscopically assisted arthrodesis for osteoarthrotic ankles. J Bone Joint Surg Am 1993; 75A: 1167–74.

Pierre A, Hulet C, Locker B et al. Arthroscopic tibiotalar arthrodesis: limitations and indications in 20 patients. Rev Chir Orthop Reparatrice Appar Mot 2003; 89: 144–51.

Raikin SM. Arthrodesis of the ankle: arthroscopic, mini-open, and open techniques. Foot Ankle Clin 2003; 8: 347–59.

Rippstein P, Kumar B, Müller M. Ankle arthrodesis using the arthroscopic technique. Oper Orthop Traumatol 2005; 17: 442–56.

Terrell RD, Montgomery SR, Pannell WC et al. Comparison of practice patterns in total ankle replacement and ankle fusion in the United States. Foot Ankle Int 2013; 34: 1486–92.

Townshend D, Di Silvestro M, Krause F et al. Arthroscopic versus open ankle arthrodesis: a multicenter comparative case series. J Bone Joint Surg Am 2013; 95A: 98–102.

Tsukamoto S, Tanaka Y, Matsuda T et al. Arthroscopic ankle arthrodesis for hemophilic arthropathy: two cases report. Foot 2011; 21: 103–5.

Turan I, Wredmark T, Felländer-Tsai L. Arthroscopic ankle arthrodesis in rheumatoid arthritis. Clin Orthop Relat Res 1995; 320: 110–4.

Winson IG, Robinson DE, Allen PE. Arthroscopic ankle arthrodesis. J Bone Joint Surg Br 2005; 87B: 343–7.

Yoshimura I, Kanazawa K, Takeyama A et al. The effect of screw position and number on the time to union of arthroscopic ankle arthrodesis. Arthroscopy 2012; 28: 1882–8.

Zvijac JE, Lemak L, Schurhoff MR et al. Analysis of arthroscopically assisted ankle arthrodesis. Arthroscopy 2002; 18: 70–5.

9 Arthroskopisch assistierte Arthrodese des unteren Sprunggelenks

Christoph Lampert

Im Jahr 1999 hat P. E. Scranton die Ergebnisse der noch damals jungen Technik der arthroskopischen Arthrodese des unteren Sprunggelenks (USG) mit denen der offenen Operationsmethode verglichen (5 Patienten versus 12 Patienten). Zwar konnte er eine etwas kürzere Krankenhausverweildauer und eine höhere Fusionsrate in der arthroskopisch behandelten Gruppe nachweisen, zog aber das Fazit, dass spezifische Vorteile der arthroskopischen Arthrodese gegenüber der offenen Technik noch nicht sicher feststellbar seien. Mittlerweile haben sich die technischen Möglichkeiten der USG-Arthroskopie durch verbessertes Instrumentarium weiterentwickelt, wodurch die Zahl der arthroskopisch assistierten Versteifungen der Sprunggelenke stetig steigt und die Vorteile dieser Methode deutlicher werden.

9.1 Indikationen

Die Hauptindikation zur arthroskopischen Arthrodese des USG ist die symptomatische Arthrose. Diese kann primär degenerativ bedingt sein, weitaus häufiger liegt jedoch eine sekundäre posttraumatische nach einer Kalkaneus- oder einer Talusfraktur vor. Schwerwiegende posttraumatische Achsendeviationen können bei der arthroskopischen Arthrodese nicht adressiert werden. Auch signifikante Knochensubstanzdefekte gelten als Kontraindikation zur arthroskopischen Subtalararthrodese. Bei diesen Patienten ist eine offene Vorgehensweise mit additiven Korrekturosteotomien oder achsenkorrigierender Interposition eines Beckenkammspans erforderlich. Geringgradige Fehlstellungen können allerdings auch bei der arthroskopischen Technik ausgeglichen werden (Mi et al. 2010).

> **!** **CAVE** Schwerwiegende Achsenfehlstellungen und große Knochensubstanzdefekte stellen Kontraindikationen der arthroskopischen Subtalargelenkarthrodese dar.

Eine weitere Indikation stellt die Tibialis-posterior-Sehneninsuffizienz Grad 3 und Grad 4 nach Johnson und Strom (1989) dar (► Kap. 10.1.1, ► Tab. 10-1), wobei die rigide Deformität das mögliche Ausmaß einer arthroskopischen Korrekturmöglichkeit nicht überschreiten darf (Ahn et al. 2009, Muraro u. Carvajal 2011). Bestehen bei einer Grad-2-Insuffizienz bereits deutliche degenerative Veränderungen im Subtalargelenk, ist auch bei flexiblen Pes-planovalgus-Deformitäten eine Arthrodese indiziert, wenn die konservativen Therapiemaßnahmen erfolglos sind. Da in solchen Fällen noch eine gute Gelenkbeweglichkeit besteht, ist lediglich eine arthroskopische Entknorpelung und Anfrischung der Gelenkflächen erforderlich. Die anschließende Reposition des Subtalargelenks gelingt in der Regel einfach.
Die Arbeitsgruppe um van Dijk hat die arthroskopische USG-Arthrodese als Behandlungsmöglichkeit schmerzhafter talokalkanearer Koalitionen beschrieben (Tuijthof et al. 2010, Wiegerinck et al. 2011).

9.2 Lagerung

Prinzipiell ist die arthroskopische Versteifung des USG in Seitenlagerung des Patienten über die lateralen Standardportale möglich (► Kap. 6.2, 6.4.1 u. 6.4.2). Die technische Durchführung des Débridements im Subtalargelenk sowie die korrekte Einstellung der Rückfußachse einschließlich der Osteosynthese für die Arthrodese gelingen allerdings wesentlich einfacher in Bauchlagerung des Patienten (Carro et al. 2007, Lintz et al. 2013).

Folgende Dinge sind bei der Lagerung zu beachten:

- Die Kniescheibe sollte mit einem Gelkissen unterpolstert werden. Das Sprunggelenk und der Fuß müssen von allen Seiten zugänglich und frei beweglich gelagert werden, sodass eine uneingeschränkte Dorsalextension möglich ist. Dazu kann z. B. eine Rolle unter dem distalen Unterschenkel verwendet werden (► Abb. 9-1).
- Der gesamte Unterschenkel sollte bis über das Kniegelenk steril abgewaschen und abgedeckt werden, um eine Beurteilung

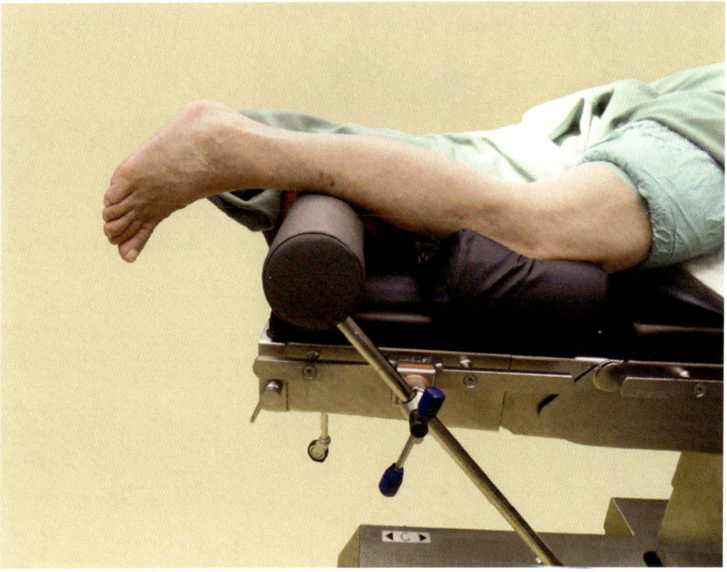

Abb. 9-1 Bauchlagerung des Patienten mit Unterpolsterung der Patella auf einem Gelkissen und Lagerung des distalen Unterschenkels auf einer Rolle. Der Fuß ist von allen Seiten zugänglich und frei beweglich.

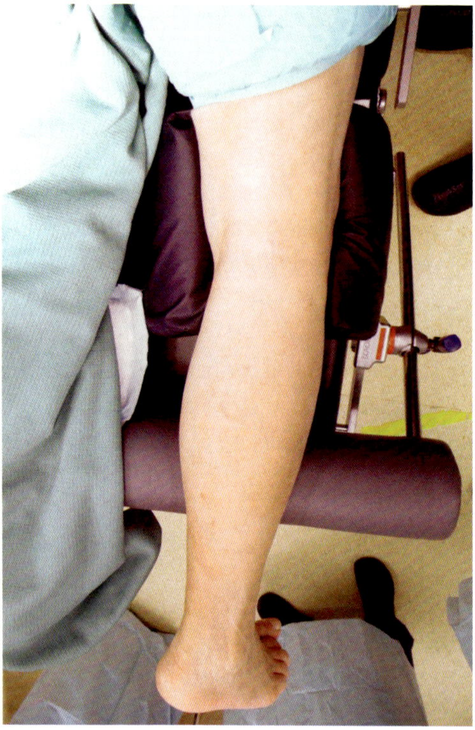

Abb. 9-2 Die gesamte Unterschenkelachse sollte beurteilbar sein.

der Rückfußachse (Varus-/Valgusachse und Rotation) in Relation zum Unterschenkel zu ermöglichen (► Abb. 9-2). Eine Oberschenkelblutsperre wird angelegt.

- Der Fuß sollte so weit über die Tischkante hinaus gelagert werden, dass der Bildwandler ohne Hindernisse sowohl im anteroposterioren als auch im seitlichen Strahlengang eingesetzt werden kann und der Strahlengang nicht durch etwaige Metallteile des Tisches gestört wird. Zudem erleichtert diese Lagerung die Bedienung der Arthroskopieinstrumente, die bei der Prozedur z. T. stark nach ventral gehebelt werden müssen (► Abb. 9-3 u. 9-4).

> **Praxistipp** Der Fuß muss ausreichend weit über den OP-Tisch hinaus gelagert werden. Bei der sterilen Abdeckung sollte die gesamte Unterschenkelachse beurteilbar sein.

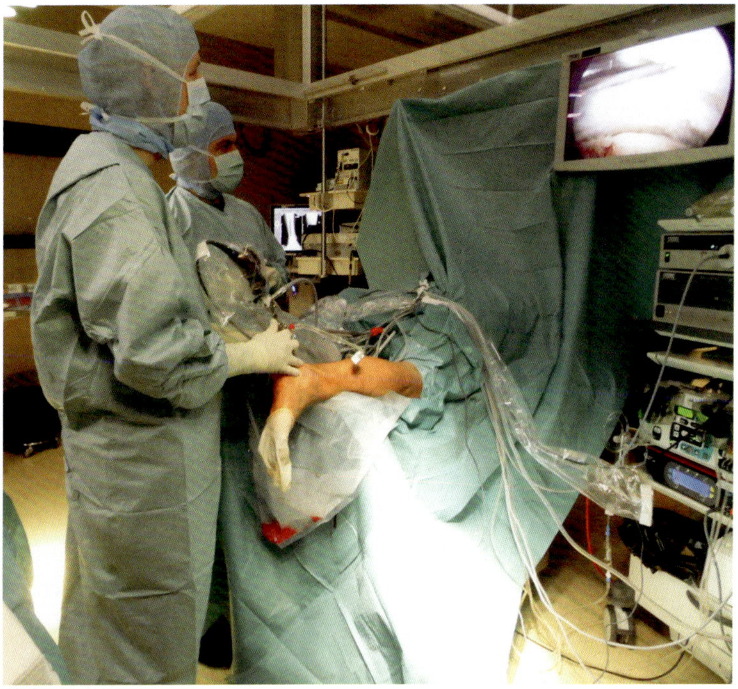

Abb. 9-3 Intraoperatives Setting nach der sterilen Abdeckung

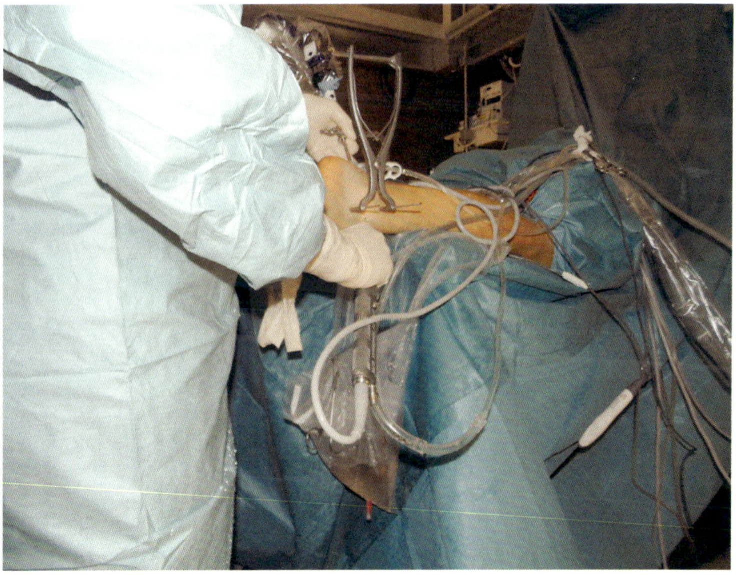

Abb. 9-4 Lagerung des Fußes nach der sterilen Abdeckung über die Tischkante, sodass der Einsatz der Instrumente nicht behindert wird. Extraartikulärer K-Draht-Spreizer zur Aufweitung des Gelenkspalts.

9.3 Instrumentarium

Instrumentarium

- Skalpell, Klemmchen, Spinalnadel
- 4,0-mm- oder 2,7-mm-Arthroskop mit 30°-Blickwinkel
- stumpfer Obturator oder Elevatorium
- Weichteilshaver, Knochenfräsen und Bonecutter
- ggf. Radiofrequenzsonde (elektrothermische Sonde/HF-Sonde)
- Curetten und/oder scharfe Löffel
- schmale Flachmeißel (ca. 5 mm)
- ggf. extraartikulärer K-Draht-Spreizer
- Bildverstärker
- Kirschner-Drähte
- kanülierte Spongiosaschrauben 6,5–8,0 mm

Für die arthroskopische Arthrodese des Subtalargelenks kann eine 30°-Optik mit 4,0 mm Durchmesser eingesetzt werden. Aufgrund der engen Gelenkverhältnisse, v. a. bei posttraumatischen Arthrosen oder bei talokalkanearen Coalitiones, empfiehlt sich die Verwendung spezieller kleiner Instrumente aus der Sprunggelenks- und Handgelenksarthroskopie. Zu bedenken ist, dass die dünnere 2,7-mm-Optik einen kleineren Bildausschnitt liefert und möglicherweise starken Hebelkräften ausgesetzt ist. Zum Débridement und zur Entknorpelung der Gelenkflächen eignen sich mechanische Shaverfräsen von etwa 3 bis 3,5 mm Durchmesser. Shaveransätze kleineren Durchmessers neigen dazu, aufgrund des Débris schneller zu verstopfen, was den Operationsablauf behindert. In laxen Gelenken ist natürlich der Einsatz großlumiger Arbeitsgeräte möglich. Die Form des Shaveransatzes, z. B. Zapfenfräse, Acromionizer oder Kugelfräse, bleibt der Wahl des Operateurs überlassen. Zur Entknorpelung des Gelenks haben sich vor allem Ringcuretten bewährt, wobei allerdings auch hier auf eine ausreichende Stabilität der Instrumente geachtet werden muss, da die Curetten bei diesem Vorgang häufig stark gehebelt werden müssen. Ferner sollten schmale Flachmeißel verfügbar sein, um die subchondralen Sklerosezonen aufzubrechen. Dies begünstigt die knöcherne Fusion der ehemaligen Gelenkflächen.

9.4 Zugangswege

Als Zugangswege werden in der vom Autor bevorzugten Technik standardmäßig **hohe dorsale paraachilläre Portale** verwendet, die medial und lateral der Achillessehne auf Höhe der jeweiligen Malleolusspitze liegen (► Abb. 9-6a; siehe auch ► Kap. 5.4.1, ► Abb. 5-3). Als drittes Portal wird eine Inzision über dem Sinus tarsi angelegt (Beimers et al. 2009), das sogenannte **Sinus-tarsi-Portal**, welches 2 cm anterior und 1 cm distal der Spitze des lateralen Malleolus (► Abb. 9-6b) entweder unter arthroskopischer Kontrolle mit einer Spinalnadel lokalisiert oder von dorsal mittels Diaphanoskopie identifiziert wird (► Abb. 9-5). Die korrekte Lage, insbesondere des Sinus-tarsi-Portals, ist von großer Wichtigkeit, um die vordere Kammer des USG adressieren zu können. In einigen Fällen kann ein **akzessorischer anterolateraler Zugang**, welcher 1 cm ventral und 1 cm proximal des Sinus-tarsi-Portals platziert wird, notwendig sein (► Kap. 6.4.1, ► Abb. 9-6b). Um alle Areale aller Gelenkkompartimente des USG zu erreichen, ist während des arthroskopischen Débridements zur Arthrodese ein Portalwechsel der Instrumente erforderlich. Dabei kann es hilfreich sein, jeweils über eines der Portale einen stumpfen Obturator oder ein Elevatorium als Distanzhalter einzuführen, um das enge Gelenk vorsichtig zu erweitern. Eine weitere Möglichkeit zur Erweiterung des Gelenkraums ist der Einsatz eines extraartikulären Kirschner-Draht-Spreizers, der percutan fixiert werden kann (► Abb. 9-4).

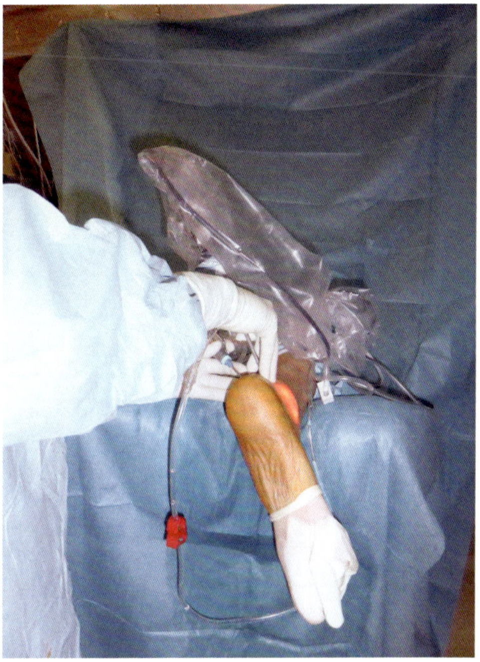

Abb. 9-5 Anlage des Sinus-tarsi-Portals unter Diaphanoskopie

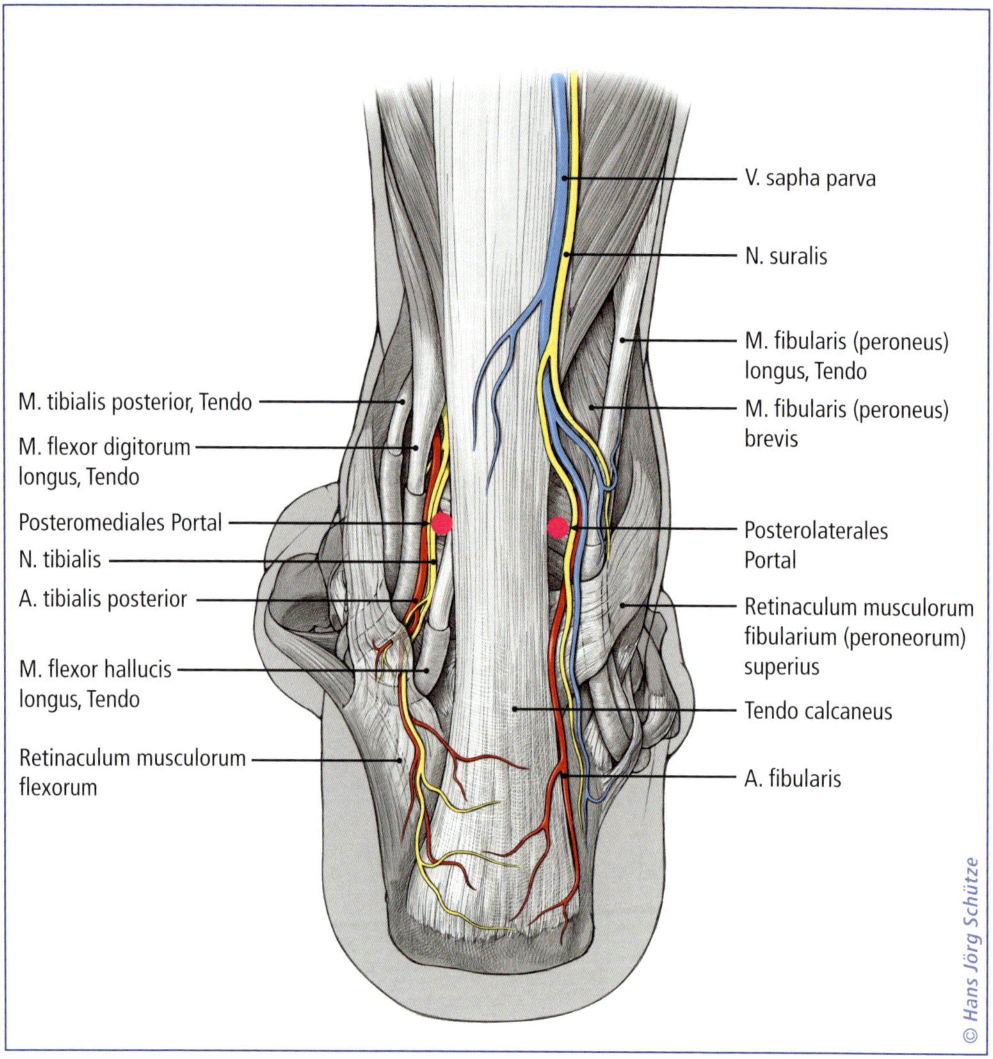

Abb. 9-6 Schematische Darstellung der Zugänge zur arthroskopischen Arthrodese am unteren Sprunggelenk
a posteromediales und -laterales paraachilläres Portal

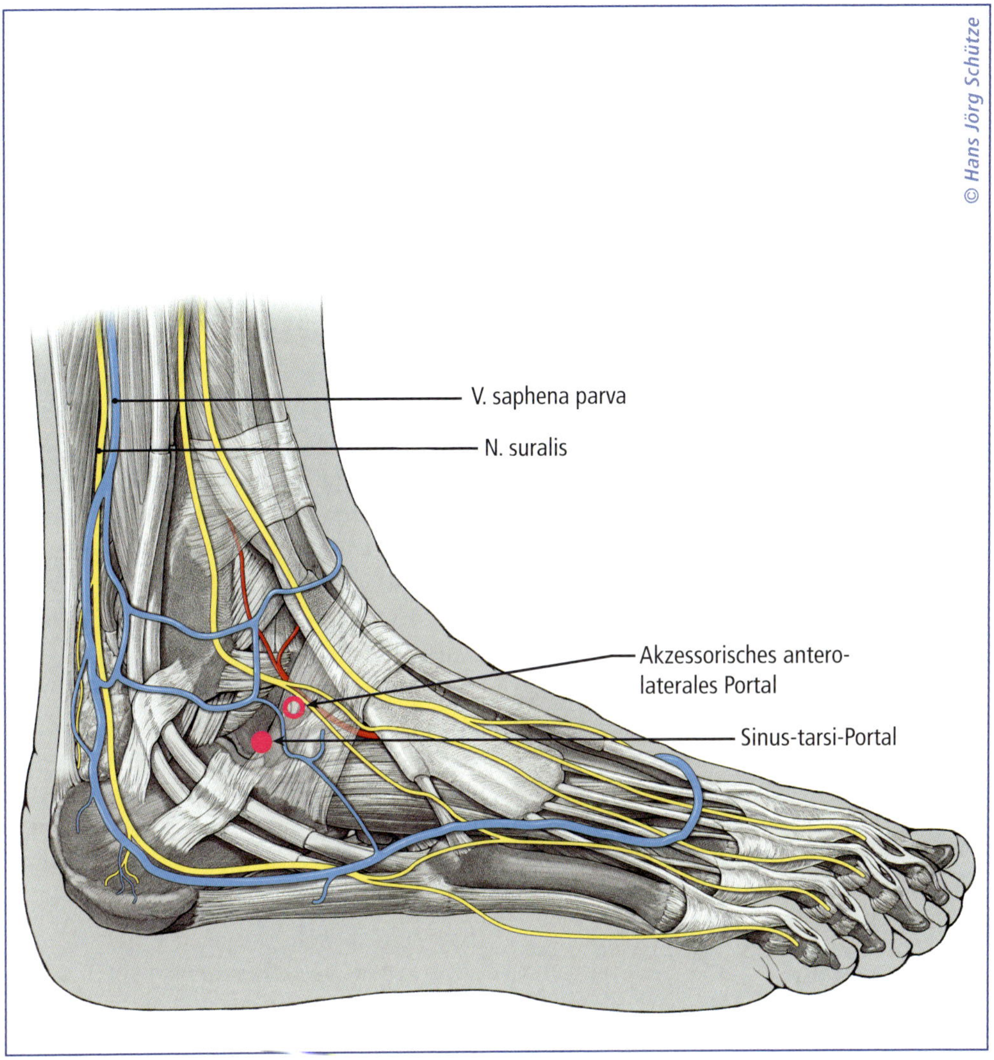

Abb. 9-6 (Fortsetzung)
b laterale Zugänge

9.5 Operationstechnik

Eine perioperative Antibiotikaprophylaxe wird standardmäßig durchgeführt.

Die Instrumente werden wie in Kapitel 5.4.1 beschrieben positioniert. Das Arthroskop wird über das posterolaterale Portal senkrecht auf den ersten Interdigitalraum zielend eingeführt. Über den posteromedialen Zugang wird der Shaver trianguliert (► Abb. 5-6, 5-7).

Für den Zugang zur hinteren Kammer des USG werden über die beiden posterioren paraachillären Arthroskopieportale zunächst die dorsale Kapsel des USG (► Abb. 9-7) und ein ggf. vorhandenes Os trigonum reseziert. Wie bereits in Kapitel 5.4.1 dargestellt, empfiehlt es sich, zunächst die Sehne des M. flexor hallucis longus darzustellen, welche die mediale Begrenzung der „sicheren Zone“ bildet. Durch die Lösung der Kapsel wird das Subtalargelenk flexibler und einfacher zugänglich. Da der dorsale Gelenkspalt des USG mit dem des OSG verwechselt werden kann, ist im Zweifelsfall eine Bildwandlerkontrolle sinnvoll, um die korrekte Lage der Instrumente zu sichern. Zum jetzigen Zeitpunkt ist das Eingehen in den posterioren Gelenkspalt mit den Instrumenten aufgrund der Enge und Rigidität des Gelenks meist noch erschwert. Mithilfe eines stumpfen Obturators, der über das Sinus-tarsi-Portal in das Gelenk eingeführt wird (► Abb. 9-8), kann die hintere Gelenkfacette vorsichtig aufgedehnt und mit einer Shaverfräse von dorsal beginnend nach ventral entknorpelt werden (► Abb. 9-9). Al-

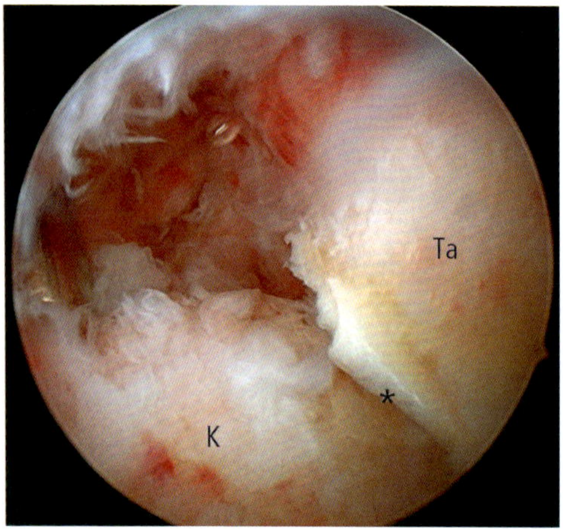

Abb. 9-7 Ansicht von dorsal nach Synovialektomie und Kapselresektion
(Ta = Talus, K = Kalkaneus, * = posteriorer Gelenkkammerspalt des USG)

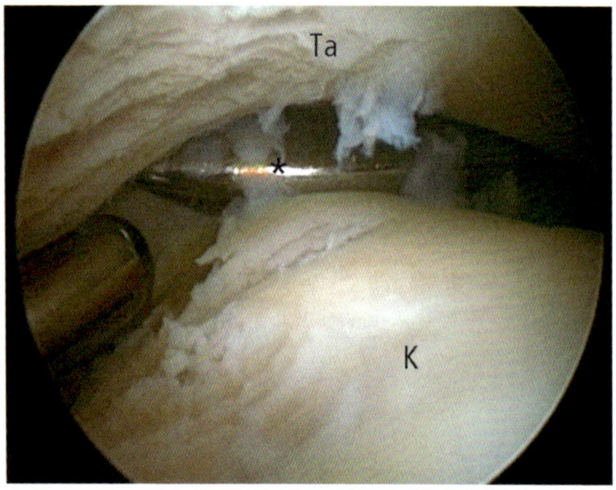

Abb. 9-8 Aufweitung des Gelenkspalts durch Einführen des Elevatoriums über das Sinus-tarsi-Portal
(Ta = Talus, K = Kalkaneus, * = Obturator)

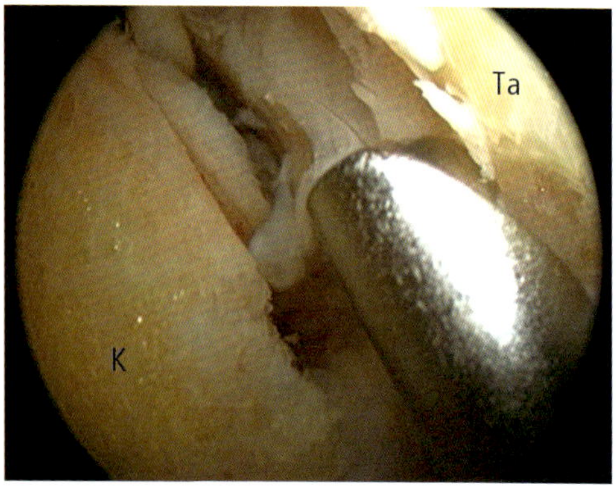

Abb. 9-9 Entknorpelung des Gelenks mit einer Shaverfräse
(Ta = Talus, K = Kalkaneus)

ternativ kann zur Entknorpelung auch eine Ringcurette (► Abb. 9-10) oder ein Flachmeißel (► Abb. 9-11) verwendet werden. Wichtig sind eine vollständige Entfernung der sklerosierten Areale und die Herstellung vitaler spongiöser Subchondralflächen. Über die beiden dorsalen Portale kann die Entknorpelung nach lateral bis zur Fibula durchgeführt werden, wobei die Peronealsehnen geschont werden müssen.

> **Praxistipp** Zur Aufspreizung des Subtalargelenks kann auch ein extraartikulärer K-Draht-Spreizer verwendet werden (► Abb. 9-4).

Anschließend werden unter Verwendung des Sinus-tarsi-Zugangs der ventrale laterale und mediale Gelenkabschnitt in gleicher Weise débridiert (► Abb. 9-12 u. 9-13).

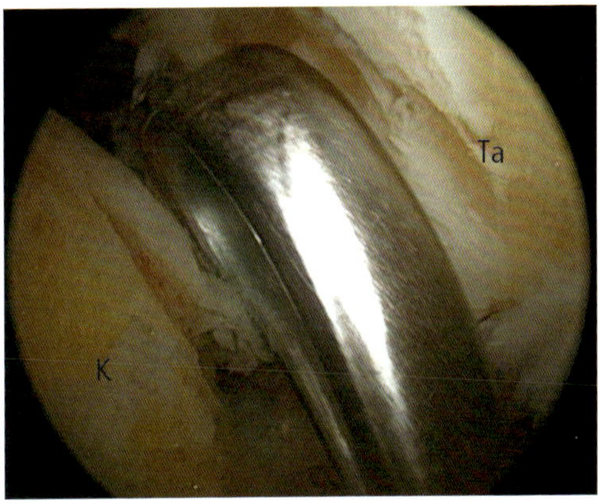

Abb. 9-10 Verwendung einer Ringcurette zur Entknorpelung
(Ta = Talus, K = Kalkaneus)

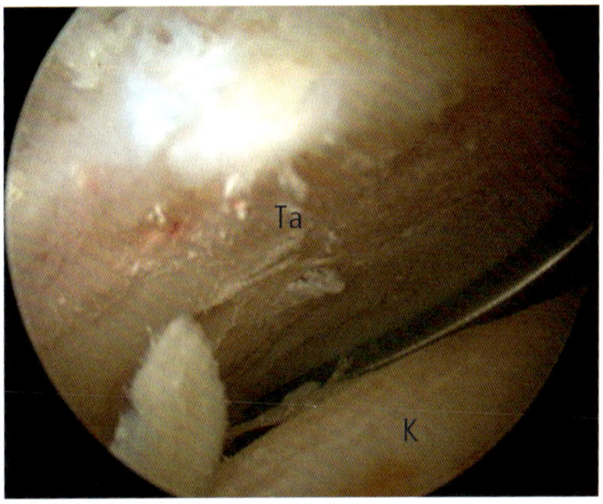

Abb. 9-11 Verwendung eines Meißels zum Entknorpeln
(Ta = Talus, K = Kalkaneus)

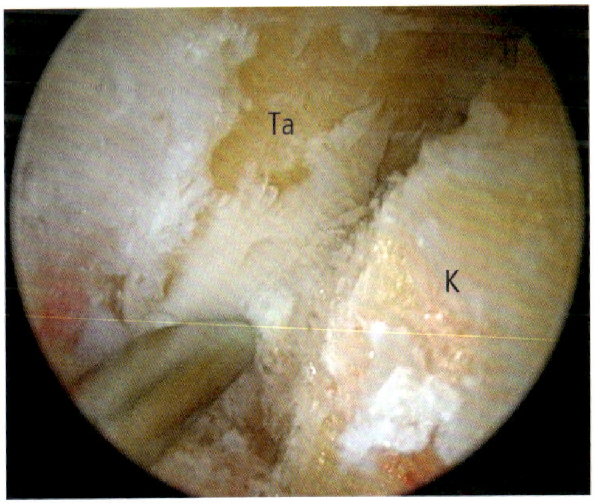

Abb. 9-12 Débridement der ventralen Kammer des unteren Sprunggelenks. Das Arthroskop befindet sich im Sinus-tarsi-Zugang, der Shaver im posterolateralen Portal.
(Ta = Talus, K = Kalkaneus)

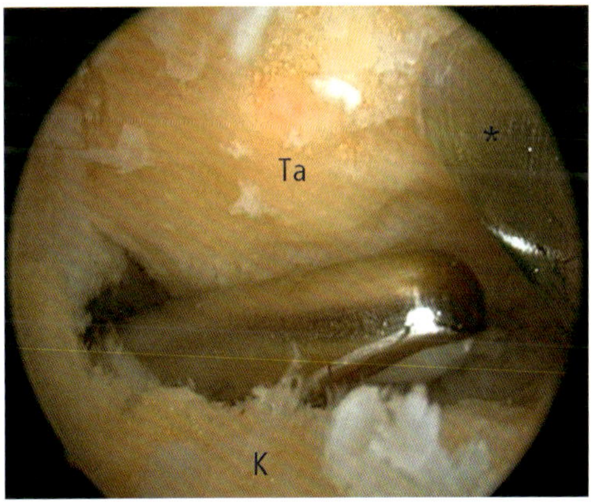

Abb. 9-13 Vollständige Entknorpelung des ventralen Gelenkkompartiments des unteren Sprunggelenks. Über das akzessorische anterolaterale Portal wurde ein Elevatorium eingeführt.
(Ta = Talus, K = Kalkaneus, * = Elevatorium)

Zur Verbesserung der knöchernen Heilungsrate können Sklerosezonen mit einem schmalen Flachmeißel (z. B. 5 mm), der über das Arthroskopieportal eingebracht wird (► Abb. 9-14), angefrischt oder mit einem Bohrer im Sinne einer Mikrofrakturierung angebohrt werden.

Der Kalkaneus sollte gerade, d. h. im Lot unter der Tibia stehen (Jastifer et al. 2013). Die Fixation wird analog zur offenen Technik der Subtalararthrodese mittels kanülierter 6,5-mm- bis 8,0-mm-Spongiosaschrauben durchgeführt. Üblicherweise werden zwei Schrauben mit einem 16-mm-Gewinde von dorsoplantar vom Tuber calcanei nach anterocranial in den Corpus tali eingebracht (► Abb. 9-15). In biomechanischen Untersuchungen hat sich die Osteosynthese als stabiler erwiesen, wenn die zweite Schraube nicht parallel zur ersten Schraube, sondern gegenläufig vom Talushals nach lateral plantar in den Kalkaneus zielend platziert wird (► Abb. 9-16) (Hungerer et al. 2013, Lee u. Lee 2011, Yuan et al. 2013). Dies ist jedoch in Bauchlage des Patienten technisch anspruchsvoll und gelingt nur, wenn der Unter-

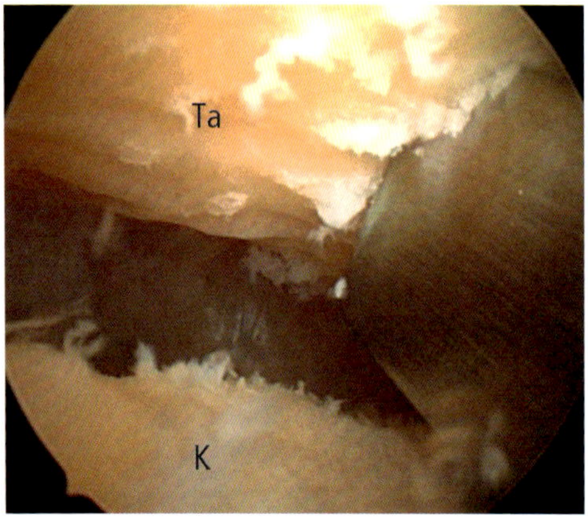

Abb. 9-14 Anfrischen der subchondralen Flächen mit einem Meißel
(Ta = Talus, K = Kalkaneus)

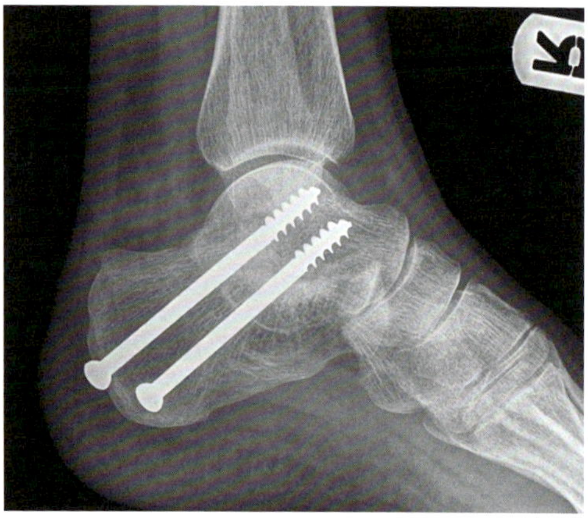

Abb. 9-15 Fixation der Subtalararthrodese mit zwei kanülierten 8,0-mm-Spongiosaschrauben mit Positionierung der Schraubenspitzen im Corpus bzw. Collum tali

schenkel durch einen Assistenten angehoben und stabilisiert wird. Hier kann ein längeres Gewinde von 32 mm verwendet werden. Nachdem die K-Drähte für die Schraubenfixation unter arthroskopischer Sicht platziert wurden (► Abb. 9-17), müssen vor dem Überbohren die regelrechte Lage der Drähte sowie die korrekte Achsenstellung des Fußes nochmals klinisch und mittels Bildwandler geprüft werden. Die Eintrittspunkte der Schrauben im Tuber calcanei sollten in jedem Fall so gewählt werden, dass die Schraubenköpfe außerhalb der Belastungszone der Ferse zu liegen kommen, um postoperative Beschwerden bei Belastung zu vermeiden. Beim Eindrehen der Schrauben kann die Kompression des Gelenkspalts arthroskopisch kontrolliert werden.

Das Einlegen einer Redon-Saugdrainage ist nicht zwingend erforderlich. Zur Verminderung der Hämatombildung favorisiert der Autor die Verwendung einer Drainage, die von dorsal platziert wird. Die Hautinzisionen werden mit jeweils zwei Einzelknopfnähten verschlossen, um das Risiko einer Fistelbildung zu verringern.

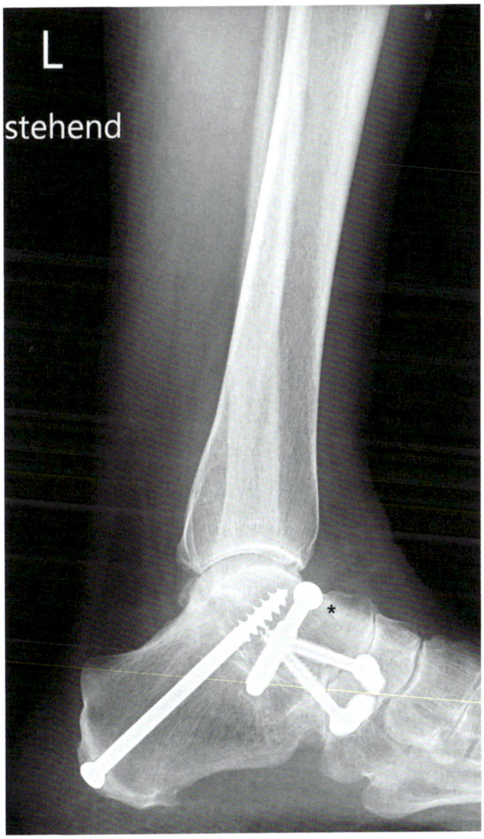

Abb. 9-16 Osteosynthese mit einer gegenläufigen Schraube vom Talushals (*). Bei diesem Patienten wurde einzeitig eine zusätzliche Arthrodese des Talonaviculargelenks durchgeführt.

Merke Das Anfrischen der entknorpelten Gelenkflächen mit einem Meißel oder einem Bohrer fördert die knöcherne Heilung.

Auf eine korrekte lotgerechte Achsenstellung des Fußes zum Unterschenkel muss unbedingt geachtet werden. Eine Varus- oder Valgusfehlstellung ist unbedingt zu vermeiden.

Die Schraubenköpfe sollten am Tuber calcanei außerhalb der Belastungszone platziert werden.

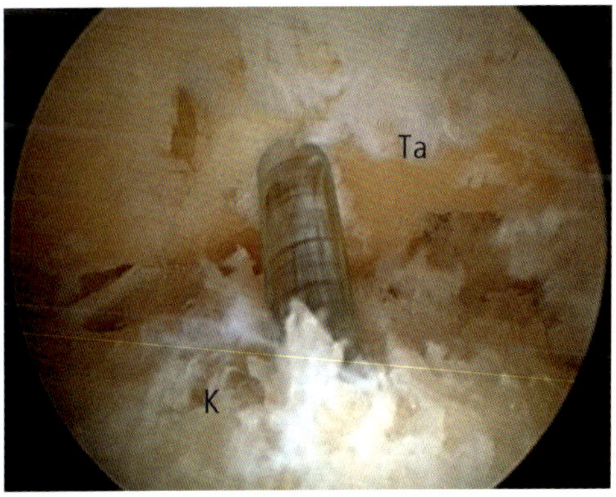

Abb. 9-17 Positionierung des Kirschner-Drahtes unter arthroskopischer Sicht
(Ta = Talus, K = Kalkaneus)

9.6 Nachbehandlung

Initial wird das Sprunggelenk für etwa 3–4 Tage in einer 90°-Neutralschiene gelagert, bis die Wundsekretion und Schwellung abgeklungen sind. Anschließend erhalten die Patienten für insgesamt 8 Wochen postoperativ eine Unterschenkelorthese, mit der in den ersten 4 Wochen nach dem Eingriff eine Teilbelastung an Gehstützen unter medikamentöser Thromboseprophylaxe und anschließend für weitere 4 Wochen eine Vollbelastung erlaubt ist. Das OSG sowie die Zehengelenke werden ab der 3. postoperativen Woche aktiv beübt. Röntgenkontrollen werden nach 4, 8 und 12 Wochen durchgeführt.

Nachbehandlungsschema

- Lagerung in einer Neutralschiene für 3–4 Tage postoperativ
- Unterschenkelorthese für 8 Wochen
- 4 Wochen Teilbelastung an Unterarmgehstützen, anschließend 4 Wochen Vollbelastung in der Orthese
- stadiengerechte Thromboseprophylaxe, Hochlagerung, Kryotherapie, Schmerztherapie und Lymphdrainage
- passive und aktive Physiotherapie der Zehen ab der 3. postoperativen Woche

9.7 Ergebnisse und Risiken

Die meisten Studien zur arthroskopischen subtalaren Arthrodese umfassen ein kleines Patientenkollektiv mit einem relativ kurzen Nachuntersuchungszeitraum. In einer Studie von Muraro und Carvajal (2011) wurden 8 Patienten mit einer arthroskopischen Subtalararthrodese versorgt. Die knöcherne Heilungsrate betrug 97 % (91–100 %) bei einer knöchernen Durchbauung nach durchschnittlich 11,2 Wochen (8,9–15 Wochen). Der AOFAS Hindfoot Score (AOFAS = American Orthopaedic Foot and Ankle Society) verbesserte sich um 31–50 Punkte. Durchschnittlich 16 Wochen postoperativ nahmen die Patienten ihre Alltagsaktivitäten wieder auf, und nach 27 Wochen waren sie wieder im vollen Umfang arbeitsfähig. Lee et al. (2010) berichteten 2010 über eine Verbesserung des AOFAS Scores nach 30 Monaten postoperativ von 35 auf 84 Punkte bei 11 Patienten mit einer posttraumatischen USG-Arthrose.

Neben der sehr guten und schnellen Fusionsrate (100 % nach 9 Wochen postoperativ, Albert et al. 2011), 90 % nach 10 Wochen postoperativ (Amendola et al. 2007) stellen die hohe Patientenzufriedenheit und die kurze Hospitalisationsphase entscheidende Vorteile der arthroskopischen Technik dar (Amendola et al. 2007, Glanzmann et al. 2007, Lee et al. 2008). Darüber hinaus hat sich im Vergleich zu der offenen USG-Arthrodese (Wundinfektion 5 %, neurovaskuläre Schäden 10 % [Tuijthof et al. 2010]) die Komplikationsrate bei der arthroskopischen Methode als deutlich niedriger erwiesen (Amendola et al. 2007, Lee et al. 2008).

Eine besondere Herausforderung bei der arthroskopischen Subtalararthrodese stellt sicherlich die Einstellung der Achsen (Varus-/Valgusachse) und der Rotation des Fußes dar (Hyer et al. 2014).

Literatur

Ahn JH, Lee SK, Kim KJ et al. Subtalar arthroscopic procedures for the treatment of subtalar pathologic conditions: 115 consecutive cases. Orthopedics 2009; 32: 891–912.

Albert A, Deleu PA, Leemrijse T et al. Posterior arthroscopic subtalar arthrodesis: ten cases at one-year follow-up. Orthop Traumatol Surg Res 2011; 97: 401–5.

Amendola A, Lee KB, Saltzman CL et al. Technique and early experience with posterior arthroscopic subtalar arthrodesis. Foot Ankle Int 2007; 28: 298–302.

Beimers L, de Leeuw PA, van Dijk CN. A 3-portal approach for arthroscopic subtalar arthrodesis. Knee Surg Sports Traumatol Arthrosc 2009; 17: 830–4.

Carro LP, Golano P, Vega J. Arthroscopic subtalar arthrodesis: the posterior approach in the prone position. Arthroscopy 2007; 23: 445–54.

Glanzmann MC, Sanhueza-Hernandez R. Arthroscopic subtalar arthrodesis for symptomatic osteoarthritis of the hindfoot: a prospective study of 41 cases. Foot Ankle Int 2007; 28: 2–7.

Hungerer S, Eberle S, Lochner S et al. Biomechanical evaluation of subtalar fusion: the influence of screw configuration and placement. J Foot Ankle Surg 2013; 52: 177–83.

Hyer CF, Galli MM, Scott RT et al. Ankle valgus after hindfoot arthrodesis: a radiographic and chart comparison of the medial double and triple arthrodesis. J Foot Ankle Surg 2014; 53: 55–8.

Jastifer JR, Gustafson PA, Gorman RR. Subtalar arthrodesis alignment: the effect on ankle biomechanics. Foot Ankle Int 2013; 34: 244–50.

Johnson KA, Strom DE. Tibialis posterior tendon dysfunction. Clin Orthop Relat Res 1989; 239: 196–206.

Lee KB, Saltzman CL, Suh JS et al. A posterior 3-portal arthroscopic approach for isolated subtalar arthrodesis. Arthroscopy 2008; 24: 1306–10.

Lee KB, Park CH, Seon JK et al. Arthroscopic subtalar arthrodesis using a posterior 2-portal approach in the prone position. Arthroscopy 2010; 26: 230–8.

Lee JY, Lee YS. Optimal double screw configuration for subtalar arthrodesis: a finite element analysis. Knee Surg Sports Traumatol Arthrosc 2011; 19: 842–9.

Lintz F, Guillard C, Colin F et al. Safety and efficiency of a 2-portal lateral approach to arthroscopic subtalar arthrodesis: a cadaveric study. Arthroscopy 2013; 29: 1217–23.

Mi K, Liu P, Liu W et al. [Arthroscopical subtalar arthrodesis for malunion of calcaneal fractures]. Zhongguo Xiu Fu Chong Jian Wai Ke Za Zhi 2010; 24: 875–7.

Muraro GM, Carvajal PF. Arthroscopic arthodesis of subtalar joint. Foot Ankle Clin 2011; 16:83–90.

Scranton PE. Comparison of open isolated subtalar arthrodesis with autogenous bone graft versus outpatient arthroscopic subtalar arthrodesis using injectable bone morphogenic protein-enhanced graft. Foot Ankle Int 1999; 20: 162–5.

Tuijthof GJ, Beimers L, Kerkhoffs GM, Dankelman J, Dijk CN. Overview of subtalar arthrodesis techniques: options, pitfalls and solutions. Foot Ankle Surg 2010; 16: 107–16.

Wiegerinck JJ, Lansdaal JR, Kappelhoff FM et al. Arthroskopische subtalare Arthrodese bei Coalitio talocalcaneare. Arthroskopie 2011; 24: 295–8.

Yuan CS, Tang KL, Chen C et al. [Clinical efficacy of subtalar joint arthrodesis with percutaneous opposite parallel cannulated screws]. Zhonghua Yi Xue Za Zhi 2013; 93: 1644–8.

10 Tendoskopie

Ruben Zwiers, Peter A. J. de Leeuw, C. Niek van Dijk
Übersetzt von Mellany Galla

Die arthroskopische Operationstechnik hat sich zu einem bewährten Verfahren in der Behandlung von intraartikulären Pathologien am oberen Sprunggelenk (OSG) entwickelt. Die offene Chirurgie birgt das Risiko schwerwiegender Komplikationen, wie z. B. Läsionen des N. suralis oder N. fibularis (peroneus) superficialis, Infektionen, postoperative Arthrofibrosen und Bewegungseinschränkungen des OSG (Abramowitz et al. 2003, Hamilton et al. 1996, Marotta u. Micheli 1992). Die Inzidenz solcher Komplikationen hat dazu geführt, auch die Entwicklung extraartikulärer endoskopischer Techniken voranzutreiben. Die extraartikulären endoskopischen Prozeduren im Bereich des OSG wurden erstmals Ende der 1990er-Jahre in der Literatur erwähnt.

Die **Tendoskopie (Endoskopie der Sehnenscheide)** kann zur Diagnosefindung und Behandlung verschiedener pathologischer Zustände der Sehnen am Sprunggelenk und am Fuß eingesetzt werden (van Dijk et al. 1997a, van Dijk u. Kort 1998, Steenstra u. van Dijk 2006). Die endoskopische Chirurgie ist aufgrund der kleinen Zugangswege und des geringen Weichteiltraumas minimal-invasiv und bietet den Vorteil einer niedrigen Wundinfektrate, eines geringen Blutverlustes, einer geringeren Morbidität und einer schnellen Rehabilitation. Die postoperative Nachbehandlung ist funktionell, und der Eingriff kann ambulant durchgeführt werden (van Dijk 2000).

10.1 Indikationen

10.1.1 Tibialis-posterior-Sehne

Sind intraartikuläre Pathologien im OSG ausgeschlossen, liegen als Ursache von posteromedialen Beschwerden am OSG oftmals Veränderungen der Tibialis-posterior-Sehne vor. Dysfunktionen der Tibialis-posterior-Sehne können zu einer Instabilität des Fußes führen und eine häufige Ursache einer erworbenen Plattfuß- bzw. Knick-Senkfuß-Deformität im Erwachsenenalter sein. Die Dysfunktionen können auf dem Boden einer systemischen inflammatorischen Erkrankung, z. B. einer rheumatoiden Arthritis, oder infolge einer Überlastung der Tibialis-posterior-Sehne entstehen (Myerson 1997).

Johnson und Strom (1989) teilen die Tendosynovialitis der Tibialis-posterior-Sehne in drei Stadien ein. Im Stadium 1 finden sich entzündliche oder degenerative Veränderungen der Sehne bei einer normalen Sehnenlänge. In Stadium 2 hingegen besteht neben der Degeneration bereits eine Elongation der Tibialis-posterior-Sehne mit einer flexiblen valgischen Rückfußdeformität. In Stadium 3 ist die Fehlstellung des Rückfußes fixiert und nicht mehr passiv korrigierbar. Myerson (1997) hat diese Klassifikation modifiziert und ein 4. Stadium ergänzt, in welchem zusätzlich eine tibiotalare Valgusdeformität vorliegt (► Tab. 10-1).

Veränderungen der Tibialis-posterior-Sehne können auch posttraumatisch oder postoperativ durch Adhäsionen oder knöcherne Unebenheiten im posteromedialen Bereich der distalen Tibia bedingt sein. In einigen Fällen werden Beschwerden im Bereich der Tibialis-posterior-Sehne durch das Vinculum hervorgerufen (Bulstra et al. 2006, van Dijk et al. 1997a). Über diese anatomische Struktur, welche die Sehne mit der Sehnenscheide verbindet, erfolgt die Blutzufuhr der Sehne. Eine Verletzung des Vinculums kann zu einer Verkürzung und Vernarbung dieser Struktur führen, was eine schmerzhafte

Tab. 10-1 Stadieneinteilung der Tibialis-posterior-Sehnen-Dysfunktion nach Johnson und Strom (1989), modifiziert nach Myerson (1997)

Stadium	Pathologie
1	entzündliche oder degenerative Veränderungen der Sehne bei normaler Sehnenlänge
2	Degeneration und Elongation der Sehne mit einer flexiblen valgischen Rückfußdeformität
3	Degeneration und Insuffizienz der Sehne mit einer fixierten valgischen Rückfußdeformität
4	zusätzliche Valgusdeformität auf Höhe des Tibiotalargelenks

Verdickung dorsal unmittelbar proximal der Spitze des Malleolus medialis verursacht. Oftmals resultiert die Sehnendysfunktion in einer schmerzhaften Tendosynovialitis. Die Synovialitis der Tibialis-posterior-Sehne tritt auch häufig als Folge einer rheumatoiden Arthritis auf, die in einer Ruptur der Sehne enden kann (Michelson et al. 1995). Die konservativen Behandlungsmaßnahmen der Tendinitis bzw. Tendosynovialitis der Tibialis-posterior-Sehne umfassen eine nichtsteroidale antirheumatische Medikation (NSAR) mit einer Ruhigstellung in einem Cast oder einer Orthese. Die Injektionstherapie mit Steroiden kann schmerzlindernd wirken, birgt aber das nicht unerhebliche Risiko einer Sehnenruptur (Porter et al. 1998). Bei anhaltenden Beschwerden über 3–6 Monate besteht die Indikation zur operativen Therapie (Lui et al. 2007). Sofern keine Elongation bzw. Insuffizienz der Sehne vorliegt, stellt die Tendoskopie ein geeignetes Verfahren zur Behandlung der Sehnenaffektionen dar. Besteht bereits eine flexible oder rigide Achsenfehlstellung, müssen diese Pathologien ggf. durch zusätzliche operative Maßnahmen wie Sehnentransfers oder knöcherne Korrekturosteotomien adressiert werden.

10.1.2 Peronealsehnen

Oftmals treten akute Verletzungen wie die Längsruptur der Peroneus-longus- oder der Peroneus-brevis-Sehne im Rahmen von OSG-Distorsionen auf und werden in der Akutphase übersehen. Pathologische Veränderungen der Peronealsehnen können sich aber auch sekundär infolge einer chronischen lateralen Sprunggelenksinstabilität entwickeln. Da die Peronealsehnen als passive und dynamische Stabilisatoren wirken, führt eine Insuffizienz des lateralen Bandapparates zu einer Hypertrophie der Sehnen mit einer Tendosynovialitis oder letztendlich zu einer Sehnenruptur (Scholten u. van Dijk 2006). Weitere häufige Ursachen für Beschwerden am posterolateralen OSG sind Subluxationen oder Dislokationen der Peroneussehnen, rheumatisch bedingte Tendosynovialitiden sowie Exophyten an der distalen Fibula, die den Sehnenverlauf stören (Roggats u. Urban 1980, Schweitzer 1982). Führen die konservativen Behandlungsansätze mit einer Anpassung der körperlichen Beanspruchung, Anpassung des Schuhwerks, z. B. durch laterale Fersenkeile zur Entlastung der Sehnen, temporärer Immobilisation und die Einnahme von NSAR zu keiner Besserung, sollte die operative Therapie erwogen werden. Da die offenen Eingriffe am lateralen OSG mit Komplikationen, wie z. B. die Läsion des N. suralis oder des N. fibularis (peroneus) superficialis, Wundheilungsstörungen, Adhäsionen und Bewegungseinschränkungen, assoziiert sind (Abramowitz et al. 2003, Hamilton et al. 1996, Marotta u. Micheli 1992), wurde die endoskopische Technik zur Behandlung von Peronealsehnenpathologien entwickelt (Scholten u. van Dijk 2006, van Dijk et al. 1997b).

10.1.3 Achillessehne

Degenerative Veränderungen der Achillessehne werden in **Insertionstendinopathien** und **Noninsertionstendinopathien** eingeteilt (Clain u. Baxter 1992, Saltzman u. Tearse 1998) (► Abb. 10-1 u. 10-2). In diesem Kapitel werden die „Non-insertional"-Achillessehnenpathologien behandelt, welche in **Tendinopathien** und **Paratendinopathien**

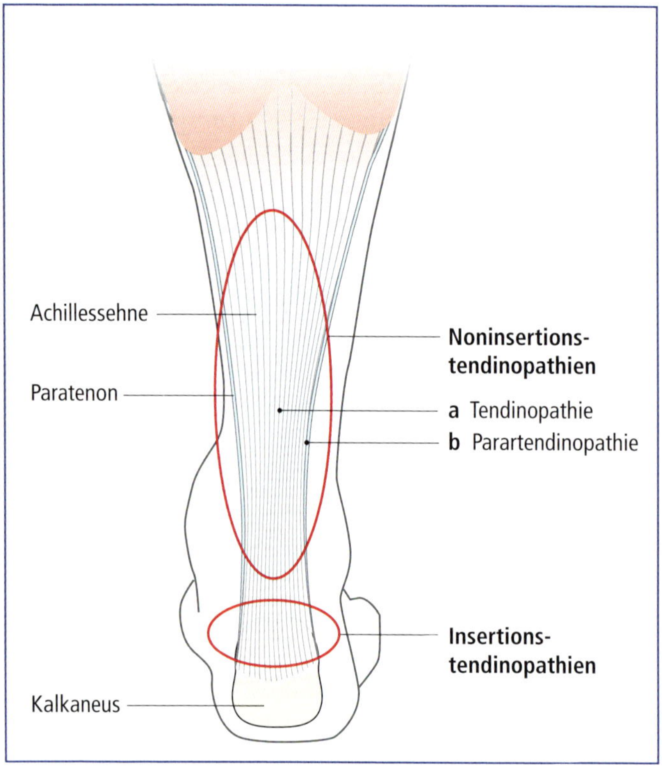

Abb. 10-1 Lokalisation der Insertions- und Noninsertionstendinopathien

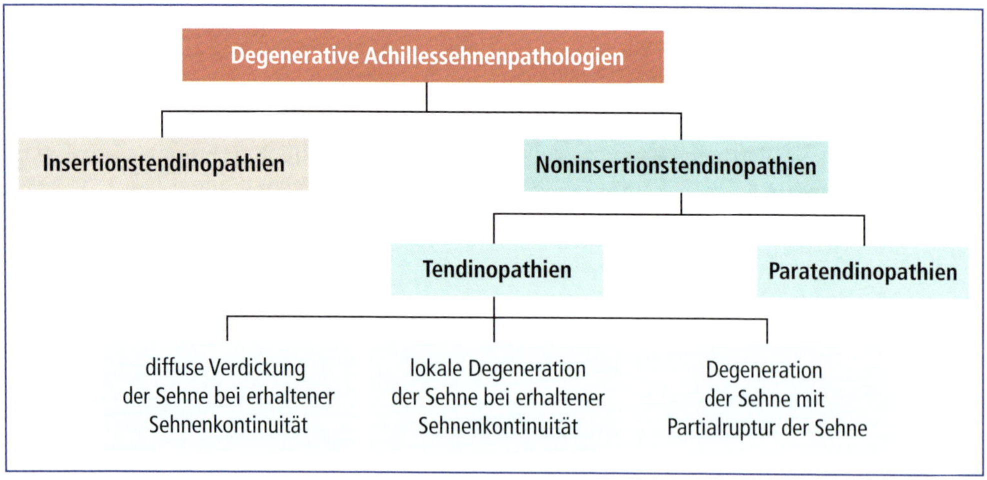

Abb. 10-2 Übersicht der degenerativen Achillessehnenpathologien

differenziert werden müssen. Beide Formen können natürlich auch kombiniert vorliegen. Bei der Tendinopathie werden drei Formen unterschieden:

- die diffuse Verdickung der Sehne
- die lokale tendinöse Degeneration bei erhaltener Sehnenkontinuität
- die Insuffizienz der Sehne mit einer Partialruptur

Bei der Paratendinopathie liegt eine lokale Verdickung des Paratenons (= Paratendineum) vor. Im Allgemeinen liegt bei allen Formen der Noninsertionstendinopathien typischerweise eine schmerzhafte Schwellung und Induration etwa 4–6 cm oberhalb der kalkanearen Sehneninsertion vor. Die meisten Patienten beklagen Schmerzen und eine Steifigkeit beim Anlaufen nach einer längeren Ruhephase.

Anhand des Royal London Hospital Tests können Tendinopathien von Paratendinopathien klinisch sehr gut differenziert werden (Mafulli et al. 2003). Bei der isolierten Tendinopathie besteht Druckschmerz über der Sehne, die maximale Dorsalextension bereitet allerdings keine oder nur geringe Beschwerden und die Verdickung der Sehne bewegt sich bei Dorsi- und Plantarflexion entsprechend der Gleitbewegungen der Achillessehne nach caudal und cranial (= positives Testergebnis) (Maffulli et al. 2003, Maffulli et al. 2008). Im Falle einer reinen Paratendinopathie hingegen bleibt die Verdickung bei Bewegungen des OSG unverändert auf der gleichen Höhe, da das Paratenon bei Bewegungen der Sehne nicht gleitet (Maffulli et al. 2008, Steenstra u. van Dijk 2006, Williams 1993). Liegen kombinierte Pathologien vor oder bestehen erhebliche Verklebungen zwischen dem Sehnengewebe und der Sehnenscheide, liefert der Test jedoch ein falsch positives Ergebnis. Als bildgebende Diagnostik geben die hochauflösende Ultraschalluntersuchung und Magnetresonanztomografie wertvolle Hinweise (► Kap. 3.4.2).

Durch die Modifikation des körperlichen Aktivitätslevels mit einer Schuhzurichtung oder einer Einlagenversorgung im Sinne einer Fersenerhöhung kann häufig eine Beschwerdelinderung erzielt werden. Intensives exzentrisches Training in Kombination mit Kryotherapie und der Einnahme von NSAR ist unterstützend wirksam (Mafi et al. 2001, Norregaard et al. 2007, Ohberg et al. 2004, Silbernagel et al. 2001). Extrakorporale Stoßwellentherapie und das Tragen einer Nachtschiene sind ergänzende Maßnahmen. Sklerosierende Injektionsverfahren der Neovaskularisationen, die in den betroffenen Arealen vorzufinden sind, haben vielversprechende Resultate geliefert (Alfredson u. Lorentzon 2007, Alfredson et al. 2007, Andersson et al. 2007).

Bei ca. 25 % der Patienten versagt die konservative Therapie, sodass die Indikation zu einem operativen Eingriff gegeben ist (Maffulli et al. 2008, Kvist 1991). Das gewählte Operationsverfahren richtet sich nach dem Stadium der Veränderung. Lokale Verdickungen und tendinöse Degenerationen des Achillessehnengewebes werden meist exzidiert und curettiert. Je nach Ausmaß der Partialruptur der Sehne sind rekonstruktive Maßnahmen erforderlich. Bei der isolierten Paratendinopathie ist in der Regel eine Exzision der betroffenen Anteile des Paratenons ausreichend.

Wird eine Tendinopathie in Kombination mit einer Paratendinopathie nachgewiesen, stellt sich die Frage, ob tatsächlich beide Pathologien beschwerdeverursachend sind. Da in Studien auch degenerative Alterationen der Achillessehne bei vollkommen asymptomatischen Patienten nachgewiesen wurden

(Kannus u. Jozsa 1991, Khan et al. 2003), ist es fraglich, ob die alleinige Sehnendegeneration per se Schmerzen verursacht. Aus diesem Grund fokussieren die Autoren das therapeutische Management auf die endoskopische Behandlung der Paratendinopathie. Das operative Vorgehen beinhaltet die Exzision des Paratenons und ein endoskopisches Release mit einer Tenotomie der verklebten Plantarissehne auf Höhe der Achillessehnenverdickung.

10.2 Lagerung

Die tendoskopischen OP-Techniken können als ambulanter Eingriff durchgeführt werden. Eine routinemäßige Antibiotikaprophylaxe ist nicht erforderlich.

Die Tendoskopie der Tibialis-posterior-Sehne erfolgt in Rückenlage des Patienten. Der Fuß fällt in der Regel spontan in eine leichte Außenrotationsstellung (► Abb. 10-3). Gerade am Anfang kann es hilfreich sein, den Patienten vor Einleitung der Narkose den Fuß invertieren zu lassen, um unter Palpation der Sehne die Portale auf der Haut zu markieren.

Für die peroneale Tendoskopie kann der Patient in Seitenlage gebracht werden. Alternativ ist eine Rückenlagerung möglich, wobei die

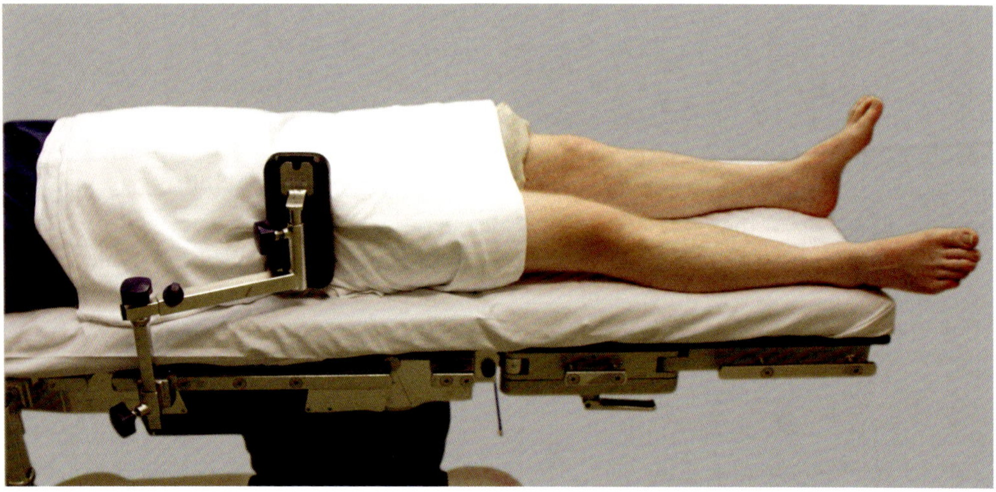

Abb. 10-3 Lagerung zur Tendoskopie der Tibialis-posterior-Sehne in leichter Außenrotation des Beines

ipsilaterale Gesäßhälfte mit einem Keilkissen unterlagert und der Unterschenkel in Innenrotation auf einer Rolle gelagert wird (► Abb. 10-4). Die aktive Eversion des Fußes durch den Patienten vor Narkosebeginn vereinfacht die Palpation der Peronealsehnen und die Identifikation der korrekten Portallage. Der Sehnenverlauf und die Zugänge werden mit einem Stift auf der Haut markiert.

Sowohl bei einem Eingriff an der Tibialis-posterior-Sehne als auch an den Peroneussehnen sollte der Unterschenkel der zu operierenden Extremität auf einem Kissen oder Polster gelagert werden, um ein freies Bewegungsausmaß des Sprunggelenks und Fußes zu ermöglichen. Die Autoren empfehlen die Verwendung einer Oberschenkelblutsperre mit 300 mmHg.

> **Praxistipp** Es ist wichtig, den Verlauf der Sehnen vor der Portalanlage zu identifizieren. Vor Einleitung der Narkose sollte der Patient den Fuß entweder aktiv invertieren (Tibialis-posterior-Sehne) oder evertieren (Peroneussehnen). Die Zugänge sollten auf der Haut markiert werden.
>
> Der Unterschenkel muss auf einem Polster gelagert werden, damit das Sprunggelenk und der Fuß frei beweglich sind.

Zur Tendoskopie der Achillessehne wird der Patient auf dem Bauch gelagert und eine Blutsperre mit 250 mmHg am Unterschenkel angebracht. Der distale Unterschenkel der betroffenen Seite wird mit einer Rolle oder einem Kissen unterstützt, sodass der

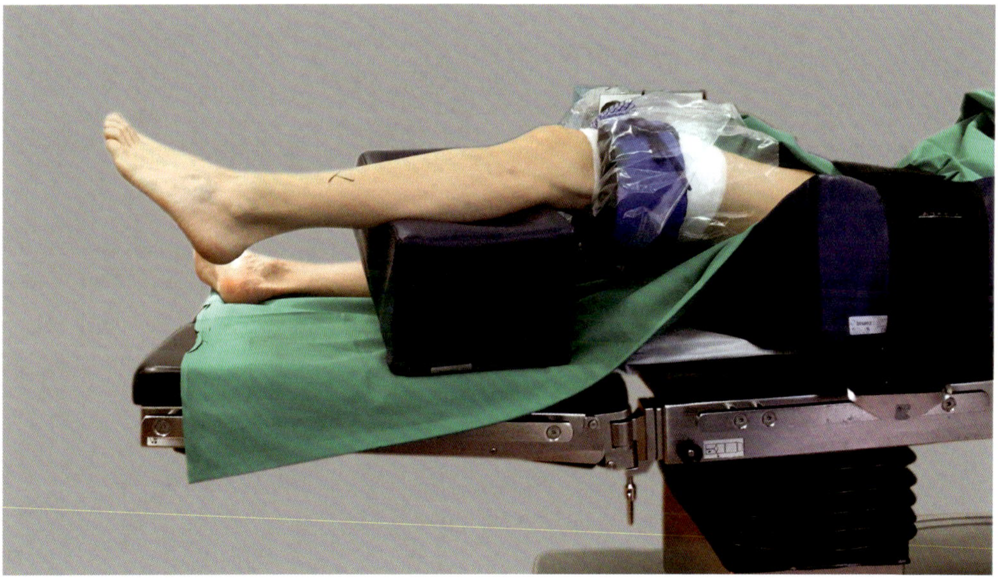

Abb. 10-4 Lagerung zur Tendoskopie der Peronealsehnen (mit freundlicher Genehmigung von Dr. M. Galla, Hildesheim)

Fuß frei hängt. Der Fuß sollte etwas über die Tischkante hinaus gelagert werden, damit eine volle Dorsalextension und Plantarflexion im Sprunggelenk erreicht werden kann (► Abb. 10-5). Um das Handling der Instrumente zu vereinfachen, kann ggf. der kontralaterale Unterschenkel etwas abgesenkt werden.

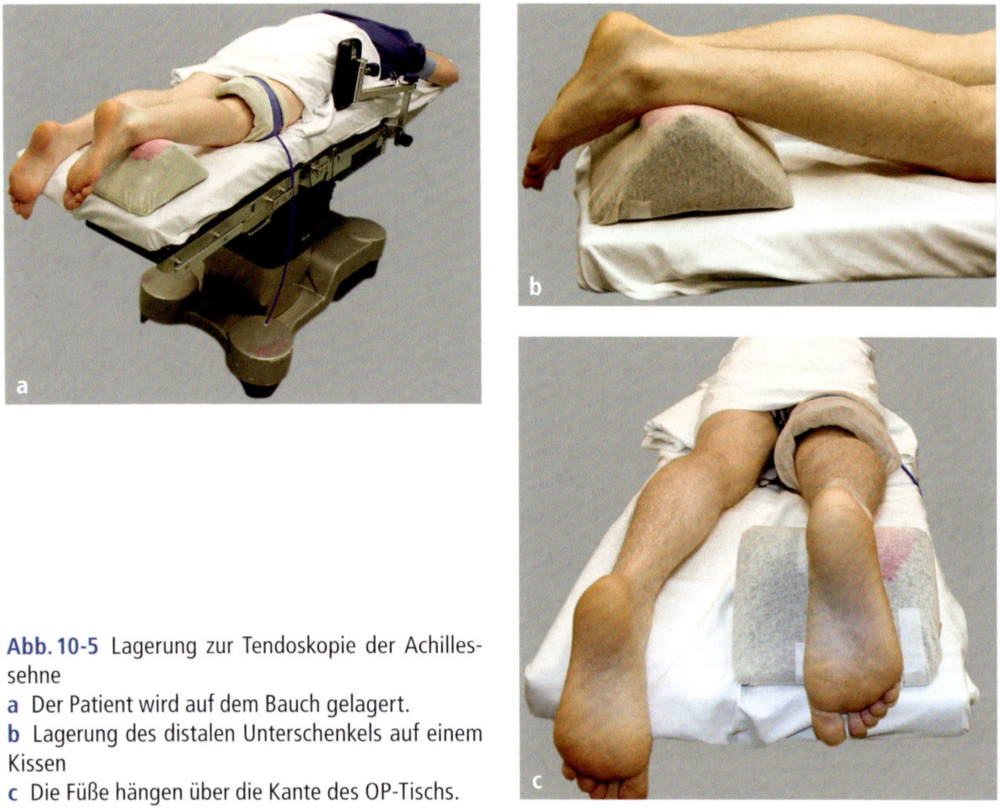

Abb. 10-5 Lagerung zur Tendoskopie der Achillessehne
a Der Patient wird auf dem Bauch gelagert.
b Lagerung des distalen Unterschenkels auf einem Kissen
c Die Füße hängen über die Kante des OP-Tischs.

10.3 Instrumentarium

Die Autoren bevorzugen die Verwendung eines 2,7-mm-Arthroskops mit 30°-Blickwinkel. Diese Optik ermöglicht ein gutes Handling in dem engen Raum innerhalb der Sehnenscheide. Im Gegensatz zur 4-mm-Optik ist jedoch aufgrund des geringeren Lumens des Trokars der Flow deutlich reduziert. Deshalb sollte in jedem Fall eine Rollenpumpe oder zumindest eine Druckmanschette um den Flüssigkeitsbeutel verwendet werden, um einen suffizienten Zufluss der Spülflüssigkeit mit ausreichendem Druck zu gewährleisten. Darüber hinaus werden ein Tasthaken für die Inspektion und eine Kanüle zur Identifikation der korrekten Portallage sowie je nach geplanter Prozedur endoskopische Scheren, Hakenmesser, Weichteilshaver und Hochfrequenz-Ablationssonden (HF-Sonden) benötigt. Bei der Tendoskopie ist der Einsatz von Instrumenten mit geringem Durchmesser (ca. 2–3,5 mm Durchmesser, sogenannte „Small-joint"-Instrumente) sinnvoll.

> **Praxistipp** Für die Tendoskopie wird die Verwendung eines 2,7-mm-Arthroskops mit 30°-Blickwinkel empfohlen.

Instrumentarium

- Skalpell, Klemmchen, Spinalnadel, Tasthaken
- 2,7-mm-Arthroskop mit 30°-Blickwinkel
- Shaveransätze (Weichteilresektoren mit ca. 2–3,5 mm Durchmesser)
- bipolare Radiofrequenzsonde (elektrothermische Sonde/HF-Sonde/Ablationselektrode)
- kleine Punche und endoskopische Scheren

10.4 Zugangswege und Untersuchungsgang

10.4.1 Tibialis-posterior-Sehne

Die Tendoskopie der Tibialis-posterior-Sehne erfolgt über zwei Portale, die direkt über dem Sehnenverlauf liegen (► Abb. 10-6). Zuerst wird das **distale Portal** ca. 2 cm caudal der Innenknöchelspitze angelegt. Nach der vorsichtigen Inzision der Haut werden das Subcutangewebe und das Peritendineum mit einem Klemmchen stumpf aufgespreizt. Anschließend wird der Arthroskopietrokar mit einem stumpfen Obturator eingeführt, welcher nach korrekter Lage in der Sehnenscheide gegen das 2,7-mm-Arthroskop mit 30°-Blickwinkel ausgetauscht wird. Da die Sehnenhülle zwischen Tibialis-posterior-Sehne und Flexor-digitorum-longus-Sehne relativ dünn ist, ist die Gefahr einer Fehllage durch eine Via falsa hoch. Die Position des Arthroskops kann durch passive Extension und Flexion der Zehen überprüft werden. Befindet sich das Arthroskop korrekt an der Tibialis-posterior-Sehne, bewegt sich die Sehne bei dem Manöver nicht. Ist ein Vor- und Zurückgleiten der Sehne erkenn-

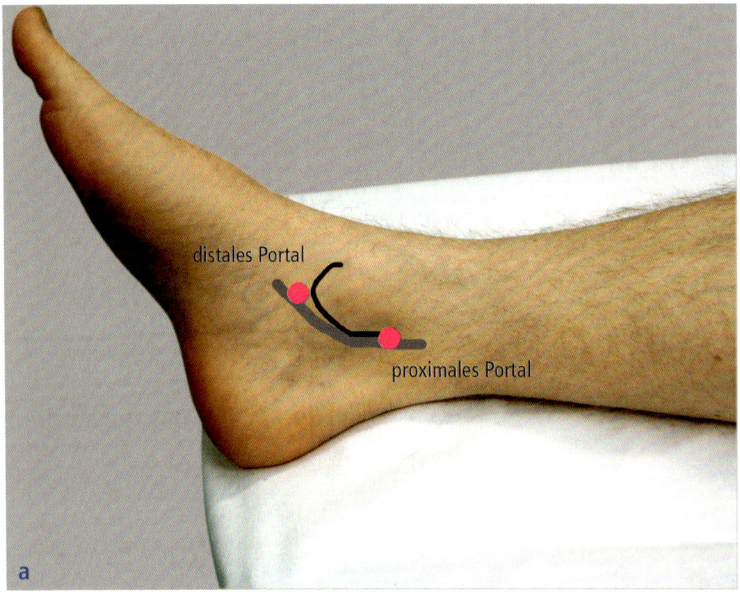

Abb. 10-6 Portale zur Tendoskopie der Tibialis-posterior-Sehne. Die Portale befinden sich direkt über der Sehnenloge 1 cm distal der Spitze sowie 2–3 cm proximal der dorsocaudalen Hinterkante des Innenknöchels.
a Darstellung am OP-Situs

bar, befindet sich das Arthroskop fälschlicherweise innerhalb des Paratendineums der Flexor-digitorum-longus-Sehne.

Die Sehnenscheide wird anschließend über eine Rollenpumpe mit einem Druck von 100 mmHg mit physiologischer Kochsalzlösung aufgefüllt. Um iatrogene Sehnenverletzungen zu vermeiden, wird das **proximale Portal** unter arthroskopischer Sicht etwa 2–3 cm cranial der dorsoinferioren Hinterkante des Malleolus medialis mithilfe einer Kanüle, z. B. mit einer Spinalnadel, identifiziert und in gleicher Weise wie der distale Zugang angelegt. Durch die Rotation des Arthroskops um die Sehne herum kann die Sehnenscheide vollständig inspiziert werden.

> **!** **CAVE** Die Sehnenscheide zwischen der Tibialis-posterior-Sehne und der Flexor-digitorum-longus-Sehne ist sehr dünn, sodass es zu einer Fehllage des Arthroskops kommen kann. Die korrekte Lage des Arthroskops wird verifiziert, indem die Zehen passiv bewegt werden. Ist unter arthroskopischer Kontrolle keine Sehnenbewegung erkennbar, befindet sich das Arthroskop korrekt im Paratenon der Tibialis-posterior-Sehne.

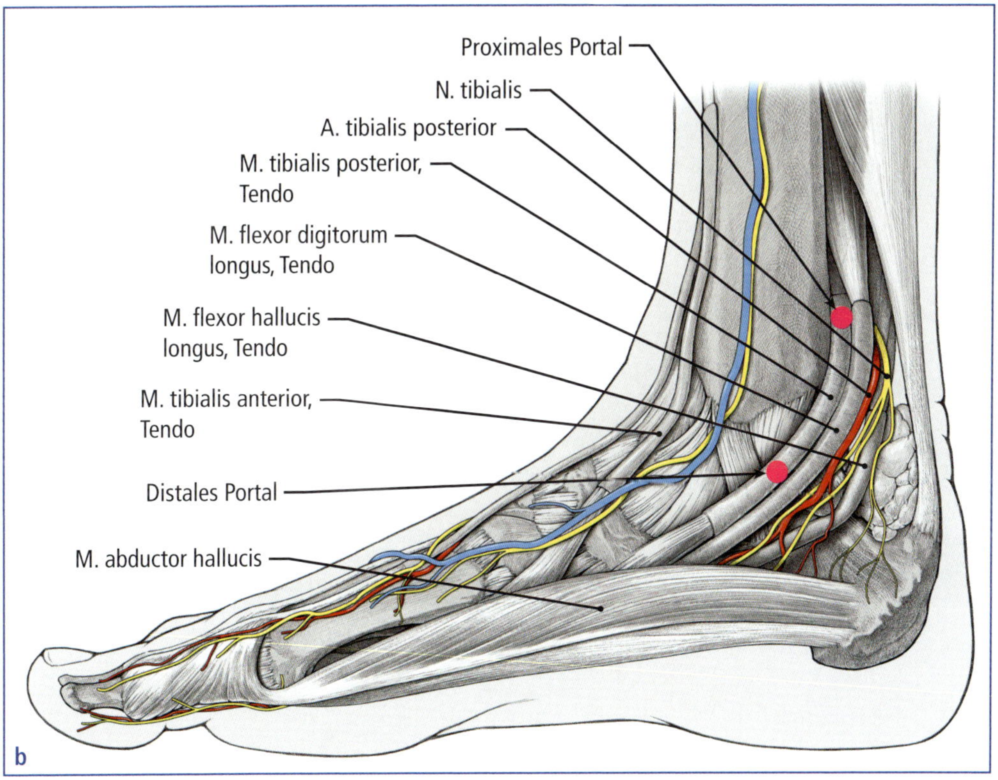

Abb. 10-6 (Fortsetzung)
b schematische Darstellung

10.4.2 Peronealsehnen

Die Inzision für das **distale Portal** zur Tendoskopie der Peronealsehnen erfolgt analog zur oben beschriebenen Weise durch Aufspreizen der Weichteile nach der Hautinzision etwa 1 cm distal der Fibulaspitze (▸ Abb. 10-7). Es wird ebenfalls ein stumpfer Obturator über das distale Portal eingeführt. Der Trokar wird in der Sehnenscheide zunächst nach cranial geschoben, anschließend wird das 2,7-mm-Arthroskop mit 30°-Blickwinkel eingesetzt. Die Inspektion beginnt ca. 6 cm oberhalb der Außenknöchelspitze. Hier befindet sich eine dünne Membran, welche die Sehnenscheide in zwei separate Kammern teilt. Im weiteren Verlauf nach distal liegen die Peroneus-longus- und die Peroneus-brevis-Sehne in einem gemeinsamen Kompartiment, wobei die Peroneus-brevis-Sehne unmittelbar dorsal am lateralen Malleolus entlangzieht. Durch langsames Zurückziehen wird der Sehnenverlauf beurteilt.

Das **proximale Portal** wird 2–2,5 cm cranial der Außenknöchelspitze dorsal der Fibulahinterkante unter arthroskopischer Sicht angelegt (▸ Abb. 10-7).

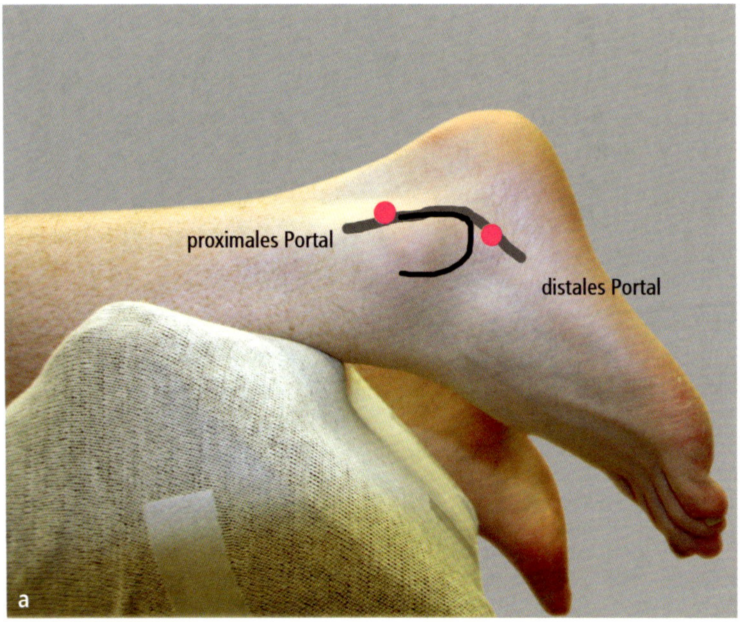

Abb. 10-7 Portale zur Tendoskopie der Peronealsehnen. Die Portale befinden sich 1 cm distal und 2–2,5 cm proximal der Außenknöchelspitze im Sehnenverlauf.
a Darstellung am OP-Situs

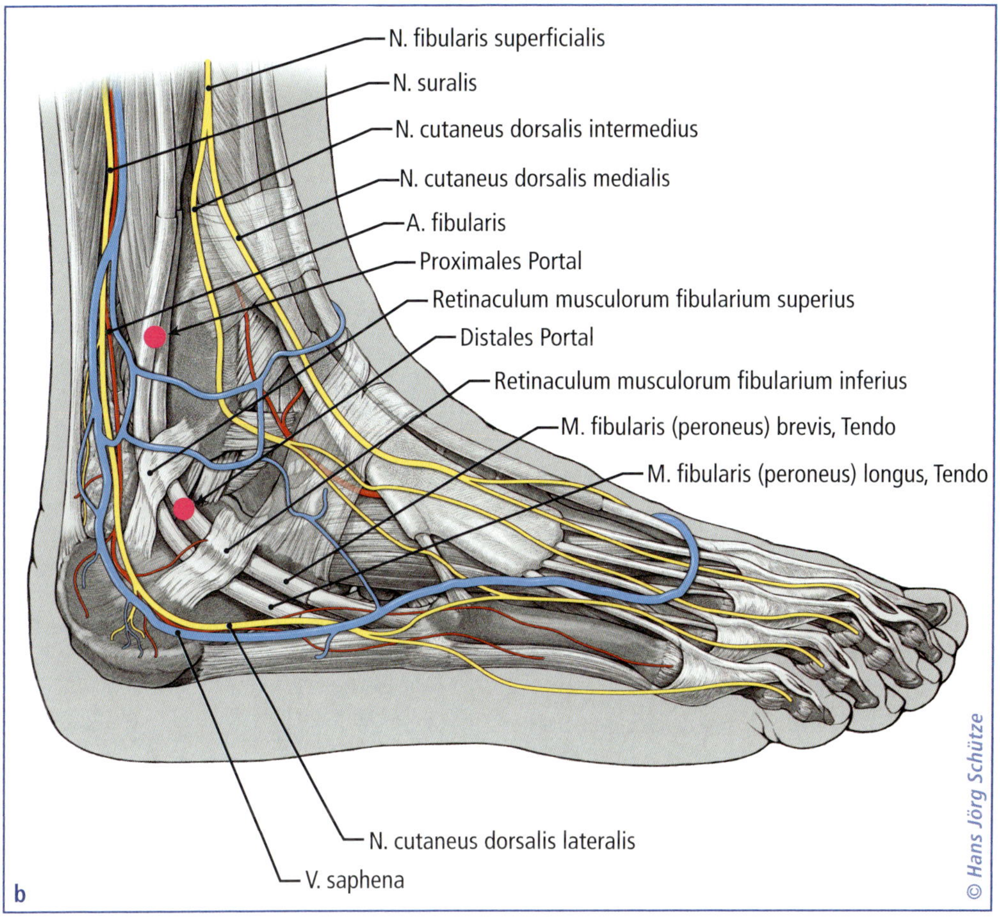

Abb. 10-7 (Fortsetzung)
b schematische Darstellung

10.4.3 Achillessehne

Die Höhe der Portale zur Achillessehnentendoskopie hängt von der Lokalisation der Pathologie ab. Das **distale Portal** befindet sich am lateralen Rand der Achillessehne etwa 2–3 cm distal der schmerzhaften Verdickung und Induration der Sehne (► Abb. 10-8). Das **proximale Portal** liegt 3–4 cm oberhalb der pathologischen Veränderungen an der medialen Grenze der Sehne (► Abb. 10-8). Diese Positionierung der Zugänge ermöglicht die Beurteilung und Behandlung der Sehnenoberfläche über die gesamte Sehnenzirkumferenz über eine Länge von etwa 10 cm. Die Haut auf Höhe des distalen Zugangs wird sehr vorsichtig inzidiert. Nach dem Aufspreizen des Paratenons wird der Trokar mit dem stumpfen Obturator in craniomedialer Richtung in die Sehnenscheide eingebracht. Diese wird von der Achillessehne durch scheibenwischerartige Bewegungen rund um die Sehne gelöst. Bei der Insertion nach cranial und beim Release der Verklebungen zwischen Sehne und Paratendindeum sollte der Trokar stets in direktem Kontakt zur Achillessehnenoberfläche geführt werden, um eine iatrogene Schädigung der N. suralis oder der Haut zu verhindern. Nach dem Einbringen der 30°-Optik in situ kann das craniale Portal unter Sicht angelegt werden. Die Sehne der M. plantaris kann bei etwa 75 % der Patienten anteromedial der Achillessehne identifiziert werden.

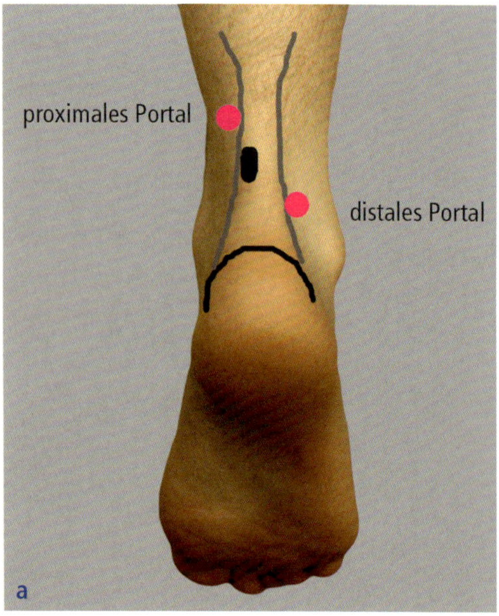

Abb. 10-8 Portale zur Tendoskopie der Achillessehne. Das distale Portal befindet sich am lateralen Rand der Achillessehne etwa 3–4 cm inferior der pathologischen Veränderung der Sehne. Das proximale Portal liegt 2–3 cm cranial der Pathologie am medialen Sehnenrand.
a Darstellung am OP-Situs

> **Praxistipp** Beim Einführen des Trokars in die Sehnenscheide und beim Lösen der Paratenons von der Achillessehne durch scheibenwischerartige Bewegungen sollte der Trokar stets direkt auf der Sehnenoberfläche geführt werden, um iatrogene Verletzungen des N. suralis und der Haut zu vermeiden.

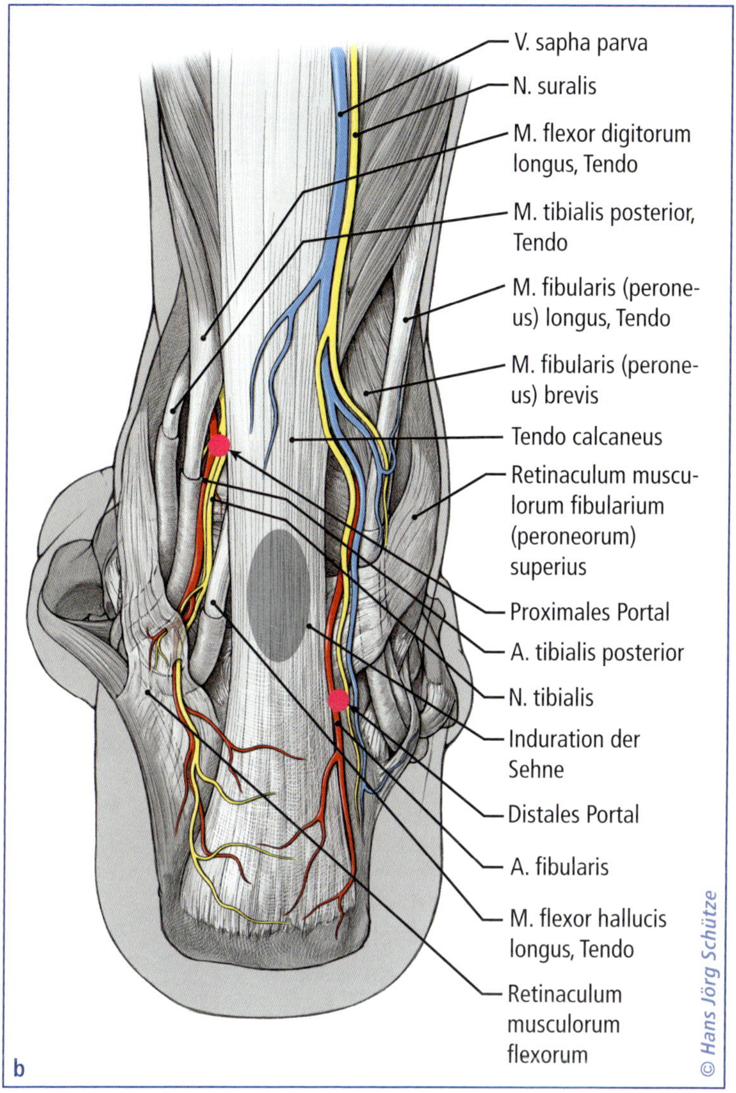

Abb. 10-8 (Fortsetzung)
b schematische Darstellung

10.5 Operationstechniken

10.5.1 Tibialis-posterior-Sehne

Die Hauptindikation zur Tendoskopie der Tibialis-posterior-Sehne stellt die Synovialitis dar, z. B. bei Überbeanspruchung der Sehne im Rahmen einer Pes-planovalgus-Deformität oder bei einer rheumatischen Erkrankung. Darüber hinaus finden sich häufig Adhäsionen der Sehne posttraumatischer oder postoperativer Genese. Die Tendoskopie eignet sich hervorragend zur Synovialektomie und Adhäsiolyse. Über das distale Portal kann die vollständige Synovialektomie der Tibialis-posterior-Sehne mit einem Weichteilshaver oder einer HF-Sonde von der Insertion der Sehne am Os naviculare bis 6 cm oberhalb der Innenknöchelspitze nach cranial erfolgen (▸ Abb. 10-9a). Besondere Vorsicht ist geboten, das Paratendineum nicht zu verletzen. Ist dieses eröffnet, können aufgrund der engen Lagebeziehung sehr leicht die posteriore Kapsel des OSG und die posteriore Fläche des Malleolus medialis verletzt werden oder eine Fehllage in der Loge der Flexor-digitorum-longus-Sehne resultieren. Liegen Auffaserungen der Sehne vor (▸ Abb. 10-9b), können diese vorsichtig débridiert werden. Die Autoren empfehlen, Längsrisse und Partialrupturen der Tibialis-posterior-Sehne über einen minimal-offenen Zugang zu nähen (von Dijk et al. 1997a). Die Höhe der Sehnenläsion kann arthroskopisch sehr gut lokalisiert werden und z. B. mit einer Spinalnadel markiert werden (▸ Abb. 10-9c), sodass eine kleine Inzision gezielt über der Pathologie angelegt werden kann und keine größeren Zugänge erforderlich sind. Die rein arthroskopisch beschriebenen Nahttechniken sind sehr zeitaufwendig und erfordern multiple kleine Inzisionen, weshalb sie aus Sicht der Autoren keinen Vorteil bieten.

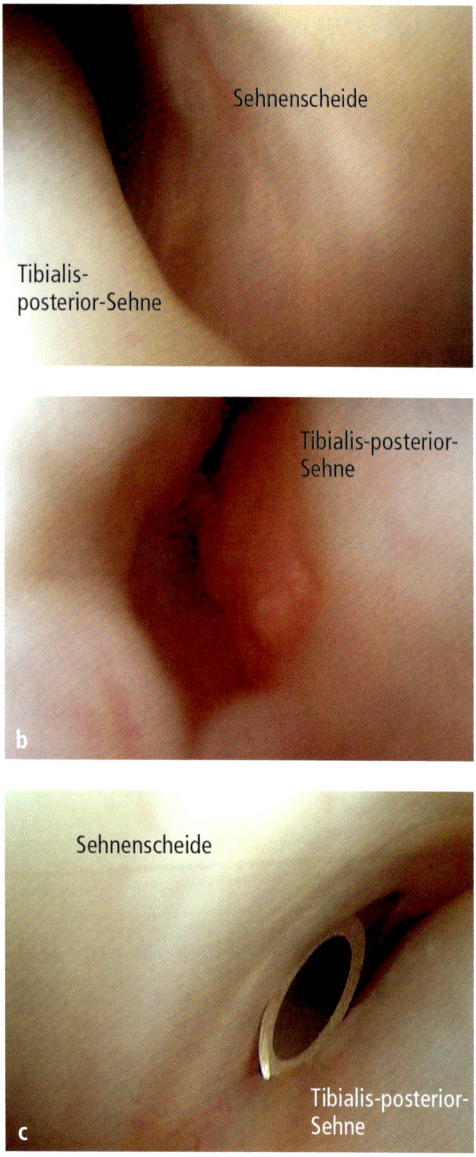

Abb. 10-9 Tendoskopie der Tibialis-posterior-Sehne
a endoskopische Ansicht der intakten Tibialis-posterior-Sehne innerhalb der Sehnenscheide
b gelbliche degenerative Veränderungen des Tibialis-posterior-Sehnengewebes
c percutane Identifikation der Sehnenläsion mit einer Spinalnadel

10.5.2 Peronealsehnen

Über das distale Portal ist eine komplette Übersicht, sowohl über die Peroneus-longus- als auch über die Peroneus-brevis-Sehne, möglich. Durch Rotation des Arthroskops können beide Sehnen vollständig inspiziert werden (▶ Abb. 10-10a). Um eine vollständige Synovialektomie der Peronealsehnenloge durchzuführen, kann es gelegentlich erforderlich sein, ein akzessorisches drittes Portal, welches distal oder proximal der beschriebenen Standardzugänge liegt, zu verwenden, um alle Anteile zu erreichen. Wie bei der Tibialis-posterior-Sehne werden auch Risse der Peronealsehnen (▶ Abb. 10-10b) über einen offenen Mini-Zugang versorgt. Bei Patienten mit einer rezidivierenden Peronealsehnenluxation kann über die beiden beschriebenen Portale mit einer kleinen Kugelfräse oder einem Acromionizer eine endoskopische Vertiefung der fibularen Gleitrinne (sogenannte Dekompression) durchgeführt werden. Dies ist aufgrund des sehr beengten Raums ein technisch anspruchsvoller Eingriff, der die Eröffnung und partielle Resektion des Peritendineums erfordert, um die Fibula darzustellen. Die Prozedur gelingt einfacher in der von den Autoren beschriebenen OP-Technik über die posterioren Standardportale zur dorsalen OSG-Arthroskopie (▶ Kap. 5.4.1, ▶ Abb. 5-3 u. 5-4) unter Verwendung eines akzessorischen Arthroskopiezugangs 4 cm cranial des posterolateralen Standardportals (de Leeuw et al. 2008).

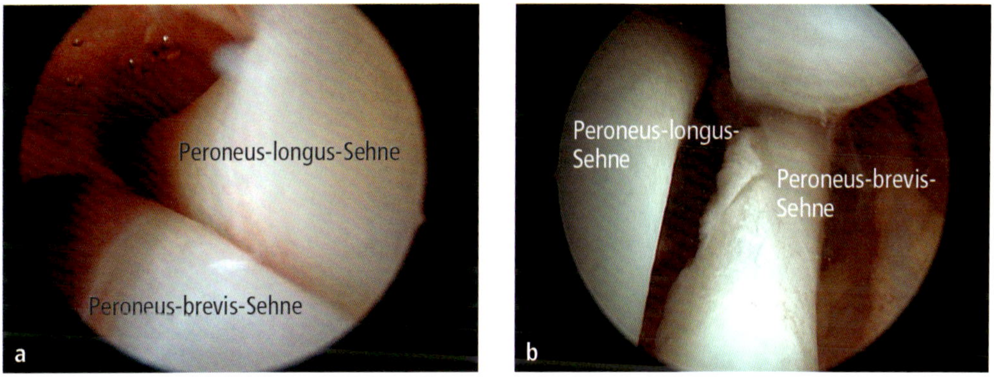

Abb. 10-10 Tendoskopie der Peronealsehnen
a endoskopische Darstellung der intakten Peroneus-longus- und Peroneus-brevis-Sehne
b Längsriss der Peroneus-brevis-Sehne

10.5.3 Achillessehne

Im Fall einer lokalisierten Paratendinopathie bestehen typischerweise Verklebungen zwischen der Achillessehne, dem Paratenon und der Plantarissehne (► Abb. 10-11a). Ziel der operativen Behandlung ist die Entfernung des verdickten und fibrosierten Paratenons im gesamten Bereich der schmerzhaften Induration sowie der Neogefäße und die Tenotomie der Plantarissehne (► Abb. 10-11b, ► Kap. 10.1.3). Hierfür kann z. B. entweder ein 2,7-mm-Full-radius-Weichteilshaver oder eine bipolare Radiofrequenzsonde eingesetzt werden. Die Resektion sollte im anteromedialen Bereich der Achillessehne beginnen, da hier die Gefahr einer iatrogenen Verletzung der Haut gering ist. Ist eine Ausweitung der Resektion bis zum lateralen und posterioren Aspekt der Sehne erforderlich (► Abb. 10-8b), muss der Verlauf des N. suralis beachtet werden. Vor allem posterior besteht aufgrund der unmittelbaren Nähe zum Hautmantel ein hohes Risiko iatrogener thermischer oder scharfer Hautverletzungen. Die Öffnung der Instrumente sollte daher so ausgerichtet werden, dass die geschlossene Seite zur Haut weist und diese schützt. Um alle Areale erreichen zu können, ist ggf. ein Portalwechsel sinnvoll. Nach der vollständigen Resektion der Verklebungen sollte es möglich sein, die gesamte Achillessehnenzirkumferenz im betroffenen Areal arthroskopisch zu visualisieren.

> **!** **CAVE** Bei der Resektion der Verklebungen im posterioren und lateralen Bereich der Achillessehne muss der dorsolaterale Verlauf des N. suralis beachtet werden.

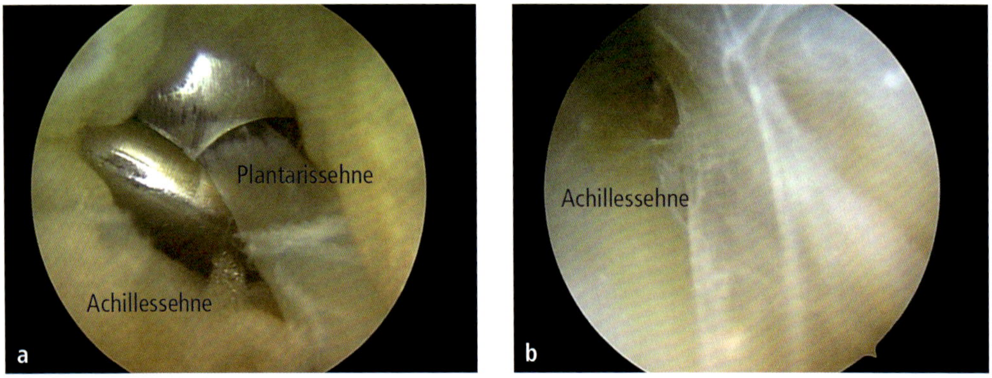

Abb. 10-11 Tendoskopie der Achillessehne
a Tenotomie der Plantarissehne mit einem Punch
b Adhäsionen zwischen der Achillessehne und dem Paratenon

10.6 Nachbehandlung

Die Hautinzisionen werden nach allen beschriebenen Tendoskopietechniken durch Einzelknopfnähte verschlossen. Postoperativ wird ein Kompressionsverband angelegt. Nach einem reinen Weichteileingriff, wie z. B. einer Synovialektomie oder einer Adhäsiolyse, sollte eine Teilbelastung mit 20 kg an Unterarmgehstützen für 2–3 Tage eingehalten werden. Der weitere Belastungsaufbau zur Vollbelastung erfolgt schmerzadaptiert. Die aktive Beübung des oberen und unteren Sprunggelenks sollte bereits am 1. postoperativen Tag beginnen. Die Autoren empfehlen mindestens drei Übungseinheiten täglich mit einer Dauer von 10 Minuten, um postoperative Verklebungen zu vermeiden.
Lediglich nach der endoskopischen Dekompression der Fibularrinne bei der rezidivierenden Peronealsehnendislokation ist eine Ruhigstellung mit einer Knöchelorthese für 4–6 Wochen erforderlich. Ab dem 1. Tag nach der Operation ist zunächst eine Teilbelastung für 1 Woche sinnvoll. Anschließend ist die volle Belastung des Beines bei angelegter Orthese erlaubt.

Nachbehandlungsschema

- Teilbelastung mit 10–20 kg für 2–3 Tage postoperativ, anschließend schmerzadaptierter Belastungsaufbau zur Vollbelastung
- passive und aktive Physiotherapie ab dem 1. postoperativen Tag
- stadiengerechte Thromboseprophylaxe, Hochlagerung, Kryotherapie, Schmerztherapie und Lymphdrainage
- sportliche Belastungen ab der 3. postoperativen Woche
- nach Dekompression der Fibularrinne: Knöchelorthese für 4–6 Wochen postoperativ, Teilbelastung mit 10–20 kg für 1 Woche postoperativ, anschließend Vollbelastung, sportliche Belastungen nach 10 Wochen

10.7 Ergebnisse und Risiken

10.7.1 Tibialis-posterior-Sehne

Im Zeitraum von 1994 bis 2004 wurden in der Klinik der Autoren insgesamt 35 Tendoskopien der Tibialis-posterior-Sehne in der oben beschriebenen Technik an 33 Patienten durchgeführt (Bulstra et al. 2006). Alle Patienten beklagten persistierende Schmerzen am posteromedialen OSG seit mindestens 6 Monaten mit lokalem Druckschmerz und Schwellung dorsal des Innenknöchels. Bei 11 Patienten erfolgte der Eingriff als diagnostische Prozedur (5 × postoperativ, 5 × nach Innenknöchelfraktur, 1 × nach Distorsion). In 10 Fällen wurde eine endoskopische Synovialektomie aufgrund einer chronischen rheumatoiden Arthritis durchgeführt. In den weiteren Fällen wurde die Indikation aufgrund verschiedener Ursachen gestellt. Bei allen behandelten Patienten war eine schnelle Mobilisation und Rehabilitation möglich. Es traten keine Komplikationen auf. Auch wenn nicht in allen Fällen eine vollkommene Schmerzfreiheit hergestellt werden konnte, waren alle Patienten mit dem Operationsergebnis und dem Eingriff zufrieden.
Chow berichtete über eine Serie von 6 Patienten mit Tenosynovitis der Tibialis-posterior-Sehne im Stadium 2, die einer tendoskopischen Synovialektomie unterzogen wurden (Chow et al. 2005). In allen Fällen konnte eine Schmerzfreiheit mit einer Wiederherstellung der normalen Beweglichkeit und Kraft erzielt werden. Die Patienten konnten nach durchschnittlich 10 Wochen ihre Arbeitstätigkeit und nach 6 Monaten ihre sportliche Belastung aufnehmen.
In einer Studie von Khazen und Khazen (2012) wurde bei 9 Patienten mit einer Veränderung der Tibialis-posterior-Sehne im

Stadium 1 nach Myerson eine Tendoskopie durchgeführt. Acht von 9 Patienten waren mit dem postoperativen Ergebnis zufrieden, wobei bei 3 dieser Patienten intraoperativ ein Längsriss der Tibialis-posterior-Sehne diagnostiziert wurde, der jeweils in einer offenen Technik genäht wurde. Bei den Patienten, bei denen eine tendoskopische Synovialektomie durchgeführt wurde, ließ sich die volle Arbeitsfähigkeit im Durchschnitt nach 4–6 Wochen wiederherstellen. In der Patientengruppe mit der Sehnennaht betrug der Zeitraum bis zur Arbeitsfähigkeit 10 Wochen. Bei einem der 9 Patienten, der nach dem Eingriff weiterhin über Beschwerden klagte, trat eine Progression zu Stadium 2 mit einer Sehneninsuffizienz und einer flexiblen Rückfußfehlstellung ein, die im weiteren Verlauf eine operative Rückfußrekonstruktion erforderte.

10.7.2 Peronealsehnen

Die Arbeitsgruppe der Autoren konnte in einer Nachuntersuchung die Ergebnisse von 23 Patienten zusammenfassen, bei denen im Zeitraum von 1995 bis 2000 eine endoskopische Prozedur in der Peronealsehnenloge vorgenommen wurde und deren Follow-up mindestens 2 Jahre betrug (Scholten u. van Dijk 2006). Die Diagnosen innerhalb des Patientenkollektivs verteilten sich folgendermaßen: Bei 11 Patienten wurde eine Längsruptur der Peroneus-brevis-Sehne festgestellt, die sich klinisch bei 8 Patienten mit Schwellung und Druckschmerz dorsal des Außenknöchels und bei den anderen 3 Patienten durch eine palpierbare rezidivierende (Sub-)Luxation präsentierte. In 10 Fällen bestand eine Schmerzsymptomatik im Bereich der Peroneussehnen postoperativ nach Frakturversorgungen, lateraler Bandrekonstruktion oder Sehnenfesselungsoperationen. Zwei Patienten beklagten eine chronisch rezidivierende Peronealsehnenluxation.

Die operative Therapie umfasste eine endoskopische Tenosynovialektomie und Adhäsiolyse. Die 11 Längsrupturen wurden im Anschluss an die Tendoskopie über einen minimal-offenen Zugang versorgt. Bei den Patienten mit der Peronealsehnenluxation wurde eine endoskopische Dekompression des fibularen Gleitlagers durchgeführt. Es traten insgesamt keine Komplikationen auf und bei allen Patienten ließen sich die präoperativen Beschwerden bessern. In einer weiteren Studie der Arbeitsgruppe der Autoren wurden 12 Patienten mit einer rezidivierenden Luxation der Peroneussehnen in der oben beschriebenen Technik über die beiden Standardportale zur Rückfußarthroskopie und das akzessorische superoposterolaterale Portal (► Kap. 10.5.2) mit guten 1-Jahres-Ergebnissen nach endoskopischer Gleitrinnenplastik versorgt (de Leeuw et al. 2008).

10.7.3 Achillessehne

Steenstra und van Dijk beschrieben in ihrer Arbeit 2008 die Resultate nach einem endoskopischen Achillessehnenrelease (Resektion des Paratenons) von 20 Patienten mit einer kombinierten Tendinopathie und Paratendinopathie. Bei allen Betroffenen bestanden die Beschwerden mehr als 2 Jahre. Die Indikation zum operativen Eingriff wurde bei anhaltenden Beschwerden nach einem mindestens 6-monatigen konservativen Therapieversuch gestellt. Nach durchschnittlich 6 Jahren (2–7 Jahre) konnte bei 16 Patienten der Foot and Ankle Outcome Score (FAOS) und der SF-36 Score erhoben werden. Es traten keine postoperativen Komplikationen auf und in allen Fällen ließ sich eine signifikante Schmerzreduktion erzielen. Der Großteil der Patienten erreichte seinen ursprünglichen Sportaktivitätslevel nach 4–8 Wochen. Obwohl in allen Fällen neben der Paratendinopathie zusätzlich eine Affektion der Achillessehne im Sinne einer Tendinopathie vorlag, wurde intraoperativ dennoch lediglich eine endoskopische Resektion des Paratendineums durchgeführt. Die Ergebnisse dieser Gruppe waren vergleichbar mit den subjektiven Outcome-Scores einer Kohorte, in denen eine reine Paratendinopathie ohne Veränderungen der Achillessehne vorlag. Die Autoren folgern daraus, dass auch bei einer kombinierten Para-/Achillotendinopathie eine alleinige Entfernung des Paratenons zu einer Linderung führen kann.

Ähnlich gute Resultate nach dem endoskopischen Achillotendinorelease verzeichnen Maquirriain et al. (2002) in ihrer Serie mit 7 Patienten. Nach einer durchschnittlichen Follow-up-Zeit von 16 Monaten (6–27 Monate) verbesserte sich der Score von 39 Punkte präoperativ auf 88 Punkte postoperativ (1–100 Skala). Es traten keine Komplikationen auf. Die gleiche Arbeitsgruppe präsentierte in einer weiteren Arbeit die Langzeitergebnisse nach endoskopischem Release mit longitudinalen Tenotomien der Achillessehne im Sinne einer Regenerationsinduktion (Maquirriain 2013). Es wurden insgesamt 27 Prozeduren bei 24 Patienten (12 Männer, 12 Frauen, Durchschnittsalter 45,5 ± 8,9 Jahre) vorgenommen. Alle Eingriffe wurden ambulant durchgeführt. Nach einer postoperativen Zeitspanne von mindestens 5 Jahren (7,7 Jahre, Range 5–14 Jahre) wurden die Ergebnisse anhand des Achilles-Tendon-Scoring-Systems und des Victorian-Institute-Sport-Assessment-Achilles-Fragebogens sowie der visuellen Analogskala (VAS) erhoben. Beide Scoringsysteme verbesserten sich signifikant (Victorian Institute Sport Assessment Achilles Score von präoperativ 37 ± 4,9 auf postoperativ 97,5 ± 12,1 Punkte; Achilles-Tendon-Scoring-System von präoperativ 32,6 ± 13,1 auf postoperativ 97,2 ± 12,3 Punkte). Der VAS-Score betrug durchschnittlich 0,2 ± 1,1. 96 % der Patienten waren nach dem Eingriff vollständig beschwerdefrei. In zwei Fällen (7,4 %) traten postoperative Komplikationen auf: eine Keloidbildung sowie eine chronische Fistelbildung bei Serom.

Vega et al. (2008) führten bei 8 Patienten ebenfalls eine endoskopische Resektion des pathologisch veränderten Paratenons mit multiplen longitudinalen Schnitten der Achillessehne mit einem retrograden Messer durch. In allen Fällen konnten exzellente Resultate und eine uneingeschränkte Rückkehr zum präoperativen Aktivitätslevel erzielt werden.

Die oben beschriebenen guten Ergebnisse werden durch die Studie von Pearce et al. (2012) mit einer konsekutiven Serie von 11 Patienten mit einer Achillotendinopathie gestützt. Nach der Entfernung des verdickten und fibrosierten Paratenons im gesamten Bereich der schmerzhaften Sehnenverdickung ließ sich der AOFAS Hindfoot Score von 68 (Range 51–82) präoperativ auf 92 (Range 74–100) postoperativ verbessern. Auch hier wurden keine Komplikationen verzeichnet. Acht der 11 Behandelten (72,7 %) waren mit dem Ergebnis sehr zufrieden.

Literatur

Abramowitz Y, Wollstein R, Barzilay Y et al. Outcome of resection of a symptomatic os trigonum. J Bone Joint Surg Am 2003; 85-A: 1051–7.

Alfredson H, Lorentzon R. Sclerosing polidocanol injections of small vessels to treat the chronic painful tendon. Cardiovasc Hematol Agents Med Chem 2007; 5: 97–100.

Alfredson H, Ohberg L, Zeisig E et al. Treatment of midportion Achilles tendinosis: similar clinical results with US and CD-guided surgery outside the tendon and sclerosing polidocanol injections. Knee Surg Sports Traumatol Arthrosc 2007; 15: 1504–9.

Andersson G, Danielson P, Alfredson H et al. Nerve-related characteristics of ventral paratendinous tissue in chronic Achilles tendinosis. Knee Surg Sports Traumatol Arthrosc 2007; 15: 1272–9.

Bulstra GH, Olsthoorn PG, Niek van DC. Tendoscopy of the posterior tibial tendon. Foot Ankle Clin 2006; 11: 421–7.

Chow HT, Chan KB, Lui TH. Tendoscopic debridement for stage I posterior tibial tendon dysfunction. Knee Surg Sports Traumatol Arthrosc, 2005, 13: 695–8.

Clain MR, Baxter DE. Achilles tendinitis. Foot Ankle 1992; 13: 482–7.

de Leeuw PAJ, Golano P, van Dijk CN. A 3-Portal endoscopic groove deepening technique for recurrent peroneal tendon dislocation. Foot Ankle Surg 2008; 7: 250–6.

Hamilton WG, Geppert MJ, Thompson FM. Pain in the posterior aspect of the ankle in dancers. Differential diagnosis and operative treatment. J Bone Joint Surg Am 1996; 78-A: 1491–500.

Johnson KA, Strom DE. Tibialis posterior tendon dysfunction. Clin Orthop Relat Res 1989; 239: 196–206.

Kannus P, Jozsa L. Histopathological changes preceding spontaneous rupture of a tendon. A controlled study of 891 patients. J Bone Joint Surg Am 1991; 73-A: 1507–25.

Khan KM, Forster BB, Robinson J. Are ultrasound and magnetic resonance imaging of value in assessment of Achilles tendon disorders? A two year prospective study. Br J Sports Med 2003; 37: 149–53.

Khazen G, Khazen C. Tendoscopy in stage I posterior tibial tendon dysfunction. Foot Ankle Clin N Am 2012; 17: 399–406.

Kvist M. Achilles tendon injuries in athletes. Ann Chir Gynaecol 1991; 80: 188–201.

Lui TH. Endoscopic assisted posterior tibial tendon reconstruction for stage 2 posterior tibial tendon insufficiency. Knee Surg Sports Traumatol Arthrosc 2007; 15: 1228–34.

Maffulli N, Kenward MG, Testa V et al. Clinical diagnosis of Achilles tendinopathy with tendinosis. Clin J Sport Med 2003; 13: 11–5.

Maffulli N, Walley G, Sayana MK et al. Eccentric calf muscle training in athletic patients with Achilles tendinopathy. Disabil Rehabil 2008; 30: 1677–84.

Mafi N, Lorentzon R, Alfredson H. Superior short-term results with eccentric calf muscle training compared to concentric training in a randomized prospective multicenter study on patients with chronic Achilles tendinosis. Knee Surg Sports Traumatol Arthrosc 2001: 9: 42–7.

Maquirriain J, Ayerza M, Costa-Paz M et al. Endoscopic surgery in chronic achilles tendinopathies: A preliminary report. Arthroscopy 2002; 18: 298–303.

Maquirriain J. Surgical treatment of chronic achilles tendinopathy: long-term results of the endoscopic technique. J Foot Ankle Surg 2013; 52: 451–5.

Marotta JJ, Micheli LJ. Os trigonum impingement in dancers. Am J Sports Med 1992; 20: 533–6.

Michelson J, Easley M, Wigley FM et al. Posterior tibial tendon dysfunction in rheumatoid arthritis. Foot Ankle Int 1995; 16: 156–61.

Myerson MS. Adult acquired flatfoot deformity: treatment of dysfunction of the posterior tibial tendon. Instr Course Lect 1997; 46: 393–405.

Norregaard J, Larsen CC, Bieler T et al. Eccentric exercise in treatment of Achilles tendinopathy. Scand J Med Sci Sports 2007; 17: 133–8.

Ohberg L, Lorentzon R, Alfredson H. Eccentric training in patients with chronic Achilles tendinosis: normalised tendon structure and decreased thickness at follow up. Br J Sports Med 2004; 38: 8–11.

Pearce CJ, Carmichael J, Calder JD. Achilles tendinoscopy and plantaris tendon release and division in the treatment of non-insertional Achilles tendinopathy. Foot Ankle Surg 2012; 18: 124–7.

Porter DA, Baxter DE, Clanton TO et al. Posterior tibial tendon tears in young competitive athletes: two case reports. Foot Ankle Int 1998; 19: 627–30.

Roggatz J, Urban A. The calcaneous peritendinitis of the long peroneal tendon. Arch Orthop Trauma Surg 1980; 96: 161–4.

Saltzman CL, Tearse DS. Achilles tendon injuries. J Am Acad Orthop Surg 1998; 6: 316–25.

Scholten PE, van Dijk CN. Tendoscopy of the peroneal tendons. Foot Ankle Clin 2006; 11: 415–20.

Schweitzer GJ. Stenosing peroneal tenovaginitis. Case reports. S Afr Med J 1982; 61: 521–3.

Silbernagel KG, Thomee R, Thomee P et al. Eccentric overload training for patients with chronic Achilles tendon pain--a randomised controlled study with reliability testing of the evaluation methods. Scand J Med Sci Sports 2001; 11: 197–206.

Steenstra F, van Dijk CN. Achilles tendoscopy. Foot Ankle Clin 2006; 11: 429–38.

van Dijk CN, Kort N, Scholten PE. Tendoscopy of the posterior tibial tendon. Arthroscopy 1997a; 13: 692–8.

van Dijk CN, Scholten PE, Kort N. Tendoscopy (tendon sheath endoscopy) for overuse tendon injuries. Oper Techn Sports Med 1997b; 5: 170–8.

van Dijk CN, Kort N. Tendoscopy of the peroneal tendons. Arthroscopy 1998; 14: 471–8.

van Dijk CN. Hindfoot Endoscopy. Sports Med Arthrosc Rev 2000; 8: 365–71.

Vega J, Cabestany JM, Golano P, Perez-Carro L. Endoscopic treatment for chronic Achilles tendinopathy. Foot Ankle Surg 2008; 14: 204–10.

Williams JG. Achilles tendon lesions in sport. Sports Med 1993; 16: 216–20.

11 Endoskopische Gastrocnemiusverlängerung

Amol Saxena
Übersetzt von Mellany Galla

Die Kontraktur bzw. Verkürzung des M. gastrocnemius kann zu einer mechanischen Dysfunktion am oberen Sprunggelenk (OSG) und am Fuß führen. Es resultiert eine Spitzfußstellung. Ferner können zahlreiche sekundäre Pathologien, wie z. B. eine Plantarfasziitis, chronische Schmerzen oder Ulcusbildungen im Vorfußbereich, ein Hallux valgus oder ein Pes planovalgus entstehen (DiDomenico et al. 2005, DiGiovanni et al. 2002, Herzenberg et al. 2007).

Eine **Spitzfußkontraktur** liegt definitionsgemäß dann vor, wenn die Dorsalextension im OSG bei gestrecktem Kniegelenk eingeschränkt ist.

11.1 Indikationen

Die Indikation zu einem endoskopischen Gastrocnemiusrelease besteht bei einer symptomatischen Verkürzung des M. gastrocnemius mit Einschränkung der Dorsalextensionsfähigkeit im OSG. Die Technik der isolierten Gastrocnemiusverlängerung wurde erstmals 1913 von Vulpius beschrieben. In der Literatur werden weitere offene Operationsverfahren zur Behandlung der Achillessehnenkontraktur erwähnt (Hansen 2000, Herzenberg et al. 2007, Schweinberger u. Roukis 2008, Vulpius u. Stoffel 1913, Strayer 1950).

Für die korrekte Indikationsstellung der unterschiedlichen OP-Methoden muss durch die klinische und bildgebende Untersuchung geklärt werden, ob die Spitzfußstellung und die Limitierung der Dorsalextension durch eine Gastrocnemiusverkürzung oder durch andere Ursachen bedingt sind. Mit dem Silverskjöld-Test (Silverskjöld 1924) kann differenziert werden, ob eine Kontraktur des M. gastrocnemius oder eine Verkürzung der gesamten Achillessehne einschließlich des M. soleus vorliegt. Hierbei wird zunächst bei gestrecktem Kniegelenk die Dorsalextension des OSG geprüft. Es sollte darauf geachtet werden, dass sich das Subtalargelenk in Neutralstellung befindet, da eine Eversion des Fußes eine vermehrte Dorsalextensionsfähigkeit vortäuschen kann. Anschließend wird die Dorsalextensionsbewegung im OSG bei 90° gebeugtem Kniegelenk getestet. Eine Zunahme des Extensionsausmaßes in dieser Position deutet auf eine reine Verkürzung des M. gastrocnemius hin, d. h. der Test ist positiv. Bleibt die Dorsalextension im OSG auch bei Knieflexion unverändert, liegt eine Kontraktur des M. soleus vor. In solchen Fällen ist eine endoskopische Gastrocnemiusverlängerung kontraindiziert.

Andere Ursachen einer Spitzfußstellung und einer Limitierung der Dorsalextension, wie z. B. knöcherne Deformitäten, osteophytäres Impingement am ventralen OSG oder freie intraartikuläre Gelenkkörper, müssen ausgeschlossen werden.

Die endoskopische Gastrocnemiusverlängerung kann mit offenen Begleiteingriffen wie Korrekturosteotomien und Arthrodesen sowie Weichteileingriffen kombiniert werden, um die assoziierten Pathologien zu adressieren.

> **!** **CAVE** Mit dem Silverskjöld-Test muss differenziert werden, ob eine isolierte Kontraktur des M. gastrocnemius oder eine Kontraktur des M. soleus vorliegt.

11.2 Lagerung

Der Eingriff wird in Rückenlage des Patienten in Allgemein- oder Spinalanästhesie durchgeführt. Die Rückenlagerung bietet den Vorteil, dass Zusatzeingriffe an Fuß und Sprunggelenk ohne Umlagerung durchgeführt werden können. Der Fuß und der Unterschenkel sollten bis unterhalb des Kniegelenks, in etwa bis zur Höhe der Tuberositas tibiae, steril abgewaschen und abgedeckt werden. Die Ferse wird auf einer sterilen Rolle gelagert, sodass der Unterschenkel frei hängt und die Instrumente von dorsomedial und -lateral problemlos eingeführt werden können. Die Verwendung einer Blutsperre ist nicht notwendig.

> **>** **Praxistipp** Die Ferse wird auf einer Rolle gelagert, damit der Unterschenkel frei hängt und von dorsomedial und -lateral mit den Instrumenten zugänglich ist.

11.3 Instrumentarium

Bei der endoskopischen Gastrocnemiusverlängerung wird ein 4,0-mm-Arthroskop mit 30°-Blickwinkel verwendet. Für diese Prozedur sind die in Abbildung 11-1 gezeigten Instrumente erforderlich.

Instrumentarium

- Skalpell und Klemmchen
- 4,0-mm-Arthroskop mit 30°-Blickwinkel
- geschlitzte Arbeitskanüle bzw. Trokar
- Obturator für die Arbeitskanüle
- Elevatorium
- antegrades oder retrogrades Hakenmesser
- ggf. Raspel

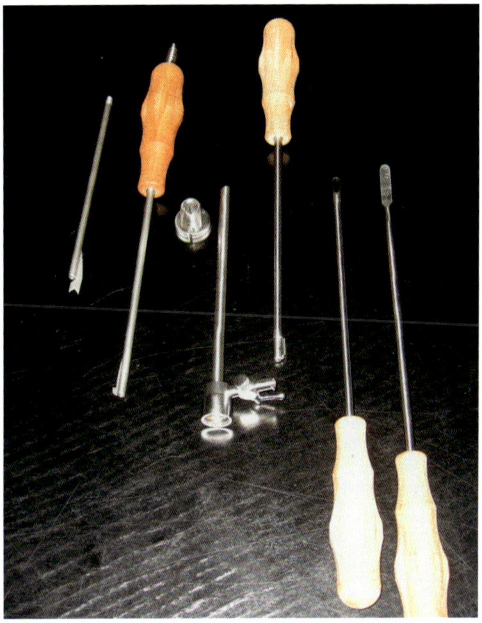

Abb. 11-1 Arbeitsinstrumente zur endoskopischen Gastrocnemiusverlängerung (von links nach rechts: antegrades V-Messer, retrogrades Hakenmesser, Trokar mit Verschlusshülse, Raspel, Obturator, Elevatorium)

Inzwischen sind verschiedene Instrumentensets für diese OP-Technik erhältlich, die sich im Wesentlichen durch die Form des Hakenmessers unterscheiden. Es können sowohl vorwärtsschneidende (antegrade) Klingen als auch rückwärts gerichtete (retrograde) Klingen verwendet werden. Beide Varianten führen zu einem guten Ergebnis. Die Wahl des Instruments hängt von der Präferenz des Operateurs ab. Die Autoren bevorzugen den Einsatz eines antegraden Hakenmessers.

11.4 Zugangswege

Die mediale und laterale Begrenzung des Muskelbauchs des M. gastrocnemius werden identifiziert. Zuerst wird das **mediale Portal** angelegt, welches sich etwa 1–2 cm distal des muskulotendinösen Übergangs befindet (► Abb. 11-2a). Direkt am medialen Rand des Sehnenspiegels wird eine 1 cm lange Hautinzision angelegt und das Subcutangewebe mit einem kleinen Klemmchen bis zur Faszie stumpf aufgespreizt (► Abb. 11-2b). Hierbei sollte die V. saphena magna geschont werden. Durch diese Inzision wird ein Elevatorium eingebracht, mit dem das Subcutangewebe vorsichtig von der Aponeurose des M. gastrocnemius separiert und abgeschoben wird (► Abb. 11-3). Bei diesem Vorgang muss darauf geachtet werden, dass die Aponeurose nicht versehentlich perforiert wird und somit eine Via falsa entsteht. Das Elevatorium wird unter scheibenwischerartigen Bewegungen nach lateral geschoben, bis es lateral unter der Haut identifiziert werden

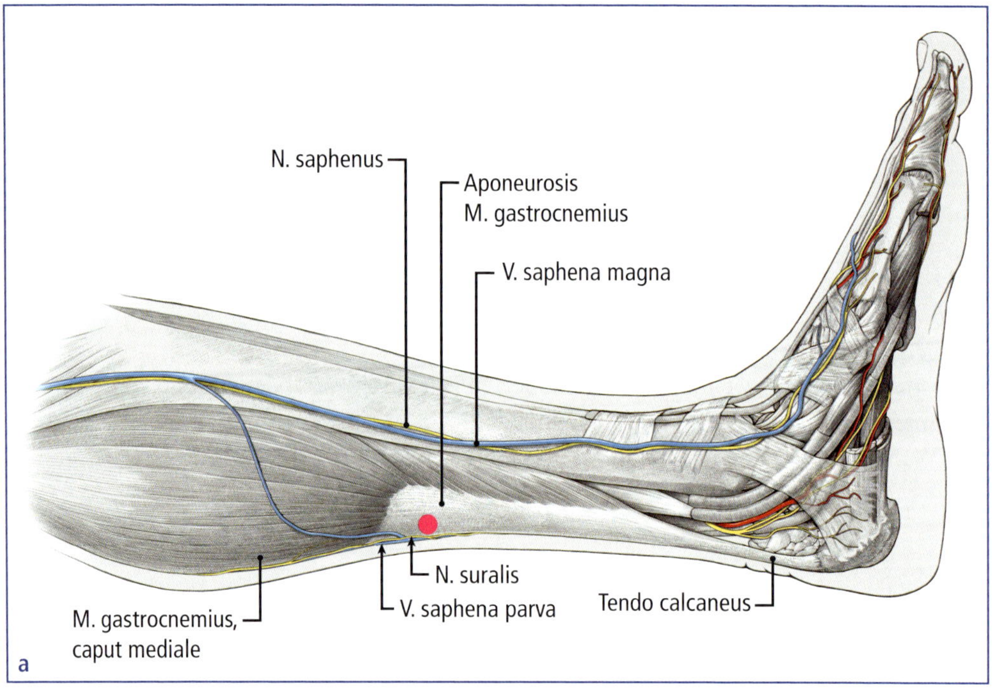

Abb. 11-2 Anlage des medialen Portals
a Das mediale Portal zur endoskopischen Gastrocnemiusverlängerung befindet sich am medialen Rand des Sehnenspiegels etwa 1–2 cm distal des muskulotendinösen Übergangs.

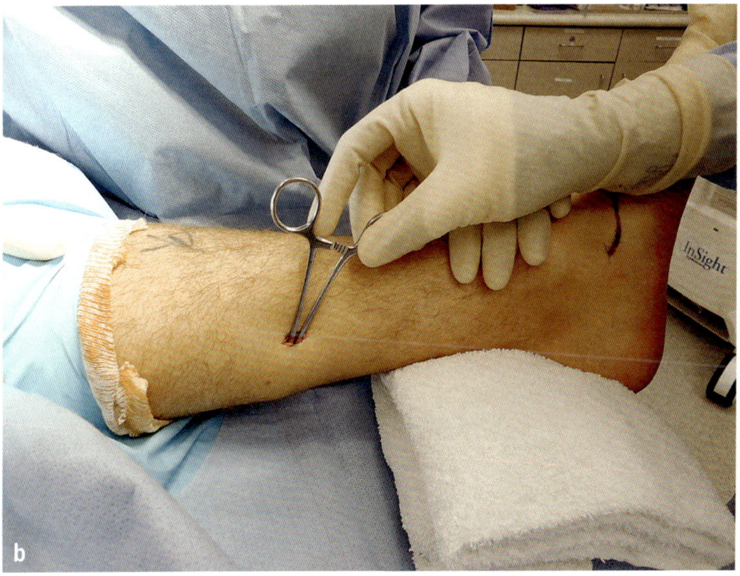

Abb. 11-2 (Fortsetzung)
b Es wird eine 1 cm lange Hautinzision angelegt. Das Weichteilgewebe wird mit einem Klemmchen bis zur Faszie aufgespreizt.

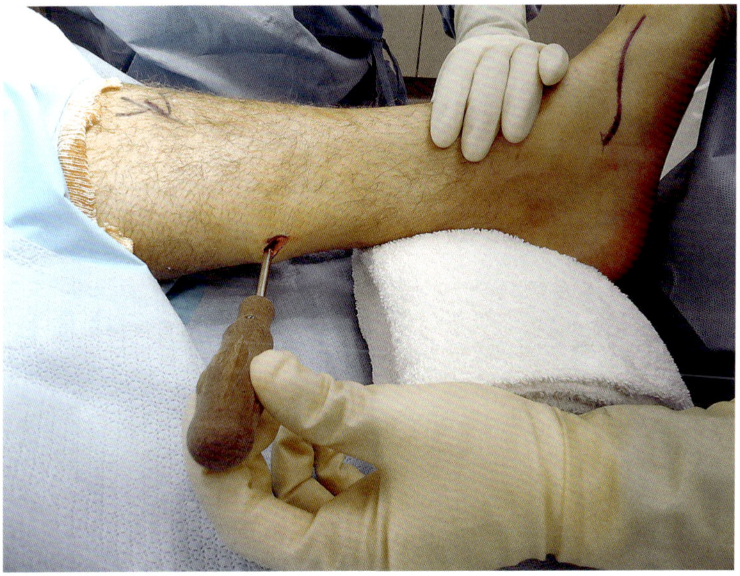

Abb. 11-3 Das Elevatorium wird in das mediale Portal eingeführt und das Subcutangewebe wird vorsichtig von der Gastrocnemiusaponeurose abgeschoben.

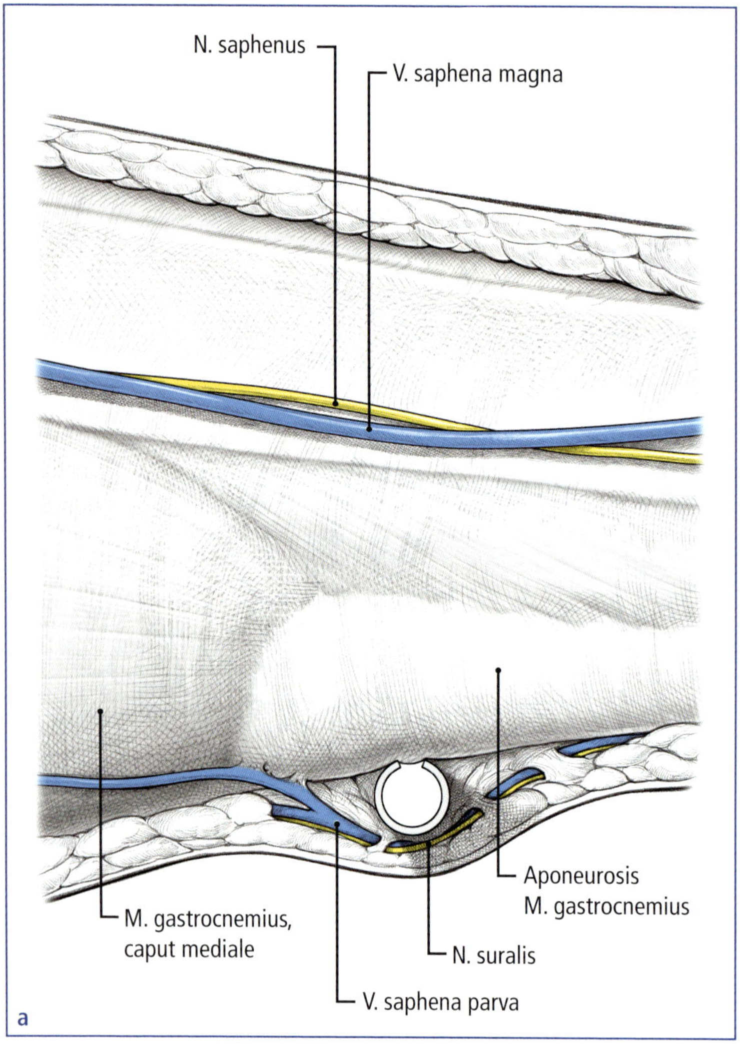

Abb. 11-4 Positionierung der Arbeitshülse
a Die Arbeitshülse wird mit dem stumpfen Obturator in den Weichteilkanal zwischen Aponeurose und Subcutangewebe geschoben.

kann. Anschließend wird die geschlitzte Arbeitskanüle mit dem stumpfen Obturator in den Weichteilkanal bis nach lateral eingebracht. Beim Einführen der Arbeitstrokars muss genau darauf geachtet werden, dass dieser in der korrekten Schicht zwischen der Gastrocnemiusaponeurose und dem Subcutangewebe platziert wird und dass der Schlitz des Trokars nach ventral weist (► Abb. 11-4a, b). Auf diese Weise wird sichergestellt, dass der N. suralis dorsal liegt und durch den geschlossenen Teil des Trokars geschützt wird. Nachdem der Obturator entfernt wurde, kann das 4,0-mm-Arthroskop in den Trokar eingeführt werden (► Abb. 11-5a). Die Blickrichtung ist nach ventral auf die Aponeurose ausgerichtet (► Abb. 11-5b). Es erfolgt die sorgfältige Inspektion der Aponeurose in der gesamten mediolateralen Breite. Auf diese Weise wird sichergestellt, dass das Subcutangewebe vollständig von der Aponeurose gelöst ist und keine Sichtbehinderungen vorliegen oder der N. suralis akzidentell ventral der

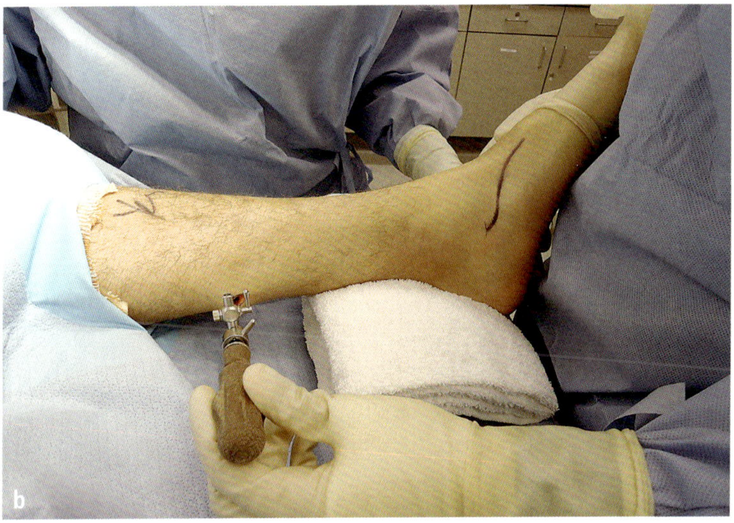

Abb. 11-4 (Fortsetzung)
b Die geschlitzte Seite weist nach ventral zur Aponeurose.

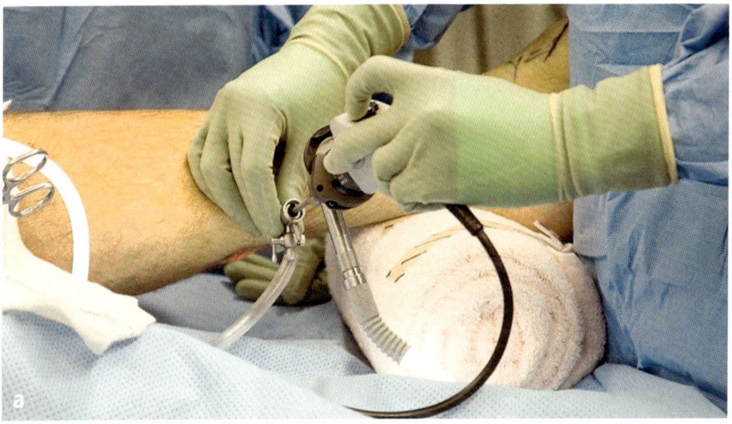

Abb. 11-5 Einführen des 4,0-mm-Arthroskops in den Trokar
a Blickrichtung nach ventral auf die Aponeurose

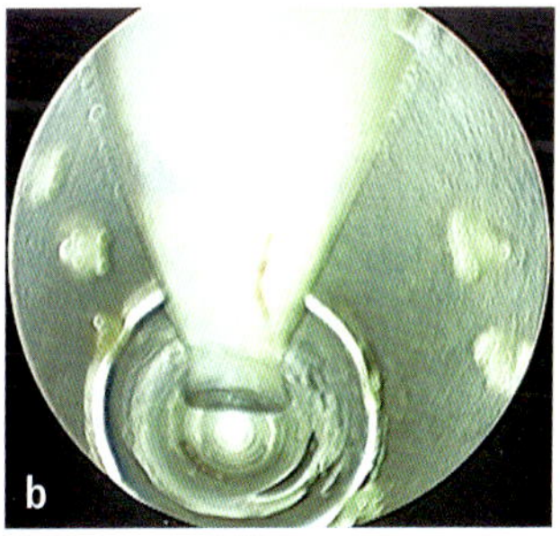

b endoskopische Sicht auf die Gastrocnemiusaponeurose

Arbeitskanüle liegt. Bei einer Fehllage der Hülse muss unter Verwendung des Elevatoriums über das vorhandene mediale Portal ein neuer korrekter Weichteiltunnel angelegt werden. Als Nächstes wird der Trokar um exakt 180° gedreht, sodass der Schlitz dorsal zu liegen kommt. Die Blickrichtung des Arthroskops wird ebenfalls um 180°

nach posterior ausgerichtet, um den Schlitz zu visualisieren. Bei der Inspektion des Subcutangewebes muss nun der N. suralis identifiziert werden (► Abb. 11-6), um zu gewährleisten, dass dieser tatsächlich dorsal der Hülse liegt. Im nächsten Arbeitsschritt wird der Schlitz wieder nach ventral zur Gastrocnemiusaponeurose geschwenkt und der Trokar mit dem Arthroskop nach lateral geschoben, bis unter Transillumination das **laterale Portal** angelegt werden kann (► Abb. 11-7). Die Arbeitshülse wird so weit durch die Haut nach lateral geschoben, bis das Lumen der Hülse gut zugänglich ist. Es erfolgt der Portalwechsel des Arthroskops von medial nach lateral (► Abb. 11-8), um zunächst auch von lateral eine sorgfältige Inspektion der Strukturen in der oben beschriebenen Weise durchzuführen.

! **CAVE** Die korrekte Lage der Arbeitskanüle auf der Gastrocnemiusaponeurose muss gesichert sein. Der N. suralis muss unbedingt eindeutig dorsal der Arbeitskanüle identifiziert werden.

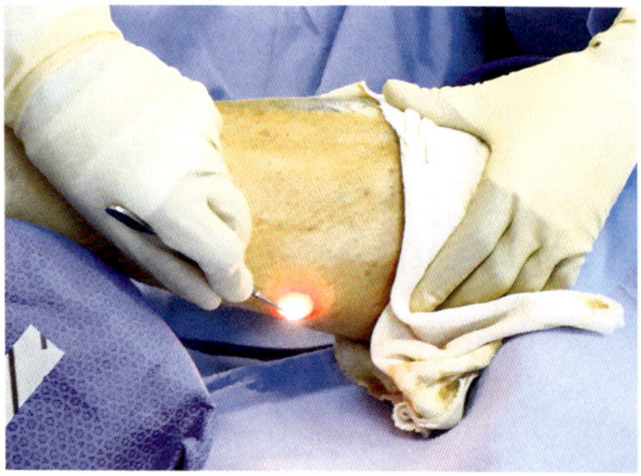

Abb. 11-7 Transillumination mit dem Arthroskop von medial zur Anlage des lateralen Portals

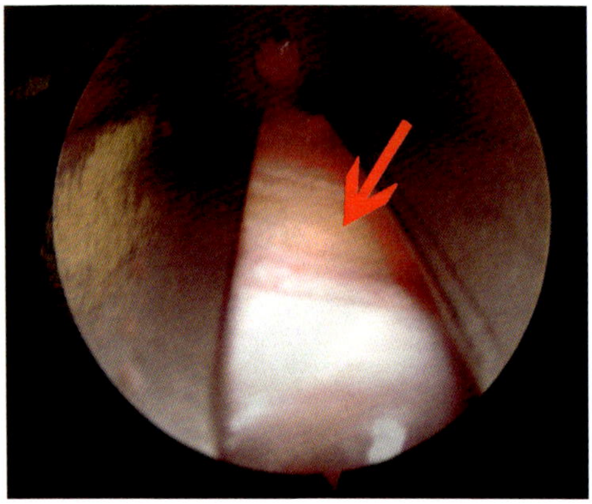

Abb. 11-6 Endoskopische Sicht nach dorsal auf das Subcutangewebe und den N. suralis (←)

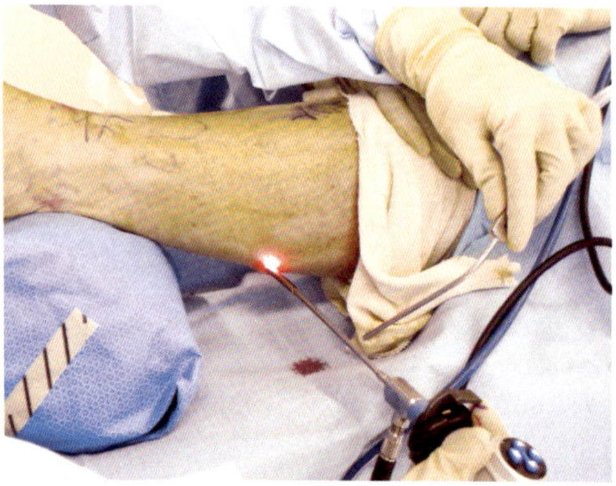

Abb. 11-8 Die Arbeitskanüle wird so weit nach lateral durch die Haut geschoben, dass das Arthroskop von lateral in den Trokar eingeführt werden kann.

11.5 Operationstechnik

Das vorwärtsschneidende Hakenmesser wird von medial in den Arbeitstrokar eingeführt (► Abb. 11-9a). Der Operateur sollte sich zu diesem Zeitpunkt unbedingt nochmals vergewissern, dass der Schlitz der Kanüle genau ventral liegt. Durch dosiertes Vorschieben des Messers unter arthroskopischer Kontrolle wird die Aponeurose von medial nach lateral vollständig durchtrennt (► Abb. 11-9b). Dieser Vorgang kann erleichtert werden, indem die Sehnenplatte durch Dorsalextension des Fußes unter Spannung gebracht wird. Gelegentlich muss dieser Arbeitsschritt ein weiteres Mal wiederholt werden, um alle Fasern und vor allem die tieferliegenden Schichten und Septen vollständig zu durchtrennen. Sollten starke Verwachsungen vorliegen, die das Vorschieben des Messers erschweren, können diese alternativ vorsichtig mit der Raspel gelöst werden. Bei der Spaltung der Aponeurose wird meist ein Nachgeben der Strukturen („giving way")

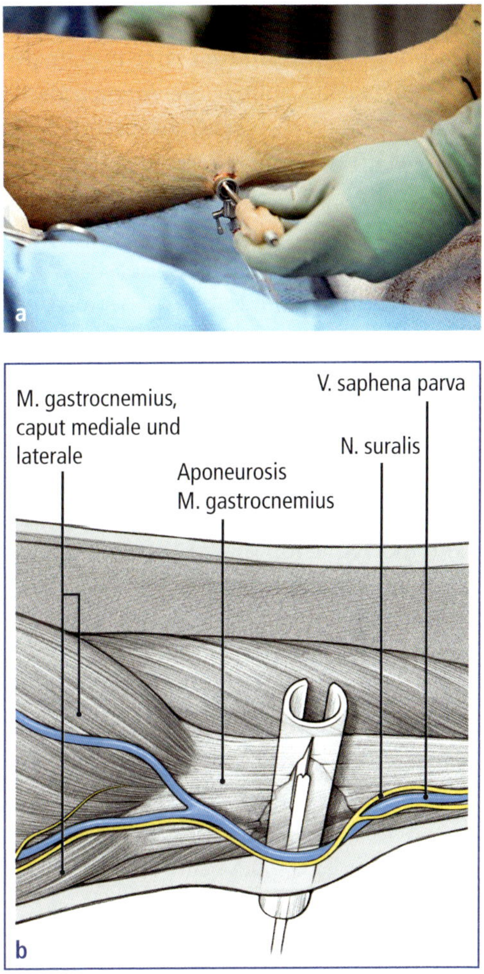

Abb. 11-9 Einführung des Hakenmessers
a Positionieren des antegraden Hakenmessers von medial im Trokar, sodass die Klinge in dem ventralen Schlitz liegt
b Durch vorsichtiges Vorschieben des Hakenmessers wird die Aponeurose von medial nach lateral durchtrennt.

und eine sofortige Zunahme der Dorsalextensionsfähigkeit spürbar. Bei maximaler Dorsalextension sollten die Aponeurosenränder nun ca. 1–1,5 cm auseinanderweichen. Ventral ist nun der muskuläre Anteil des M. soleus erkennbar (► Abb. 11-10). Falls die Dorsalextensionsfähigkeit im OSG noch nicht zufriedenstellend ist, sollten der mediale und laterale Rand der Aponeurose nochmals inspiziert werden, da hier häufig Faseranteile übersehen werden. Ein weiteres Hindernis stellt manchmal die medial verlaufende Plantarissehne dar, die unter Umständen mit der beschriebenen Technik nicht erreicht werden kann. In diesem Fall kann die Sehne mit einem Klemmchen aus der medialen Hautinzision herausgezogen und mit einer Schere unter Sicht tenotomiert werden (► Abb. 11-11). Intraoperativ sollte eine Dorsalextension des OSG von 10° bei gestrecktem Kniegelenk erreicht werden. Eine noch stärkere Zunahme der Dorsalextension sollte vermieden werden, da dies zu einer Schwächung der cruralen Muskulatur in der Propulsionsphase führen kann (Delp et al. 1995, Grady u. Kelly 2010).

Abschließend werden das mediale und laterale Portale durch Einzelknopfrückstichnähte verschlossen (► Abb. 11-12).

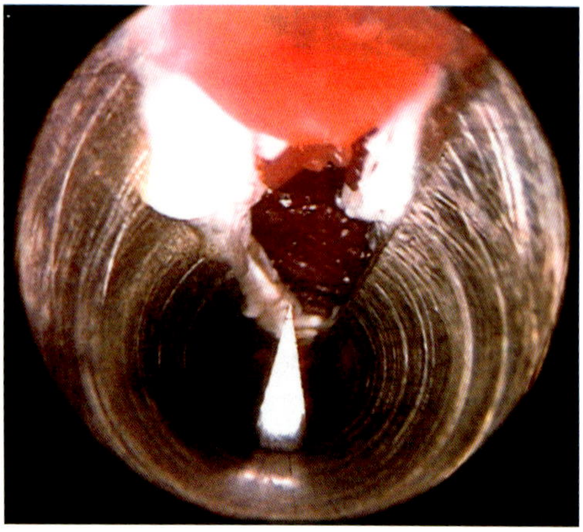

Abb. 11-10 Nach Durchtrennung der Aponeurose gelangt ventral der muskuläre Anteil des M. soleus zur Ansicht.

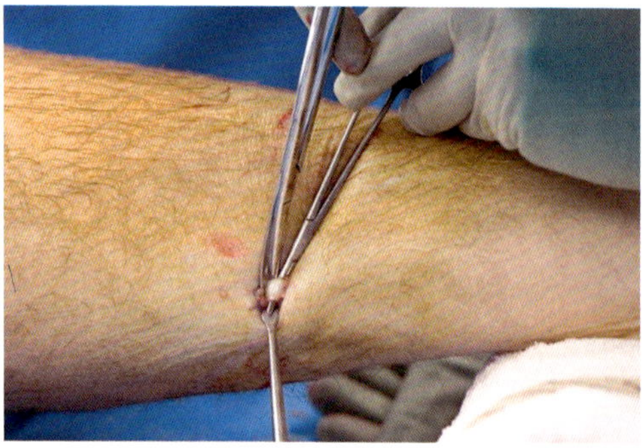

Abb. 11-11 Die Sehne des M. plantaris wird ggf. mit einem Klemmchen aus dem medialen Portal mobilisiert und unter Sicht mit einer Schere tenotomiert.

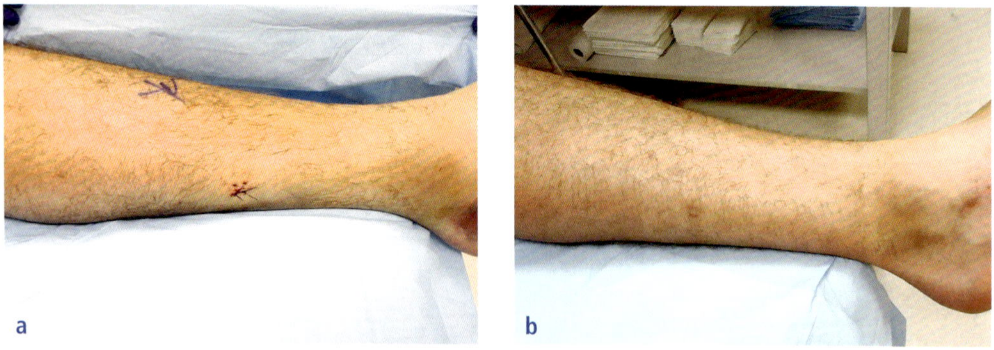

Abb. 11-12 Verschließen der Portale
a Die Portale werden mit Einzelknopfrückstichnähten verschlossen.
b Ergebnis nach Abschluss der Wundheilung

> **Praxistipp** Das Durchtrennen der Aponeurose kann durch Anspannen der Sehnenplatte mittels Dorsalextension des Fußes erleichtert werden.

! **CAVE** Belassene Faseranteile am medialen und lateralen Rand der Aponeurose sowie die Plantarissehne können Ursachen einer ungenügenden Dorsalextension nach dem Gastrocnemiusrelease sein.

11.6 Nachbehandlung

Um Adhäsionen der Aponeurose, die zu einer erneuten Einschränkung der Dorsalextensionsfähigkeit führen, zu verhindern, wird bereits im OP-Saal eine Castschiene oder eine Unterschenkelorthese in Neutralstellung angelegt. Während der 1. postoperativen Woche sollte eine Entlastung an Unterarmgehstützen eingehalten werden. Ab der 2. Woche ist der Übergang zur Vollbelastung in einer Orthese in Neutralstellung erlaubt und der Beginn passiver und aktiver Bewegungsübungen des Sprunggelenks und Fußes wird empfohlen. Die Orthese sollte für insgesamt 4 Wochen postoperativ Tag und Nacht getragen werden, um ein Spitzfußrezidiv zu vermeiden. Sportliche Aktivitäten sind nach 3 Monaten nach dem Eingriff erlaubt, wobei die Patienten darauf hingewiesen werden müssen, dass der Zeitraum bis zu einer vollständigen Wiedererlangung der Wadenmuskelkraft mit der Fähigkeit zum einbeinigen Zehenspitzenstand bis zu 6 Monate betragen kann (Saxena et al. 2011). Falls das endoskopische Gastrocnemiusrelease begleitend zu einer anderen operativen Prozedur durchgeführt wird, z. B. einer Korrekturosteotomie oder einer Arthrodese, richtet sich der Belastungsaufbau maßgeblich nach dem Haupteingriff. Unabhängig davon, sollte jedoch unbedingt die Beübung der Dorsalextension erfolgen, um Rezidivkontrakturen zu verhindern.

Nachbehandlungsschema

- Anlage einer Castschiene oder Unterschenkelorthese in Neutralstellung für 4 Wochen nach dem Eingriff
- Entlastung an Unterarmgehstützen für 1 Woche postoperativ, anschließend Vollbelastung in der Orthese
- passive und aktive Beübung des OSG ab der 2. postoperativen Woche
- stadiengerechte Thromboseprophylaxe, Hochlagerung, Kryotherapie, Schmerztherapie und Lymphdrainage
- sportliche Aktivitäten nach 3 Monaten erlaubt

✘ **Merke** Die vollständige Wiederherstellung der Wadenmuskelkraft nach einer Gastrocnemiusverlängerung kann bis zu 6 Monate dauern.

11.7 Ergebnisse und Risiken

Die endoskopische Gastrocnemiusverlängerung ist eine minimal-invasive OP-Technik, die zu einem guten klinischen kosmetischen Ergebnis führt (Phisitkul et al. 2014, Trevino et al. 2005, Saxena u Widtfeldt 2004, Tashjian et al. 2003, Panchbhavi u. Trevino 2004). Als häufigste Komplikation wird die Verletzung des N. suralis beschrieben. Die Verletzungsrate wird bei diesem Verfahren mit 0–16 % beziffert (DiDomenico et al. 2012, DiDomenico et al. 2005, Grady u. Kelly 2010, Panchbhavi u. Trevino 2004, Poul et al. 2005, Saxena u. Widtfeldt 2004, Tashjian et al. 2003, Trevino et al. 2005), wohingegen bei den offenen Operationsmethoden Raten bis zu 30 % genannt werden (Strayer 1950). Der Vorteil des endoskopischen Vorgehens besteht aus Sicht der Autoren in der Möglichkeit, den N. suralis besser direkt visualisieren und durch die korrekte Platzierung der Arbeitskanüle sicher schützen zu können. In mehreren Arbeiten wird betont, dass eine sichere Darstellung des Nervs empfehlenswert ist, bevor das Hakenmesser in den Trokar eingeführt wird. Auf diese Weise ließ sich die Rate persistierender Nervenschäden auf 3,1 % senken (Phisitkul et al. 2014). Nicht auszuschließen sind transiente Nervenirritationen, die wahrscheinlich durch eine Nervendehnung beim Einschieben der Arbeitshülse oder durch die intraoperative forcierte Weichteildehnung entstehen, die sich aber nach einigen Wochen vollständig zurückbilden.

Bei der Verlängerung des Gastrocnemius-Soleus-Komplexes stellt die Schwächung der Plantarflexion ein Problem dar (Saxena u. Widtfeldt 2004, Schroeder 2012). Booth et al. (2009) konnten in einer Tierstudie sogar eine signifikante Muskelatrophie und eine fettige Degeneration nach der Gastrocnemiusverlängerung nachweisen. Die Arbeitsgruppe hat allerdings bestätigen können, dass diese Veränderungen beim isolierten Gastrocnemiusrelease deutlich geringer ausgeprägt sind als bei einer Achillessehnenverlängerung. Darüber hinaus ist innerhalb von 12–18 Monaten mit einer Verbesserung oder sogar mit einer vollständigen Wiederherstellung der Plantarflexionskraft zu rechnen (Chimera et al. 2010, Hastings et al. 2000, Schroeder 2012, Phisitkul et al. 2014).

In zahlreichen Untersuchungen konnte gezeigt werden, dass sich die beschriebene OP-Methode eignet, die Dorsalextension des OSG um durchschnittlich 13–20° zu verbessern (DiDomenico et al. 2005, DiDomenico et al. 2012, Grady u. Kelly 2010, Panchbhavi u. Trevino 2004, Poul et al. 2005, Saxena u. Widtfeldt 2004, Tashjian et al. 2003, Trevino et al. 2005). In der bis dato größten Patientenserie mit 320 Fällen beobachteten Phisitkul et al. (2014) eine Zunahme der Dorsalextensionsfähigkeit von −0,8 ± 5,4° auf 1,0 ± 6,6° nach 13 Monaten postoperativ. Sowohl der Foot Function Index (FFI) als auch der Short Form 36 Score (SF-36 Score) ließen sich durch die Behandlung steigern. Die endoskopische Technik ermöglicht insgesamt eine schnelle Mobilisation (DiDomenico et al. 2012, Saxena u. Widtfeldt 2004, Saxena et al. 2011).

Das dargestellte Verfahren hat sich in der Therapie der isolierten Verkürzung bzw. Kontraktur des M. gastrocnemius bewährt. Um ein gutes Resultat zu erzielen, ist die korrekte Indikationsstellung von großer Bedeutung. Andere Ursachen der Spitzfußkontraktur (► Kap. 11.1) lassen sich auf diese Weise nicht behandeln und müssen präoperativ durch eine sorgfältige Diagnostik ausgeschlossen werden.

Literatur

Booth BA, Mistovich RJ, Janout M et al. Fatty infiltration of the gastrocsoleus after tendo-achilles lengthening and gastrocnemius recession in a rabbit model. Foot Ankle Int 2009; 30: 778–82.

Chimera NJ, Castro M, Manal K. Function and strength following gastrocnemius recession for isolated gastrocnemius contracture. Foot Ankle Int 2010; 31: 377–84.

Delp SL, Statler K, Carroll NC. Preserving plantarflexion strength after surgical treatment for contracture of the triceps surae: a computer simulation study. J Ortho Res 1995; 13: 96–104.

DiDomenico L, Adams HB, Garchar D. Endoscopic gastrocnemius recession for the treatment of gastrocnemius equinus. J Am Podiatr Med Assoc 2005; 95: 410–3.

DiDomenico L, Groner T, Szczepanski J et al. Endoscopic gastrocnemius recession. In: Saxena A (Hrsg). International advances in Foot and Ankle Surgery. Heidelberg, London, New York: Springer 2012; 431–8.

DiGiovanni CW, Kuo R, Tejwani N et al. Isolated gastrocnemius tightness. J Bone Joint Surg Am 2002; 84: 962–70.

Grady JF, Kelly C. Endoscopic gastrocnemius recession for treating equinus in pediatric patients. Clin Orthop Relat Res 2010; 468: 1033–8.

Hansen ST. Tendon transfers and muscle balancing techniques. Achilles tendon lengthening. In: Hansen S (Hrsg). Functional Reconstruction of the Foot and Ankle. Baltimore: Lippincott Williams & Wilkins 2000; 415–21.

Hastings MK, Mueller MJ, Sinacore DR et al. Effects of a tendo-achilles lengthening procedure on muscle function and gait characteristics in a patient with diabetes mellitus. J Orthop Sports Phys Ther 2000; 30: 85–90.

Herzenberg JE, Lamm BM, Corwin C et al. Isolated recession of the gastrocnemius muscle: the Baumann procedure. Foot Ankle Int 2007; 28: 1154–59.

Panchbhavi VK, Trevino SG. Endoscopic gastrocnemius recession. Foot Ankle Surg 2004; 3: 149–52.

Phisitkul P, Chamnanni R, Femino JE et al. Endoscopic Gastrocnemius Recession for the Treatment of Isolated Gastrocnemius Contracture: A Prospective Study on 320 Consecutive Patients. Foot Ankle Int 2014; 35: 747–56.

Poul J, Tuma J, Bajerova J. Video-assisted tenotomy of the triceps muscle of the calf in cerebral palsy patients. Acta Chir Orthop Traumatol Czech 2005; 72: 170–2.

Saxena A, Widtfeldt A. Endoscopic gastrocnemius recession: preliminary report on 18 cases. Foot and Ankle Surg 2004; 43: 302–6

Saxena A, Grady J, DiDomenico L. Indikation und Technik der endoskopischen Gastroknemiusverlängerung. Arthoskopie 2011; 24: 299–303.

Schroeder SM. Uniportal endoscopic gastrocnemius recession for treatment of gastrocnemius equinus with a dedicated EGR system with retractable blade. J Foot Ankle Surg 2012; 51: 714–9.

Schweinberger MH, Roukis TS. Surgical corrections of soft tissue ankle equinus contracture. Clin Podiatr Med Surg 2008; 25: 571–85.

Silverskjöld N. Reduction of the uncrossed two-joint muscles of the leg to one-joint muscles in spastic conditions. Acta Chir Scand 1924; 56: 315–30.

Strayer LM. Recession of the gastrocnemius: an operation to relieve spastic contracture of the calf muscle. J Bone Joint Surg Am 1950; 32: 671–6.

Tashjian RZ, Appel AJ, Banerjee R et al. Endoscopic gastrocnemius recession: evaluation in a cadaver model. Foot Ankle Int 2003; 24: 607–13.

Trevino S, Gibbs M, Panchbhavi V. Evaluation of results of endoscopic gastrocnemius recession. Foot Ankle Int 2005; 26: 359–64.

Vulpius O, Stoffel A. Orthopädische Operationslehre. Stuttgart: Enke 1913; 29–31.

12 Endoskopisches Plantarfaszienrelease

Amol Saxena, Sabina Malhotra
Übersetzt von Mellany Galla

Die Plantarfasziitis führt insbesondere bei aktiven Menschen und Sportlern bei chronischen Verläufen zu starken Einschränkungen der Belastbarkeit und Lebensqualität. Im Allgemeinen geben die Patienten Belastungs- und/oder Ruheschmerzen im Bereich der plantaren Ferse an. Die Ätiologie der Plantarfasziitis ist bis dato nicht vollständig geklärt (Lemont et al. 2003, Atkins et al. 1999, Werner et al. 2010). Zwar wurde eine Korrelation zwischen dem Vorliegen eines kalkanearen Sporns von über 1 cm Größe und der Prävalenz für eine Plantarfasziitis nachgewiesen (Kelly et al. 1995, Johal u. Milner 2012), doch gibt es keine eindeutigen Belege, ob der Sporn in diesen Fällen Ursache oder Folge der Weichteilerkrankung ist. Unabhängig davon ist der plantare Fersensporn oftmals ein asymptomatischer radiologischer Zufallsbefund.

Vermutet wird ein multifaktorielles Geschehen (Buchbinder 2004, McMillan et al. 2012), wobei intrinsische und extrinsische Faktoren unterschieden werden. Übergewicht mit einem Body-Mass-Index (BMI) von 25–30 (Hill u. Cutting 1989, Riddle et al. 2003, Rano et al. 2001) scheint das Auftreten einer Plantarfasziitis zu begünstigen. Hinsichtlich des Alters und des Geschlechts sind die Angaben in der Literatur allerdings inkonsistent (Beeson 2014). Diskutiert werden als weitere Ursachen systemische Erkrankungen wie die rheumatoide Arthritis (Geppert u. Mizel 1998) und Diabetes mellitus (McNally u. Shetty 2010) sowie Einschränkungen in der Dorsalextension im OSG und im Großzehengrundgelenk (Irving et al. 2007, Riddle et al. 2003) und Achillessehnenkontrakturen (Irving et al. 2006, Rano et al. 2001). Die Hyperpronationsstellung und die Cavusdeformität des Fußes sind oftmals mit einer Plantarfasziitis assoziiert (Singh et al. 1997, Rome et al. 2011). Als äußere Risikofaktoren gelten sowohl mechanische Überbelastung (exzessives oder falsches Training) (Kibler et al. 1991, Irving et al. 2006, Werner et al. 2010) als auch Schuhwerk (Riddle et al. 2003) und ein harter Untergrund (Werner et al. 2010).

Die histopathologischen Untersuchungen zeigen Verdickungen und ödematöse Veränderungen am Plantarfaszienansatz (Narvaez et al. 2000, Lemont et al. 2003, Rome et al. 2002), eine Abnahme der Gewebeelastizität und Vaskularität (Rompe 2003) sowie Mikrorisse (Wearing et al. 2006). Diese strukturelle Degeneration der Kollagenfasern und die mikroskopisch nachgewiesene Inflammationsreaktion führen vermutlich zu dem klinischen Beschwerdebild (Lemont et al. 2003).

12.1 Indikationen

Die Behandlung der Plantarfasziitis wird in erster Linie konservativ durchgeführt. Die Therapiekonzepte umfassen eine nichtsteroidale antiinflammatorische Medikation, Einlagenversorgung, Schuhzurichtungen, Physiotherapie und Ultraschallbehandlung, extrakorporale Stoßwellentherapie und Injektionen mit Corticosteroiden oder thrombozytenreichem Plasma (platelet-rich plasma = PRP).
Bei Versagen der konservativen Maßnahmen über einen Zeitraum von mindestens 3 Monaten besteht die Indikation zum operativen Eingriff. Bei Hochleistungsathleten stellen die Autoren die Indikation zur OP in Fällen mit hohem Leidensdruck bereits früher, um lange Ausfallzeiten zu vermeiden (Saxena et al. 2013). Das **endoskopische Plantarfaszienrelease** hat sich insbesondere bei einem Patientengut, das eine rasche Wiederherstellung der Belastungsfähigkeit erfordert, als sicheres und schnelles Verfahren erwiesen (Othman u. Ragab 2010, Radwan et al. 2012, Saxena et al. 2013).

12.2 Lagerung

Der Patient wird auf dem Rücken gelagert, sodass der Fuß problemlos nach außen (► Abb. 12-1a) und nach innen gedreht werden kann. Die sterile Abdeckung reicht bis über die Malleolengabel. Um den Zugang zur Ferse zu erleichtern, kann der distale Unterschenkel auf einer sterilen Rolle gelagert werden. Eine Blutsperre wird nicht verwendet.

12.3 Instrumentarium

Für das endoskopische Plantarfaszienrelease werden eine Einzelportal- und eine Doppelportalmethode beschrieben. Im Folgenden wird die sogenannte **Duale-Portal-Technik** dargestellt. Die erforderlichen Instrumente entsprechen denen der endoskopischen Gastrocnemiusverlängerung.

Instrumentarium

- Skalpell
- Klemmchen
- 4,0-mm-Arthroskop mit 30°-Blickwinkel
- geschlitzte Arbeitskanüle bzw. Trokar
- Obturator für die Arbeitskanüle
- Elevatorium
- antegrades oder retrogrades Hakenmesser
- ggf. Raspel

Auch hier ist die Wahl zwischen einem vorwärts- und rückwärtsschneidenden Messer dem Operateur überlassen und hat keinen Einfluss auf das OP-Ergebnis.

12.4 Zugangswege

Das **mediale Portal** wird ca. 1 cm anterior des Plantarfaszienansatzes am Kalkaneus und etwa 2,5 cm cranial der Fußsohle angelegt (► Abb. 12-1). Der Zugang lässt sich anhand der anatomischen Landmarken folgendermaßen bestimmen: Der Fuß wird in Neutralstellung gebracht und in Verlängerung der Innenknöchelhinterkante zunächst

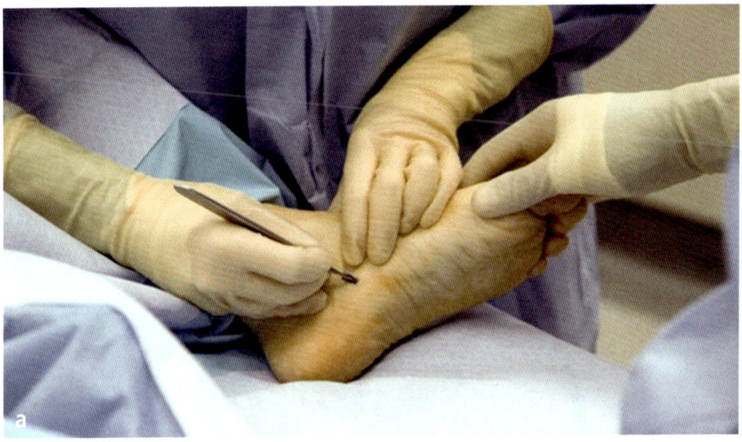

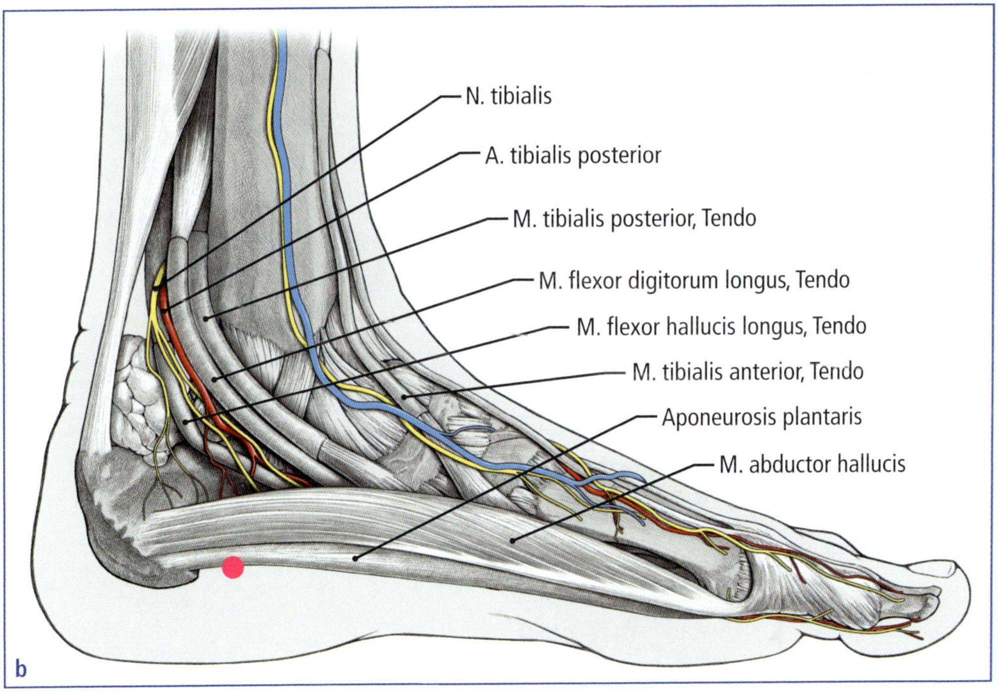

Abb. 12-1 Mediales Portal ca. 1 cm ventral des Ansatzes der Plantarfaszie und etwa 2,5 cm cranial der Fußsohle
a Darstellung am OP-Situs
b schematische Darstellung

eine Linie zur Fußsohle eingezeichnet. Anschließend wird mit einer horizontalen Linie der Übergang zwischen der Fußsohlenhaut und der Fußrückenhaut markiert. Im Kreuzungspunkt dieser beiden Linien befindet sich in der Regel das mediale Portal. Die Inzision wird mit dem Klemmchen aufgespreizt. Mit dem Elevatorium wird das Fettgewebe der Ferse von der Plantarfaszie, die sehr gut als straffe Struktur mit dem Instrument tastbar und abgrenzbar ist, abgeschoben. Die geschlitzte Arbeitskanüle wird mit dem stumpfen Obturator in die nun präformierte Höhle so weit nach lateral eingeschoben, bis die Spitze des Obturators an der lateralen Ferse unter der Haut zu palpieren ist. Bei diesem Vorgang muss darauf geachtet werden, dass der Trokar direkt unter der Aponeurose liegt und der Arbeitsschlitz nach cranial zur Faszie ausgerichtet ist (► Abb. 12-2a, b). Nun wird der Obturator entfernt und das 4,0-mm-Arthroskop

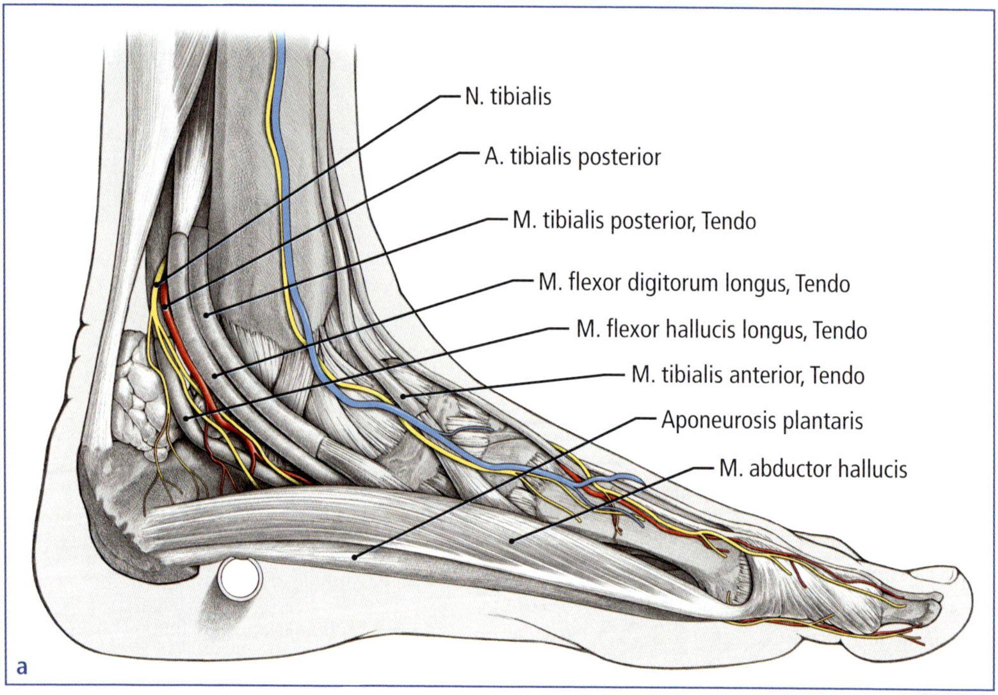

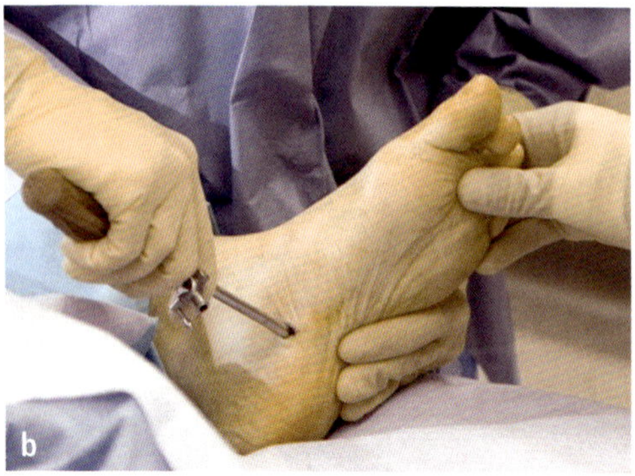

Abb. 12-2 Positionierung der Arbeitshülse
a Einführen des Trokars mit dem stumpfen Obturator über das mediale Portal
b Die Hülse wird direkt unter der Plantarfaszie geführt. Der Arbeitsschlitz ist nach cranial zur Plantaraponeurose ausgerichtet.

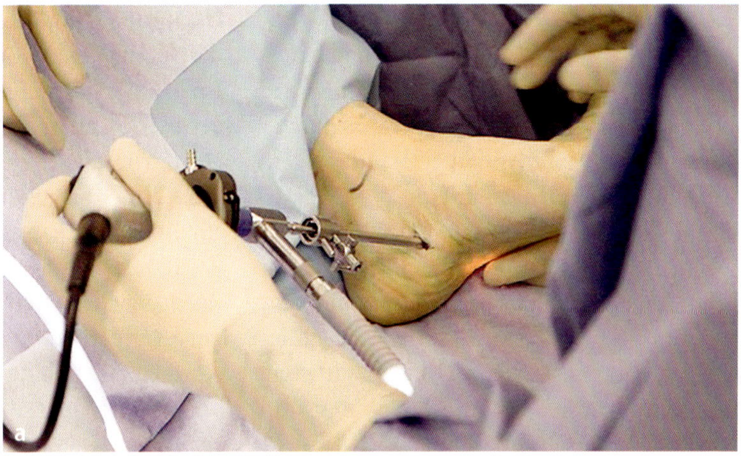

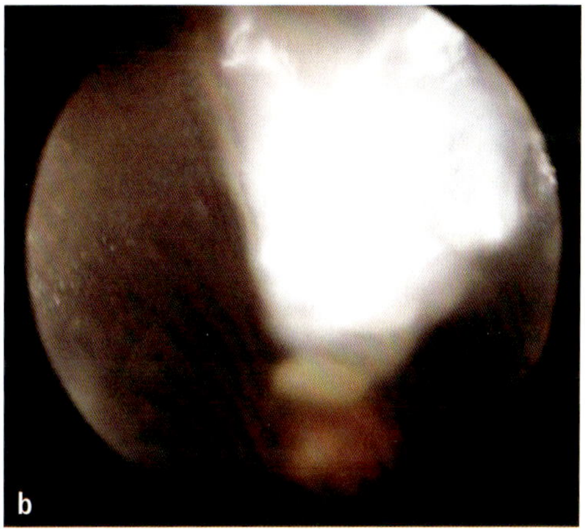

Abb. 12-3 Einbringen des Arthroskops
a Einführen der 4,0-mm-Optik mit 30°-Blickwinkel in den Trokar mit Blickrichtung nach cranial auf die Faszie
b endoskopische Darstellung der Plantarfaszie

eingesetzt (► Abb. 12-3a). Die Inspektion der Plantarfaszie wird durchgeführt, indem das Arthroskop in der Arbeitshülse langsam zurückgezogen wird (► Abb. 12-3b). Es muss sichergestellt werden, dass die Hülse in der korrekten Gewebeschicht liegt und die Plantarfaszie im Arbeitsbereich vollständig vom Fettgewebe befreit ist. Durch erneutes Vorschieben der Optik nach lateral erfolgt an der lateralen Ferse die Identifikation des lateralen Portals, das über eine Stichinzision angelegt wird. Im Anschluss wird der geschlitzte Trokar durch diesen Zugang um etwa 4–5 cm nach außen geführt (► Abb. 12-4), sodass das Arthroskop in das laterale Portal umgesetzt werden kann.

> **Merke** Der Trokar muss korrekt unmittelbar unter der Plantarfaszie positioniert sein, ohne dass Weichteilinterponate die Sicht auf die Aponeurose behindern.
>
> Der Schlitz der Arbeitshülse wird exakt zur Plantarfaszie ausgerichtet.

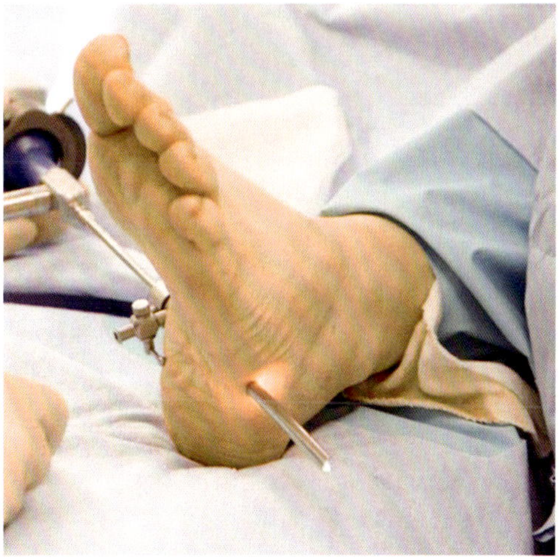

Abb. 12-4 Die Arbeitshülse wird am lateralen Portal so weit durch die Haut geschoben, dass das Arthroskop von lateral in den Trokar eingeführt werden kann.

12.5 Operationstechnik

Ziel ist es, lediglich die mediale Hälfte der Plantaraponeurose zu durchtrennen. Der laterale Anteil sollte intakt gelassen werden, um einen Kollaps des Fußlängsgewölbes zu vermeiden. Um ein übermäßiges Release in jedem Fall zu verhindern, wenden die Autoren folgenden Trick an: Der Trokar wird um 180° rotiert, sodass der Hülsenschlitz nach plantar gerichtet ist. Der Lichtkegel der Optik strahlt dadurch nach plantar und ist durch die Haut erkennbar. Die Transillumination ist hilfreich, um die Position der Arthroskopspitze zu identifizieren. Das Arthroskop, das sich im lateralen Portal befindet, wird nun so weit nach medial geschoben, bis der percutane Lichtkegel in der Mitte der Ferse (Mittelpunkt der mediolateralen Weite) platziert ist (► Abb. 12-5). Diese Position entspricht in etwa der halben Breite der Plantarfaszie und markiert den Grenzpunkt, bis zu dem tenotomiert werden soll. Der Trokar wird dann wieder um 180° zurückrotiert, bis der Schlitz wieder streng cranial liegt und durch den Arbeitsschlitz die Plantarfaszie sicher identifizierbar ist. Im nächsten Schritt wird von medial ein Hakenmesser eingeführt (► Abb. 12-6a). Wird ein retrograd schneidender Haken benutzt, wird dieser bis an das Arthroskop herangeführt, ohne dieses zu beschädigen. Durch Zurückziehen der Klinge im Hülsenschlitz wird die Plantarfaszie durchtrennt, wobei das Arthroskop den lateralen Anteil der Aponeurose schützt. Verwendet man eine antegrade Klinge, wird diese im Trokar vorsichtig nach lateral vorgeschoben, bis sie unmittelbar vor der Arthroskopspitze zu liegen kommt (► Abb. 12-6b). Dieser Arbeitsschritt muss so lange wiederholt werden, bis alle Fasern durchtrennt sind und der Muskelbauch des M. flexor hallucis brevis sichtbar ist (► Abb. 12-6c). Die Portale werden zum Abschluss durch Hautnähte verschlossen (► Abb. 12-7).

> **Praxistipp** Mithilfe der Transillumination kann die Tenotomiestrecke markiert werden.

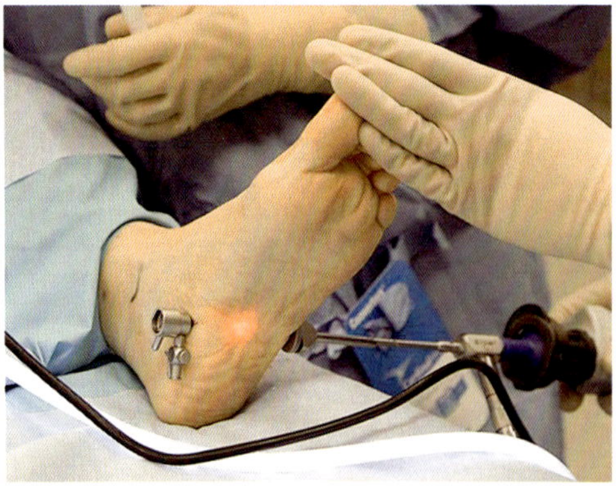

Abb. 12-5 Umsetzen des Arthroskops nach lateral in den Trokar. Durch Diaphanoskopie wird der Grenzpunkt der Tenotomie markiert.

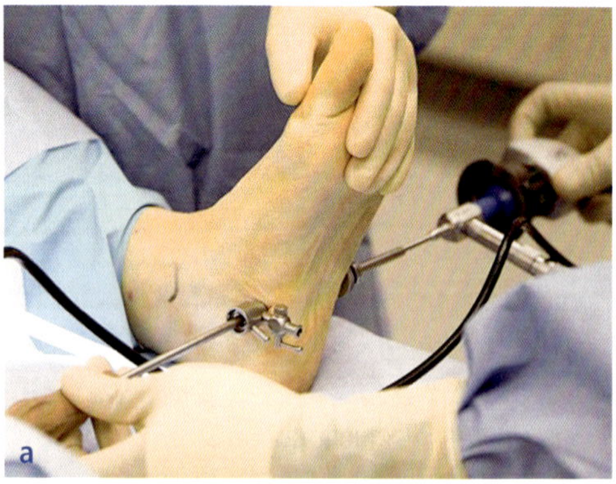

Abb. 12-6 Einbringen des Hakenmessers und Durchtrennung der Fasern
a Positionieren des antegraden Hakenmessers von medial im Trokar, sodass die Klinge in dem cranialen Schlitz der Hülse liegt

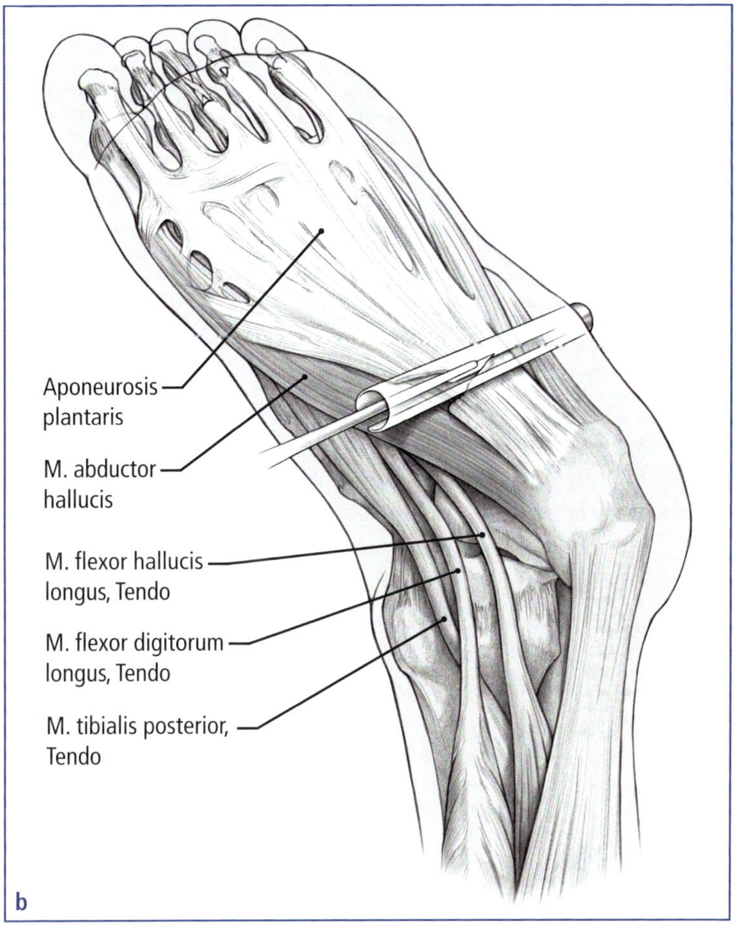

Abb. 12-6 (Fortsetzung)
b Vorschieben der antegrad schneidenden Klinge innerhalb des Öffnungsschlitzes von medial nach lateral

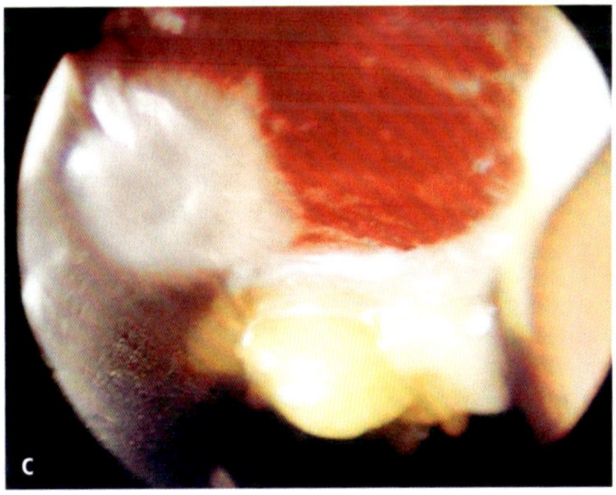

Abb. 12-6 (Fortsetzung)
c Nach vollständiger Durchtrennung der medialen Aponeurosenanteile gelangt der Muskelbauch des M. flexor hallucis brevis zur Ansicht.

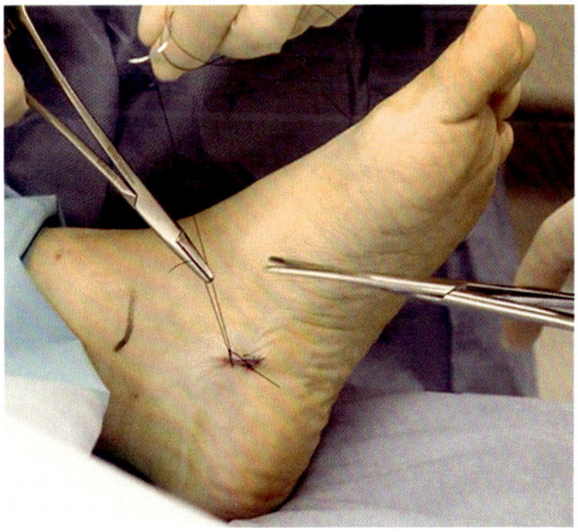

Abb. 12-7 Verschluss der Zugänge durch Hautnähte

12.6 Nachbehandlung

Die Patienten werden postoperativ mit einem kurzen Walkerboot versorgt. Die ersten beiden postoperativen Wochen sollte eine Entlastung des Fußes an Unterarmgehhilfen eingehalten werden. Im Anschluss ist für weitere 2 Wochen ein Belastungsaufbau im Walkerschuh erlaubt. Nach 4 Wochen darf Konfektionsschuhwerk getragen und eine Vollbelastung durchgeführt werden. Die Verordnung von Lymphdrainage erfolgt in Abhängigkeit von Schwellungszuständen, die nach der beschriebenen Operationsmethode eher selten auftreten. Die aktive und passive Physiotherapie sollte in den ersten 4 Wochen nach dem Eingriff maximal bis zur Schmerzgrenze durchgeführt werden. Anschließend sind forcierte Dehnübungen und die Wiederaufnahme der sportlichen Belastung erlaubt.

12.7 Ergebnisse und Risiken

Das endoskopische partielle Release der Plantarfaszie hat sich als gute Behandlungsmethode für Patienten erwiesen, bei denen die konservative Therapie keine Beschwerdelinderung erreichen konnte (Boyle u. Slater 2003, Morton et al. 2013). Mehrere Studien berichten über sehr gute postoperative Resultate im AOFAS Hindfoot Score, VAS-Score und Maryland Score (Bader et al. 2012, Barrett u. Day 1993, El Shazly et al. 2010, Bazaz u. Ferkel 2007, O'Malley et al. 2000, Urovitz et al. 2008). Ogilvie-Harris und Lobo (2000) konnten zeigen, dass 71 % ihrer Patienten nach dem endoskopischen Eingriff ein uneingeschränktes Sportniveau erreichten. In der Langzeituntersuchung von Nery et al. (2013) mit einem Follow-up von 9,6 Jahren verbesserte sich der AOFAS Score ebenfalls von 51 auf 89 Punkte, wobei das Vorliegen eines Fersensporns das Ergebnis nicht signifikant beeinflusste. Eine Symptomdauer über 2 Jahre (Bader et al. 2012) und ein BMI größer als 27 (Saxena 2004) scheinen sich hingegen negativ auf das postoperative Outcome auszuwirken.

Die Komplikationsrate des endoskopischen Plantarfaszienrelease ist insgesamt gering (El Shazly et al. 2010, Barrett et al. 1995, Boyle u. Slater 2003, Saxena 2004), schwerwiegende Komplikationen werden nicht beschrieben. Bei der endoskopischen OP-Methode ist das Risiko einer Verletzung der plantaren Nerven als gering einzustufen, wenn die Plantarfaszie wie beschrieben ausreichend vom Subcutangewebe befreit und die Position des Trokars sorgfältig überprüft wird.

Als Vorteile der endoskopischen Operation gelten weiterhin die geringe Morbidität und die schnellere Rekonvaleszenz im Vergleich zum offenen Plantarfaszienrelease (Tomczak u. Haverstock 1995).

Literatur

Atkins D, Crawford F, Edwards J et al. A systematic review of treatments for the painful heel. Rheumatology 1999; 38: 968–73.

Bader L, Park K, Gu Y et al. Functional Outcome of Endoscopic Plantar Fasciotomy. Foot Ankle Int 2012; 33: 37–43.

Barrett SL, Day S, Endoscopic plantar fasciotomy V. Two portal endoscopic surgical techniques-clinical results of 65 procedures. J Foot Ankle Surg 1993; 32: 248–56.

Barrett SL, Day SV, Pignetti TT et al. Endoscopic plantar fasciotomy: a multi-surgeon prospective analysis of 652 cases. J Foot Ankle Surg 1995; 34: 400–6.

Bazaz R, Ferkel RD. Results of endoscopic plantar fascia release. Foot Ankle Int 2007; 28: 549–56.

Beeson P. Plantar fasciopathy: revisiting the risk factors. Foot Ankle Surg 2014; 20: 160–5.

Boyle RA, Slater GL. Endoscopic plantar fascia release: a case series. Foot Ankle Int 2003; 24: 176–9.

Buchbinder R. Plantar fasciitis. N Engl J Med 2004; 350; 2159–66.

El Shazly O, El Hilaly RA, Abou El Soud MM et al. Endoscopic plantar fascia release by hooked soft-tissue electrode after failed shock wave therapy. Arthroscopy 2010; 26: 1241–5.

Geppert MJ, Mizel MS. Management of heel pain in the inflammatory arthritides. Clin Orthop Relat Res 1998; 349: 93–9.

Hill JJ Jr, Cutting PJ. Heel pain and body weight. Foot Ankle 1989; 9: 254–6.

Irving DB, Cook JL, Menz HB. Factors associated with chronic plantar heel pain: a systematic review. J Sci Med Sport 2006; 9: 11–22.

Irving DB, Cook JL, Young MA et al. Obesity and pronated foot type may increase the risk of chronic plantar heel pain: a matched case-control study. BMC Musculoskelet Disord 2007; 8: 41.

Johal KS, Milner SA. Plantar fasciitis and the calcaneal spur: Fact or fiction? Foot Ankle Surg 2012; 18: 39–41.

Kelly A, Wainwright A, Winson I. Spur formation and heel pain. Clin Orthop Relat Res 1995; 319: 330.

Kibler WB, Goldberg C, Chandler TJ. Functional biomechanical deficits in running athletes with plantar fasciitis. Am J Sports Med 1991; 19: 66–71.

Lemont H, Ammirati K, Usen N. Plantar fasciitis: a degenerative process (fasciosis) without inflammation. J Am Podiatr Med Assoc 2003; 93: 234–7.

McMillan AM, Landorf KB, Gilheany MF et al. Ultrasound guided corticosteroid injection for plantar fasciitis: randomised controlled trial. Br Med J 2012, 344: e3260.

McNally EG, Shetty S. Plantar fascia: imaging diagnosis and guided treatment. Semin Musculoskelet Radiol 2010; 14: 334–43.

Morton TN, Zimmerman JP, Lee M et al. A review of 105 consecutive uniport endoscopic plantar fascial release procedures for the treatment of chronic plantar fasciitis. J Foot Ankle Surg 2013; 52: 48–52.

Narvaez JA, Narvaez J, Ortega R et al. Painful heel: MR imaging findings. Radiographics 2000; 20: 333–52.

Nery C, Raduan F, Mansur N et al. Endoscopic approach for plantar fasciopathy: a long-term retrospective study. Int Orthop 2013; 37: 1151–6.

Ogilvie-Harris DJ, Lobo J. Endoscopic plantar fascia release. Arthroscopy 2000; 16: 290–8.

O'Malley MJ, Page A, Cook R. Endoscopic plantar fasciotomy for chronic heel pain. Foot Ankle Int 2000; 21: 505–10.

Othman AMA, Ragab EM. Endoscopic plantar fasciotomy versus extracorporeal shock wave therapy for the treatment of chronic plantar fasciitis. Arch Orthop Trauma Surg 2010; 130: 1343–7.

Radwan YA, Mansour AMR, Badawy WS. Resistant plantar fasciopathy: shock wave versus endoscopic plantar fascial release. Int Orthopedics 2012; 36: 2147–56.

Rano JA, Fallat LM, Savoy-Moore RT. Correlation of heel pain with body mass index and other characteristics of heel pain. J Foot Ankle Surg 2001; 40: 351–6.

Riddle DL, Pulisic M, Pidcoe P et al. Risk factors for plantar fasciitis: a matched case-control study. J Bone Joint Surg Am 2003; 85A: 872–7.

Rome K, Campbell R, Flint A et al. Heel pad thickness – a contributing factor associated with plantar heel pain in young adults. Foot Ankle Int 2002; 23: 142–7.

Rome K, Howe T, Halock I. Risk factors associated with the development of plantar heel pain in athletes. Foot 2011; 11: 119–25.

Rompe JD, Decking J, Schoellner C, Nafe B. Shock wave application for chronic plantar fasciitis in running athletes. Am J Sports Med 2003; 31: 268–75.

Saxena A. Uniportal endoscopic plantar fasciotomy: a prospective study on athletic patients. Foot Ankle Int 2004; 25: 882–9.

Saxena A, Fournier M, Gerdesmeyer L et al. Comparison between extracorporeal shockwave therapy, placebo ESWT and endoscopic plantar fasciotomy for the treatment of chronic plantar heel pain in the athlete. Muscles Ligaments Tendons J 2013; 2: 312–6.

Singh D, Angel J, Bentley G et al. Fortnightly review. Plantar fasciitis. Br Med J 1997; 315: 172–5.

Tomczak RL, Haverstock B. A retrospective comparison of endoscopic plantar fasciotomy to open plantar fasciotomy with heel spur resection for chronic plantar fasciitis heel spur syndrome. J Foot Ankle Surg 1995; 34: 305–11.

Urovitz E, Birk-Urovitz A, Birk-Urovitz E. Endoscopic plantar fasciotomy in the treatment of chronic heel pain. Can J Surg 2008; 51: 281–3.

Wearing SC, Smeathers JE, Urry SR et al. The pathomechanics of plantar fasciitis. Sports Med 2006; 36: 585–611.

Werner RA, Gell N, Hartigan A et al. Risk factors for plantar fasciitis among assembly plant workers. Phys Med Rehabil 2010; 2: 110–6.

13 Operative Behandlung osteochondraler Läsionen am Talus

Christoph Becher, Christian Plaaß, Hajo Thermann

Die operative Therapie osteochondraler Läsionen (OCL) des Talus umfasst eine Reihe von Möglichkeiten, welche letztendlich alle das Ziel verfolgen, die Gelenkfunktion und die Schmerzsymptomatik zu verbessern sowie die Gelenkoberfläche und den subchondralen Knochen möglichst wiederherzustellen. Eine genaue Analyse der Pathologie und Kenntnisse der Therapieoptionen sind für die richtige Wahl der Behandlung vorauszusetzen. Evidenzbasierte Empfehlungen zu den verschiedenen Operationsmethoden können anhand der verfügbaren Literatur nicht gegeben werden.

Bei den Therapiemöglichkeiten werden folgende **Grundprinzipien** unterschieden (Giannini u. Vannini 2004, van Bergen et al. 2008, Zengerink et al. 2010):

- Erhalt der Gelenkoberfläche durch Refixation eines osteochondralen Fragments
- Revitalisierung des subchondralen Knochens bei intakter Knorpelschicht durch ein retrogrades Vorgehen (retrograde Anbohrung oder retrograde Spongiosaauffüllung)
- Débridement der Läsion mit Entfernung des pathologisch veränderten Knorpels und Knochens mit Stimulierung des subchondralen Knochens zur Bildung eines Ersatzgewebes (z. B. anterograde Anbohrung, Mikrofrakturierung, evtl. ergänzende Anwendung eines matrixassoziierten Verfahrens [AMIC])
- Débridement der Läsion mit Entfernung des pathologisch veränderten Knorpels und Knochens mit Einbringung juveniler allogener Knorpelpartikel
- Débridement der Läsion mit Entfernung des pathologisch veränderten Knorpels und Knochens mit Transplantation eines autologen Knorpel-/Knochenzylinders (OATS, Mosaikplastik) als Ersatz des hyalinen Gelenkknorpels
- Versuch der Wiederherstellung eines hyalinartigen Knorpelersatzgewebes durch autologe matrixassoziierte Knorpelzelltransplantation (MACT)
- Implantation eines lokalen metallischen Oberflächenersatzes (HemiCAP®)

Grundsätzlich müssen bei der operativen Therapie etwaige Begleitpathologien, wie z. B. eine Gelenkinstabilität oder ein Malalignment, berücksichtigt werden, welche im Rahmen der Behandlung der osteochondralen Läsion entsprechend mit adressiert werden müssen.

> **Merke** Im Rahmen der Therapie der OCL müssen etwaige Begleitpathologien mit adressiert werden.

Weiterhin sind verschiedene Einflussfaktoren bei der Therapiewahl zu bedenken. Dazu gehören die Ätiologie der Läsion (traumatisch oder nichttraumatisch), die Symptomdauer (akut oder chronisch), die Größe der Läsion, die Klassifikation, das Alter und Gewicht des Patienten, sonstige Erkrankungen (z. B. Knochenstoffwechselstörungen) sowie Ziele des Patienten in Bezug auf sportliche und berufliche Aktivitäten.

Die bildgebende Analyse der Pathologie ist für die Entwicklung einer Behandlungsstrategie unabdingbar. Ziel der Bildgebung ist primär die Entdeckung der Pathologie, die Feststellung der Lokalisation und Größe der Läsion und zudem die Beurteilung der Knorpelschicht sowie des subchondralen Knochens hinsichtlich eines begleitenden Knochenmarködems und zystischen Veränderungen. Zudem sollten mögliche sekundäre Begleitpathologien wie Band- und Sehnenverletzungen sowie Achsenfehlstellungen beurteilt werden. Zur präoperativen Planung und Klassifizierung der Läsion ist heutzutage ein Schnittbildverfahren zu fordern. Bezüglich der Wertigkeit der verschiedenen Bildgebungsmethoden untereinander besteht in der Literatur allerdings keine Ei-

Tab. 13-1 Klassifikationen der OCL basierend auf verschiedenen Bildgebungsverfahren (siehe Text)

Stadium	Röntgen	MRT	CT	Arthroskopie
I	lokalisierte Zone subchondraler Trabekelkompression	Verdickung des Knorpels und Signalminderung, fokaler Ödemnachweis	zystische Läsion mit intakter Corticalis	Knorpelerweichung
II	inkomplette Separation des Fragments	Aufbruch des Knorpels, Signalminderung hinter dem Fragment als Zeichen einer fibrösen Anheftung, fokaler und perifokaler Ödemnachweis	*IIa:* zystische Läsion mit Kommunikation zur Oberfläche *IIb:* offene artikuläre Läsion mit nichtdisloziertem Fragment	Knorpelerweichung und Rissbildung
III	komplette Separation des Fragments ohne Dislokation	Aufbruch des Knorpels, Darstellung von Synovialflüssigkeit zwischen Fragment und subchondralem Knochen	komplette Separation des Fragments ohne Dislokation	teilabgelöstes Knorpel-Knochen-Fragment
IV	Dislokation des Fragments	Dislokation des Fragments	Dislokation des Fragments	Dislokation des Fragments

nigkeit (Linklater 2010, Merian u. Easley 2008). In einer Arbeit von Verhagen et al. (2005) wurden für die Magnetresonanztomografie (MRT), die Computertomografie (CT) und die Arthroskopie eine ähnliche Sensitivität und Spezifität in der Detektion osteochondraler Läsionen bescheinigt.

Die im klinischen Alltag gebräuchliche Klassifikation von Berndt und Harty (1959) basiert auf dem konventionell radiologischen Befund und differenziert vier Stadien. Loomer et al. (1993) sowie Scranton und McDermott (2001) fügten bei der Röntgeneinteilung später ein fünftes Stadium hinzu, um subchondrale Zystenbildung bei einer OCL zu erfassen. Andere Klassifizierungssysteme basieren auf dem CT-Befund (Ferkel et al. 1990), dem MRT-Befund (Hepple et al. 1999) oder auf dem arthroskopischen Befund (Ferkel et al. 2007). Ein Überblick über die Klassifikationen ist in Tabelle 13-1 aufgeführt.

Im Folgenden werden die im deutschen Sprachraum üblicherweise angewendeten operativen Techniken dargestellt. Ein Algorithmus gibt einen Gesamtüberblick über das empfohlene Vorgehen (► Abb. 13-1).

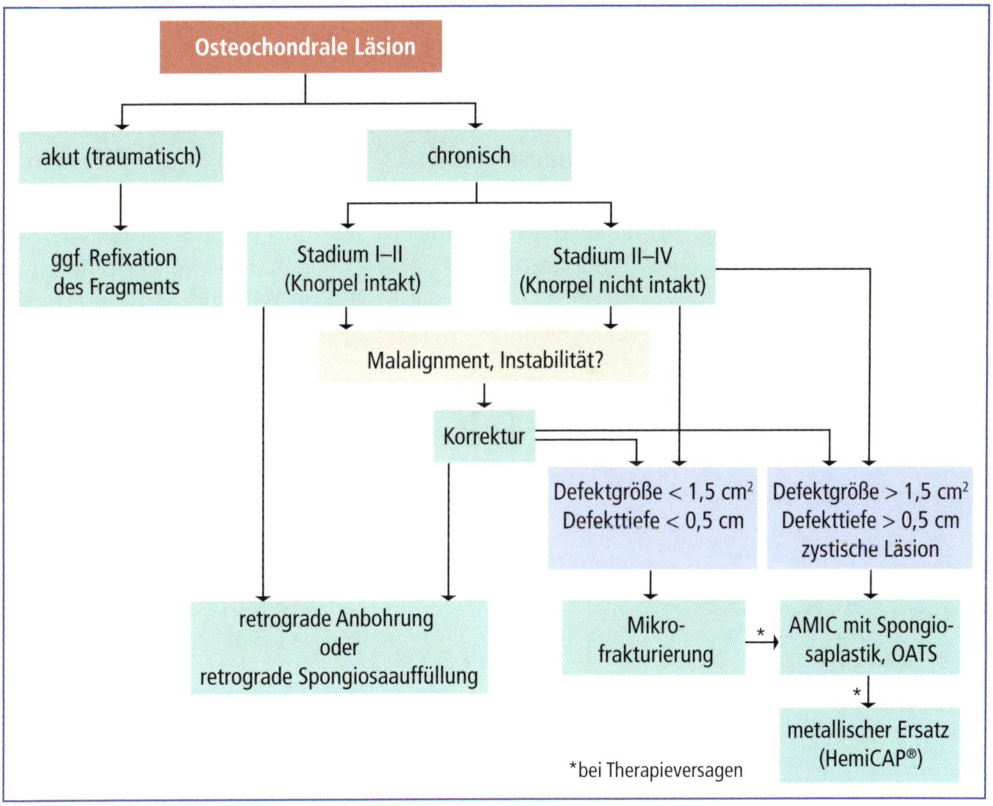

Abb. 13-1 Algorithmus zum therapeutischen Vorgehen bei osteochondralen Läsionen am Talus

13.1 Arthroskopische Mikrofrakturierung

Die Technik der Mikrofrakturierung gehört zu den **knochenmarkstimulierenden Techniken** und hat zum Ziel, eine Regeneratbildung zur Auffüllung der Knorpelläsion anzuregen. Grundprinzip ist die Perforation der subchondralen Knochenschicht bis in die vaskularisierte Zone, was zur Bildung eines Blutkoagels führt (Steadman et al. 2001) (► Abb. 13-2). Experimentelle Studien haben gezeigt, dass pluripotente Stammzellen aus dem Knochenmark und zusätzlich auch aus der Synovialmembran in dieses Koagel einwandern und sich in Chondroblasten und Chondrozyten differenzieren können. Das Behandlungsziel der Mikrofrakturierung ist die Bildung eines möglichst belastungsstabilen Ersatzknorpelgewebes. Das arthroskopische Vorgehen der Knochenmarkstimulation stellt nach einem Expertenkonsensus während der „Conference of the International Society of Arthroscopy, Knee Surgery and Orthopaedic Sports Medicine and International Federation of Sports Medicine (ISAKOS-FIMS)" aus dem Jahre 2005 für die meisten Fälle die Methode der ersten Wahl dar (van Bergen et al. 2008).

> ✘ **Merke** Durch die Mikrofrakturierung bildet sich ein Ersatzknorpelgewebe.

13.1.1 Indikationen

Grundsätzlich gilt, dass beschwerdefreie Patienten mit einer radiologisch nur „akzidentell" festgestellten osteochondralen Läsion nicht operiert werden sollten. Die Indikation zur arthroskopischen Mikrofrakturierung besteht bei einer symptomatischen osteochondralen Läsion ab dem Stadium II, wenn der Knorpel bei der Begutachtung mit dem Tasthaken deutlich erweicht oder aufgebrochen ist. Es herrscht relative Einigkeit darüber, dass ab dem Stadium III einer chronischen OCL ein Débridement der Läsion erfolgen muss, um die geschädigten Knorpel- und Knochenareale zu entfernen. Die alleinige Anbohrung bzw. Mikrofrakturierung ist hier nicht Erfolg versprechend. Die

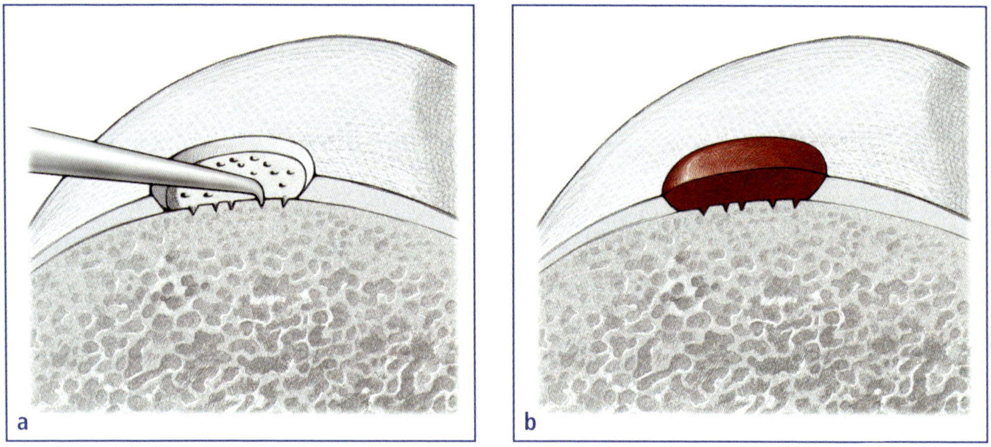

Abb. 13-2 Prinzip der Mikrofrakturierung
a Die subchondrale Knochenschicht wird bis in die vaskularisierte Zone perforiert.
b Dadurch bildet sich ein mesenchymaler Blutkoagel.

Grenze der Defektgröße für ein erfolgreiches Ergebnis nach einer arthroskopischen Mikrofrakturierung am Talus liegt nach Literaturdatenlage bei etwa 1,5 cm^2 (Choi et al. 2009, Chuckpaiwong et al. 2008). Bei zystischen Läsionen oder ausgeprägten knöchernen Defekten sind andere Verfahren (z. B. osteochondrale Transplantation oder autologe matrixinduzierte Chondrogenese mit Spongiosaplastik) zu diskutieren. Allerdings konnte gezeigt werden, dass selbst bei zystischen Läsionen mit einer alleinigen Mikrofrakturierung gute Ergebnisse erreicht werden (Jung et al. 2011).

Merke Der Zufallsbefund einer asymptomatischen osteochondralen Läsion bedarf keiner operativen Therapie.

Eine arthroskopische Mikrofrakturierung ist bis zu einer Defektgröße von etwa 1,5 cm^2 Erfolg versprechend.

13.1.2 Lagerung

Die Operation kann unter Allgemein- oder Rückenmarksanästhesie durchgeführt werden. Eine Antibiotikaprophylaxe wird als nicht notwendig erachtet. Der Patient wird in Rückenlage gelagert. Die Lagerung entspricht der Vorgehensweise wie bei der ventralen Sprunggelenksarthroskopie und wird in Kapitel 4.2 dargestellt.

13.1.3 Instrumentarium

In der Regel ist ein 4,0-mm-Standardarthroskop mit einer 30°-Optik ausreichend. Bei engen Gelenkverhältnissen oder weiter posterior gelegenen Läsionen sollte allerdings ein 2,4-mm- oder 2,7-mm-Arthroskop zur Verfügung stehen, um den Defektbereich adäquat einsehen und behandeln zu können. Zum Débridement der Läsion sind Curetten bzw. scharfe Löffel notwendig. Zudem sollten eine Fasszange und ein Shaver (Durchmesser von 4,0 mm oder kleiner) zur Verfügung stehen. Zur eigentlichen Mikrofrakturierung werden Ahlen mit verschiedenen Krümmungsradien verwendet.

Instrumentarium

- Skalpell und Klemmchen
- 4,0 mm- oder 2,4-mm- bzw. 2,7-mm-Arthroskop mit 30°-Blickwinkel
- ggf. Distraktor
- Shaveransätze (Weichteilresektor und ggf. Fräse 4,0 mm oder kleiner)
- Curetten
- scharfe Löffel
- Ahlen in verschiedenen Krümmungsradien 30–90°
- Fasszange

13.1.4 Zugangswege

In der Regel können die Läsionen über das **anteromediale** und **anterolaterale Standardportal** behandelt werden (► Kap. 4.4, ► Abb. 13-3) (Becher et al. 2008). Orientierend kann bei einer physiologischen uneingeschränkten Plantarflexionsmöglichkeit angenommen werden, dass neben den anterioren Defekten auch Läsionen, welche die vordere Hälfte des posterioren Anteil des Talus betreffen, erreicht und rein arthroskopisch behandelt werden können. Im Zweifelsfall kann eine Bildgebung in maximaler Plantarflexionsstellung des Fußes weitere Hinweise geben, inwieweit die Läsion durch das Manöver nach ventral bewegt werden kann.

Neben den Standardportalen können zur besseren Erreichbarkeit der Läsion ein **supero-**

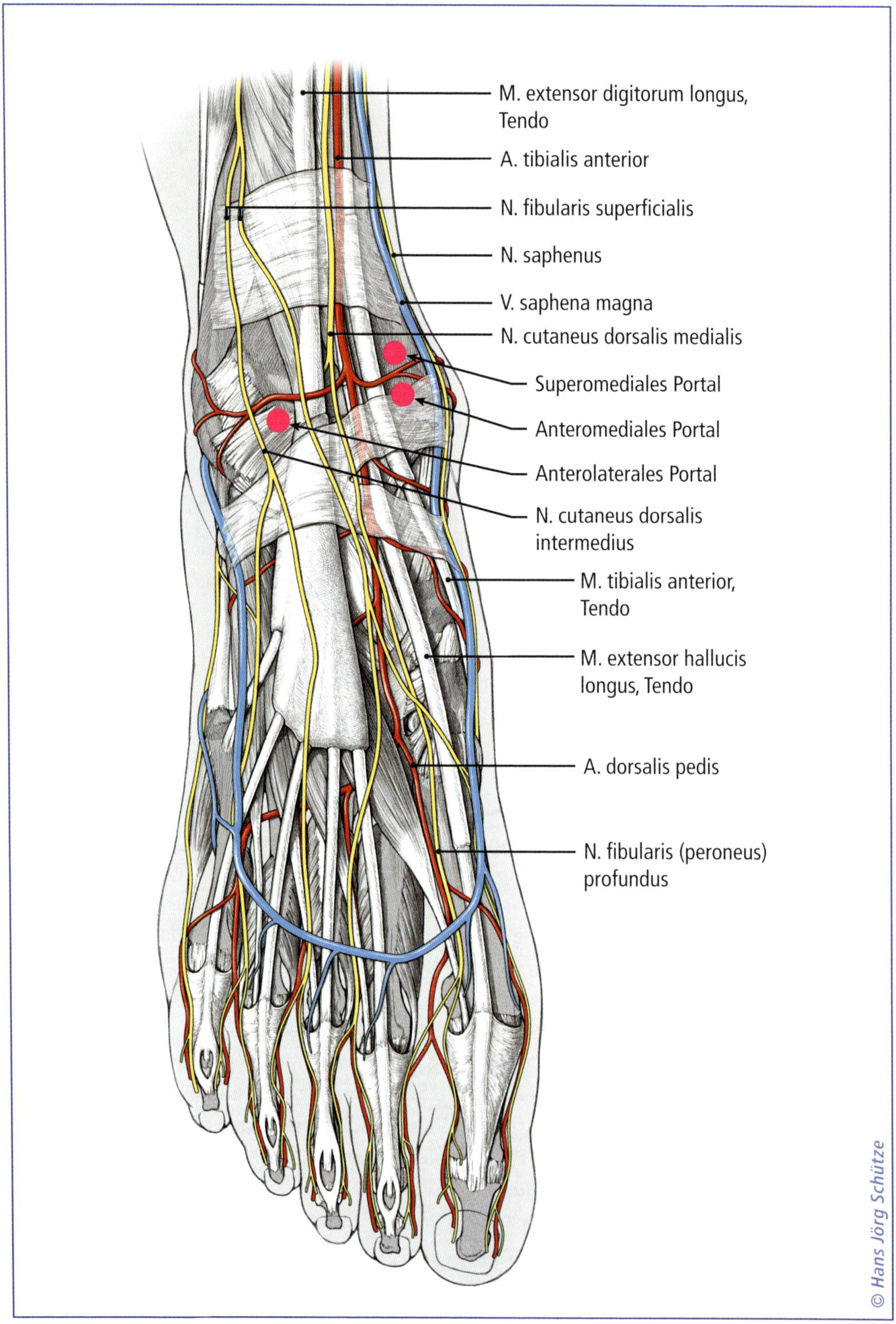

Abb. 13-3 Schematische Darstellung der Arthroskopiezugänge zur arthroskopischen Mikrofrakturierung

mediales Portal oder ein **posterolaterales Portal** erforderlich sein. Der superomediale Zugang wird unter Sicht ca. 1 cm oberhalb des anteromedialen Zugangs angelegt (► Abb. 13-3). Für den posterolateralen Zugang wird ein Kirschner-Draht oder ein Wissinger-Rod über den anteromedialen Zugang unter Distraktion und Sicht nach posterolateral durch das Gelenk gebracht. Er sollte zur Etablierung der posterolateralen Inzision neben der Achillessehne austreten (Wissinger-Technik) (► Kap. 5.4.1, ► Abb. 5-3 u. 5-4).

> **Praxistipp** In manchen Fällen ist zur besseren Präparier- und Durchführbarkeit der Mikrofrakturierung ein superomedialer oder posterolateraler Zugang sinnvoll.

13.1.5 Operationstechnik

Vor der Durchführung des diagnostischen Rundganges muss meist eine partielle Synovialektomie durchgeführt werden, um eine ausreichende Sicht über das Gelenk zu haben. Dies gilt insbesondere nach Voroperationen oder bei einer schweren Synovialitis. Anschließend wird der Knorpel mit dem Tasthaken auf seine Stabilität überprüft. Bei der Untersuchung des im bildgebenden Befund umschriebenen Defektbereichs wird bei sehr weichem Knorpel mit tiefem Eintauchen des Tasthakens sowie bei aufgebrochener Knorpeloberfläche (► Abb. 13-4) die Indikation zu einem Débridement mit folgender Mikrofrakturierung bestätigt. Entsprechend der von Steadman et al. (2001) beschriebenen Technik werden instabile Knorpelanteile und nekrotisches Knochengewebe mit Curetten bzw. scharfen Löffeln, Shaver und Fasszange entfernt. Für die optimale Anheftung des Blutkoagels nach der Mikrofrakturierung müssen die

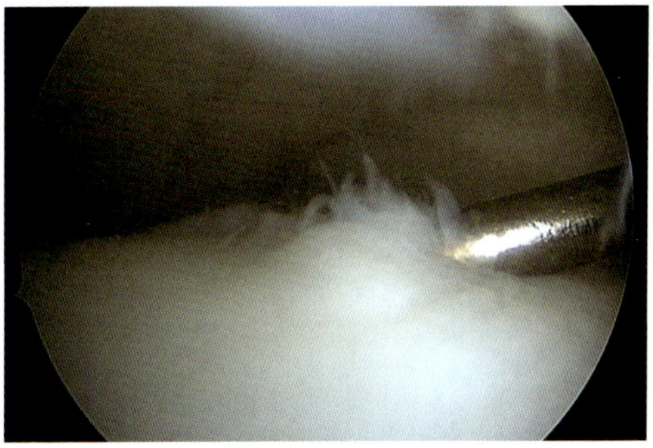

Abb. 13-4 Arthroskopische Untersuchung des Defektbereichs an der medialen Talusschulter mit dem Tasthaken. Der Knorpel ist aufgebrochen und lässt sich vom Knochen abheben.

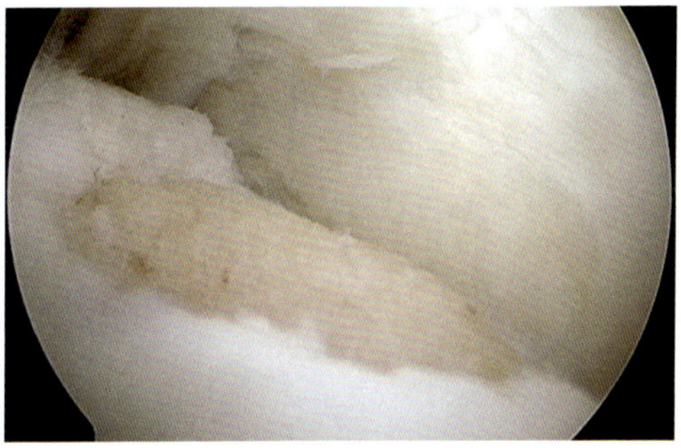

Abb. 13-5 Nach dem Débridement des Defekts bestehen stabile Knorpelränder.

Knorpelränder stabil und senkrecht sein (► Abb. 13-5). Bei Defekttiefen von mehr als 0,5 cm ist ein offenes Vorgehen mit Spongiosaplastik zu empfehlen (► Kap. 13.2).

Je nach Lokalisation der Läsion werden Ahlen mit unterschiedlichen Krümmungsradien (30–90°) benötigt. Die Ahlen werden von den beschriebenen Zugängen aus in der Defektzone platziert und zunächst unter vorsichtigen Hammerschlägen ca. 1 mm eingebracht, um ein Abrutschen der Ahle und dadurch hervorgerufene Destruktionen des subchondralen Raums zu verhindern. Weist die Instrumentenspitze einen festen Sitz im Knochen auf, wird die Ahle mit etwas kräftigeren Hammerschlägen ca.

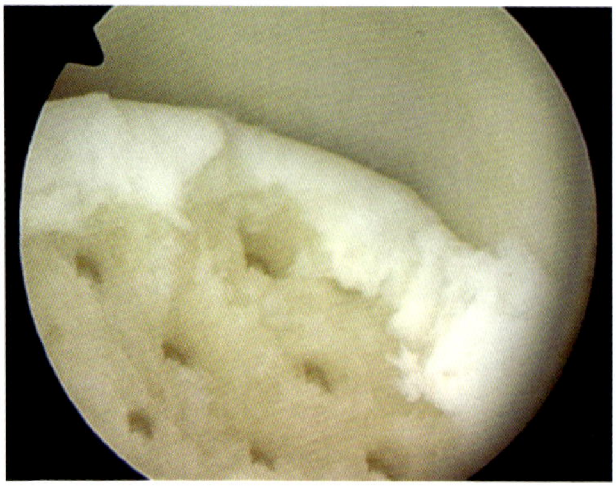

Abb. 13-6 Ergebnis nach Débridement der Subchondralschicht und Mikrofrakturierung (mit freundlicher Genehmigung von Dr. M. Galla, Hildesheim)

3–4 mm in die Tiefe geschlagen, bis Fettaugen als Zeichen der Markraumperforation auftreten. Die Mikrofrakturen sollten von der Peripherie der Läsion aus nach zentral im Sinne eines Schachbrettmusters mit ca. 2–4 mm großen Zwischenräumen angelegt werden (► Abb. 13-6). Nach Beendigung der Mikrofrakturierung erfolgen nochmals eine Glättung und die Entfernung von kleinen Knochenanteilen mit dem Shaver.

> ✘ **Merke** Bei Defekttiefen von mehr als 0,5 cm sollte eine Spongiosaplastik mit Einbringen einer Kollagenmembran (► Kap. 13.2.5) durchgeführt werden, um den Knochendefekt auszugleichen.

13.1.6 Nachbehandlung

Ein korrekt eingehaltenes postoperatives Rehabilitationsprogramm ist für den Erfolg der operativen Therapie bei allen knorpelrekonstruktiven Maßnahmen essenziell. Der durch die Mikrofrakturierung entstandene Blutkoagel soll sich im Defektbereich stabilisieren und im Verlauf zu einem Ersatzknorpelgewebe differenzieren. Entsprechend sind insbesondere Impactbelastungen sowie Scherkräfte in der postoperativen Phase zu vermeiden. Es hat sich bewährt, eine dorsale Gipslonguette in 90°-Stellung für die ersten 48 Stunden anzulegen. Anschließend darf das Sprunggelenk passiv und aktiv in Dorsalextension und Plantarflexion beübt werden. Die Verwendung einer Motorschiene zur CPM (Continuous Passive Motion) mit Steigerung der Nutzungsdauer ist je nach Schmerz- und Schwellungszustand auf möglichst 5–8 Stunden/Tag sinnvoll. Eine Teilbelastung mit 10–15 kg für 6 Wochen postoperativ sollte eingehalten werden. Nach 6 Wochen erfolgt ein stufenweiser Belastungsaufbau mit 10–20 kg pro Woche bis zum Erreichen der Vollbelastung. Nach ca. 12 Wochen ist die Vollbelastung unter Alltagsbedingungen möglich. Bei beschwerdefreien Patienten kann der Belastungsaufbau ab der 7. postoperativen Woche ggf. auch schneller erfolgen. Ab der 13. Woche erfolgt die Freigabe für Alltagsbelastungen, Radfahren und Schwimmen, wobei Impact- und Kontaktsportarten für ca. 9 Monate möglichst unterlassen werden sollen. Begleitende allgemeine Maßnahmen wie Thromboseprophylaxe, Hochlagerung, Kryotherapie, Schmerztherapie und Lymphdrainage werden stadienadaptiert durchgeführt. Nahrungsergänzungsmittel wie Glucosamin- und Chondroitinsulfat können möglicherweise zu einer Verbesserung des Ergebnisses führen. Sie werden zu den „symptomatic slow acting drugs in osteoarthritis“ (SYSADOA) gezählt. Eine langsam wirkende Verbesserung der Symptomatik durch eine antiinflammatorische Wirkung sowie eine Steigerung der Proteoglykansynthese und somit eine Verbesserung der Knorpelgrundsubstanz werden in der Literatur beschrieben (Hua et al. 2007, Reginster et al. 2001).

Nachbehandlungsschema

- Anlage einer dorsalen Gipslonguette in 90°-Stellung für 48 Stunden
- passive und aktive Beübung des OSG sowie CPM-Schiene ab dem 3. postoperativen Tag
- stadiengerechte Thromboseprophylaxe, Hochlagerung, Kryotherapie, Schmerztherapie und Lymphdrainage
- Teilbelastung mit 10–15 kg für 6 Wochen, anschließend über 6 Wochen stufenweiser Belastungsaufbau
- keine Impact- und Kontaktsportarten für ca. 9 Monate postoperativ

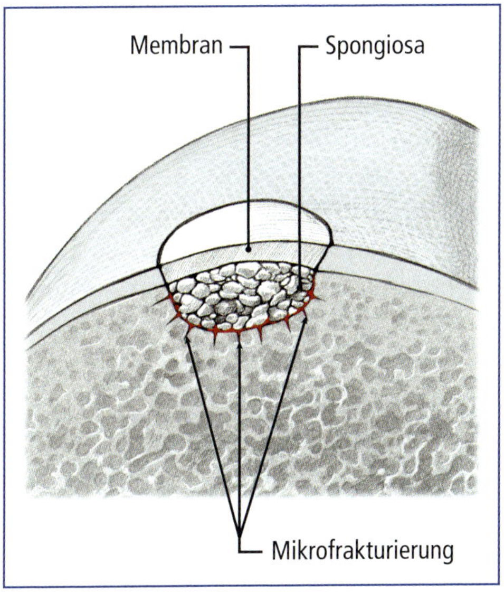

Abb. 13-7 Prinzip der autologen matrixinduzierten Chondrogenese mit Spongiosaplastik

13.2 Autologe matrixassoziierte Chondrogenese (AMIC)

Bei Läsionen größer als 1–1,5 cm² erscheint es aufgrund der schlechteren Ergebnisse (Choi et al. 2009, Chuckapiwong et al. 2008) sinnvoll, die Mikrofrakturierung durch das Aufbringen einer zellfreien Membran (z. B. Kollagenmembran) zu ergänzen (► Abb. 13-7). Für diese Verfahren wird auch der Begriff **„AMIC" (autologe matrixinduzierte Chondrogenese)** verwendet. Ziel dieses Verfahrens ist, das durch die Mikrofrakturierung ausgetretene Blut besser im Defekt zu halten und eine verbesserte Regeneratstruktur zu erreichen. Es wird kontrovers diskutiert, ob ein offenes Vorgehen gewählt werden muss, oder ob auch ein arthroskopisches Vorgehen möglich ist. Hauptunterschied ist, dass beim offenen Vorgehen die Membran optimal auf den Defekt zugeschnitten werden kann, während beim arthroskopischen Vorgehen dies nicht möglich ist und die Membran die Defektränder nach dem Einbringen meist überlappt.

Merke Durch das Aufbringen einer Membran soll das durch die Mikrofrakturierung ausgetretene Blut besser im Defekt gehalten und eine verbesserte Regeneratbildung erzielt werden.

13.2.1 Indikationen

Die Indikation zum AMIC-Verfahren besteht bei einer symptomatischen osteochondralen Läsion ab Stadium II, insbesondere bei Defektgrößen über 1,5 cm² und tiefen osteochondralen Läsionen mit signifikanter ossärer Beteiligung (Defekttiefe > 0,5 cm) oder zystischen Läsionen. Das Verfahren kann dabei gut mit einer autologen Spongiosaplastik kombiniert werden, um ossäre Defekte auszugleichen. Durch die „Deckelung" des Defekts mit der zellfreien Membran entsteht eine Art biologische Kammer. Zudem wird ein Verlust der eingebrachten Spongiosa in den Gelenkraum vermieden (► Abb. 13-7).

13.2.2 Lagerung

Die Operation wird unter Allgemein- oder Rückenmarksanästhesie durchgeführt. Eine Antibiotikaprophylaxe ist nicht notwendig. Für das arthroskopische Vorgehen empfiehlt sich die in Kapitel 4.2 beschriebene Lagerung. Beim offenen Vorgehen ist für die ventralen Zugänge eine Standardrückenlage ausreichend. Falls ein dorsomedialer oder -lateraler Zugang notwendig ist, sollte der Patient entsprechend auf der Seite gelagert werden. Damit eine optimale Dorsalextension ermöglicht wird, wird das Knie zur Entspannung des M. gastrocnemius flektiert. Eine Blutsperre sollte weit proximal am Oberschenkel angebracht werden, um eine Kompression des distal ansetzenden M. gastrocnemius zu vermeiden.

13.2.3 Instrumentarium

Beim arthroskopischen Vorgehen sollte das in Kapitel 13.1.3 beschriebene Instrumentarium vorhanden sein. Bei offenem Zugang wird zusätzlich zu den für die Mikrofrakturierung benötigten Instrumenten noch ein Basisinstrumentarium mit den üblichen Pinzetten, Wundhaken usw. benötigt. Falls eine Osteotomie des medialen Malleolus notwendig sein sollte, müssen eine Säge, ein Osteotom, Kleinfragmentschrauben für die Osteosynthese sowie ein Bildverstärker zur Verfügung stehen. Die meisten Läsionen lassen sich allerdings durch die Verwendung eines extraartikulären Kirschner-Draht-Spreizers, durch den der Gelenkspalt aufgedehnt wird, erreichen (► Kap. 13.2.4). Somit lässt sich die Großzahl der Defektareale in der offenen Technik über die in Kapitel 13.2.4 beschriebenen Zugänge ohne Osteotomie erreichen.

Für das AMIC-Verfahren stehen unterschiedliche Matrizes von verschiedenen Anbietern zur Verfügung. In der nachfolgend dargestellten Technik wird eine Bilayer-Kollagenmatrix (z. B. Chondro-Gide®, Fa. Geistlich Pharma) verwendet. Zudem ist zur Fixierung ein Fibrinkleber notwendig. Eine Fadenfixierung der Membran ist aufgrund der engen Gelenkverhältnisse und des dünnen talaren Knorpels nicht sinnvoll.

Instrumentarium – offene Technik

- chirurgisches Basisinstrumentarium
- extraartikulärer K-Draht-Spreizer
- bei geplanter Innenknöchelosteotomie ggf. oszillierende Säge und Osteotom, Kleinfragmentschrauben, Bildverstärker
- Curetten und/oder scharfe Löffel
- Ahlen in verschiedenen Krümmungsradien 30–90°
- Kollagenmembran (z. B. Chondro-Gide®)
- Fibrinkleber

Instrumentarium – arthroskopische Technik

- Skalpell und Klemmchen
- 4,0-mm- oder 2,4-mm- bzw. 2,7-mm-Arthroskop mit 30°-Blickwinkel
- ggf. Distraktor
- Shaveransätze (Weichteilresektor und ggf. Fräse 4,0 mm oder kleiner)
- Curetten
- scharfe Löffel
- Ahlen in verschiedenen Krümmungsradien 30–90°
- Fasszange
- Kollagenmembran (z. B. Chondro-Gide®)
- Fibrinkleber

13.2.4 Zugangswege

Offenes Vorgehen

Mediale Defekte können sehr gut über einen **anteromedialen Zugang** unter Verwendung eines Spreizers erreicht werden. Der Zugang zum Gelenk erfolgt über eine Arthrotomie zwischen der Sehne des M. tibialis anterior und dem medialen Malleolus. Alternativ kann auch ein **anterozentraler Zugang** zwischen den Sehnen des M. tibialis anterior und des M. extensor hallucis longus erfolgen. Hierüber sind zentrale oder weiter lateral gelegene Defekte therapierbar. Das Gefäß-Nerven-Bündel ist dabei zu schonen und wird mit einem stumpfen Hohmannhebel nach lateral weggehalten. Der Spreizer wird über einen 2,0-mm-K-Draht, welcher in die distale Tibia gebohrt wird, und einen zweiten parallel verlaufenden Draht unter maximaler Plantarflexion des Fußes im Talus positioniert und distrahiert (► Abb. 13-8). Eine Innenknöchelosteotomie, die infolge des durch das Sägeblatt verursachten Substanzdefekts oder durch eine kleine Gelenkstufe zu einer Schädigung des Tibiaplafonds führt, kann auf diese Weise vermieden werden.

Falls aufgrund der Defektgröße doch eine Osteotomie des medialen Malleolus erforderlich sein sollte, ist eine sorgfältige technische Durchführung zur Vermeidung einer Gelenkstufe notwendig. Zunächst werden die beiden Löcher für die 3,5-mm-Kompressionsschrauben, welche später zur Osteosynthese verwendet werden, unter Bildwandlerkontrolle in einem Winkel von 60° relativ

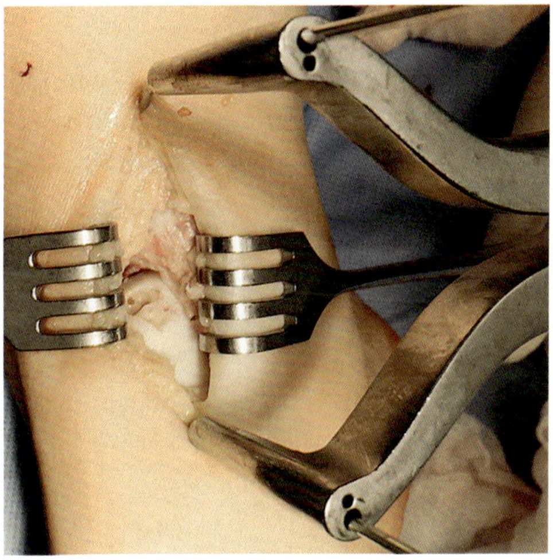

Abb. 13-8 Darstellung der medialen Talusrolle über einen anteromedialen Zugang mittels Plantarflexion und Distraktion durch Verwendung eines extraartikulären K-Draht-Spreizers. Der zystische Defekt ist bereits débridiert und mikrofrakturiert.

zur tibialen Achse vorgebohrt (► Abb. 13-9a). Die Schrauben werden zur Vorbereitung des Gewindes eingedreht und die korrekte Höhe und Neigung der Osteotomie in einem Winkel von 30° relativ zur tibialen Achse wird mit einem K-Draht markiert (► Abb. 13-9a, b). Nach Entfernen der Schrauben erfolgt die Osteotomie mit der oszillierenden Säge unter Verwendung eines dünnen konischen Sägeblatts. Der Sägeschnitt sollte kurz vor der Knorpelgrenze enden und mit einem Osteotom vollendet werden.

Bei sehr weit posteromedial gelegenen Defekten kann zur Vermeidung der Innenknöchelosteotomie ein **posteromedialer Zugang** zwischen dem medialen Malleolus und der Sehne des M. tibialis posterior etabliert werden. Hierzu wird der Patient am besten auf der betroffenen Seite gelagert, sodass eine Flexion im Kniegelenk zur Reduktion der Spannung des M. gastrocnemius erfolgen kann und das obere Sprunggelenk (OSG) noch frei beweglich ist.

> **Praxistipp** Um das Sprunggelenk besser distrahieren und damit den Defekt darstellen zu können, hat sich die Verwendung eines extraartikulären K-Draht-Spreizers bewährt. Hierdurch kann eine Innenknöchelosteotomie vermieden werden.

Laterale Defekte sind am besten über einen längsverlaufenden **anterolateralen Zugang** lateral der Sehne des M. fibularis (peroneus) tertius direkt vor dem lateralen Malleolus darstellbar. Alternativ kann auch der schräg verlaufende Ollier-Zugang verwendet werden.

Der **posterolaterale Zugang** verläuft hinter dem lateralen Malleolus und den Peronealsehnen.

Arthroskopisches Vorgehen

Die Zugänge entsprechen denen in Kapitel 13.1.4 beschriebenen Portalen. Eventuell muss das Portal, über welches die Matrix eingebracht wird, ein wenig verlängert werden.

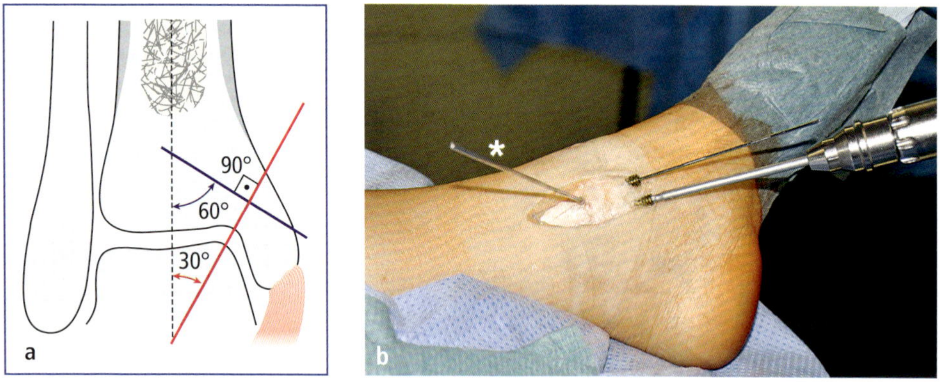

Abb. 13-9 Optimale Durchführung der Innenknöchelosteotomie
a Vorbohren der Schraubenlöcher in einem 60°-Winkel zur Tibialängsachse (blau). Die Osteotomie sollte etwa 30° zur tibialen Achse verlaufen (rot).
b Eindrehen der Schrauben zur Vorbereitung des Gewindes und Markierung der Osteotomie mit einem K-Draht (*)

13.2.5 Operationstechnik

Offenes Vorgehen

Nach Anlage des Zugangs werden zunächst, wie bereits bei der arthroskopischen Mikrofrakturierung in Kapitel 13.1.5 beschrieben, der instabile Knorpel und der nekrotische Knochen mit Erstellung stabiler Knorpelränder débridiert, eventuell vorhandene Zysten curettiert und stabile Knorpelränder hergestellt. Danach erfolgt die Mikrofrakturierung wie beschrieben. Bei einer Defekttiefe von mehr als 0,5 cm ist eine Auffüllung mit autologer Spongiosa anzuraten. Die Spongiosa kann entweder am Kalkaneus, am ipsilateralen Tibiakopf oder aus der distalen Tibia oder aus dem Beckenkamm entnommen werden. Die Spongiosa wird leicht impaktiert, sodass sie keinesfalls über das ursprünglich vorhandene Knochenniveau übersteht (► Abb. 13-10). Durch das Auflegen einer Art Schablone (z. B. Aluminiumverpackung des Nahtmaterials) wird ein Abdruck angefertigt, anhand dessen die Größe und Form des Defekts bestimmt wird. Die Schablone wird exakt auf den Defekt zugeschnitten. Vor dem Zuschneiden der Kollagenmembran ist diese durch physiologische Kochsalzlösung, autologes Serum oder, wenn vorhanden, mit einem PRP-Produkt (PRP: platelet-rich plasma) anzufeuchten. Hierdurch nimmt sie um ca. 10–15 % an Größe zu. Die in der hier beschriebenen Technik verwendete Membran verfügt über eine raue und glatte Seite. Die raue Oberfläche ist dem Knochen zuzuwenden, die glatte Membranseite liegt gelenkseitig. Anhand der Schablone wird nun die Membran auf die Defektgröße zuge-

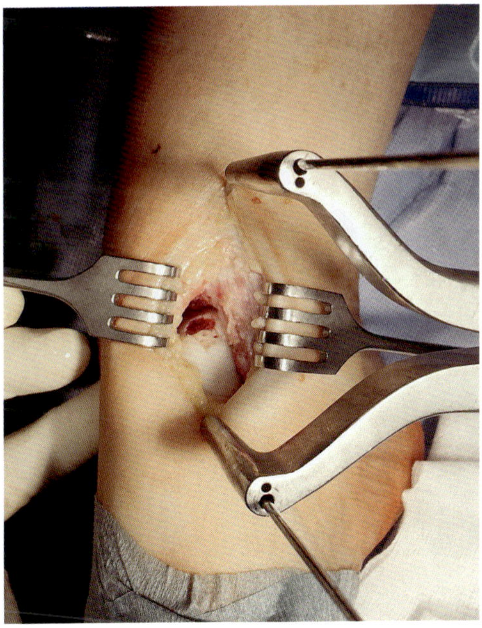

Abb. 13-10 Auffüllen des knöchernen Defekts mit autologer Spongiosa

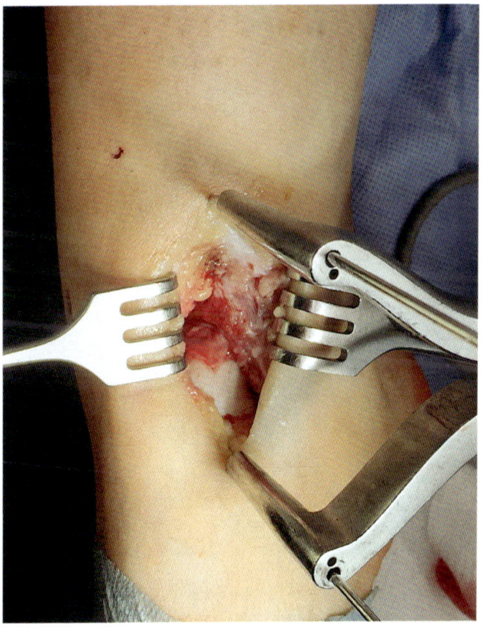

Abb. 13-11 Passgenaues Abdecken des Defekts mit der zugeschnittenen Membran, die mit Fibrinkleber fixiert wird

schnitten. Die Membran wird anschließend passgenau eingebracht und mit Fibrinkleber (z. B. Tissucol®, Baxter GmbH, Unterschleißheim) fixiert (► Abb. 13-11). Nach Aushärten des Fibrinklebers werden Überstände des Klebers entfernt und das Gelenk durchbewegt. Falls es zu einer Delaminierung der Membran kommt, kann nun noch reagiert und die Ursache behoben werden. Nach schichtweisem Wundverschluss sollte eine Fixierung des OSG in Neutralstellung mit einer Fußlagerungsschiene (z. B. Omnimed®, St. Gallen, Schweiz) oder dorsalen Gipslonguette erfolgen.

Merke Tiefe und Defektzonen (> 0,5 cm) und Zysten werden mit einer autologen Spongiosaplastik aufgefüllt.

CAVE Die Kollagenmembran muss vor dem Zuschneiden angefeuchtet werden. Es ist darauf zu achten, dass die raue Seite der Membran auf dem Knochen und die glatte Seite gelenkseitig zu liegen kommt.

Arthroskopisches Vorgehen

Das arthroskopische Vorgehen mit der Technik der Mikrofrakturierung wird in Kapitel 13.1.4 beschrieben. Das Portal, über welches anschließend die Kollagenmatrix eingeführt werden muss, sollte ca. 1 cm groß sein. Nach Vorbereitung des Defekts wird die Flüssigkeitszufuhr abgestellt und die Spülflüssigkeit abgesaugt. Der Defekt wird mit Mini-Tupfern getrocknet. Die Kollagenmembran wird nun wie oben beschrieben zurechtgeschnitten. Mithilfe einer Moskitoklemme wird sie im Sinne einer Versiegelung auf den Defekt gelegt und mit einem Tasthaken anmodelliert (► Abb. 13-12a, b). Meist ist hier keine exakte Passform wie beim offenen Vorgehen herstellbar. Die überlappenden Bereiche sollen sich beim späteren Durchbewegen des Gelenks abreiben. Bei tieferen Defekten wird ggf. eine Doppelung der Kollagenmembran im Sinne einer Sandwichtechnik vorgenommen, um somit eine größere Oberfläche und eine vollständige Füllung des Defekts zu errei-

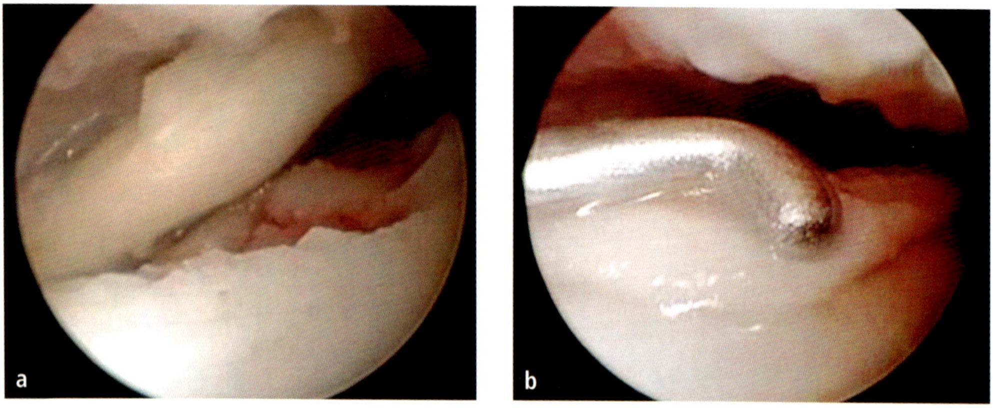

Abb. 13-12 Arthroskopische AMIC
a Einbringen der Membran
b anmodellierte Membran

chen. Nun wird der Fibrinkleber unter der Membran eingespritzt und das OSG in Neutralstellung gebracht. Nach Aushärten des Klebers können überschüssige Reste noch vorsichtig entfernt werden. Nach Verschluss der Arthroskopieportale erfolgt wie bei der offenen Technik die Anlage einer Fußlagerungsschiene oder dorsalen Gipslonguette in Neutralstellung.

13.2.6 Nachbehandlung

Die Gipslonguette oder Fußlagerungsschiene sollte je nach Defektgröße 48–72 Stunden nach der OP belassen werden, um eine Stabilisierung des Fibrinclots mit der Matrix zu gewährleisten. Ansonsten gelten die Kriterien des Nachbehandlungsplans aus Kapitel 13.1.6. Ist eine Osteotomie des Innenknöchels durchgeführt worden, ist diese in der Regel übungsstabil. Daher ist prinzipiell keine Anpassung der Nachbehandlung notwendig.

Nachbehandlungsschema

- Anlage einer dorsalen Gipslonguette in 90°-Stellung für 48–72 Stunden
- Nachbehandlungsschema wie nach der arthroskopischen Mikrofrakturierung

13.3 Transplantation von osteochondralen Zylindern (OATS, Mosaikplastik)

Die Transplantation eines oder mehrerer Knorpel-Knochen-Zylinder (osteochondrale autologe Transplantation – OATS, Mosaikplastik) stellt die einzige Behandlungsmöglichkeit einer OCL mit körpereigenem hyalinem Knorpelgewebe dar. Dies kann durch die Entnahme von Zylindern aus einem möglichst wenig belasteten Areal des Kniegelenks (Murawski u. Kennedy 2013) oder lokal aus dem Talus (Ross et al. 2014) realisiert werden. Die Entscheidung, ob einzelne Transplantate oder mehrere Zylinder (Mosaikplastik) zum Einsatz kommen, ist abhängig von der Größe, Oberflächenkontur und Lokalisation der primären Läsion.

13.3.1 Indikationen

Die Indikation zur OATS besteht bei einer symptomatischen osteochondralen Läsion im Stadium III–IV, insbesondere bei tiefen zystischen Läsionen und lokalen Osteonekrosen. Auch nach fehlgeschlagenen primären anderen Eingriffen, wie z. B. einer Mikrofrakturierung oder bei Defekten größer als 2–3cm^2, wird eine Anwendung empfohlen (Murawski u. Kennedy 2013).

Merke Die OATS-Technik kommt v. a. bei Osteonekrosen und Defekten >2–3 cm^2 zum Einsatz.

13.3.2 Lagerung

Die Operation wird unter Allgemein- oder Rückenmarksanästhesie durchgeführt. Eine Standardrückenlage ist normalerweise ausreichend. Es muss darauf geachtet werden, dass sowohl die Entnahme der Spenderzylinder am Kniegelenk (z. B. aus dem lateralen Femurkondylus) als auch das Einbringen der Zylinder am OSG (z. B. am medialen Talus über eine Innenknöchelosteotomie) gut möglich sind. Eine Blutsperre sollte weit proximal am Oberschenkel angebracht werden.

13.3.3 Instrumentarium

Zusätzlich zum Basisinstrumentarium und den Materialien für eine Malleolarosteotomie werden spezielle Hohlmeißel oder -fräsen mit millimetergenauem Längenmaß benötigt (z. B. Arthrex OATS® – Osteochondral Autograft Transfer System, Arthrex GmbH).

Instrumentarium

- chirurgisches Basisinstrumentarium
- oszillierende Säge und Osteotom
- Kleinfragmentschrauben
- Bildverstärker
- Curetten und/oder scharfe Löffel
- Hohlmeißel oder -fräsen
- Stößel und Hammer

13.3.4 Zugangswege

Die Zugangswege entsprechen denen in Kapitel 13.2.4 beschriebenen Zugängen mit oder ohne Osteotomie. In der Regel ist eine mediale oder laterale Knöchelosteotomie zur kompletten Exposition der Defektzone und sicheren Einbringung der Zylinder im korrekten Winkel orthograd zur Defektzone notwendig.

> **Praxistipp** Bei weit ventral gelegenen Läsionen kann eventuell auch ein Ausstanzen der anteromedialen oder anterolateralen Tibiakante („anterior grooving") ausreichend sein (► Abb. 13-13) (Ross et al. 2014).

13.3.5 Operationstechnik

Vorbereitung der Defektzone

Das Defektareal wird zunächst durch ein Débridement demarkiert. Für die Bestimmung der Defekttiefe sind vorliegende MRT- bzw. CT-Aufnahmen heranzuziehen. Die endgültige Defektgröße wird bestimmt und festgelegt, ob ein oder mehrere Zylinder transplantiert werden müssen

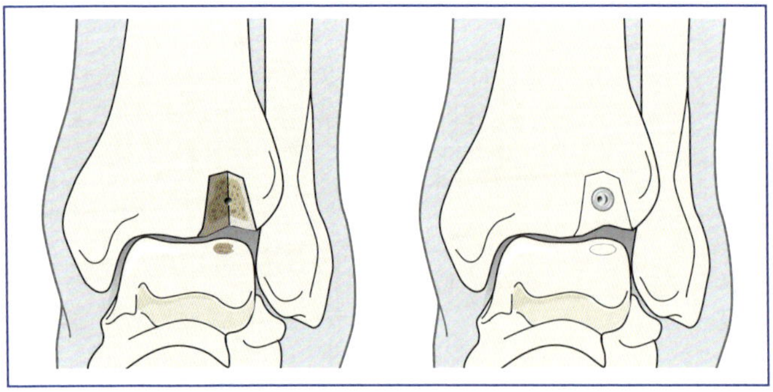

Abb. 13-13 Anteriore Osteotomie der distalen Tibia („anterior grooving"). Wie bei der Innenknöchelosteotomie wird der spätere Schraubenkanal vorgebohrt und die Osteotomie am Gelenk mit einem Osteotom vollendet.

(► Abb. 13-14a–c). Dabei ist die Lokalisation der Läsion zu beachten. Insbesondere ausgedehntere Läsionen an der Talusschulter benötigen oft mehrere Spenderzylinder. Zentrale oder anteriore Läsionen können daher eher durch die Transplantation eines Zylinders mit größerem Durchmesser behandelt werden. Nach Festlegung der Stanzgrößen wird ein 2,4-mm-Zieldraht zentral in die Läsion eingebracht. Dabei ist darauf zu achten, dass der Draht im korrekten Winkel eingebohrt wird. Bei Läsionen an der Talusschulter ist in der Regel ein Winkel von ca. 45° zu wählen. Bei Arealen, die noch eine ausreichende Knorpelschulter besitzen, sollte der Winkel 90° zur Gelenkoberfläche betragen. Der Draht wird bis zu einer Tiefe von ca. 15–20 mm eingebracht. Mit der kanülierten Hohlfräse der entsprechenden Transplantatgröße wird dann der Draht entsprechend der Defekttiefe (mindestens 12 mm) unter Kühlung mit Spüllösung überfräst, sodass möglichst die gesamte defekte Knorpelzone erfasst wird. Für die Tiefenmessung wird ein kanülierter Messstab über den Zieldraht bis zum Anschlag eingebracht. Alternativ kann mit dem Hohlzylinderinstrumentarium der Defektbereich ausgestanzt werden. Problematisch ist dabei allerdings nicht selten, dass der Defektbereich in der Tiefe nicht sauber ausgestanzt ist und die Tiefenanpassung des Spenderzylinders dadurch erschwert ist.

Gewinnung der Spenderzylinder

Die Spenderzylinder werden in der Regel am ipsilateralen Kniegelenk entnommen. Die Entnahme erfolgt entweder arthroskopisch gestützt oder über eine kleine Arthrotomie in gering belasteten Knorpelzonen des Kniegelenks. Als gute Entnahmestellen eignen sich die Konvexität des lateralen Femurkon-

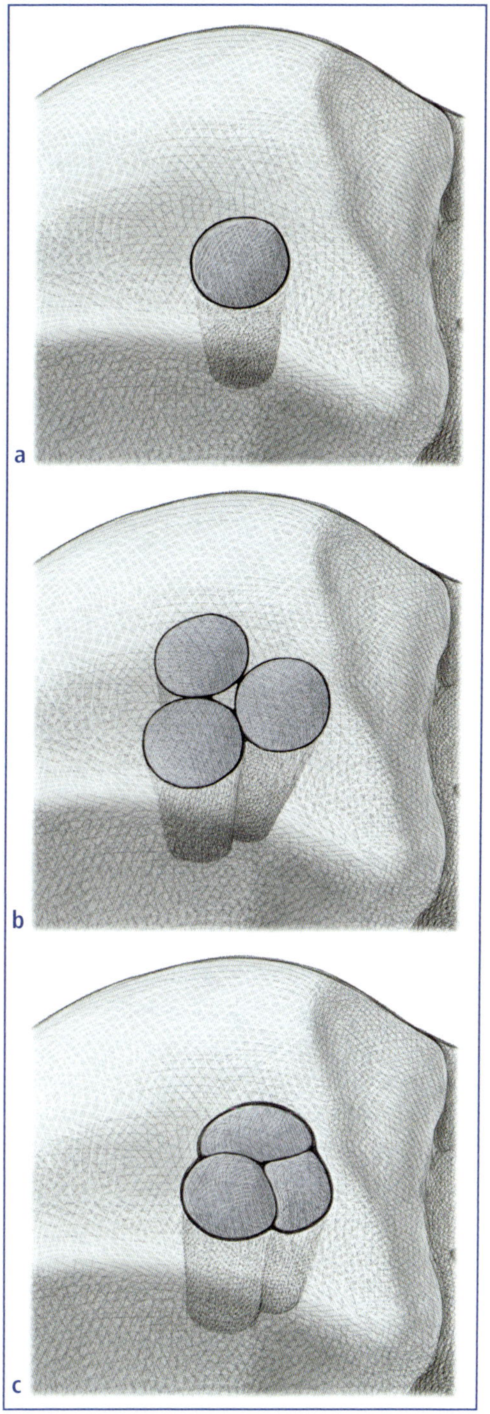

Abb. 13-14 Prinzipien der OATS-Technik
a singulärer Zylinder
b angrenzende Transplantation mehrerer Zylinder
c überlappende Transplantation mehrerer Zylinder

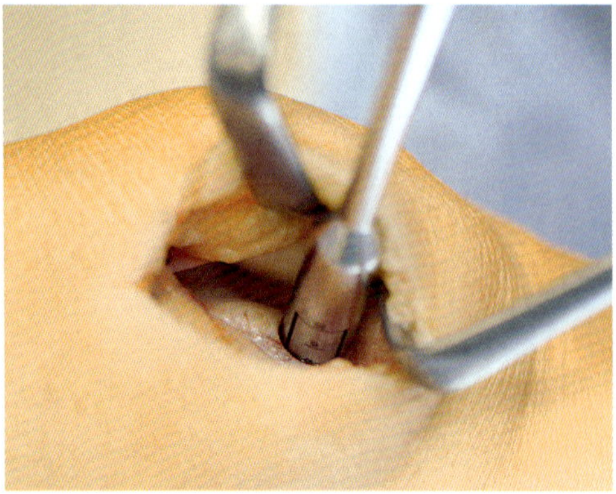

Abb. 13-15 Entnahme des Spenderzylinders aus dem lateralen Femurkondylus. Die Kurvatur des Kondylus sollte der des geschädigten Talusareals entsprechen.

dylus (► Abb. 13-15) oder der femorale Notchbereich. Theoretisch ist auch eine lokale Entnahme am Talushals möglich (Kreuz et al. 2006). Bei der Entnahme des Spenderzylinders ist unbedingt die Kurvatur der Talusgelenkfläche im Defektbereich zu beachten. Die Konvexität der Knorpelfläche des femoralen Spenderstempels sollte möglichst der Krümmung der Knorpeloberfläche am Talus entsprechen. Die Größe der Donorstanze wird entsprechend der Größe des entnommenen Stempels aus dem Defektbereich gewählt. Die Stanze für den Spenderzylinder hat einen minimal größeren Durchmesser als die Stanze, mit der der Stempel aus der Defektzone (Recipientzylinder) entnommen wird, um den Spenderstempel pressfit einbringen zu können. Der Donorstempel sollte idealerweise ca. 3 mm länger als der Recipientzylinder sein. Der Donor kann durch „Trimmen" der Basis mit einem Skalpell oder einem Lüder optimal an die Tiefe der Defektzone angepasst werden. Die Entnahmestelle sollte idealerweise mit autologem Knochen des Defektbereichs oder z. B. mit einem synthetischen Plug aus Hydroxylapatit wieder aufgefüllt werden.

> **Praxistipp** Der Donorstempel sollte etwa 3 mm länger als der Recipientzylinder sein, damit er für die Defektzone auf die optimale Tiefe „getrimmt" werden kann.

Transplantation des Zylinders

Um bei Läsionen an der Talusschulter die Krümmung der Gelenkfläche möglichst optimal wiederherzustellen, ist bereits bei der Entnahme darauf zu achten, dass sich die Krümmungsradien der Knorpelflächen ähneln. Beim Einpassen des Donors muss der Zylinder korrekt ausgerichtet werden, damit die Knorpeloberfläche optimal zur angrenzenden Gelenkfläche des Talus passt und die Gelenkform rekonstruiert wird. Das Transplantat wird dann per Hand oder mit einer Moskito-Klemme positioniert und in die Tiefe eingebracht, bis es mit der Gelenkoberfläche möglichst bündig abschließt. Zur endgültigen Positionierung kann der Stößel des Instrumentariums verwendet werden, allerdings darf hierbei die Knorpeloberfläche nicht zu sehr malträtiert werden. Ist bei einer ausgedehnten Läsion die Implantation mehrerer Stempel erforderlich, können diese auch überlappend eingebracht werden, um eine flächige und bündige Wiederherstellung zu erlangen (► Abb. 13-14c).

Nach der Osteosynthese des Knöchels und schichtweisem Wundverschluss erfolgt eine Ruhigstellung des OSG in Neutralstellung mit einer Fußlagerungsschiene oder einer dorsalen Gipslonguette.

> **Praxistipp** Ausgedehnte Läsionen können durch eine Mosaikplastik mit mehreren Zylindern behandelt werden, die überlappend transplantiert werden (► Abb. 13-14c).

13.3.6 Nachbehandlung

Ab dem 1. postoperativen Tag erfolgt die passive und aktive Beübung des OSG in Dorsalextension/Plantarflexion. Ansonsten gelten die Kriterien des Nachbehandlungsplans aus Kapitel 13.1.6. Das Kniegelenk kann frühfunktionell ohne Einschränkungen bewegt werden. Die osteosynthetisch versorgte Osteotomie gilt als übungsstabil, eine Anpassung der Nachbehandlung ist daher nicht notwendig.

Nachbehandlungsschema

- Anlage einer dorsalen Gipslonguette in 90°-Stellung am OP-Tag
- passive und aktive Beübung des OSG sowie CPM-Schiene ab dem 1. postoperativen Tag
- stadiengerechte Thromboseprophylaxe, Hochlagerung, Kryotherapie, Schmerztherapie und Lymphdrainage
- Teilbelastung mit 10–15 kg für 6 Wochen, anschließend über 6 Wochen stufenweiser Belastungsaufbau
- keine Impact- und Kontaktsportarten für ca. 9 Monate postoperativ

13.4 Weitere Verfahren: retrograde Anbohrung, retrograde Spongiosaauffüllung, autologe Knorpelzelltransplantation, juvenile allogene Knorpelpartikel, HemiCAP®

Je nach vorliegender Pathologie sind noch weitere Verfahren möglich. Bei symptomatischen Läsionen mit noch weitgehend intaktem Gelenkknorpel kann eine retrograde Anbohrung oder eine retrograde Spongiosaauffüllung indiziert sein. Falls ein ausgeprägter osteochondraler Schaden nach einer fehlgeschlagenen biologischen Therapie vorliegt, kann die Implantation eines metallischen Implantates (z. B. HemiCAP®) zur Vermeidung größerer endoprothetischer Eingriffe oder einer Arthrodese sinnvoll sein.
Die autologe Knorpelzelltransplantation spielt aufgrund der fehlenden Kostenübernahme zulasten der gesetzlichen Krankenversicherungen außerhalb von genehmigten klinischen Studien in Deutschland aktuell keine Rolle. Die Verwendung von juvenilen allogenen Knorpelpartikeln ist ein neuartiges Verfahren mit bisher nur einem publiziertem Fallbericht aus dem hiesigen Sprachraum (Wiewiorski et al. 2015). Daher wird auf eine weitere Betrachtung dieser Verfahren an dieser Stelle verzichtet.

13.4.1 Indikationen

Retrograde Anbohrung und retrograde Spongiosaauffüllung

Prinzip der retrograden Verfahren ist die Revitalisierung des betroffenen subchondralen Knochenareals durch Wiederherstellung des Anschlusses an die Blutversorgung, die Reduktion der venösen Stase sowie ggf. die Wiederauffüllung mit vitaler autologer Spongiosa. Liegt eine Osteonekrose des subchondralen Knochens vor, wird dieser entfernt und retrograd durch autologe Spongiosa ersetzt. Diese Techniken werden in der Regel bei osteochondralen Läsionen dann angewendet, wenn nach Überprüfung mit dem Tasthaken eine stabile Knorpeloberfläche mit erhaltener Kontinuität besteht (≤ Stadium 2 nach Berndt und Harty).

Merke Bei intakter Knorpeloberfläche ist ein retrogrades Verfahren indiziert.

Metallischer Oberflächenersatz (HemiCAP®)

Das HemiCAP®-Implantat (Arthrosurface, Franklin, USA) wird in einer einheitlichen Größe von 15 mm Durchmesser in 15 verschiedenen Krümmungsradien zur Anpassung an die Geometrie der medialen Talusschulter angeboten. Das Implantat besteht aus zwei Komponenten, einer Schraube aus Titan und einer Gelenkkomponente aus Cobalt-Chrom. Die Hauptindikation besteht bei einer osteochondralen Läsion an der medialen Talusschulter mit einer Größe von mindestens 12 mm (anteroposteriorer oder mediolateraler Durchmesser entsprechend des präoperativen CT- oder MRT-Befundes) nach fehlgeschlagener biologischer Therapie der Gelenkflächenrekonstruktion und einem Patientenalter von > 35–40 Jahren.

Merke Die Implantation eines HemiCAP®-Ersatzes wird in der Regel nicht als Primärtherapie durchgeführt, sondern bei Versagen eines biologischen Verfahrens.

13.4.2 Lagerung

Retrograde Anbohrung und retrograde Spongiosaauffüllung

Das zu operierende Sprunggelenk kann, wie in Kapitel 13.1.2 beschrieben, gelagert werden. Da die Durchleuchtung mit einem Bildverstärker notwendig ist, ist zu berücksichtigen, dass der Röntgenstrahl ohne Hindernisse zentral auf das OSG gerichtet werden kann.

Metallischer Oberflächenersatz (HemiCAP®)

Für die HemiCAP®-Implantation wird der Patient in eine Standardrückenlage gelagert. Dabei muss beachtet werden, dass für die Durchführung des Eingriffes eine Osteotomie des medialen Malleolus obligat ist.

13.4.3 Instrumentarium

Retrograde Anbohrung und retrograde Spongiosaauffüllung

Ein Bildverstärker ist zur intraoperativen Kontrolle der retrograden Drahtplatzierung erforderlich. Ein Iso-C-3D-Gerät, die Verwendung einer Navigationshilfe oder die MRT-gesteuerte Durchführung können die Zielgenauigkeit verbessern (Geerling et al. 2009, Hoffmann et al. 2014, Kerimaa et al. 2014). Hierüber sind allerdings nur einzelne Berichte in der Literatur vorhanden.
Die Autoren führen das Verfahren üblicherweise mithilfe eines Zielgerätes (z. B. GPS-Zielgerät, Arthrex GmbH, München) durch, welches unter arthroskopischer Sicht und BV-Kontrolle auf dem Defekt platziert wird. Ist eine retrograde Spongiosaauffüllung indiziert, wird ein Hohlbohrer benötigt. Für das Débridement des Defekts sowie

für die Spongiosaentnahme sind entsprechende Curetten oder scharfe Löffel erforderlich. Alternativ kann der Defektbereich ausgestanzt werden und ein passender autologer Knochenblock eingebracht werden. Dies kann z. B. mit einem OATS- oder Diamantfräsen-Instrumentarium erfolgen.

Instrumentarium

- Skalpell und Klemmchen
- 4,0 mm- oder 2,4-mm- bzw. 2,7-mm-Arthroskop mit 30°-Blickwinkel
- ggf. Distraktor
- retrogrades Zielgerät mit Bohrhülsen
- K-Drähte
- Shaveransätze (Weichteilresektor und ggf. Fräse 4,0 mm oder kleiner)
- Curetten und/oder scharfe Löffel
- Hohlmeißel oder -fräse oder kanülierter 9-mm-Bohrer
- Stößel und Hammer
- Bildverstärker

Metallischer Oberflächenersatz (HemiCAP®)

Für die Osteotomie des medialen Malleolus müssen eine Säge, ein Osteotom sowie Schrauben für die Osteosynthese und ein Bildverstärker zur Verfügung stehen. Ansonsten ist das Standardinstrumentarium des Herstellervertriebs bereitzustellen (2med GmbH, Hamburg).

Instrumentarium

- chirurgisches Basisinstrumentarium
- oszillierende Säge und Osteotom
- Kleinfragmentschrauben
- Bildverstärker
- Curetten und/oder scharfe Löffel
- Instrumentensieb für HemiCAP®

13.4.4 Zugangswege

Retrograde Anbohrung und retrograde Spongiosaauffüllung

Neben den Standardarthroskopieportalen (► Abb. 4-6) muss nach Positionierung des Zielbügels über dem Sinus tarsi ein kleiner Hautschnitt angelegt werden, von dem aus die Anbohrung bzw. Spongiosaauffüllung vorgenommen wird.

Metallischer Oberflächenersatz (HemiCAP®)

Das HemiCAP®-Implantat steht nur für mediale Läsionen des Talus zur Verfügung. Der Zugangsweg entspricht den in Kapitel 13.2.4 u. 13.3.4 beschriebenen über eine Osteotomie des medialen Malleolus.

13.4.5 Operationstechnik

Retrograde Anbohrung und retrograde Spongiosaauffüllung

Zuerst erfolgt eine diagnostische Arthroskopie. Nach Bestätigung des weitgehend intakten Knorpels über dem Defektbereich, wird das Zielgerät über das anteromediale oder anterolaterale Portal in das Sprunggelenk eingebracht und die Zielmarkierung über der Läsion platziert. Der flexible Zielbügel mit der Bohrhülse wird anschließend so ausgerichtet, dass über den Sinus tarsi ein K-Draht in den Talus gebohrt werden kann. Hierzu wird eine kleine Hautinzision angelegt, damit die Bohrhülse zum Schutz der Weichteile bis an den Knochen herangeschoben werden kann. Unter Bildverstärkerkontrolle erfolgt das Vorantreiben des K-Drahtes in den Talus bis knapp unter die Knorpelschicht. Gleichzeitig wird über das Arthroskop die korrekte Position des Ziel-

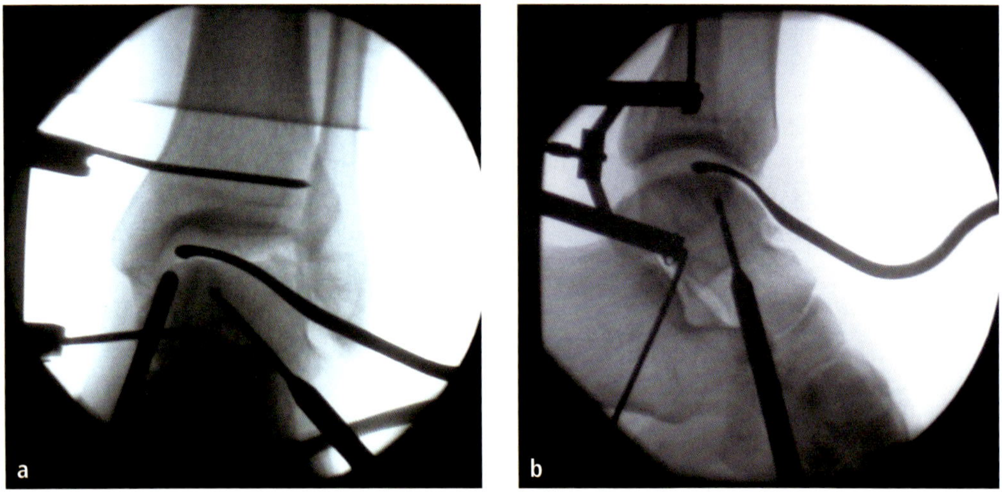

Abb. 13-16 Arthroskopische retrograde Anbohrung am medialen Talus. Platzierung des Zielgeräts und Vorbohren des Drahtes über den Zielbügel in die Defektzone unter Bildwanderkontrolle
a im a.-p.-Strahlengang
b im seitlichen Strahlengang; Distraktion mithilfe eines extraartikulären K-Draht-Spreizers
(mit freundlicher Genehmigung von Dr. H. Waizy, Augsburg)

gerätes über dem OCL-Herd sichergestellt (► Abb. 13-16a, b). Durch leichtes Verschieben der Hülse oder durch Verwendung einer Parallelbohrhülse können mehrere Bohrungen angelegt werden.

> **!** **CAVE** Der retrograd eingebrachte Draht darf den Knorpel dabei nicht perforieren.

Zur retrograden Spongiosaauffüllung wird nach subchondraler Platzierung des Bohrdrahtes in der oben beschriebenen Weise der Defekt mittels eines 9-mm-Bohrers oder einer kanülierten Hohlfräse aufgebohrt. Dies wird unter Bildverstärkerkontrolle durchgeführt. Nach Entfernen des Bohrers erfolgt die Inspektion des Bohrkanals mit dem Arthroskop (**Ossoskopie**) (► Abb. 13-17). Hierbei können die Grenzen des Herdes durch die Strukturveränderung der Spongiosa identifiziert werden. Mithilfe von Curetten wird das nekrotische Gewebe unter Sicht ausgeräumt. Die Knorpeldecke bleibt hierbei erhalten. Nach vollständiger Ausräumung erfolgt über den Bohrkanal das Einbringen von autologer Spongiosa, z. B. aus dem Beckenkamm, die in den Talus eingepresst wird. Eine Ruhigstellung ist nicht erforderlich.

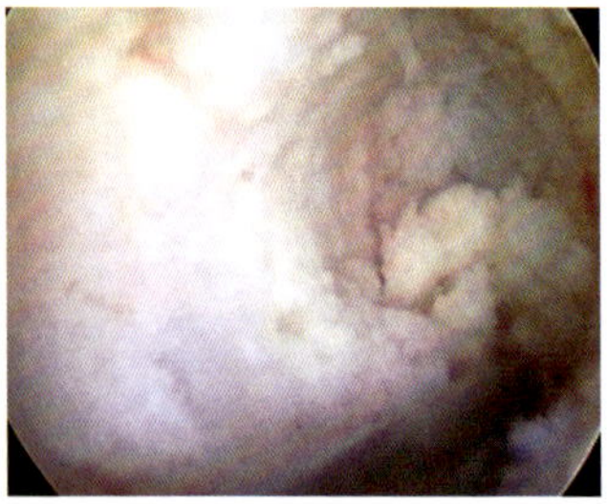

Abb. 13-17 Retrograde Curettage des aufgebohrten Defekts mit scharfem Löffel unter endoskopischer Kontrolle (Ossoskopie)
(mit freundlicher Genehmigung von Dr. H. Waizy, Augsburg)

Metallischer Oberflächenersatz (HemiCAP®)

Nach Osteotomie des medialen Malleolus sowie Darstellung und Débridement des Defekts (► Abb. 13-18, b) wird die mediale Talusschulter möglichst weit evertiert, um über ein Führungsinstrument einen Führungsdraht senkrecht zur Talusschulter in den Defekt einzubohren (► Abb. 13-19). Da die Fräsung des Implantatbettes und das Einbringen der Verankerungsschraube über den Führungsdraht erfolgen, ist eine exakte Positionierung äußerst wichtig. Im nächsten Schritt wird unter Anwendung des implantatspezifischen Instrumentariums das Schraubenlager vorgebohrt und die Schraubenkomponente eingedreht. Über einen Messfühler wird nun die Höhe des angrenzenden Knorpels in allen vier Richtungen (anteroposterior, mediolateral) getastet und somit der Radius der Gelenkflächenkrümmung in zwei Ebenen bestimmt. Entsprechend der gemessenen Werte wird eine Fräse ausgewählt und das Implantatbett präpariert. Vor dem Einbringen der Gelenkkomponente kann mit einem Probeimplantat nun die Passgenauigkeit überprüft werden. Eine optimale Passform besteht, wenn das Implantat minimal unterhalb des angrenzenden Knorpels liegt. Nach Reinigen des Konus wird abschließend das Implantat entweder manuell oder mit einem dafür vorgesehenen Implantathalter eingesetzt. Abbildung 13-20 zeigt das korrekt

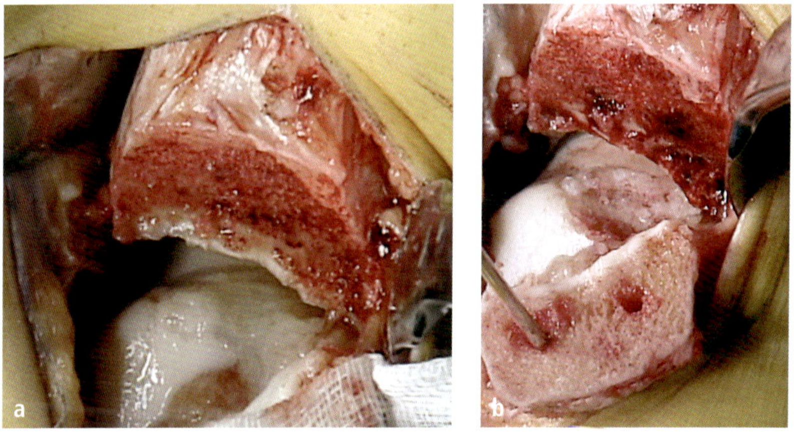

Abb. 13-18 Osteochondrale Läsion der medialen Talusschulter
a Darstellung der Läsion über eine Osteotomie des medialen Malleolus
b Defekt nach Débridement der Läsion

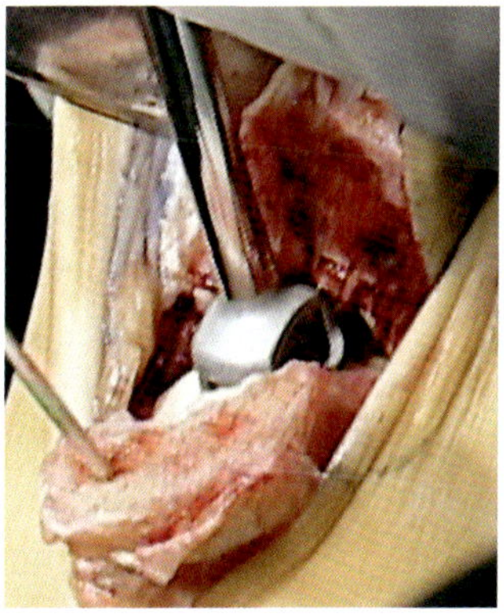

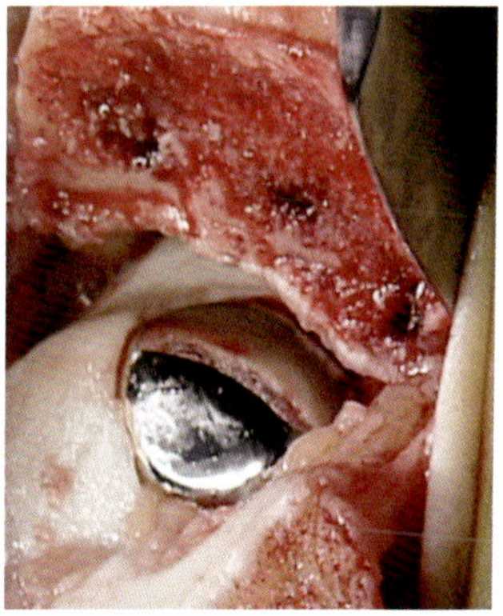

Abb. 13-19 (links) Einbringen eines Führungsdrahtes orthograd in den Defekt unter Verwendung eines speziellen Führungsinstruments

Abb. 13-20 (rechts) Korrekte Positionierung des HemiCAP®-Implantats knapp unterhalb Knorpelfläche

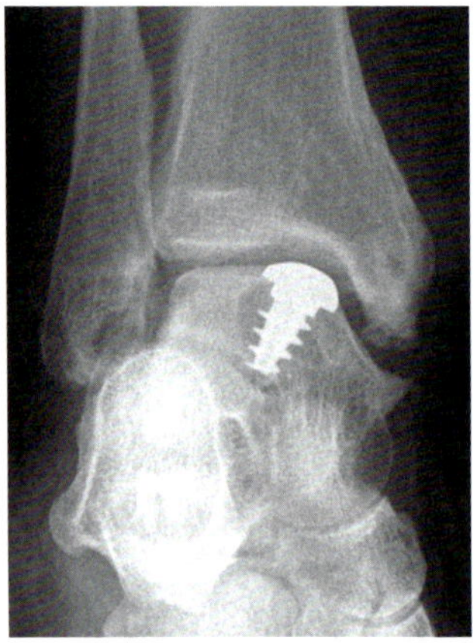

Abb. 13-21 Postoperatives p.-a.-Röntgenbild. Aufgrund der Implantation unterhalb des Knorpelniveaus befindet sich die Gelenkkappe des Implantats etwas über der ossären Grenze und kann somit eine Fehllage vortäuschen.

eingebrachte HemiCAP®-Implantat an der medialen Talusschulter. Nach dem Wundverschluss wird das Sprunggelenk mit einer Schiene ruhiggestellt. Bei der postoperativen Röntgenkontrolle muss bedacht werden, dass die Knorpelschicht nicht abgebildet ist. Da das Implantat bei einer korrekten Positionierung unterhalb des Knorpelniveaus die knöcherne Fläche dennoch etwas überragt, kann dies zu einer Fehlinterpretationen führen, dass das Implantat im Gelenk liegt (▸ Abb. 13-21).

! **CAVE** Das Implantat sollte so gewählt werden, dass es an keiner Stelle das umgebende Knorpelniveau überragt.

13.4.6 Nachbehandlung

Retrograde Anbohrung und retrograde Spongiosaauffüllung

Die Nachbehandlung entspricht den Kriterien des Nachbehandlungsplans aus Kapitel 13.1.6, wobei keine Immobilisierung erfolgen muss.

Nachbehandlungsschema

- passive und aktive Beübung des OSG sowie CPM-Schiene ab dem 1. postoperativen Tag
- stadiengerechte Thromboseprophylaxe, Hochlagerung, Kryotherapie, Schmerztherapie und Lymphdrainage
- Teilbelastung mit 10–15 kg für 6 Wochen, anschließend über 6 Wochen stufenweiser Belastungsaufbau
- keine Impact- und Kontaktsportarten für ca. 9 Monate postoperativ

Metallischer Oberflächenersatz (HemiCAP®)

Auch hier gelten die Kriterien des Nachbehandlungsregimes aus den Kapiteln 13.1.6 u. 13.2.6.

Nachbehandlungsschema

- Anlage einer dorsalen Gipslonguette in 90°-Stellung für 48 Stunden
- passive und aktive Beübung des OSG sowie CPM-Schiene ab dem 3. postoperativen Tag
- stadiengerechte Thromboseprophylaxe, Hochlagerung, Kryotherapie, Schmerztherapie und Lymphdrainage
- Teilbelastung mit 10–15 kg für 6 Wochen, anschließend über 6 Wochen stufenweiser Belastungsaufbau
- keine Impact- und Kontaktsportarten für ca. 9 Monate postoperativ

13.5 Ergebnisse und Risiken

13.5.1 Arthroskopische Mikrofrakturierung

Der Evidenzgrad der veröffentlichten Literatur über die Mikrofrakturierung ist gering. Vergleichsstudien fehlen und nach heutigem Stand wurde bisher keine einzige Level-1-Studie veröffentlicht. Meist handelt es sich um retrospektive Fallserien. Insgesamt ist der Literatur jedoch ein positives Fazit nach der Mikrofrakturierung am Talus zu entnehmen. In einer Literaturübersicht wird eine allgemeine Erfolgsrate nach knochenmarksstimulierenden Techniken von 85 % angegeben (Zengerink et al. 2010). Ergebnisse der Autoren zeigten nach 5,8 ± 2,0 Jahren bei 39 Patienten eine signifikante Verbesserung des Ergebnisses zum präoperativen Zustand. Auch nach einem Zeitraum von 2 Jahren postoperativ trat keine Verschlechterung im Vergleich zu den 1-Jahres-Ergebnissen ein (Becher et al. 2010). Bei Leistungssportlern evaluierten Saxena u. Eakin (2007) eine hochsignifikante Verbesserung im AOFAS Score (AOFAS: American Orthopaedic Foot and Ankle Society) von durchschnittlich 54,6 auf 94,4 Punkte in einem durchschnittlichen Nachbeobachtungszeitraum von 3,0 ± 6,5 Jahren. Selbst bei zystischen Läsionen konnten mit einer alleinigen Mikrofrakturierung gute Ergebnisse mit durchschnittlichem AOFAS Score von 90 Punkten in einem mittleren Nachuntersuchungszeitraum von 32 (18–63) Monaten erreicht werden. Das Alter des Patienten scheint keine Kontraindikation für die Anwendung der Mikrofrakturierung am Talus darzustellen oder sich auf das postoperative Resultat auszuwirken (Becher et al. 2010, Choi et al. 2012). Übergewicht und degenerative Läsionen dagegen scheinen einen negativen Einfluss auf das Ergebnis zu haben (Chuckpaiwong et al. 2008, Becher et al. 2010). Die Grenze der Defektgröße für ein erfolgreiches Ergebnis nach der Mikrofrakturierung am Talus scheint bei 1,5 cm^2 zu liegen (Choi et al. 2009, Chuckpaiwong et al. 2008). Die arthroskopische Einschätzung der Läsionsgröße ist allerdings schwierig. So unter- oder überschätzten in einer Kadaverstudie drei Arthroskopeure unabhängig voneinander die Läsionsgröße zu ca. 50 % (Schäfer et al. 2003).

Spezielle Risiken in Bezug auf die Mikrofrakturierung sind für die Therapie von talaren Läsionen mehr oder weniger nicht beschrieben. Am Knie ist die Entwicklung einer ossären Hypertrophie im Defektbereich bekannt (Minas et al. 2009). Dies konnte weder in Nachuntersuchungen der Autoren am OSG festgestellt werden noch ist dieses Phänomen am Talus in der Literatur beschrieben. Allerdings kann es durch Ossifikationen in der Kapsel oder durch Narbenbildungen zu Symptomen eines anterioren Impingements kommen. Dies führte im Patientengut der Autoren zu drei Re-Arthroskopien (Becher u. Thermann 2005). Der mikrofrakturierte Bereich war vollständig mit einem Ersatzknorpelgewebe ausgefüllt. Bei einer Überprüfung mit dem Tasthaken fühlte sich der Regeneratknorpel in seiner Konsistenz allerdings weicher an als der ihn umgebene normale Gelenkknorpel. Bei 20 Second-look-Arthroskopien nach einer Mikrofrakturierung stuften Lee et al. (2009) das Regeneratgewebe nach den makroskopischen ICRS-Kriterien (ICRS: International Cartilage Repair Society) zu 60 % als „normal“ oder „fast normal“ ein. Entsprechend wurden 40 % als „abnormal“ beurteilt. In einer Untersuchung der Autoren konnten 15 Patienten durchschnittlich 7,9 ± 2,2 Jahre (5–13 Jahre) nach Mikrofrakturierung magnetresonanztomografisch mit einem 3-Tesla-Gerät und T2-Mapping nachuntersucht werden (Becher et al. 2015). Dabei fanden sich in Bezug auf die T2-Werte keine signifikanten Unterschiede des Regeneratgewebes im Vergleich zum angrenzenden gesunden Knorpel. Die Defekte waren zu 80 % komplett oder leicht hypertroph mit Regeneratgewebe aufgefüllt. Allerdings waren gehäuft subchondrale Veränderungen mit der Darstellung eines persistierenden Ödems und z. T. Zystenbildung erkennbar (Becher et al. 2015).

13.5.2 Autologe matrixassoziierte Chondrogenese (AMIC)

Die Verwendung von Matrizes stellt durch die verbesserte Defektabdeckung und durch die theoretisch verbesserte Möglichkeit der Organisation des Regeneratgewebes, insbesondere bei größeren Defekten, einen Fortschritt in der Behandlung osteochondraler Läsionen dar. Ob die Therapie von begleitenden ossären Pathologien allerdings notwendig ist, kann bisher nicht abschließend beantwortet werden. Jung et al. (2011) beobachteten eine signifikante Besserung des Schmerzniveaus bei zystischen osteochondralen Läsionen durch die alleinige Mikrofrakturierung ohne Defektauffüllung. Auch Saxena und Eakin (2007) konnten bei einer Mikrofrakturierung mit oder ohne Spongiosaplastik in einem Nachuntersuchungszeitraum von 6 Jahren keinen signifikanten Unterschied feststellen.

Vergleichsstudien zwischen einer Mikrofrakturierung mit der Anwendung einer Matrix und der alleinigen Mikrofrakturierung oder anderen Techniken fehlen. Es sind bisher nur einige retrospektive Fallserien publiziert. Alle publizierten Daten beziehen sich auf die hier beschriebene Anwendung der Chondro-Gide®-Membran. Für 42 Patienten mit Knorpeldefekten am Talus (Grad III und IV nach ICRS, größer als 1,5 cm^2) liegen Ergebnisse von 12 und mehr Monaten vor (Walther et al. 2012). Intraoperativ kam es zu keinen Komplikationen. In zwei Fällen war eine Osteotomie des Innenknöchels notwendig, in 31 Fällen wurde eine zusätzliche Spongiosaplastik vom Kalkaneus angewendet. Der AOFAS Score verbesserte sich von 47,3 ± 17,2 auf 88,3 ± 10,5 Punkte. In drei Fällen zeigte sich im postoperativen MRT-Verlauf eine erneute Zystenbildung. Bei vier Patienten wurde aufgrund von Restbeschwerden eine erneute Arthroskopie durchgeführt. Dabei zeigte sich bei zwei Fällen ein instabiles Transplantat. In den anderen beiden Fällen wurde eine hypertrophe Regeneratbildung mit Impingement festgestellt. Die MRT-Kontrollen der anderen Patienten wiesen eine gute Defektfüllung ohne vermehrte Ergussbildung auf. In einem längerem Nachbeobachtungszeitraum wurden vom selben Autor Ergebnisse von 14 Patienten nach mindestens 2,5 Jahren veröffentlicht (Walther et al. 2014). Bei einem AOFAS Score von 89,0 ± 9,3 war auch nach diesem Zeitraum keine Verschlechterung zu erkennen. Valdebarrano et al. berichteten (2009) über 26 Patienten mit einem durchschnittlichen Nachuntersuchungszeitraum von 31 Monaten (24–54 Monate). Der AOFAS Score verbesserte sich von präoperativ 60 (17–79) auf 89 (61–100) Punkte. Allerdings wurden in dieser Fallserie eine hohe Anzahl von zusätzlichen Eingriffen mit 17 Bandrekonstruktionen und 16 Kalkaneusosteotomien durchgeführt.

Für die arthroskopische Technik der AMIC wurden in einer prospektiven Studie Ergebnisse von 16 Patienten in einem Nachuntersuchungszeitraum von mindestens 1 Jahr publiziert (Walther et al. 2014). Intraoperativ kam es zu keinen Komplikationen. Bei einem

Patient wurde nach 9 Monaten postoperativ eine Revision mit einer arthroskopischen Arthrolyse durchgeführt. Die Ergebnisse im Hannover Nachuntersuchungs-Score OSG verbesserten sich von durchschnittlich 53 ± 12 auf 82 ± 14 Punkte. In der visuellen Analogskala (VAS) ergab sich ein Durchschnittswert von 1,4 ± 2,0 (präoperativ 5,8 ± 2,1) in Bezug auf „Schmerz", 8,0 ± 2,8 (präoperativ 2,8 ± 2,0) für „Funktion" und 8,1 ± 2,9 (präoperativ 2,0 ± 1,9) für „Zufriedenheit". In den MRT-Nachuntersuchungen wurde keine Delaminierung der Membran bei meist guter Defektauffüllung nachgewiesen.

Die Risiken der Technik sind insgesamt überschaubar. Am ehesten ist sicherlich die ggf. durchzuführende Malleolarosteotomie mit Komplikationen behaftet (► Kap. 13.5.3). Überstände in den Randbereichen der Matrix und eine Lage der Membran über Knorpelniveau implizieren das Risiko einer Delamination. Dies kann durch eine passgenaue Implantation vermieden werden. Die Datenlage lässt hier aber kein abschließendes Urteil zu. Im Falle einer Spongiosaplastik muss darauf geachtet werden, dass das Knorpelniveau nicht durch eine „Überfüllung" überschritten wird. Aufgrund der geringen Knorpeldicke am Talus ist eher eine Unterfüllung zu akzeptieren. Bei unbefriedigenden Ergebnissen ist wie bei der alleinigen Mikrofrakturierung ein besonderes Augenmerk auf Begleitpathologien wie eine Achsfehlstellung oder Instabilität zu richten.

13.5.3 Transplantation von osteochondralen Zylindern (OATS, Mosaikplastik)

Die osteochondrale autologe Transplantation am Talus zeigt in der Literatur im Allgemeinen gute klinische Ergebnisse in kurzen bis mittelfristigen Nachuntersuchungszeiträumen. Kennedy und Murawski (2001) beschrieben in einer retrospektiven Fallserie eine signifikante Verbesserung der Ergebnisse von 72 Patienten in einem Nachuntersuchungszeitraum von durchschnittlich 28 Monaten gemessen am Foot and Ankle Outcome Score. Hinsichtlich der Rückkehr zum sportlichen Aktivitätslevel wurde in einer Studie von Paul et al. (2012) nach durchschnittlich 5 Jahren eine Modifikation der sportlichen Aktivität, insbesondere bei Patienten, welche präoperativ eine hohe sportliche Aktivität oder Kontaktsportarten ausübten, festgestellt. Die Zufriedenheitsrate in diesem Patientengut betrug 71 % mit einer Reduktion des Schmerzniveaus auf der VAS-Skala von durchschnittlich 6,3 auf 2,7. In einem Nachuntersuchungszeitraum von durchschnittlich 7 Jahren (4,4–10,3 Jahre) wurde von Imhoff et al. (2011) im AOFAS Score eine Verbesserung von präoperativ 50 auf postoperativ 78 Punkte evaluiert. Das Schmerzniveau, gemessen an der VAS-Skala, sank von durchschnittlich 7,8 auf 1,5. Kim et al. (2012) berichteten von 95 % guten und exzellenten Ergebnissen nach einem OATS-Verfahren bei 117 Patienten im AOFAS Score. Das Alter, Geschlecht oder die Symptomdauer beeinträchtigten das Ergebnis nicht. Woelfle et al. (2013) konnten zudem keinen Einfluss durch den Body-Mass-Index (BMI), durch vorbestehende arthrotische Veränderungen, durch die Größe und Lokalisation der Läsion, Anzahl an Voroperationen oder Durchführung einer zusätzlichen Malleolarosteotomie auf das Outcome erkennen. Die Wiederherstellung einer weitgehend normalen Gelenkfläche (keine oder allenfalls geringe Inkongruenz) mit Integration des Transplantats im postoperativen MRT oder in der Second-look-Arthroskopie scheint das

Ergebnis des Eingriffes signifikant zu beeinflussen (Imhoff et al. 2011, Kim et al. 2012). Nachteilig ist die höhere Morbidität bei der OATS-Technik aufgrund der größeren Arthrotomie am OSG, der Osteotomie des Innen- oder Außenknöchels und der Entnahme von Spenderzylindern. Dies kann zusätzliche Schmerzen und Komplikationen verursachen. Die Rate der Patienten mit einer Entnahmemorbidität am Kniegelenk variiert je nach Publikation beträchtlich. Insgesamt werden in einem durchschnittlichen Nachuntersuchungszeitraum von 6 Jahren nach Transplantatentnahme am Kniegelenk bei 50 % der Patienten Knieschmerzen und eine Reduktion der sportlichen Aktivität angegeben (Valderrabano et al. 2013). In einer Vergleichsstudie mit Mikrofrakturierung und Chondroplastik hatten die Patienten nach einer OATS-Plastik postoperativ ein signifikant höheres Schmerzniveau (Gobbi et al. 2006). Entsprechend sehen die Autoren den Transfer von Knorpel-Knochen-Zylindern eher als Methode der zweiten Wahl bei Versagen der rein arthroskopischen Verfahren oder in Ausnahmefällen bei großen zystischen Läsionen.

13.5.4 Weitere Verfahren: retrograde Anbohrung und Spongiosaauffüllung, HemiCAP®

Retrograde Anbohrung und retrograde Spongiosaauffüllung

Die Datenlage zu beiden Verfahren beschränkt sich auf kurze Nachuntersuchungszeiträume mit guten klinischen Ergebnissen. Geerling et al. (2009) evaluierten bei 19 nachuntersuchten Patienten in einem durchschnittlichen Nachuntersuchungszeitraum von 2 Jahren einen AOFAS Score von durchschnittlich 90,0 ± 5,5 Punkten. Die retrograde Anbohrung wurde in der erwähnten Studie mithilfe eines Iso-C-3D-Gerätes vorgenommen. Eingeschlossen wurden nur Patienten im Stadium Berndt und Harty < 2. Studien mit höheren Patientenzahlen liegen für eine rein bildwandlergesteuerte retrograde Anbohrung nicht vor.

Ob ein retrogrades Verfahren noch angewendet werden kann, wenn der Knorpelüberzug nicht mehr intakt ist, wird kontrovers diskutiert. So berichteten Takao et al. (2010) in ihrer Studie auch über sehr gute Ergebnisse der retrograden Technik bei höhergradigen Läsionen mit einem AOFAS Score von 95,8 ± 4,6 bei einem Nachuntersuchungszeitraum von durchschnittlich 2 Jahren. Allerdings umfasste die Untersuchung nur elf Fälle. Anders et al. (2012) konnten aufzeigen, dass die Ergebnisse bei Patienten im Stadium I mit AOFAS Scores von 88,7 ± 13,4 besser ausfallen als bei Patienten mit einer Läsion im Stadium II. Diese erreichten lediglich 80,1 ± 18,7 Punkte. Noch schlechter waren die Resultate beim Stadium III (aufgebrochener Knorpel) mit durchschnittlich nur 69,2 ± 22,2 Punkten postoperativ. Das größte Risiko der retrograden Techniken liegt sicherlich in der schwierigen Treffsicherheit des Defekts. 3D-Bildverfahren oder die Navigation können hier hilfreich sein, sind allerdings teuer und aufwendig in der Handhabung.

Metallischer Oberflächenersatz (HemiCAP®)

Publizierte Daten existieren bisher nur aus der Arbeitsgruppe von C. N. van Dijk. In einer Studienpopulation von 20 Patienten wurden im AOFAS Score in einem Nachuntersuchungszeitraum von 2–5 Jahren durchschnittlich 87 Punkte (42–100 Punkte) nachgewiesen (van Bergen et al. 2013). 90 % der Patienten würden den Eingriff nochmals durchführen lassen. Radiologisch fanden sich keine Zeichen einer Implantatlockerung. Ein Patient entwickelte eine subchondrale Sklerose, ein weiterer Patient eine subchondrale Zyste am Tibiaplafond auf der Gegenseite des Implantates. Erfahrungen mit Revisionen oder einer Konversion in eine Arthrodese bzw. in eine obere Sprunggelenksprothese liegen bisher nicht vor.

Literatur

Anders S, Lechler P, Rackl W et al. Fluoroscopy-guided retrograde core drilling and cancellous bone grafting in osteochondral defects of the talus. Int Orthop 2012; 36: 1635–40.

Becher C, Thermann H. Results of microfracture in the treatment of articular cartilage defects of the talus. Foot Ankle Int 2005; 26: 583–9.

Becher C, Driessen A, Thermann H. Die Technik der Mikrofrakturierung zur operativen Therapie von Knorpelläsionen am Talus. Orthopäde 2008; 37: 196–203.

Becher C, Driessen A, Hess T et al. Microfracture for chondral defects of the talus: maintenance of early results at midterm follow-up. Knee Surg Sports Traumatol Arthrosc 2010; 18: 656–63.

Becher C, Zuhlke D, Plaas C et al. T2-mapping at 3 T after microfracture in the treatment of osteochondral defects of the talus at an average follow-up of 8 years. Knee Surg Sports Traumatol Arthrosc 2015; 23: 2406–12.

Berndt AL, Harty M. Transchondral fractures (osteochondritis dissecans) of the talus. J Bone Joint Surg Am 1959; 41A: 988–1020.

Choi WJ, Park KK, Kim BS et al. Osteochondral lesion of the talus: is there a critical defect size for poor outcome? Am J Sports Med 2009; 37: 1974–80.

Choi WJ, Kim BS, Lee JW. Osteochondral lesion of the talus: could age be an indication for arthroscopic treatment? Am J Sports Med 2012; 40: 419–24.

Chuckpaiwong B, Berkson EM, Theodore GH. Microfracture for osteochondral lesions of the ankle: outcome analysis and outcome predictors of 105 cases. Arthroscopy 2008; 24: 106–12.

Ferkel RD, SgaglioneNA, Del Pizzo W. Arthroscopic treatment of osteochondral lesions of the talus: technique and results. Orthop Trans 1990; 14; 172–3.

Ferkel RD, Zanotti RM, Komenda GA et al. Arthroscopic treatment of chronic osteochondral lesions of the talus: long-term results. Am J Sports Med 2008; 36: 1750–62.

Geerling J, Zech S, Kendoff D et al. Initial outcomes of 3-dimensional imaging-based computer-assisted retrograde drilling of talar osteochondral lesions. Am J Sports Med 2009; 37: 1351–7.

Giannini S, Vannini F. Operative treatment of osteochondral lesions of the talar dome: current concepts review. Foot Ankle Int 2004; 25: 168–75.

Gobbi A, Francisco RA, Lubowitz JH et al. Osteochondral lesions of the talus: randomized controlled trial comparing chondroplasty, microfracture, and osteochondral autograft transplantation. Arthroscopy 2006; 22: 1085–92.

Hepple S, Winson IG, Glew D. Osteochondral lesions of the talus: a revised classification. Foot Ankle Int 1999; 20: 789–93.

Hoffmann M, Schroeder M, Rueger JM. A novel computer navigation system for retrograde drilling of osteochondral lesions. Sports Med Arthrosc 2014; 22: 215–8.

Hua J, Sakamoto K, Kikukawa T et al. Evaluation of the suppressive actions of glucosamine on the interleukin-1beta-mediated activation of synoviocytes. Inflamm Res 2007; 56: 432–8.

Imhoff AB, Paul J, Ottinger B et al. Osteochondral transplantation of the talus: long-term clinical and magnetic resonance imaging evaluation. Am J Sports Med 2011; 39: 1487–93.

Jung HG, Carag JA, Park JY et al. Role of arthroscopic microfracture for cystic type osteochondral lesions of the talus with radiographic enhanced MRI support. Knee Surg Sports Traumatol Arthrosc 2011; 19: 858–62.

Kennedy JG, Murawski CD. The treatment of osteochondral lesions of the talus with autologous osteochondral transplantation and bone marrow aspirate concentrate. Cartilage 2011; 2: 327–36.

Kerimaa P, Ojala R, Sinikumpu JJ et al. MRI-guided percutaneous retrograde drilling of osteochondritis dissecans of the talus: a feasibility study. Eur Radiol 2014; 24: 1572–6.

Kim YS, Park EH, Kim YC et al. Factors associated with the clinical outcomes of the osteochondral autograft transfer system in osteochondral lesions of the talus: second-look arthroscopic evaluation. Am J Sports Med 2012; 40: 2709–19.

Kreuz PC, Steinwachs M, Edlich M et al. The anterior approach for the treatment of posterior osteochondral lesions of the talus: comparison of different surgical Arch Orthop Trauma Surg 2006; 126: 241–6.

Lee KB, Bai LB, Yoon TR et al. Second-look arthroscopic findings and clinical outcomes after microfracture for osteochondral lesions of the talus. Am J Sports Med 2009; 37 Suppl 1: 63–70.

Linklater JM. Imaging of talar dome chondral and osteochondral lesions. Top Magn Reson Imaging 2010; 21: 3–13.

Loomer R, Fisher C, Lloyd-Smith R et al. Osteochondral lesions of the talus. Am J Sports Med 1993; 21: 13–9.

Merian M, Easley M. Diagnostik und Therapie osteochondraler Läsionen des Talus. Orthopäde 2008; 37: 204–11.

Minas T, Gomoll AH, Rosenberger R et al. Increased failure rate of autologous chondrocyte implantation after previous treatment with marrow stimulation techniques. Am J Sports Med 2009; 37: 902–8.

Murawski CD, Kennedy JG. Operative treatment of osteochondral lesions of the talus. J Bone Joint Surg Am 2013; 95: 1045–54.

Paul J, Sagstetter M, Lammle L et al. Sports activity after osteochondral transplantation of the talus. Am J Sports Med 2012; 40: 870–4.

Reginster JY, Deroisy R, Rovati LC et al. Long-term effects of glucosamine sulfate on osteoarthritis progression: a randomised, placebo-controlled clinical trial. Lancet 2001; 357: 251–6.

Ross KA, Robbins J, Easley ME et al. Autologous osteochondral transplantation for osteochondral lesions of the talus. Oper Tech Orthop 2014; 24: 171–80.

Saxena A, Eakin C. Articular talar injuries in athletes: results of microfracture and autogenous bone graft. Am J Sports Med 2007; 35: 1680–7.

Schäfer D, Boss A, Hintermann B. Accuracy of arthroscopic assessment of anterior ankle cartilage lesions. Foot Ankle Int 2003; 24: 317–20.

Scranton PE Jr, McDermott JE. Treatment of type V osteochondral lesions of the talus with ipsilateral knee osteochondral autografts. Foot Ankle Int 2001; 22: 380–4.

Steadman JR, Rodkey WG, Rodrigo JJ. Microfracture: surgical technique and rehabilitation to treat chondral defects. Clin Orthop Relat Res 2001; 391 Suppl: 362–9.

Takao M, Innami K, Komatsu F et al. Retrograde cancellous bone plug transplantation for the treatment of advanced osteochondral lesions with large subchondral lesions of the ankle. Am J Sports Med 2010; 38: 1653–60.

Valderrabano V, Leumann A, Rasch H et al. Knee-to-ankle mosaicplasty for the treatment of osteochondral lesions of the ankle joint. Am J Sports Med 2009; 37 Suppl 1: 105–11.

Valderrabano V, Miska M, Leumann A et al. Reconstruction of osteochondral lesions of the talus with autologous spongiosa grafts and autologous matrix-induced chondrogenesis. Am J Sports Med 2013; 41: 519–27.

van Bergen CJ, de Leeuw PA, van Dijk CN. Treatment of osteochondral defects of the talus. Rev Chir Orthop Reparatrice Appar Mot 2008; 94 Suppl: 398–408.

van Bergen CJ, van Eekeren IC, Reilingh ML, Sierevelt IN, van Dijk CN. Treatment of osteochondral defects of the talus with a metal resurfacing inlay implant after failed previous surgery: a prospective study. Bone Joint J Br 2013; 95B: 1650–5.

Verhagen RA, Maas M, Dijkgraaf MG et al. Prospective study on diagnostic strategies in osteochondral lesions of the talus. Is MRI superior to helical CT? J Bone Joint Surg 2005; 87B: 41–6.

Walther M, Becher C, Volkering C et al. Therapie chondraler und osteochondraler Defekte am Talus durch Autologe Matrix Induzierte Chondrogenese. FussSprungg 2012; 10: 121–9.

Walther M, Altenberger S, Kriegelstein S et al. Reconstruction of focal cartilage defects in the talus with miniarthrotomy and collagen matrix. Oper Orthop Traumatol 2014; 26: 603–10.

Wiewiorski M, Adams SB Jr, Barg A et al. Juvenile allogene Knorpel-Partikel zur Behandlung osteochondraler Läsionen am Talus (OLCT). Eine Kasuistik. FussSprungg 2015; 12: 208–14.

Woelfle JV, Reichel H, Nelitz M. Indications and limitations of osteochondral autologous transplantation in osteochondritis dissecans of the talus. Knee Surg Sports Traumatol Arthrosc 2013; 21: 1925–30.

Zengerink M, Struijs PA, Tol JL et al. Treatment of osteochondral lesions of the talus: a systematic review. Knee Surg Sports Traumatol Arthrosc 2010; 18: 238–46.

14 Operative Behandlung der chronischen lateralen Sprunggelenksinstabilität

James D. F. Calder, Moez Ballal, Mellany Galla
Übersetzt von Mellany Galla

Die Distorsion des oberen Sprunggelenks (OSG) stellt eine der häufigsten Verletzungen im Freizeit- und Profisport dar (Karlsson et al. 1988). Der typische Unfallmechanismus eines Supinations-/Inversionstraumas in Plantarflexionsstellung des Fußes (Frey 2001) führt oftmals zu einer Ruptur des lateralen kapsuloligamentären Apparates am OSG (▸ Abb. 1-4a, b), wobei am häufigsten das Lig. fibulotalare anterius (LFTA) isoliert oder in Kombination mit dem Lig. fibulocalcaneare (LFC) zerreißt (Attarian et al. 1985, Broström 1965). Das Lig. fibulotalare posterius besitzt eine sehr hohe Stabilität, Rupturen werden daher nur bei vollständigen Gelenkluxationen beobachtet.

Die konservative funktionelle Behandlung mit einer Orthese gilt nach aktueller Datenlage als Standardtherapie der akuten Bandläsion am OSG (Kerkhoffs et al. 2002, 2007). Laut Literatur verbleiben dennoch 10–40 % chronische mechanische Instabilitäten (Valderrabano et al. 2007), die eine operative Gelenkstabilisierung erfordern. Die verschiedenen operativen Behandlungsstrategien werden nach folgenden Prinzipien differenziert: **direkte Wiederherstellungs- und Augmentationstechnik** (z. B. Broström-Gould-OP), **anatomische Rekonstruktionsmethoden** unter Verwendung eines autologen Sehnentransplantats und **nichtanatomische OP-Verfahren**. Letztere führen zu einer starken Bewegungseinschränkung sowie zu einer gehäuften Entwicklung sekundärer arthrotischer Veränderung im unteren Sprunggelenk (USG) (Krips et al. 2001, Rosenbaum et al. 1997). Aufgrund der schlechten Langzeitergebnisse verglichen mit den anatomischen Rekonstruktionen werden nichtanatomische Verfahren heute nicht mehr empfohlen und in diesem Kapitel auch nicht weiter ausgeführt.

> **!** **CAVE** Nichtanatomische Stabilisierungsverfahren führen zu einer pathologischen Gelenkkinematik im OSG und USG und oftmals zu einer arthrotischen Degeneration des USG.

Aufgrund der hohen Rate konkomitierender intraartikulärer Pathologien bei der chronischen Sprunggelenksinstabilität, wie z. B. Synovialitiden, osteophytäres Impingement und osteochondrale Läsionen des Talus (DiGiovanni et al. 2000, Ferkel u. Chams 2007, Strauss et al. 2007), die z. T. der präoperativen konventionell radiologischen und kernspintomografischen Diagnostik entgehen (Cha et al. 2012, Ferkel u. Chams 2007), empfehlen die Autoren standardmäßig eine arthroskopische Inspektion und ggf. Behandlung des OSG vor dem stabilisierenden Eingriff.

> **Praxistipp** Aufgrund der hohen Rate intraartikulärer Begleitläsionen bei der chronischen Sprunggelenksinstabilität wird eine einzeitige arthroskopische Inspektion und ggf. Behandlung des OSG vor der Stabilisierungsoperation empfohlen.

14.1 Direkte Rekonstruktion nach Broström-Gould

Die direkte Adaptation der Bandstümpfe bzw. die raffende Naht des insuffizienten Lig. fibulotalare anterius und des Lig. fibulocalcaneare wurde von Broström 1966 beschrieben (Broström 1966). Modifiziert wurde dieses Verfahren 1980 von Gould et al. (1980) durch eine zusätzliche Fixation des Retinaculum exensorum inferius mit transossären Nähten an der distalen Fibula, wodurch die LFTA-Naht verstärkt wird. Die Broström-Gould-Technik hat sich mittlerweile zu einem Standardverfahren in der lateralen Sprunggelenksstabilisierung etabliert, wobei anstelle der transossären Nähte häufig auch Fadenankersysteme verwendet werden, die eine ähnliche Stabilität aufweisen wie transossäre Nähte (Giza et al. 2012).

14.1.1 Indikationen

Die Indikation zu einer Rekonstruktion des lateralen Bandapparates besteht bei einer chronischen mechanischen Sprunggelenksinstabilität aufgrund einer fehlenden oder insuffizienten Ausheilung der lateralen Ligamente nach einer Ruptur, wenn konservative Behandlungsmaßnahmen, wie z. B. Muskelkräftigung, Balancetraining sowie propriozeptives Training, über einen Zeitraum von mindestens 3 Monaten versagen. Differenziert werden müssen die sogenannten funktionellen Instabilitäten. In diesen Fällen liegt kein struktureller Schaden bzw. keine Insuffizienz der Ligamente vor, sondern ein propriozeptives Defizit. Die Therapie dieser Instabilitätsform umfasst die o. g. konservativen Maßnahmen, eine Indikation zu einer stabilisierenden operativen Maßnahme besteht nicht.

> **! CAVE** Die Einteilung der Sprunggelenksinstabilität erfolgt in mechanische und funktionelle Instabilitäten. Während bei den mechanischen Instabilitäten ein struktureller Schaden bzw. eine Insuffizienz der Ligamente besteht, ist der Bandapparat bei der funktionellen Instabilität intakt. In diesen Fällen besteht keine Indikation zu einer stabilisierenden OP. Die Therapie umfasst konservative Behandlungsmaßnahmen.

Die Möglichkeiten der sogenannten direkten Wiederherstellung und Augmentation durch ortständiges Gewebe werden limitiert durch die Gewebequalität. Stark ausgedünnte oder insuffiziente Weichteilstrukturen, wie z. B. bei einem Ehlers-Danlos- oder Marfan-Syndrom oder bei einer Rezidivinstabilität, eignen sich häufig nicht für dieses Verfahren, sodass in diesen Fällen eine anatomische Rekonstruktion mit einem autologen Sehnentransplantat empfohlen wird (► Kap. 14.3).

14.1.2 Lagerung

Das Broström-Gould-Verfahren kann in Halbseitenlage des Patienten durchgeführt werden. Die ipsilaterale Gesäßhälfte wird auf einem Keilkissen gelagert, der kontralaterale Beckenkamm abgestützt. Eine flexible Lagerung ermöglicht eine einzeitige Durchführung einer ventralen Arthroskopie des Sprunggelenks vor dem stabilisierenden

Eingriff. Die Verwendung einer Oberschenkelblutsperre ist sinnvoll und erleichtert die intraoperative Übersicht.

14.1.3 Instrumentarium

Die arthroskopische Evaluation des Gelenkstatus erfolgt mit einer 2,4-mm- oder 2,7-mm-Kurzschaftoptik. Je nach Pathologie müssen die in Kapitel 4.3 aufgeführten Instrumente bereitgehalten werden.
Für die offene Broström-Gould-Prozedur wird ein Basisinstrumentarium mit Pinzetten, Wundhaken usw. benötigt. Bei der transossären Fixierung der Ligamentreste bzw. des Retinaculum extensorum inferius können entweder kräftige, nichtresorbierbare Nähte oder Fadenankersysteme verwendet werden.

Instrumentarium

Für die Arthroskopie (je nach Pathologie) (► Kap. 4.3)

- Skalpell, Klemmchen, Spinalnadel, Tasthaken
- optional: Kanüle und Spritze zum Auffüllen des Gelenks
- 2,4-mm- oder 2,7-mm-Arthroskop mit 30°-Blickwinkel
- Shaver mit 2,5- bis 3,5-mm-Weichteilresektoren und Knochenfräsen
- bipolare Radiofrequenzsonde bzw. Hochfrequenz-Ablationselektrode (HF-Sonde)
- kleine Fasszange und verschiedene Punches
- Curetten und Instrumente für die Mikrofrakturierung
- alternativ: Kirschner-Drähte und Bohrmaschine
- kleine Meißel (z. B. 4–7 mm Breite)
- ggf. mechanischer Distraktor oder Fußschlaufe mit Bauchgurt

Für das offene Broström-Gould-Verfahren

- chirurgisches Basisinstrumentarium
- nichtresorbierbare Fäden (mindestens USP 2) oder 2–3 Fadenanker

14.1.4 Zugangswege

Die Portalanlage zur anterioren Sprunggelenksarthroskopie erfolgt wie in Kapitel 4.4 beschrieben. Für das Stabilisierungsverfahren nach Broström-Gould wird eine ca. 3 cm lange, nach dorsal distal bogenförmig verlaufende Inzision verwendet (► Abb. 14-1). Das Subcutangewebe wird durchtrennt und das Retinaculum extensorum inferius wird dargestellt. Hierbei muss unbedingt auf den Verlauf des N. cutaneus dorsalis intermedius (Ast des N. fibularis superficialis, ► Abb. 1-7, ► Abb. 1-9) geachtet werden, der mit einem kleinen Haken geschützt werden sollte. Bei der Präparation des Retinaculums sollte dieser geschont werden und seine Kontinuität vollständig erhalten bleiben.

! **CAVE** In der Nähe des Zugangs verläuft der N. cutaneus dorsalis intermedius.

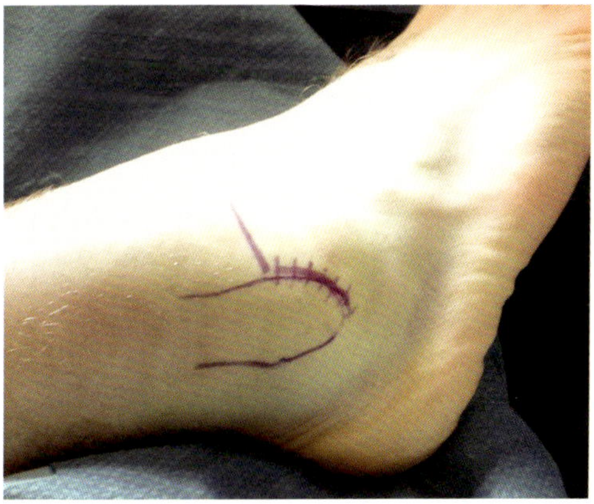

Abb. 14-1 Bogenförmige Hautinzision an der distalen Fibula zur lateralen OSG-Stabilisierung nach Broström-Gould

14.1.5 Operationstechnik

Zunächst werden die Bandreste des Lig. fibulotalare anterius und des Lig. fibulocalcaneare identifiziert und eine Inspektion der Peronealsehnen durchgeführt (► Abb. 14-2). Die meist narbig elongierten Ligamente werden mit dem Skalpell durchtrennt, sodass an der fibularen Insertion jeweils ein Steg von etwa 4–5 mm erhalten bleibt. Durch die präparierten Bandstümpfe werden mehrere nichtresorbierbare Nähte in der Weise vorgelegt, sodass die Ligamente gerafft werden (► Abb. 14-3a, b, ► Abb. 14-4). Beim Verknoten der Fäden wird das Sprunggelenk in 90°-Neutralstellung und in leichter Eversion auf einer Rolle oder auf der Kante des OP-Tischs gelagert, sodass die Ferse frei hängt. Hierdurch wird ein Vorschub des Talus durch das Aufliegen der Ferse auf dem Operationstisch vermieden. Anstelle der transossären Nähte ist alternativ die Verwendung von Nahtankersystemen möglich. Diese werden in der jeweiligen Insertion des LFTA und LFC platziert (► Abb. 14-5). Das ligamentäre Gewebe wird mit den Ankerfäden angeschlungen und an der distalen Fibula fixiert. Anschließend wird das Retinaculum nach cranial mobilisiert (► Abb. 14-6) und als Augmentation durch transossäre Nähte oder mit Fadenankern am distalen ventralen Außenknöchel fixiert (► Abb. 14-7). Vor dem Wundverschluss sollte eine intraoperative Stabilitätsprüfung durch den vorderen und hinteren Schubladentest sowie den Inversionsstress-Test erfolgen (► Kap. 2.2.4). Im OP-Saal wird eine Fußlagerungsschiene oder eine dorsale Gipslonguette in Neutralstellung angelegt.

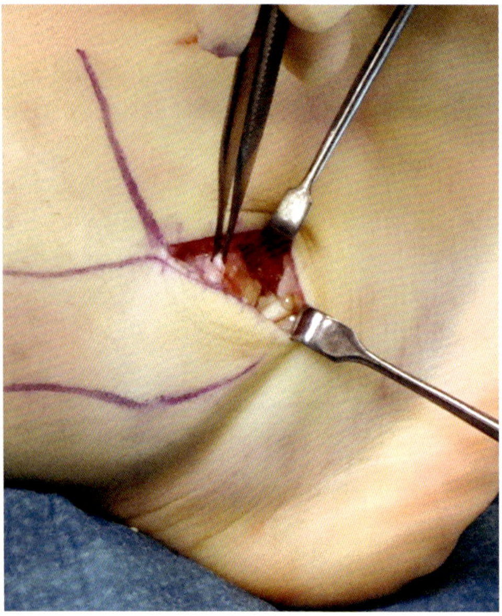

Abb. 14-2 Identifikation der Bandreste des LFTA (Pinzette) und Darstellung der Peroneussehnen (distaler Wundrand)

> **Praxistipp** Beim Verknoten der Fäden sollte das Sprunggelenk in 90°-Stellung und leichter Eversion positioniert werden. Durch die Lagerung des distalen Unterschenkels auf einer Rolle hängt die Ferse frei und ein akzidenteller Talusvorschub bei der Stabilisierung wird vermieden.

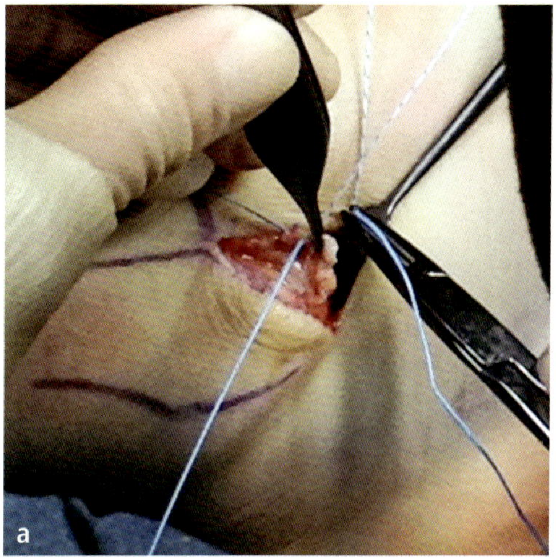

a

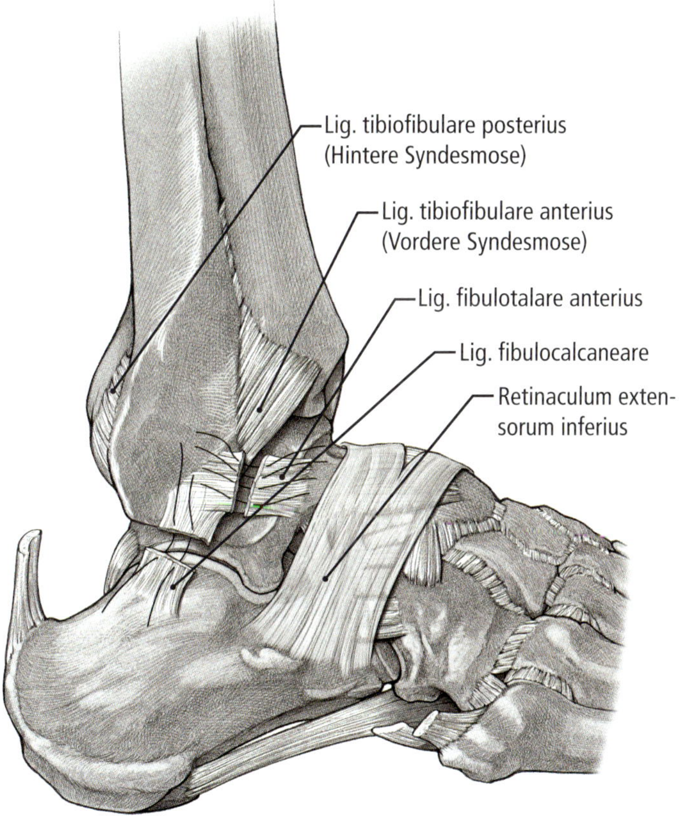

b

Abb. 14-3 Vorlegen der Nähte im Bereich der Bandstümpfe des LFTA und des LFC
a in situ
b schematische Darstellung

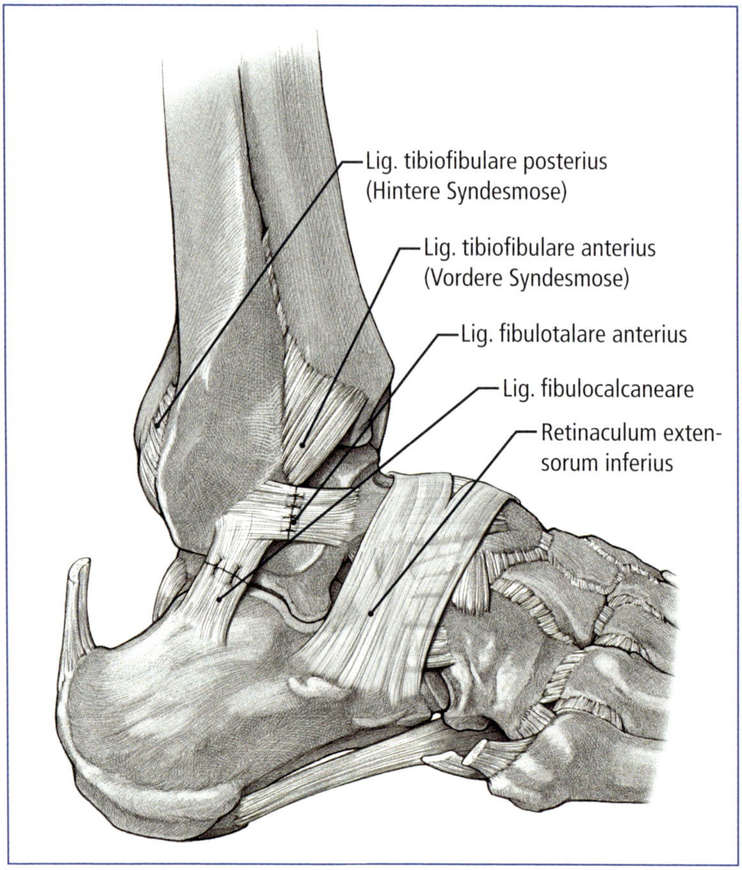

Abb. 14-4 Raffung der Ligamentreste durch Verknoten der Fäden

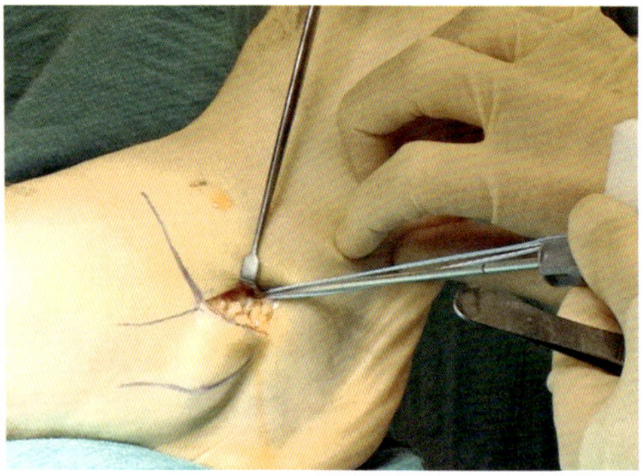

Abb. 14-5 Alternative Fixation des Gewebes an der distalen Fibula durch Verwendung eines Fadenankers, der in der anatomischen Insertionszone eingebracht wird

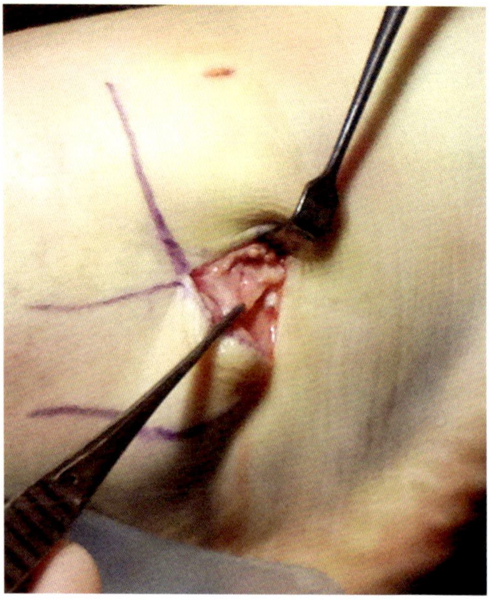

Abb. 14-6 (rechts) Mobilisation des Retinaculum extensorum inferius mit der Pinzette nach cranial

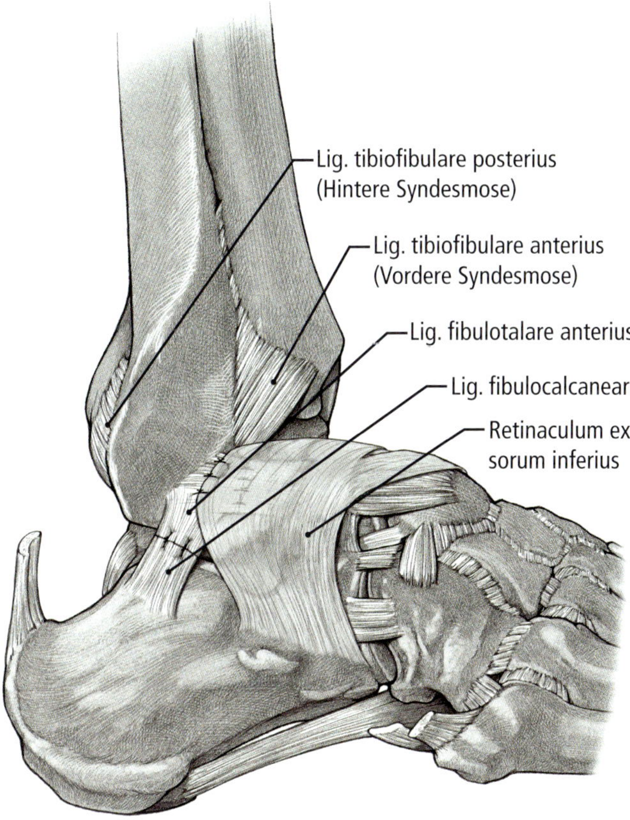

Abb. 14-7 Fixation des Retinaculums an der distalen Fibula mit transossären Nähten

14.1.6 Nachbehandlung

In den ersten 2 Wochen postoperativ erfolgt eine Ruhigstellung des Sprunggelenks durch eine Gipslonguette bzw. Fußlagerungsschiene und die Mobilisation unter Entlastung der operierten Extremität. Anschließend erfolgt für weitere 4 Wochen die Versorgung mit einer Unterschenkelorthese, mit der eine Teilbelastung von 15–20 kg erlaubt ist. Die physiotherapeutische Beübung des Sprunggelenks beginnt ab der 3. postoperativen Woche, wobei Inversionsbewegungen des Rückfußes und eine Plantarflexion des Sprunggelenks über 10° für insgesamt 6 Wochen nach der lateralen Stabilisierung strikt vermieden werden sollen. Begleitende allgemeine Maßnahmen wie Thromboseprophylaxe, Hochlagerung, Kryotherapie, Schmerztherapie und Lymphdrainage werden stadienadaptiert durchgeführt. Ab der 7. Woche sind ein freies Bewegungsausmaß und ein Belastungsaufbau ohne Orthese erlaubt. Non-Kontaktsportarten, wie z. B. Laufen und Schwimmen, dürfen 3 Monate nach dem Eingriff durchgeführt werden. Vollkontakt- und Impactsportarten sollten für 6 Monate vermieden werden.

Nachbehandlungsschema

- Versorgung mit einer Unterschenkelorthese für 6 Wochen und Teilbelastung mit 15–20 kg in der 1.–2. postoperativen Woche
- Vollbelastung mit der Orthese in der 3.–6. postoperativen Woche
- passive und aktive Beübung des OSG ab der 3. postoperativen Woche unter Vermeidung von Inversionsbewegungen und Limitierung der Plantarflexion im OSG auf 10°
- ab der 7. Woche Vollbelastung ohne Orthese und freier Bewegungsumfang
- stadiengerechte Thromboseprophylaxe, Hochlagerung, Kryotherapie, Schmerztherapie und Lymphdrainage
- keine Impact- und Kontaktsportarten für 6 Monate postoperativ

14.2 Arthroskopische laterale Stabilisierung des Sprunggelenks (modifiziertes Broström-Gould-Verfahren)

Zunehmend Verbreitung findet die modifizierte arthroskopische Durchführung der direkten Rekonstruktion des lateralen Bandapparates. Gerade unter dem Aspekt der großen Zahl intraartikulärer Veränderungen bei der chronischen OSG-Instabilität, die bei der Gelenkstabilisierung erkannt und einzeitig mitbehandelt werden müssen, bietet sich ein arthroskopisches Vorgehen an. Bei der offenen LFTA-Naht und Retinaculumaugmentation im Anschluss an die OSG-Arthroskopie kann das flüssigkeitsgetränkte und z. T. aufgequollene Gewebe im OP-Gebiet zu einer erschwerten Darstellung und zu einer geringeren Reißfestigkeit der Strukturen führen. Diese Probleme können durch die arthroskopische Vorgehensweise umgangen werden, da der Weichteilmantel an der distalen Fibula bei dieser Technik geschlossen bleibt.

14.2.1 Indikationen

Die Indikationen zur arthroskopischen lateralen Stabilisierung des Sprunggelenks entsprechen denen der offenen Operationstechnik nach Broström-Gould. Als Vorteil der arthroskopischen Technik gilt, dass diese auch möglich ist, wenn die Hautverhältnisse keine offenen Zugänge erlauben. Verglichen mit der offenen Technik ist allerdings die Datenlage auf wenige Arbeiten begrenzt. Insbesondere ist bisher nicht abschließend geklärt, ob die Stabilität der arthroskopischen Technik dem offenen Verfahren überlegen ist (Wang et al. 2014).

14.2.2 Lagerung

Für den Eingriff wird der Patient wie zur ventralen OSG-Arthroskopie gelagert. Um während der Platzierung der Fadenanker in der distalen Fibula und insbesondere während der Fixation des Retinaculums eine stabile Lagerung zu gewährleisten, empfiehlt sich die Positionierung des Unterschenkels in einer mechanischen Halterung wie in Kapitel 4.2 beschrieben (► Abb. 4-3). Die Verwendung einer Blutsperre ist fakultativ.

14.2.3 Instrumentarium

Das Equipment zur arthroskopischen Sprunggelenksstabilisierung entspricht dem Setup zur ventralen OSG-Arthroskopie (► Kap. 4.3). Zusätzlich ist ein Fadenholinstrument (z. B. aus der Schulterarthroskopie) erforderlich, mit dem die Fäden durch das Retinaculum gezogen werden können. Hier sollte darauf geachtet werden, dass der Durchmesser des Instruments möglichst gering ist, um unnötige Gewebeschäden zu vermeiden. Je nach geplanten Zusatzeingriffen müssen weitere Instrumente, wie z. B. Curetten und Instrumente für eine Mikrofrakturierung, bereitgehalten werden.

Instrumentarium für die Arthroskopie (je nach Pathologie) (► Kap. 4.3)

- Skalpell, Klemmchen, Spinalnadel, Tasthaken
- optional: Kanüle und Spritze zum Auffüllen des Gelenks
- 2,4-mm- oder 2,7-mm-Arthroskop mit 30°-Blickwinkel
- Shaver mit 2,5- bis 3,5-mm-Weichteilresektoren und Knochenfräse, z. B. Kugelfräse
- bipolare Radiofrequenzsonde bzw. Hochfrequenz-Ablationselektrode (HF-Sonde)
- Fadenholinstrument
- 2–3 Fadenanker

Je nach Zusatzeingriff:

- kleine Fasszange und verschiedene Punches
- Curetten und Instrumente für die Mikrofrakturierung
- alternativ: Kirschner-Drähte und Bohrmaschine
- kleine Meißel (z. B. 4–7 mm Breite)
- ggf. mechanischer Distraktor oder Fußschlaufe mit Bauchgurt

14.2.4 Zugangswege

Neben dem anteromedialen und anterolateralen Standardportal (► Kap. 4.4.1 u. 4.4.2) wird ein akzessorischer Zugang über dem Retinaculum extensorum inferius benötigt, welcher schräg im Verlauf der Hautspaltlinien angelegt wird (► Abb. 14-8a, b). Diese

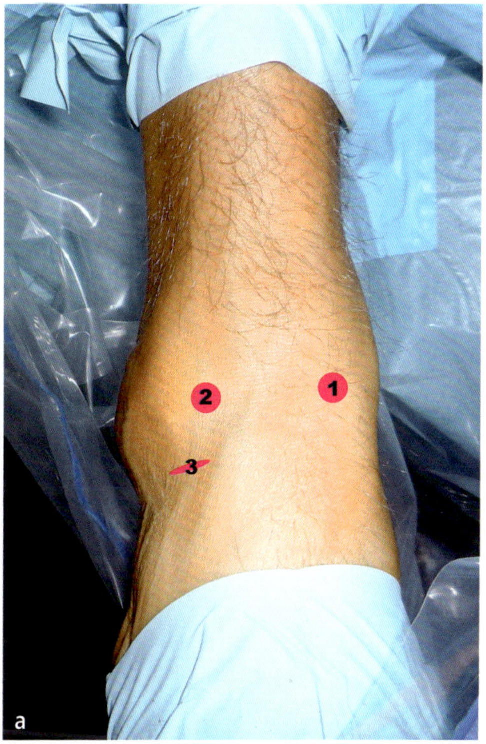

Abb. 14-8 Portale für die arthroskopische laterale OSG-Stabilisierung (1 = anteromediales Standardportal, 2 = anterolaterales Standardportal, 3 = akzessorisches anterolaterales Portal über dem Retinaculum extensorum inferius)
a OP-Situs (mit freundlicher Genehmigung von Dr. M. Galla, Hildesheim)

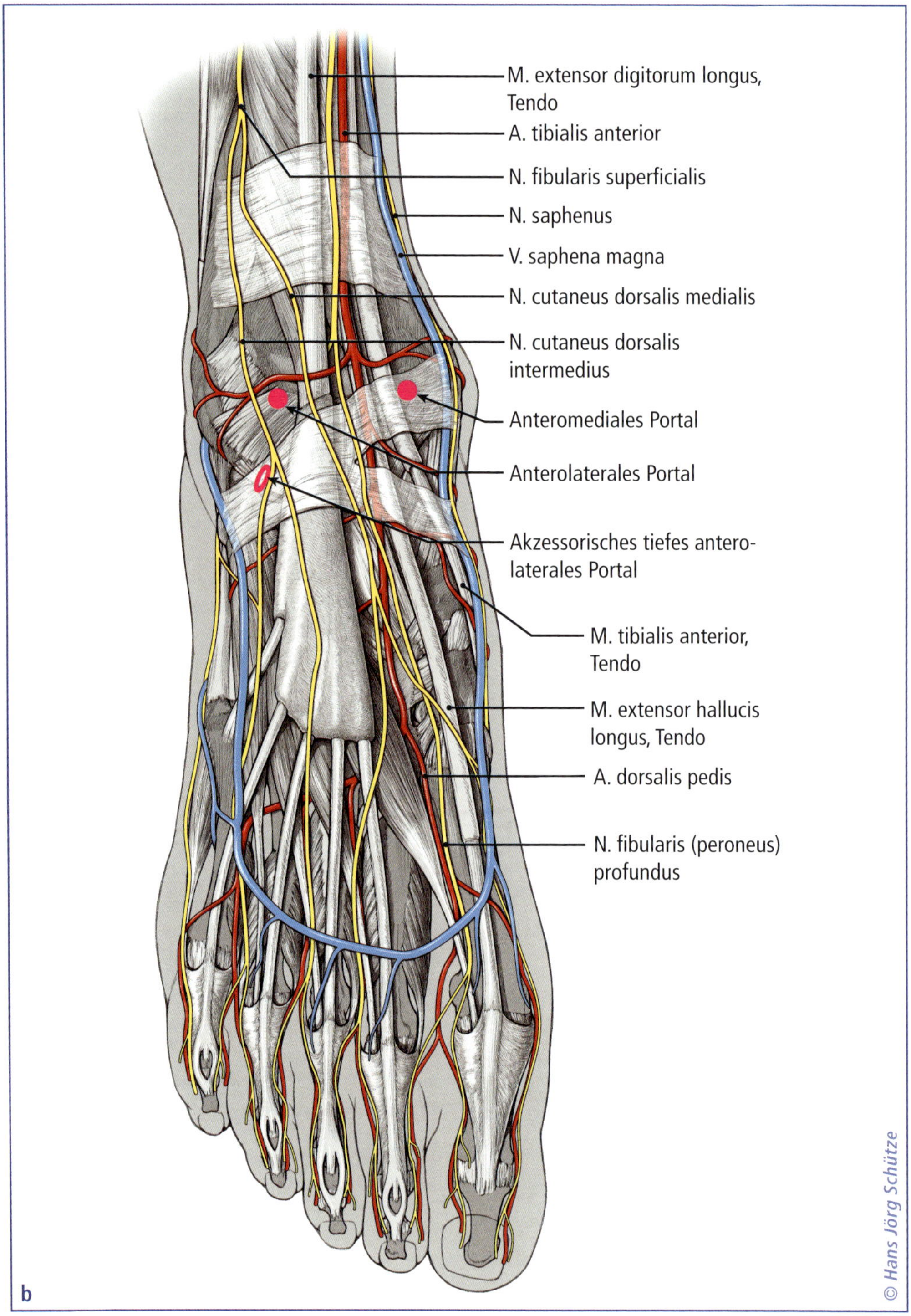

Abb. 14-8 (Fortsetzung)
b schematische Darstellung

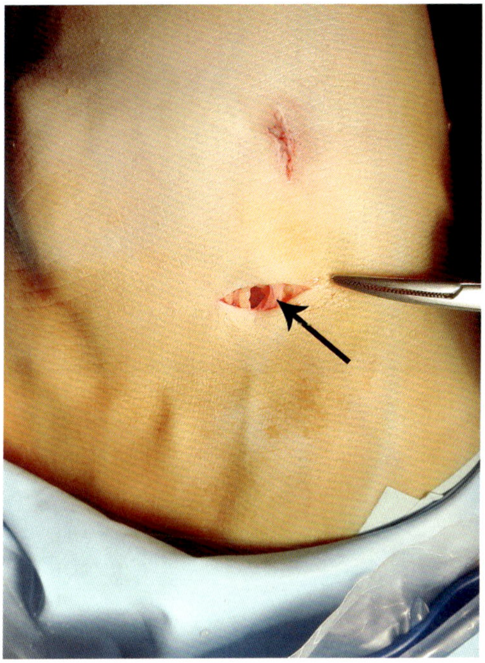

Abb. 14-9 Darstellung des N. cutaneus dorsalis intermedius im akzessorischen Portal (◄——)

Inzision befindet sich oftmals im Verlauf des N. cutaneus dorsalis intermedius (Ast des N. fibularis superficialis) (► Abb. 14-9, 1-7 u. 1-9).

> **!** **CAVE** In der Nähe des distalen akzessorischen Portals verläuft der N. cutaneus dorsalis intermedius.

14.2.5 Operationstechnik

Es erfolgt zunächst der inspektorische Rundgang im Gelenk wie in Kapitel 4.4 dargestellt. Hierbei fällt an der distalen Fibula die freiliegende Insertionszone des Lig. fibulotalare anterius (LFTA) auf, der sogenannte **bare spot** (► Abb. 14-10). Der anatomische Ansatz des LFTA an der ventralen Knorpel-Knochen-Grenze wird mit einer

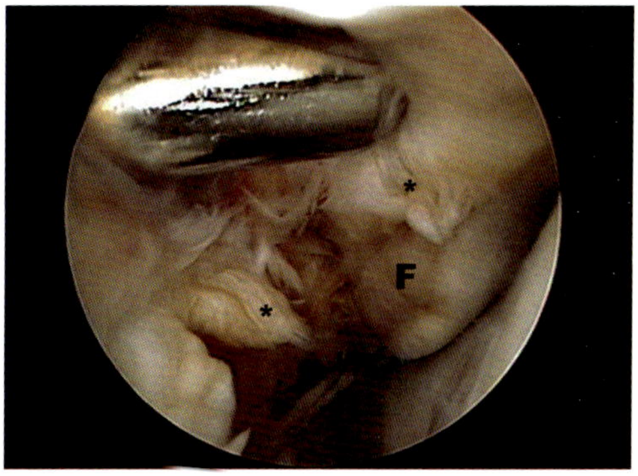

Abb. 14-10 Arthroskopische Ansicht der LFTA-Insertion am Außenknöchel. Veralteter Abriss des LFTA (*), die Fibulaspitze (F) liegt frei (mit freundlicher Genehmigung von Dr. M. Galla, Hildesheim).

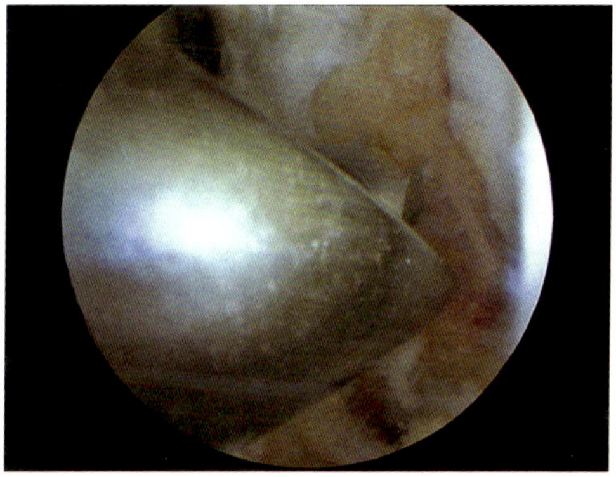

Abb. 14-11 Débridement der fibularen LFTA-Ansatzzone mit einer Kugelfräse (mit freundlicher Genehmigung von Dr. M. Galla, Hildesheim)

Kugelfräse angefrischt, bis vitales spongiöses Gewebe erkennbar ist (► Abb. 14-11). Über das anterolaterale Portal werden nacheinander zwei Fadenanker platziert. Hierfür können entweder kleine selbstschneidende Titananker oder resorbierbare Implantate eingesetzt werden. Für Letztere ist in der Regel in einem zusätzlichen Arbeitsschritt die Präparation mit einem Bohrer und ggf. mit einem Gewindeschneider notwendig (► Abb. 14-12a–j). Die Implantate werden an der ventralen Knorpel-Knochen-Grenze

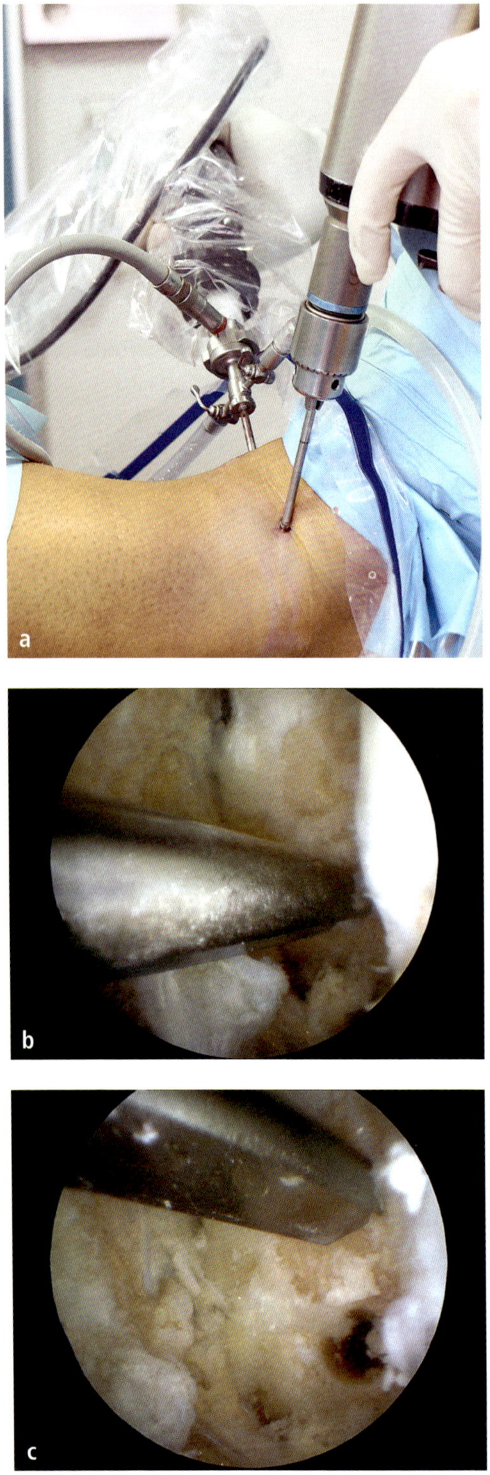

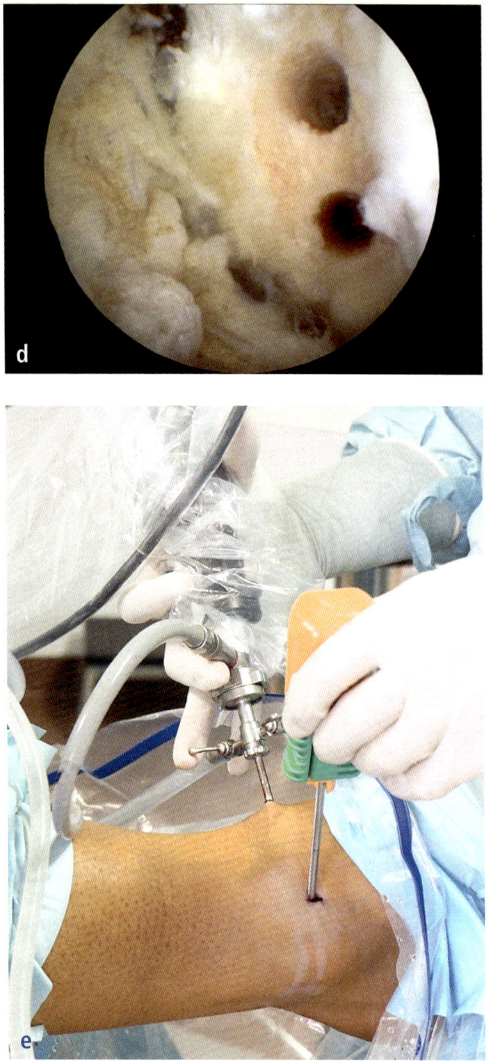

Abb. 14-12 Platzieren der Fadenanker in der distalen Fibula (**a–j**: mit freundlicher Genehmigung von Dr. M. Galla, Hildesheim)

a Einbringen eines Bohrers über das anterolaterale Standardportal

b Durchführung der distalen Bohrung an der ventralen Knorpel-Knochen-Grenze der Fibula

c Positionierung des proximalen Bohrlochs ca. 5 mm weiter cranial

d arthroskopische Sicht auf die präparierten Kanäle

e Einführen des ersten Fadenankers über das anterolaterale Standardportal

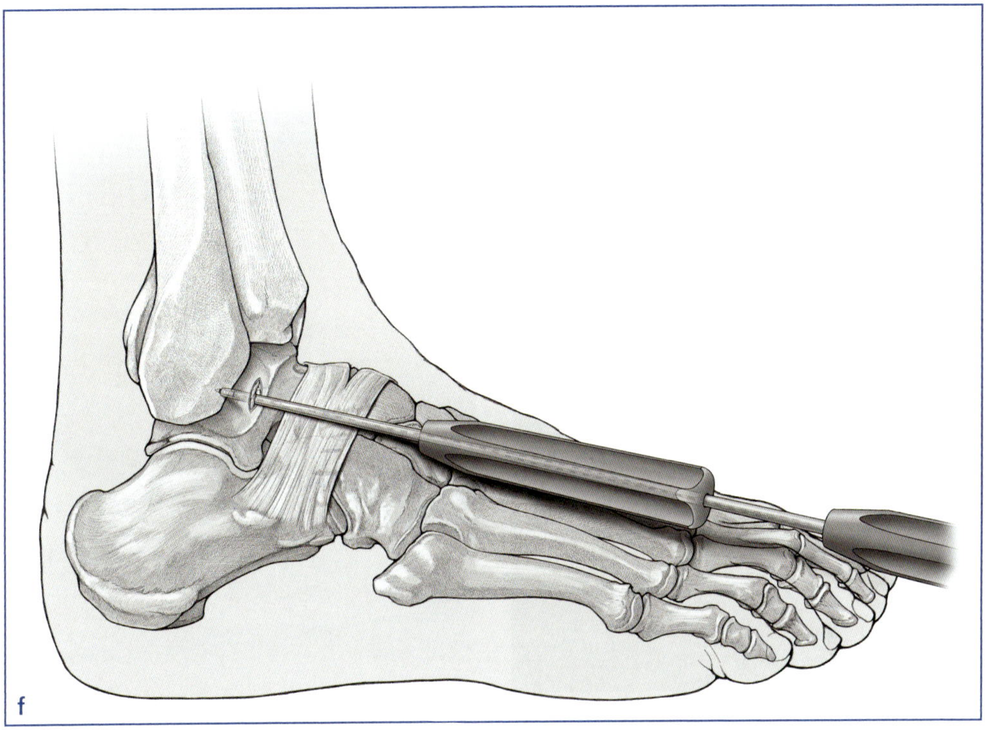

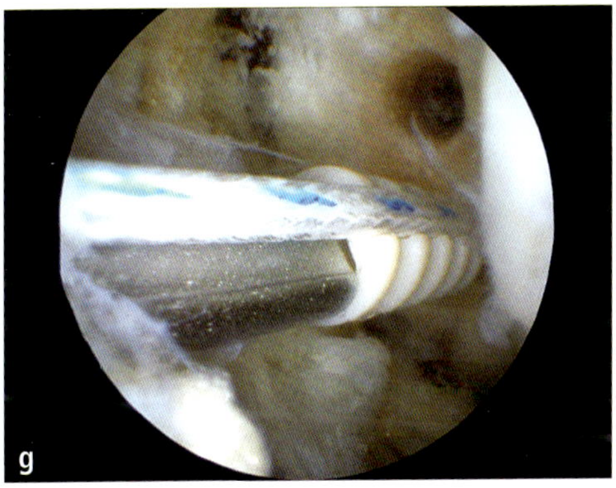

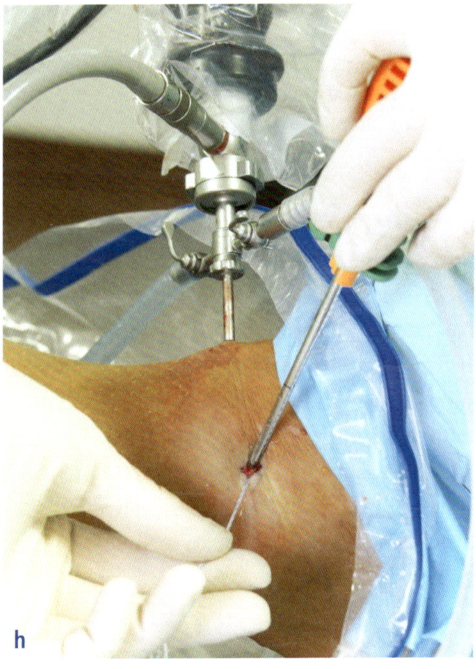

Abb. 14-12 (Fortsetzung)
f schematische Darstellung der Platzierung des Fadenankers über den lateralen ventralen Arthroskopiezugang
g arthroskopische Ansicht der Positionierung des distalen Ankers
h Einbringen des zweiten Fadenankers über das anterolaterale Portal. Die Fäden des ersten Ankers werden hierfür beiseite gehalten.

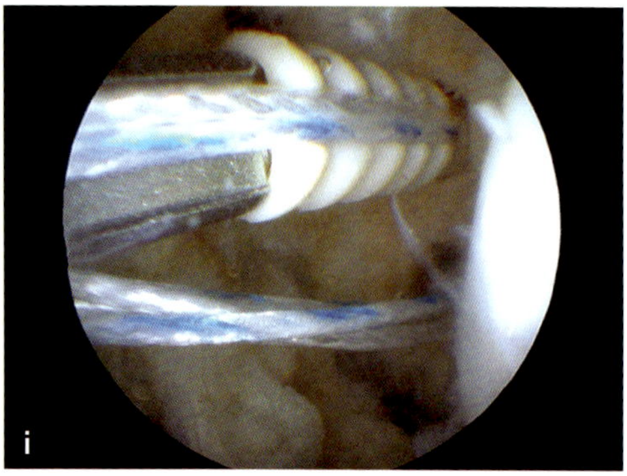

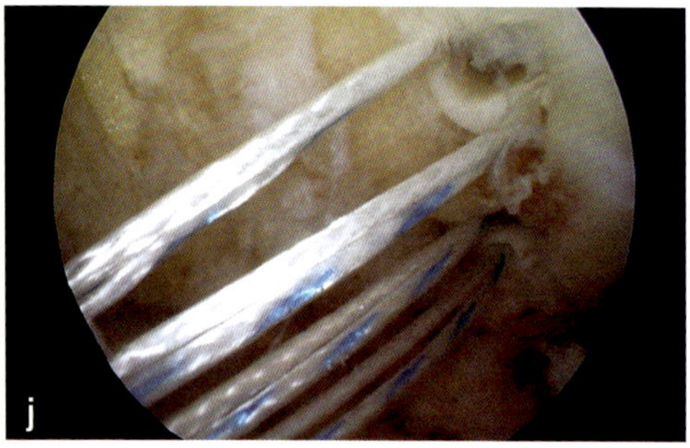

Abb. 14-12 (Fortsetzung)
i Platzierung des zweiten Nahtankers im proximalen Bohrloch
j arthroskopische Kontrolle der korrekten Implantatlage am ventralen Knorpel-Knochen-Übergang in der LFTA-Insertionszone

platziert. Der Abstand zwischen den beiden Ankern beträgt 5–7 mm. Über das distale akzessorische Portal wird das Fadenholinstrument durch das Retinaculum nach intraartikulär geführt und damit nacheinander die Fäden durch das Retinaculum nach außen geleitet (► Abb. 14-13a–f). Der Abstand zwischen den einzelnen Perforationen sollte mindestens 5 mm betragen, um eine stabile Gewebebrücke im Retinaculum zu gewährleisten.

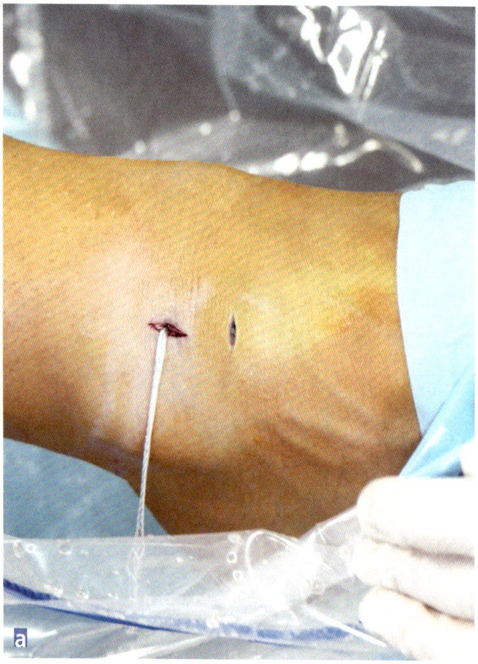

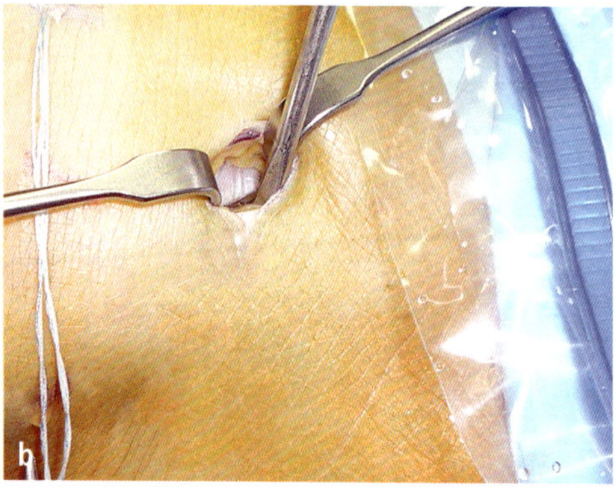

Abb. 14-13 Fadenführung durch das Retinaculum extensorum inferius (**a–f**: mit freundlicher Genehmigung von Dr. M. Galla, Hildesheim)
a Anlage des akzessorischen distalen Portals über dem Retinaculum
b Eingehen mit dem Fadenholinstrument durch das Retinaculum nach intraartikulär. Zum Schutz des N. cutaneus dorsalis intermedius werden kleine Wundhaken eingesetzt.

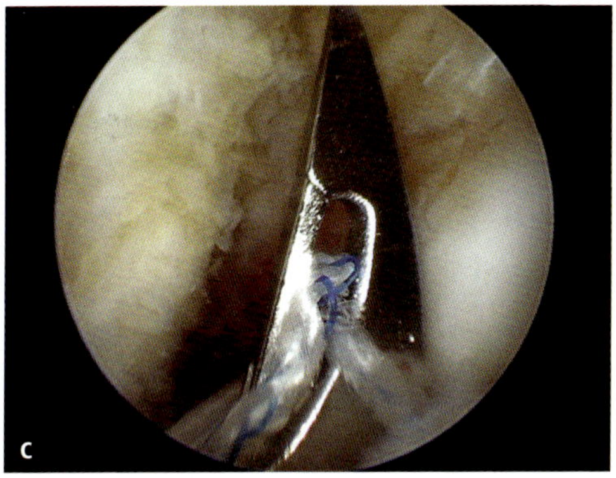

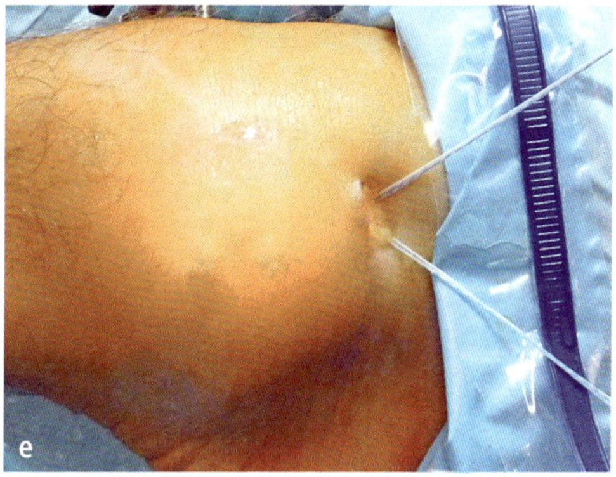

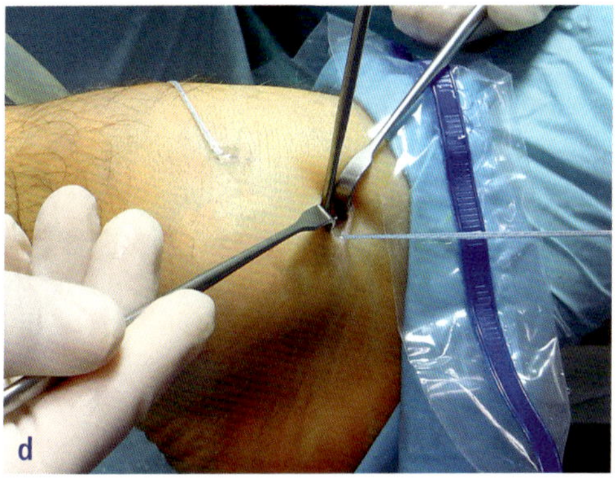

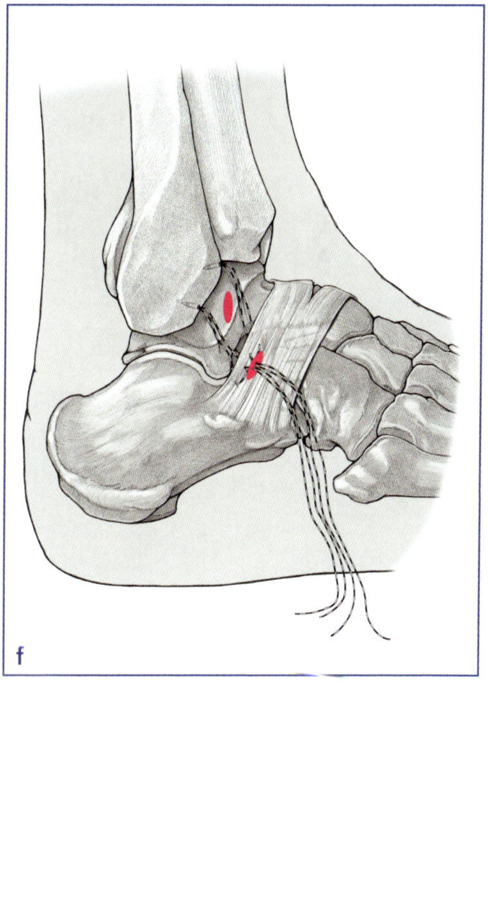

Abb. 14-13 (Fortsetzung)
c Intraartikulär werden die Fäden jeweils einzeln mit dem Fadenholer gefasst.
d Mit der Fadenfasszange werden die Fäden jeweils durch das Retinaculum nach distal aus dem Portal gezogen.
e Alle vier Fäden befinden sich im akzessorischen Zugang.
f Der Abstand zwischen den einzelnen Perforationen im Retinaculum sollte ca. 5 mm betragen.

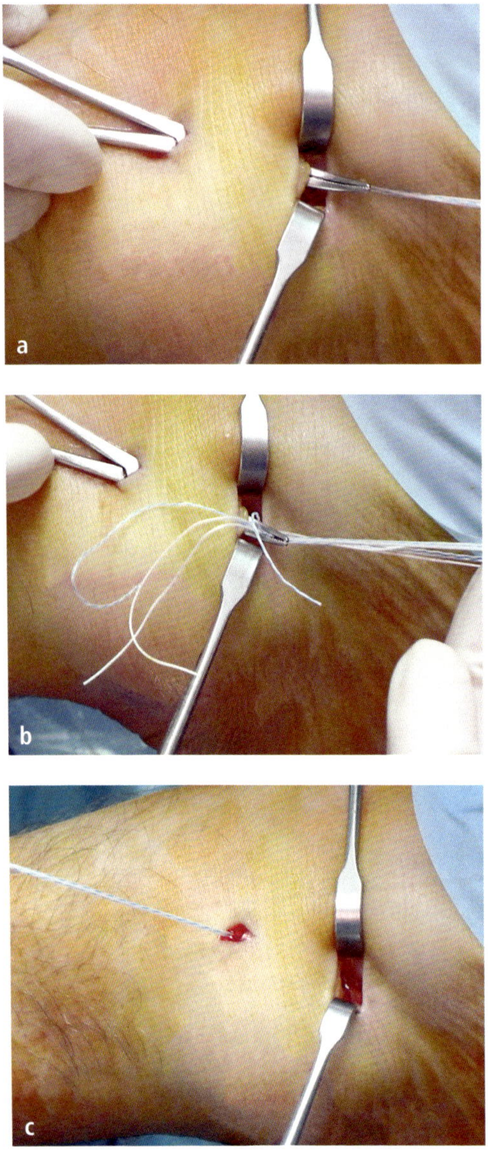

Abb. 14-14 Raffung des Retinaculums nach cranial (a–c: mit freundlicher Genehmigung von Dr. M. Galla, Hildesheim)

a subcutanes Einführen eines Klemmchens vom anterolateralen Standardportal zum akzessorischen distalen Portal

b Anklemmen aller Fadenenden und Herausziehen der Fäden nach proximal

c Die Fäden befinden sich nun im anterolateralen Arthroskopiezugang. Durch vorsichtigen Zug der Fäden nach cranial wird das Retinaculum nach proximal zur Fibula mobilisiert.

> **Praxistipp** Um eine ausreichende Gewebebrücke zu gewährleisten, sollte der Abstand zwischen den einzelnen Perforationen mit dem Fadenholinstrument im Retinaculum mindestens 5 mm betragen.

Anschließend werden die Fäden subcutan zum anterolateralen Standardportal zurückgeführt, indem von hier ein Klemmchen subcutan zum distalen Portal eingebracht wird, mit dem die Fäden nach proximal gezogen werden (► Abb. 14-14a–c). Bei dem gesamten Instrumentenhandling und Fadenmanagement im akzessorischen Portal solle der N. cutaneus dorsalis intermedius mit kleinen Wundhaken geschützt werden, um eine iatrogene Verletzung oder ein akzidentelles Einknoten zu vermeiden.

> **Praxistipp** Der N. cutaneus dorsalis intermedius sollte durch den Einsatz kleiner Wundhaken im distalen akzessorischen Portal geschützt werden.

Das Sprunggelenk wird in 90°-Stellung und der Fuß in leichte Eversionsstellung gebracht, während das Retinaculum durch den dorsierten Zug an den Fäden nach cranial mobilisiert wird. In dieser Stellung werden die Fadenpaare entweder mithilfe eines arthroskopischen Knotenschiebers oder in der arthroskopischen Rutschknotentechnik jeweils miteinander verknotet (► Abb. 14-15a, b). Abschließend werden die Fadenenden vorsichtig abgeschnitten.

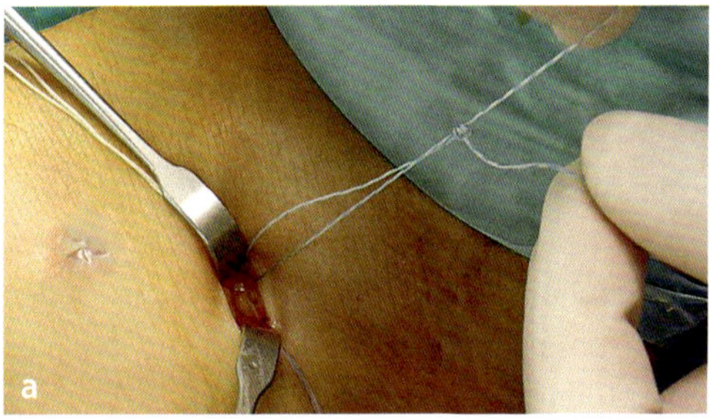

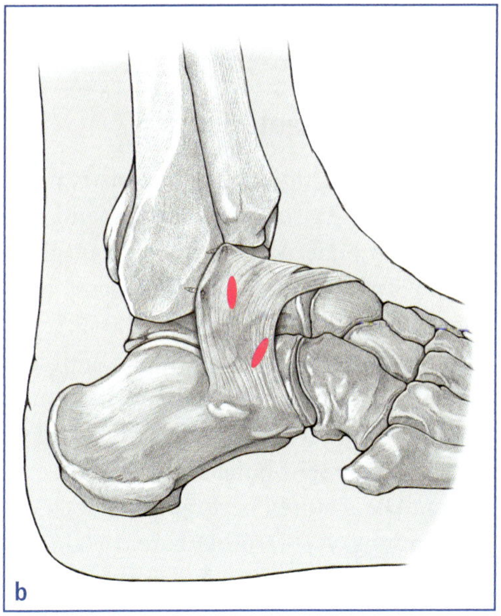

Abb. 14-15 Fixation des Retinaculums
a Verknoten der Fadenpaare mit einem Rutschkoten in 90°-Stellung und leichter Eversion des Sprunggelenks (mit freundlicher Genehmigung von Dr. M. Galla, Hildesheim)
b schematische Darstellung der Fixation

> **Praxistipp** Beim Verknoten der Fäden sollte das Sprunggelenk in 90°-Stellung und leichter Eversion positioniert werden.

Abschließend wird unter arthroskopischer Sicht eine Stabilitätsprüfung durch den vorderen und hinteren Schubladentest sowie den Inversionsstress-Test durchgeführt (► Kap. 2.2.4). Die Arthroskopieportale werden mit Einzelknopfnähten verschlossen. Im OP-Saal wird eine Fußlagerungsschiene oder eine dorsale Gipslonguette in Neutralstellung angelegt.

14.2.6 Nachbehandlung

Das Nachbehandlungsregime nach der arthroskopischen OSG-Stabilisierung entspricht dem der offenen direkten Rekonstruktion (► Kap. 14.1.6).

Nachbehandlungsschema

- Versorgung mit einer Unterschenkelorthese für 6 Wochen und Teilbelastung mit 15–20 kg in der 1.–2. postoperativen Woche
- Vollbelastung mit der Orthese in der 3.–6. postoperativen Woche
- passive und aktive Beübung des OSG ab der 3. postoperativen Woche unter Vermeidung von Inversionsbewegungen. Limitierung der Plantarflexion im Sprunggelenk auf 10°
- ab der 7. Woche Vollbelastung ohne Orthese und freier Bewegungsumfang
- stadiengerechte Thromboseprophylaxe, Hochlagerung, Kryotherapie, Schmerztherapie und Lymphdrainage
- keine Impact- und Kontaktsportarten für 6 Monate postoperativ

14.3 Anatomische Rekonstruktion mit autologem Sehnentransplantat

Für die anatomische Rekonstruktion des lateralen Kapselbandapparates können verschiedene autologe Sehnentransplantate verwendet werden. In der Literatur werden unter anderem Techniken mit der Gracilissehne (Coughlin et al. 2004), Semitendinosussehne (Paterson et al. 2000) und der Plantarissehne (Pagenstert et al. 2006) aufgeführt. Die Wahl des Transplantats hängt zum einen von der Verfügbarkeit des Sehnengewebes (z. B. nach Voroperationen) und zum anderen von der persönlichen Präferenz des Operateurs ab. Allen beschriebenen anatomischen Verfahren ist gemein, dass der anatomische Verlauf der Ligamente berücksichtigt wird und die Fixation des Transplantats in den anatomischen Insertionszonen erfolgt.

14.3.1 Indikationen

Die Indikationsstellung zur anatomischen Rekonstruktion mit Sehnenaugmentation erfolgt nach den gleichen Prinzipien wie bei der anatomischen Rekonstruktion ohne Transplantat (▸ Kap. 14.1.1). Die Indikation zur Sehnenaugmentation ist vor allem gegeben, wenn das ortsständige Gewebe keine suffiziente Ligamentreparatur ermöglicht, z. B. bei einer Laxizität im Rahmen eines Ehlers-Danlos- oder Marfan-Syndroms oder bei einer Rezidivinstabilität nach einer Broström-Gould-Operation. Darüber hinaus ist die Durchführung einer Sehnenplastik zu empfehlen, wenn aufgrund einer Insuffizienz des LFC eine ausgeprägte Instabilität im USG vorliegt.

Merke Die anatomische Rekonstruktionstechnik mit einem autologen Sehnentransplantat wird vor allem eingesetzt, wenn das ortsständige Gewebe keine ausreichende Stabilisierung des lateralen Kapselbandapparates erlaubt.

14.3.2 Lagerung

Die Patientenlagerung erfolgt in Halbseitenlage. Bei einzeitiger Durchführung einer OSG-Arthroskopie vor der Stabilisierung muss die Lagerung entsprechend angepasst werden. Berücksichtigt werden muss auch der Zugang zur Region der geplanten Sehnenentnahme, z. B. dorsomedialer Unterschenkel für die Plantarissehne oder proximale anteromediale Tibia für den Pes anserinus.

Die Anlage einer Oberschenkelblutsperre für den Eingriff ist hilfreich.

14.3.3 Instrumentarium

Neben den chirurgischen Basisinstrumenten und den Arthroskopieinstrumentarien können zur Fixierung des Sehnentransplantats im Bohrkanal zwei Biotenodese- bzw. Interferenzschrauben von ca. 4,0–5,5 mm Durchmesser verwendet werden. Für die Armierung der Transplantatenden können nichtresorbierbare Fäden eingesetzt werden, die meist eine sehr hohe Reißfestigkeit aufweisen. Die Autoren bevorzugen jedoch die Verwendung von resorbierbarem Nahtmaterial der Stärke UPS 1. Um ein ausreichend langes Transplantat von 13–15 cm Strecke zu erhalten, hat sich der Einsatz eines Sehnenstrippers zur Entnahme bewährt.

Instrumentarium

Für die Arthroskopie (je nach Pathologie) (► Kap. 4.3)

- Skalpell, Klemmchen, Spinalnadel, Tasthaken
- optional: Kanüle und Spritze zum Auffüllen des Gelenks
- 2,4-mm- oder 2,7-mm-Arthroskop mit 30°-Blickwinkel
- Shaver mit 2,5- bis 3,5-mm-Weichteilresektoren und Knochenfräsen
- bipolare Radiofrequenzsonde bzw. Hochfrequenz-Ablationselektrode (HF-Sonde)
- kleine Fasszange und verschiedene Punches
- Curetten und Instrumente für die Mikrofrakturierung
- alternativ: Kirschner-Drähte und Bohrmaschine
- kleine Meißel (z. B. 4–7 mm Breite)
- ggf. mechanischer Distraktor oder Fußschlaufe mit Bauchgurt

Für die offene anatomische Sehnenplastik

- chirurgisches Basisinstrumentarium
- Sehnenstripper
- Bohrmaschine
- Armierungsfäden
- Fadenholinstrument oder Drahtahle
- zwei Biotenodese- bzw. Interferenzschrauben (4,0–5,5 mm)

> **Praxistipp** Die Verwendung eines Sehnenstrippers vereinfacht die Transplantatentnahme.

14.3.4 Zugangswege

Zunächst wird die arthroskopische Inspektion des OSG über das ventrale mediale und laterale Standardportal durchgeführt. Etwaige Pathologien werden wie in Kapitel 4 beschrieben adressiert. Als Nächstes erfolgt die Sehnenentnahme je nach Präferenz des Operateurs. Die Plantarissehne wird über eine kleine Inzision medial der distalen Achillessehne entnommen. Die Semitendinosus- und Gracilissehne werden am proximalen medialen Tibiakopf gehoben. In der Regel ist eine Transplantatstrecke von 13–15 cm notwendig. Um ein ausreichend langes Graft zu gewinnen, kann der Einsatz eines Sehnenstrippers aus der Kreuzbandchirurgie hilfreich sein.

Für die Ligamentrekonstruktion wird über der distalen Fibula eine etwa 6–7 cm lange, distal nach ventral leicht bogenförmige Inzision angelegt (► Abb. 14-16). Bei der Darstellung der lateralen Sprunggelenksregion müssen ventral der N. cutaneus dorsalis intermedius und dorsal der N. suralis geschützt werden (► Abb. 1-9).

> **! CAVE** Beim Zugangsweg müssen der Verlauf des N. cutaneus dorsalis intermedius und des N. suralis beachtet werden.

14.3.5 Operationstechnik

Die Sehnenentnahme wird in üblicher Technik durchgeführt. Das Transplantat wird von Muskel- und Fettgeweberesten gesäubert und an beiden Enden mit Baseballstitches auf einer Strecke von 1 cm armiert. Nach der Messung des Transplantatdurchmessers wird dieses in einer mit physiologischer Kochsalzlösung angefeuchteten Kompresse aufbewahrt.

Nach der Darstellung der distalen Fibula auf einer Strecke von etwa 3 cm (► Abb. 14-16) erfolgt zunächst die Inspektion der Peronealsehnen. Chronische Sprunggelenksinstabilitäten sind oftmals mit einer (degenerativen) Längsruptur der Peronealsehnen, insbesondere der Peroneus-brevis-Sehne, assoziiert (Bonnel et al. 2010). Diese sollte débridiert und mit einer fortlaufenden PDS-Naht versorgt werden. Nun wird ein Führungsdraht in der Ansatzzone des LFTA und des LFC platziert. Diese befindet sich 10 mm proximal der Fibulaspitze an der ventralen Knorpel-Knochen-Grenze (Kapandji 1985). Der Führungsdraht wird in einem Winkel von 45° zur Fibulaschaftachse nach dorsoproximal ansteigend platziert und durch die posteriore Corticalis der Fibula gebohrt. Die Peronealsehnen werden dabei mit einem Haken geschützt. Der Führungsdraht wird mit einem kanülierten Bohrer entsprechend des Durchmessers des Sehnentransplantats überbohrt (► Abb. 14-17). Im nächsten Schritt wird ein Führungsdraht in die fibulare Insertion des LFC gebohrt. Der Verlauf des Führungsdrahtes ist so zu wählen, dass die Austrittsstelle an der posterioren Fibula ca. 1 cm distal der Austrittsstelle des ersten Kanals zu liegen kommt. Nach dem Überbohren der beiden Führungsdrähte sollte die Knochenbrücke an der dorsalen Corticalis mindestens 5 mm betragen.

! **CAVE** Bei der Platzierung des zweiten Bohrkanals muss bedacht werden, dass an der dorsalen Fibula zwischen den Austrittspunkten des ersten und des zweiten Kanals eine Corticalisbrücke von mindestens 5 mm bestehen bleibt.

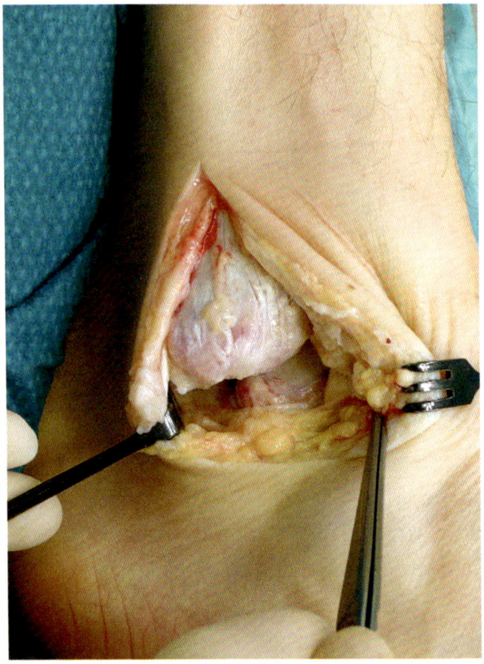

Abb. 14-16 6–7 cm lange nach distal ventral leicht bogenförmige Inzision über der distalen Fibula und Darstellen des Außenknöchels

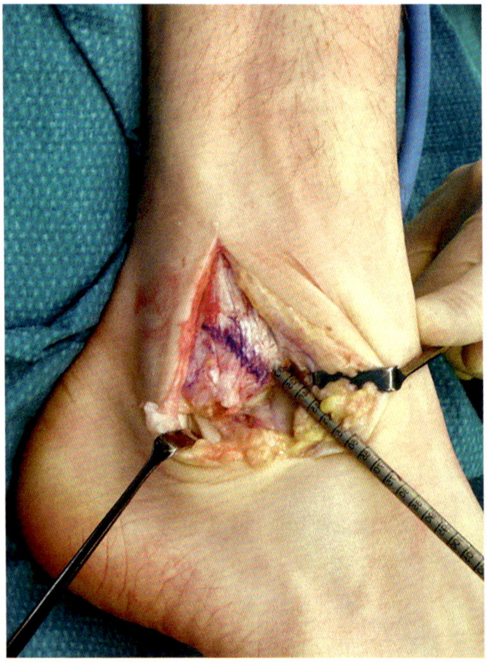

Abb. 14-17 Platzierung eines Führungsdrahtes in die fibulare LFTA-Insertion in einem Winkel von 45° zur Fibulaschaftachse nach dorsocranial ansteigend. Überbohrung des Drahtes mit einem kanülierten Bohrer.

Der Draht wird erneut mit einem kanülierten Bohrer überbohrt (► Abb. 14-18). Das Transplantat wird durch den ersten Tunnel gezogen (► Abb. 14-19). Hierzu können entweder die Fäden einer Transplantatseite in eine Drahtöse oder -schlaufe eingehängt werden, welche von ventral nach dorsal durch den Kanal gezogen wird, oder die Fäden werden mit einem Fadenholinstrument durch den Knochen geführt. Anschließend wird der Fadenholer oder die Drahtöse von distal in das zweite Bohrloch eingebracht (► Abb. 14-20a) und die Armierungsnähte des dorsalen Transplantatschenkels werden nach distal ausgeleitet (► Abb. 14-20b). Durch Zug an den Fäden gleitet das Sehnen-

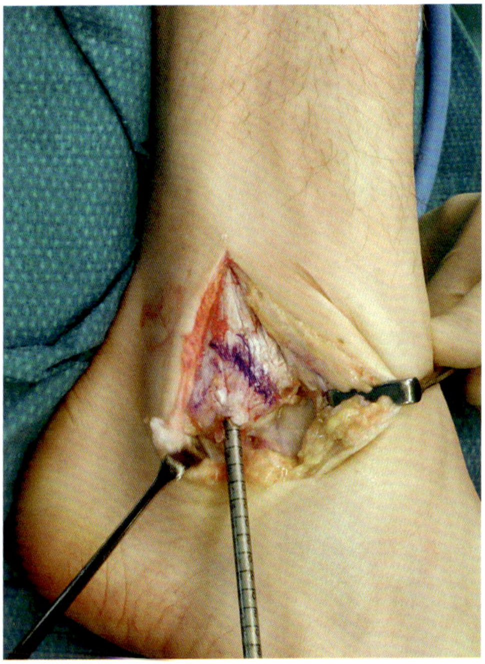

Abb. 14-18 Einbringen eines Führungsdrahtes am fibularen LFC-Ansatz, sodass die Austrittsstelle an der posterioren Fibula ca. 1 cm distal der Austrittsstelle des ersten Kanals zu liegen kommt. Überbohrung des Drahtes mit einem kanülierten Bohrer.

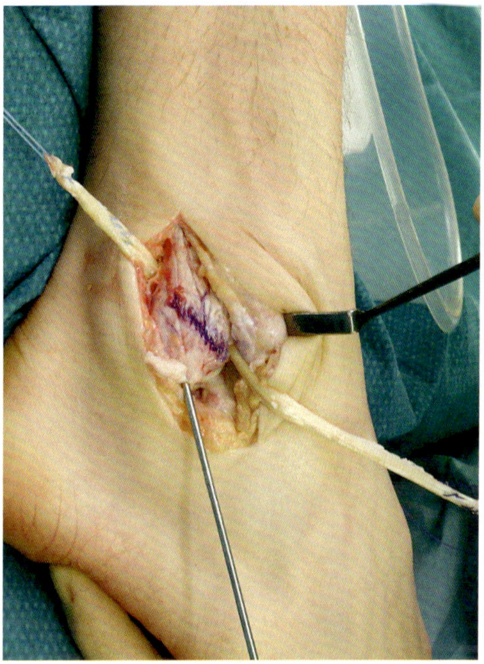

Abb. 14-19 Einziehen des Sehnentransplantates in den ersten Bohrkanal

transplantat in den Tunnel (► Abb. 14-20c). Der talare LFTA-Ansatz, der bei Neutralstellung des Sprunggelenks auf horizontaler Höhe der fibularen LFTA-Insertion am Knorpel-Knochen-Übergang am lateralen Talushals liegt (► Abb. 1-4), wird identifiziert und von Geweberesten befreit. Der Führungsdraht wird senkrecht zur lateralen Taluswange eingebracht und mit dem kanülierten Bohrer überbohrt, sodass ein Sackloch von 3 cm Tiefe entsteht (► Abb. 14-21). Durch Retraktion der Peronealsehnen mit einem Langenbeckhaken kann die Insertion des LFC dargestellt werden. Diese befindet sich in Verlängerung der posterioren Fibulaschaftachse etwa 15–18 mm distal der Fibulaspitze (► Abb. 1-4).

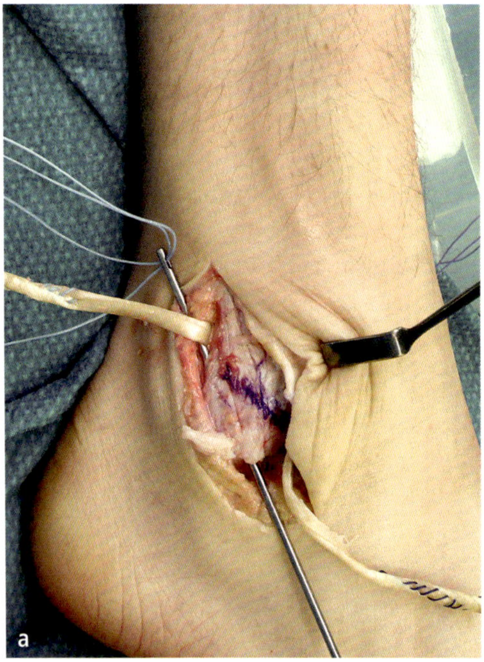

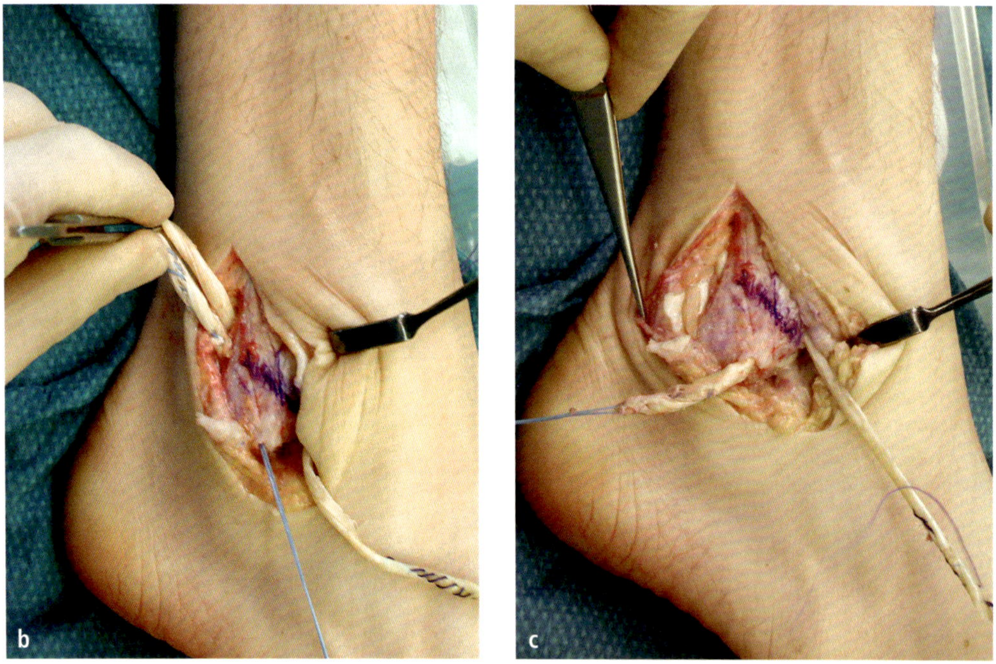

Abb. 14-20 Einziehen des Sehnentransplantats in die distale Fibula
a Einführen eines Fadenholers von distal in den zweiten Bohrtunnel
b Durchziehen der Armierungsfäden des dorsalen Transplantatschenkels nach distal
c Einziehen des Transplantats in den zweiten Bohrkanal

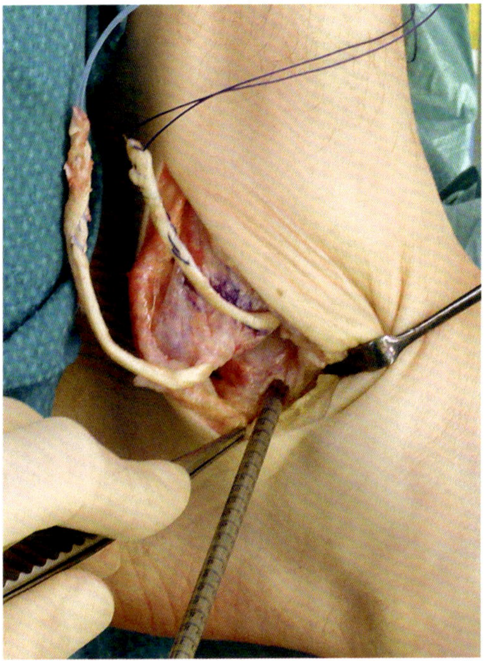

Abb. 14-21 Präparation eines 3 cm tiefen Sacklochs in der anatomischen Ansatzzone des LFTA am lateralen Talus

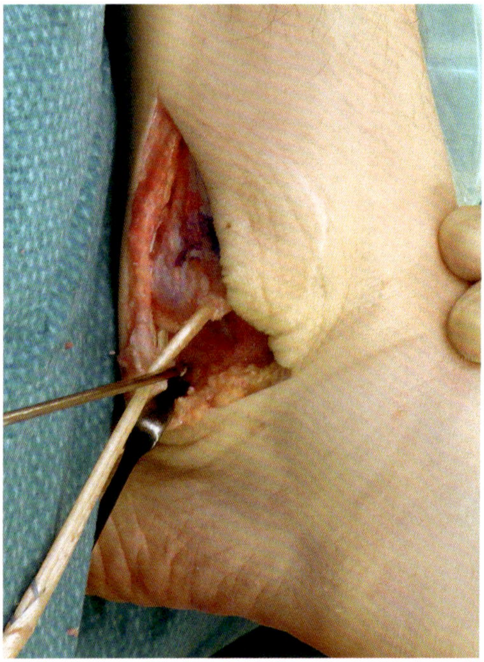

Abb. 14-22 Platzieren eines Führungsdrahtes in der anatomischen Insertionszone des LFC am lateralen Kalkaneus. Dieser wird anschließend mit einem kanülierten Bohrer überbohrt.

Bei der Platzierung des Führungsdrahtes muss darauf geachtet werden, dass dieser orthograd eingebracht wird, ohne die posteriore Facette des Subtalargelenks oder die mediale Corticalis des Kalkaneus zu perforieren (► Abb. 14-22). Wird der Führungsdraht nicht korrekt platziert, besteht das Risiko der Verletzung der Gelenkfläche des USG oder der Strukturen im Tarsaltunnel. Es erfolgt die erneute Präparation eines Sacklochs von ca. 3 cm Tiefe mit dem kanülierten Bohrer.

Der ventrale Schenkel der Sehnenplastik wird mit einer Interferenz- bzw. Biotenodeseschraube entsprechend der Transplantatgröße und des Bohrkanaldurchmessers fixiert (► Abb. 14-23a, b). In der Regel eignet sich ein Schraubendurchmesser, der 0,5 mm geringer ist als der Durchmesser des Knochentunnels. Ein zu groß gewählter Schraubendurchmesser kann zu Quetschungen oder Zerstörungen des Transplantats oder in seltenen Fällen zum Ausbruch einer Knochenschuppe am Talus führen.

> **!** **CAVE** Der Durchmesser der Interferenzschraube darf nicht zu groß gewählt werden, um eine Zerstörung des Transplantats zu verhindern.

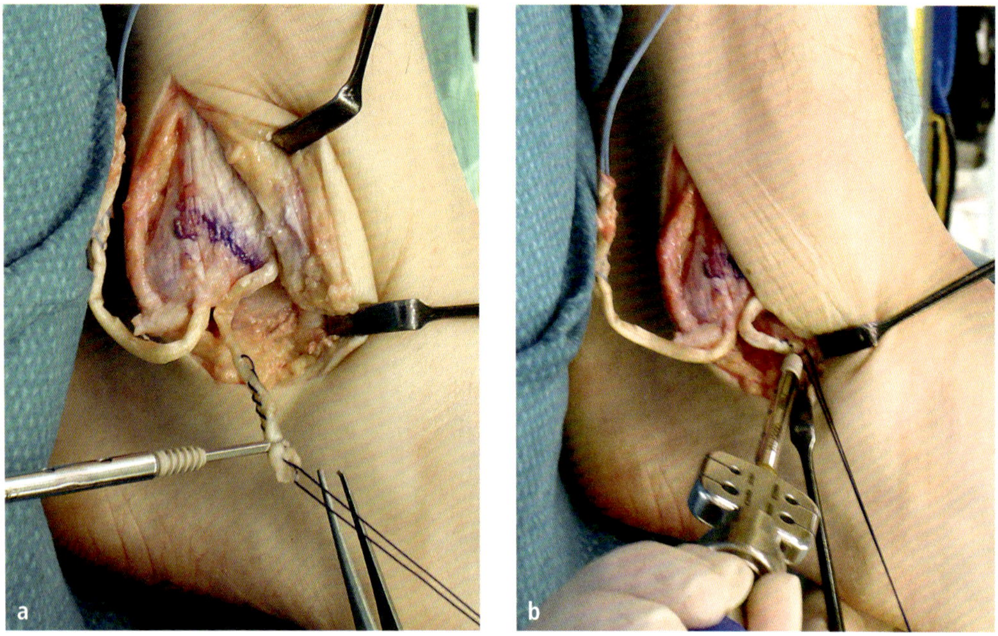

Abb. 14-23 Fixation des Sehnentransplantats am Talus
a Anschlingen des ventralen Sehnenschenkels mit dem Biotenodeseschraubendreher in typischer Weise
b Eindrehen der Schraube in den präparierten Bohrkanal in der LFTA-Insertion

Durch Zug an dem dorsalen Schenkel wird der Sehnenersatz unter Spannung gebracht und in 90°-Stellung und leichter Eversion des Rückfußes mit der Schraube im Kalkaneus verankert (► Abb. 14-24). Der distale Unterschenkel wird hierzu auf einer Rolle gelagert, sodass die Ferse frei hängt und ein Talusvorschub vermieden wird. Der überstehen-

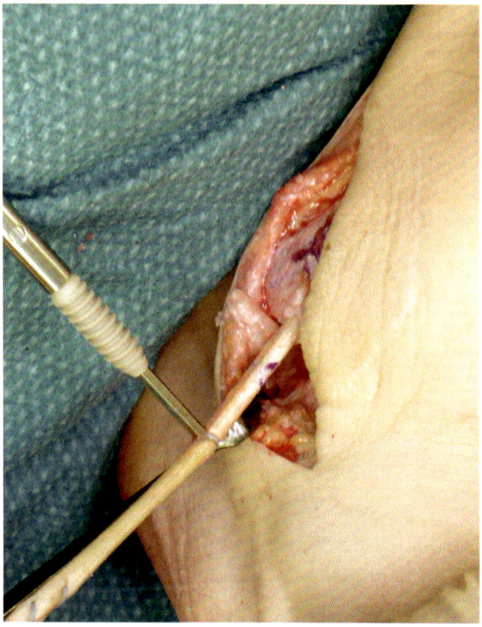

Abb. 14-24 Zum Fixieren des Transplantats am Kalkaneus Anschlingen der Sehne

de Sehnenrest wird exzidiert (► Abb. 14-25a, b). Die Autoren sehen keinen Vorteil darin, die Sehne zusätzlich mit Schrauben in den fibularen Kanälen zu fixieren. Alternativ zu der oben beschriebenen Technik mit einer V-förmigen Bohrkanalanlage kann das Transplantat an der ventralen Fibula in der gemeinsamen LFTA-/LFC-Insertion mit

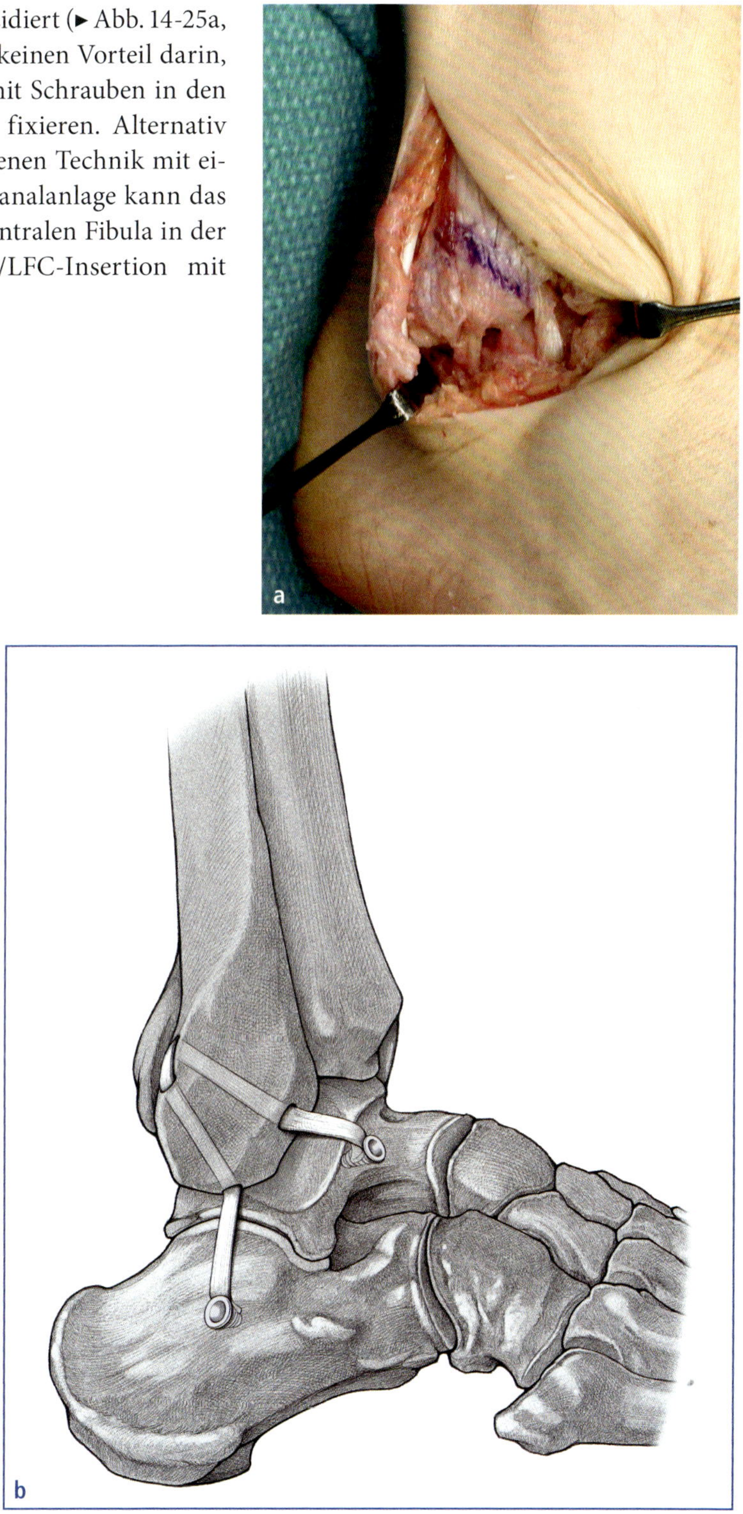

Abb. 14-25 Ergebnis nach Rekonstruktion des lateralen Bandapparates mit einem autologen Sehnentransplantat
a in situ
b schematische Darstellung

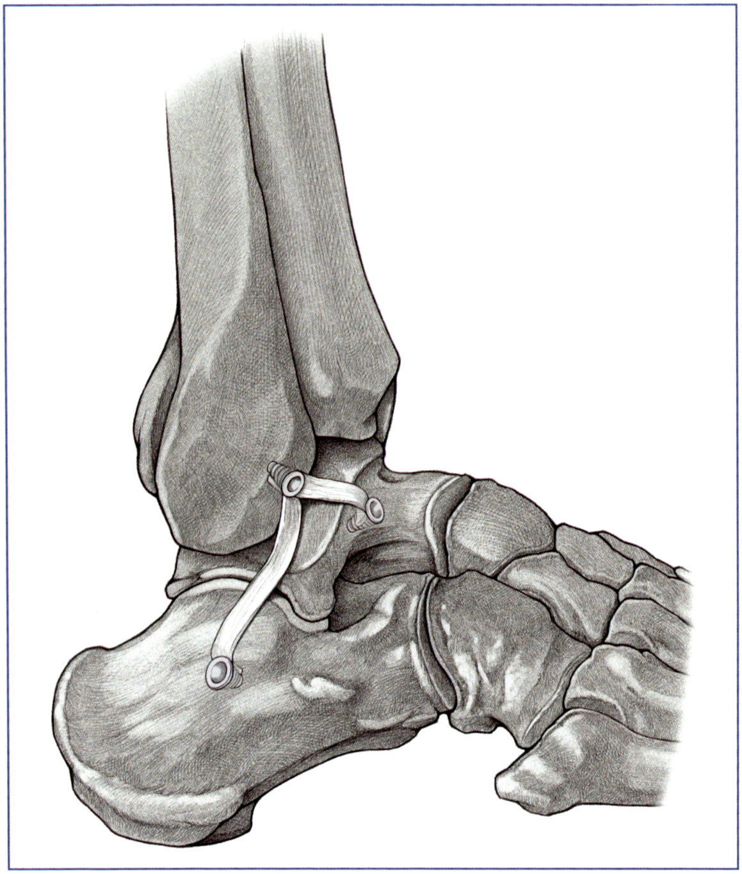

Abb. 14-26 Alternative OP-Technik mit Fixation des Transplantats an der ventralen distalen Fibula mit einer Interferenzschraube

einer Interferenzschraube fixiert werden (▸ Abb. 14-26). Hierzu ist an entsprechender Lokalisation ein Sacklock anzulegen. Die Überprüfung der Stabilität durch den vorderen und hinteren Schubladentest sowie den Inversionsstress-Test (▸ Kap. 2.2.4) vor dem Wundverschluss ist sinnvoll. Abschließend wird der Unterschenkel mit einer dorsalen Gipslonguette oder einer Fußlagerungsschiene in Neutralstellung ruhiggestellt.

14.3.6 Nachbehandlung

Die Nachbehandlung nach der anatomischen Sehnenrekonstruktion wird analog zu den in Kapitel 14.1 und Kapitel 14.2 beschriebenen direkten Stabilisierungsverfahren durchgeführt.

Nachbehandlungsschema

- Versorgung mit einer Unterschenkelorthese für 6 Wochen und Teilbelastung mit 15–20 kg in der 1.–2. postoperativen Woche
- Vollbelastung mit der Orthese in der 3.–6. postoperativen Woche
- passive und aktive Beübung des OSG ab der 3. postoperativen Woche unter Vermeidung von Inversionsbewegungen; Limitierung der Plantarflexion im OSG auf 10°
- ab der 7. Woche Vollbelastung ohne Orthese und freier Bewegungsumfang

- stadiengerechte Thromboseprophylaxe, Hochlagerung, Kryotherapie, Schmerztherapie und Lymphdrainage
- keine Impact- und Kontaktsportarten für 6 Monate postoperativ

14.4 Ergebnisse und Risiken

Die direkte offene Rekonstruktion des lateralen Bandapparates nach Broström-Gould ist technisch einfach durchführbar und führt in 87–95 % der Fälle zu sehr guten Ergebnissen (Brodsky et al. 2005, Hamilton et al. 1993, Karlsson et al. 1988, Messer et al. 2000). Die Arbeitsgruppe von Lee et al. (2011) wies bei ihren Patienten bei einem Follow-up von 10,6 Jahren einen AOFAS Score von 91 Punkten nach. Das exzellente Resultat nach dieser OP-Methode scheint langfristig erhalten zu bleiben. So erhoben Bell et al. (2006) in ihrem Patientenkollektiv nach durchschnittlich 26,3 Jahren 92,1 Punkte im Foot and Ankle Outcome Score nach Ross. 91 % der Patienten bewerteten ihr Ergebnis als exzellent oder gut. Die direkte Wiederherstellung und Augmentation ist allerdings nur bei einer suffizienten Gewebebeschaffenheit durchführbar und eignet sich in der Regel nicht zur Behandlung einer Rezidivinstabilität oder bei einer generalisierten Bindegewebelaxizität (z. B. Marfan-Syndrom).

Mittlerweile kommen bei der Fixation des Retinaculums an der distalen Fibula anstelle der transossären Nähte verschiedene Fadenankersysteme zur Anwendung. Diese erleichtern zwar die Durchführung der Operation und verkürzen die OP-Zeit etwas, gewährleisten aber weder eine höhere Ausreißfestigkeit (Waldrop et al. 2012, Giza et al. 2012) noch ein besseres klinisches bzw. funktionelles Ergebnis im Vergleich zu der herkömmlichen transossären Nahttechnik (Cho et al. 2012). In mehreren Kadaveruntersuchungen konnte gezeigt werden, dass weder die Anzahl noch die Form oder Struktur der Nahtanker einen signifikanten Einfluss auf die initiale Stabilität während der OP haben (Brown et al. 2014, Cho et al. 2013, Giannini et al. 2015). Die Versagensrate bzw. Rerupturrate nach dem Broström-Verfahren wird in der Literatur mit 6 % angegeben (Petrera et al. 2014, Li et al. 2009).

Auch für die anatomische Rekonstruktionstechnik durch eine Sehnenaugmentation wird ein sehr gutes postoperatives Outcome sowohl im AOFAS Score als auch im Karlsson Score beschrieben (Coughlin et al. 2004, Ibrahim et al. 2011, Pagenstert et al. 2006, Paterson et al. 2000). In einer Studie von Coughlin et al. ließ sich durch Sprunggelenkstabilisierung mit einem autologen Gracilisgraft der laterale Talustilt von 13° auf 3° und der Talusvorschub von 10 mm auf 5 mm reduzieren (Coughlin et al. 2004). Die anatomische OP-Technik scheint die physiologische Gelenkkinematik des oberen und unteren Sprunggelenks bedeutend weniger zu beeinträchtigen als die nichtanatomischen Verfahren (Krips et al. 2001, Schmidt et al. 2004). Bis dato liegen allerdings keine Daten darüber vor, mit welcher Spannung das autologe Sehnengraft fixiert werden sollte. Die Morbidität und mögliche Komplikationen durch die Transplantatentnahme stellen allerdings einen gewissen Nachteil dieser Methode dar. Darüber hinaus birgt die Anlage von Bohrkanälen in der distalen Fibula die Gefahr einer iatrogenen Außenknöchelfraktur.

In der direkten Gegenüberstellung der anatomischen Rekonstruktion durch einen autologen Sehnentransfer zum Broström-Gould-Verfahren wurden bezüglich der klinischen und der funktionellen Resultate keine signifikanten Unterschiede nachgewiesen (Giannini et al. 2015). In biomechanischen Untersuchungen zeigte sich jedoch, dass die direkte Wiederherstellung durch eine Naht und Augmentation den Erhalt des physiologischen Bewegungsumfangs im oberen und unteren Sprunggelenk besser gewährleistet (Schmidt et al. 2004).

Neben den allgemeinen Operationsrisiken durch den Zugangsweg unabhängig von dem gewählten Verfahren besteht die Gefahr einer Verletzung des N. cutaneus dorsalis intermedius (N. fibularis superficialis) und des N. cutaneus dorsalis lateralis (N. suralis) (► Abb. 1-9).

Zu den Ergebnissen der arthroskopischen lateralen Stabilisierung am OSG liegen zum jetzigen Zeitpunkt hauptsächlich retrospektive Studien mit Beobachtungszeiträumen von 1 bis 2,3 Jahren vor. Insgesamt werden in der Literatur exzellente AOFAS Hindfoot Scores und sehr gute Resultate im Karlsson Score aufgeführt (Acevedo u. Mangone 2015, Galla 2011, Kim et al. 2011, Nery et al. 2011, Vega et al. 2013). Die Studie von Acevedo und Mangone (2015) umfasst mit 73 Patienten das bis dato größte Kollektiv mit dem längsten Nachuntersuchungszeitraum von 28 Monaten postoperativ. Der Karlsson Score lag hier im Durchschnitt bei 90,2 Punkten. Die Rate postoperativer Komplikationen nach der arthroskopisch modifizierten Broström-Gould-Technik wird mit 0–2,7 % beziffert (Acevedo u. Mangone 2015, Galla 2011, Vega et al. 2013). Ungewöhnlich hohe Komplikationsraten werden in der Arbeit von Corte-Real und Moreira (2009) und auch in der Publikation von Kim et al. (2011) angegeben. In beiden Patientengruppen (jeweils 28 Patienten) wurden zwar sehr gute Endresultate berichtet (AOFAS Score 94,4 bzw. 92,5 Punkte), in 29 % resp. 14 % der Fälle kam es jedoch zu Komplikationen. Hierbei handelte es sich überwiegend um Nervenläsionen und transiente Neurapraxien. Die neurologischen Komplikationen erklären sich möglicherweise durch die in diesen Arbeiten angewendete OP-Technik, bei der die Fäden mithilfe einer Kanüle percutan durch das Retinaculum extensorum inferius gezogen wurden ohne Darstellung des Retinaculums oder des N. cutaneus dorsalis intermedius. Dies verdeutlicht die Wichtigkeit der sorgfältigen Nervendarstellung auch bei der arthroskopischen Technik. Um das Risiko einer Nervenschädigung zu reduzieren, wurden Kadaveruntersuchungen durchgeführt, um sogenannte **sichere Zonen** zu identifizieren und das Fadenmanagement zu optimieren (Acevedo et al. 2015).

Klinische Vergleichsuntersuchungen zwischen der arthroskopischen und der offenen Broström-OP liegen derzeit noch nicht vor. In biomechanischen Kadaverstudien konnte im Matched-Pair-Verfahren gezeigt werden, dass sich die primäre postoperative Stabilität der arthrokopischen Reparatur hinsichtlich der Steifigkeit, der Ausreißfestigkeit sowie dem Versagensmechanismus nicht signifikant von der offenen Operationstechnik unterscheidet (Drakos 2014, Giza et al. 2013, Giza et al. 2015, Lee et al. 2014). Belege für eine Überlegenheit des arthroskopischen Verfahrens stehen zum jetzigen Zeitpunkt aus (Wang et al. 2014).

Literatur

Acevedo JI, Mangone P. Arthroscopic brostrom technique. Foot Ankle Int 2015; 36: 465–73.

Acevedo JI, Ortiz C, Golano P et al. ArthroBroström lateral ankle stabilization technique: an anatomic study. Am J Sports Med 2015; 43: 2564–71.

Attarian DE, McCrackin HJ, Devito DP et al. A biomechanical study of human lateral ankle ligaments and autogenous reconstructive grafts. Am J Sports Med 1985; 13: 377–81.

Bell SJ, Mologne TS, Sitler DF et al. Twenty-six-year results after Brostrom procedure for chronic lateral ankle instability. Am J Sports 2006; 34: 975–8.

Bonnel M, Toullec E, Mabit C et al. Chronic ankle instability: biomechanics and pathomechanics of ligament injury and associated lesions. Orthop Traumtol Surg Res 2010; 96; 424–32.

Brodsky AR, O'Malley MJ, Bohne WH et al. An analysis of outcome measures following the Brostrom-Gould procedure for chronic lateral ankle instability. Foot Ankle Int 2005; 26: 816–9.

Broström L. Sprained ankles. 3. Clinical observations in recent ligament ruptures. Acta Chir Scand 1965; 130: 560–9.

Broström L. Sprained ankles. VI. Surgical treatment of „chronic" ligament ruptures. Acta Chir Scand 1966; 132: 551–65.

Brown CA, Hurwit D, Behn A et al. Biomechanical comparison of an all-soft suture anchor with a modified Brostrom-Gould suture repair for lateral ligament reconstruction. Am J Sports Med 2014; 42: 417–22.

Cha SD, Kim HS, Chung ST et al. Intra-articular lesions in chronic lateral ankle instability: comparison of arthroscopy with magnetic resonance imaging findings. Clin Orthop Surg 2012; 4: 293–9.

Cho BK, Kim YM, Kim DS et al. Comparison between suture anchor and transosseous suture for the modified-Brostrom procedure. Foot Ankle Int 2012; 33: 462–8.

Cho BK, Kim YM, Kim DS et al. Outcomes of the modified Brostrom procedure using suture anchors for chronic lateral ankle instability – a prospective, randomized comparison between single and double suture anchors. J Foot Ankle Surg 2013; 52: 9–15.

Corte-Real NM, Moreira RM. Arthroscopic repair of chronic lateral ankle instability. Foot Ankle Int 2009; 30: 213–7.

Coughlin MJ, Schenck RC, Grebing BR et al. Comprehensive reconstruction of the lateral ankle for chronic instability using a free gracilis graft. Foot Ankle Int 2004; 25: 231–41.

DiGiovanni BF, Fraga CJ, Cohen BE et al. Associated injuries found in chronic lateral ankleinstability. Foot Ankle Int 200; 21: 809–15.

Drakos MC, Behrens SB, Paller D et al. Biomechanical comparison of an open vs. arthroscopic approach for lateral ankle instability. Foot Ankle Int 2014; 35: 809–15.

Ferkel RD, Chams RN. Chronic lateral instability: arthroscopic findings and long-term results. Foot Ankle Int 2007; 28: 24–31.

Frey C. Ankle sprains. Instr Course Lect 2001; 50: 515–20.

Galla M. Arthroskopische laterale OSG-Stabilisierung in modifizierter Broström-Gould-Technik. Arthroskopie 2011; 24: 283–90.

Giannini S, Ruffilli A, Pagliazzi G et al. Treatment algorithm for chronic lateral ankle instability. Muscles Ligaments Tendons J 2015; 4: 455–60.

Giza E, Nathe R, Nathe T et al. Strength of bone tunnel versus suture anchor and push-lock construct in Broström repair. Am J Sports Med 2012; 40: 1419–23.

Giza E, Shin EC, Wong SE et al. Arthroscopic suture anchor repair of the lateral ligament ankle complex: a cadaveric study. Am J Sports Med 2013; 41: 2567–72.

Giza E, Whitlow SR, Williams BT et al. Biomechanical analysis of an arthroscopic Brostrom ankle ligament repair and a suture anchor-augmented repair. Foot Ankle Int 2015; 36: 836–41.

Gould N, Seligson D, Gassman J. Early and late repair of lateral ligament of the ankle. Foot Ankle 1980; 1: 84–9.

Hamilton WG, Thompson FM, Snow SW. The modified Brostrom procedure for lateral ankle instability. Foot Ankle 1993; 14: 1–7.

Ibrahim SA, Hamido F, Al Misfer AK et al. Anatomical reconstruction of the lateral ligaments using Gracillis tendon in chronic ankle instability; a new technique. Foot Ankle Surg 2011; 17: 239–46.

Kapandji IA. Funktionelle Anatomie der Gelenke – Untere Extremität. Bd. 2. Stuttgart: Enke 1999.

Karlsson J, Bergsten T, Lansinger O et al. Reconstruction of the lateral ligaments of the ankle for chronic lateral instability. J Bone Joint Surg Am 1988; 70: 581–8.

Kerkhoffs GM, Rowe BH, Assendelft WJ et al. Immobilisation and functional treatment for acute lateral ankle ligament injuries in adults. Cochrane Database Syst Rev 2002.

Kerkhoffs GM, Handoll HH, de Bie R et al. Surgical versus conservative treatment for acute injuries of the lateral ligament complex of the ankle in adults. Cochrane Database Syst Rev 2007.

Kim ES, Lee KT, Park JS et al. Arthroscopic anterior talofibular ligament repair for chronic ankle instability with a suture anchor technique. Orthopedics 2011: 34. doi 10.3928/01477447-20110228-03.

Krips R, van Dijk CN, Halasi PT et al. Long-term outcome of anatomical reconstruction versus tenodesis for the treatment of chronic anterolateral instability of the ankle joint: a multicenter study. Foot Ankle Int 2001; 22: 415–21.

Lee KT, Park YU, Kim JS et al. Long-term results after modified Brostrom procedure without calcaneofibular ligament reconstruction. Foot Ankle Int 2011; 32: 153–7.

Lee KT, Kim ES, Kim YH et al. All-inside arthroscopic modified Broström operation for chronic ankle instability: a biomechanical study. Knee Surg Sports Traumatol Arthrosc 2014 [Epub ahead of print].

Li X, Killie H, Guerrero P et al. Anatomical reconstruction for chronic lateral ankle instability in the high-demand athlete: functional outcomes after the modified Brostrom repair using suture anchors. Am J Sports Med 2009; 37: 488–94.

Messer TM, Cummins CA, Ahn J et al. Outcome of the modified Brostrom procedure for chronic lateral ankle instability using suture anchors. Foot Ankle Int 2000; 21: 996–1003.

Nery C, Raduan F, Del Buono A et al. Arthroscopic-assisted Brostrom-Gould for chronic ankle instability: a long-term follow-up. Am J Sports Med 2011; 39: 2381–8.

Pagenstert GI, Hintermann B, Knupp M. Operative management of chronic ankle instability: plantaris graft. Foot Ankle Clin 2006; 11: 567–83.

Paterson R, Cohen B, Taylor D et al. Reconstruction of the lateral ligaments of the ankle using semi-tendinosis graft. Foot Ankle Int 2000; 21: 413–9.

Petrera M, Dwyer T, Theodoropoulos JS et al. Short-to medium-term outcomes after a modified Broström repair for lateral ankle instability with immediate postoperative weightbearing. Am J Sports Med 2014; 42: 1542–8.

Rosenbaum D, Becker HP, Sterk J et al. Functional evaluation of the 10-year outcome after modified Evans repair for chronic ankle instability. Foot Ankle Int 1997; 18: 765–71.

Schmidt R, Cordier E, Bertsch C. Reconstruction of the lateral ligament: do the anatomic procedures restore physiologic ankle kinematics? Foot Ankle Int 2004; 25: 31–6.

Strauss JE, Forsberg JA, Lippert FG. Chronic lateral ankle instability and associated conditions: a rationale for treatment. Foot Ankle Int 2007; 28: 1041–4.

Valderrabano V, Wiewiorski M, Frigg A et al. Chronische Instabilität des oberen Sprunggelenks. Unfallchirurg 2007; 110: 691–9.

Vega J, Golanó P, Pellegrino A et al. All-inside arthroscopic lateral collateral ligament repair for ankle instability with a knotless suture anchor technique. Foot Ankle Int 2013; 34: 1701–9.

Waldrop NE, Wijdicks CA, Jansson KS et al. Anatomic suture anchor versus the Brostrom technique for anterior talofibular ligament repair: a biomechanical comparison. Am J Sports Med 2012; 40: 2590–6.

Wang J, Hua Y, Chen S et al. Arthroscopic repair of lateral ankle ligament complex by suture anchor. Arthroscopy 2014; 30: 766–73.

Sachverzeichnis

Fundstellen in Abbildungen sind **fett** gekennzeichnet.

A

D

E

F

G

H

I

K

L

M

N

P

R

S

T

W

Z